Klinik und Therapie der vegetativen Funktionsstörungen

Von

W. Birkmayer und **W. Winkler**

Facharzt für Neurologie und Psychiatrie
in Wien

Facharzt für innere Medizin
in Wien

Mit 58 Textabbildungen

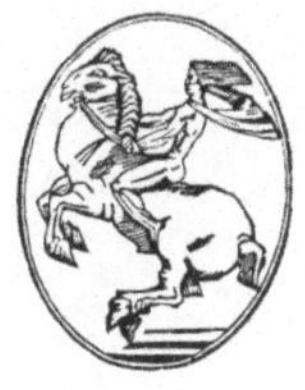

Wien

Springer-Verlag

1951

ISBN-13: 978-3-7091-7775-4   e-ISBN-13: 978-3-7091-7774-7
DOI: 10.1007/978-3-7091-7774-7

Vorwort.

Die Lebensbedingungen der heutigen Zeit haben zu einer enormen Zunahme der vegetativen Funktionsstörungen geführt. Die folgende Zusammenfassung bemüht sich vom klinischen Standpunkt aus eine Gliederung und Ordnung der verschiedenen Krankheitsbilder zu geben. Es war naheliegend die Erfahrungen des Internisten und Neurologen zu vereinen, um aus dem Sammeltopf der „vegetativen Dystonie" definierte vegetative Syndrome herauszuarbeiten, vor allem um eine gezielte Therapie zu ermöglichen. Es liegt uns fern alle Beschwerden und Symptome auf vegetative Fehlsteuerungen zu beziehen, es wird immer Aufgabe des Arztes bleiben bei einem Kopfschmerz oder einer Tachykardie zunächst nach einer organischen Ursache zu fahnden. Allerdings sind wir der Ansicht, daß dem vegetativen Geschehen auch bei der organischen Krankheit eine Hintergrundfunktion zukommt.

Wir sind uns dessen bewußt, daß unsere zusammenfassende Darstellung keine endgültige Form bedeutet und wir wären dankbar, wenn wir von verschiedensten Seiten durch Übermittlung von Erfahrungen oder Übersendung von Sonderdrucken eine Ergänzung und Bereicherung erfahren würden.

Wien, im Juli 1951.

W. Birkmayer und W. Winkler.

Inhaltsverzeichnis.

	Seite
Einleitung	1

Erster Teil.

Klinik.

Erstes Kapitel: **Organisation und Leistungen des vegetativen Systems**	3
Literatur	21
Zweites Kapitel: **Die physiologische Rhythmik der vegetativen Funktionen**	23
Literatur	31
Drittes Kapitel: **Die Methoden zur Erfassung der vegetativen Reaktionslage**	32
A. Anamnese	33
I. Allgemeine Beschwerden	34
II. Örtliche Beschwerden	34
B. Klinische Symptome	35
I. Allgemeine Symptome	35
II. Örtliche Symptome	36
C. Laboratoriumsbefunde	37
I. Statistische Befunde	37
II. Längsschnittbefunde	40
III. Belastungsproben	42
Literatur	49
Viertes Kapitel: **Der Funktionswandel der vegetativen Regulationen und seine Ursachen**	49
Literatur	63
Fünftes Kapitel: **Die sympathische Hypertonie**	64
A. Anamnese	65
I. Allgemeine Beschwerden	65
II. Örtliche Beschwerden	68
B. Klinische Symptome	70
I. Allgemeine Symptome	71
II. Lokalsymptome	73
C. Laboratoriumsbefunde	76
Literatur	89
Sechstes Kapitel: **Die sympathische Hypotonie**	90
A. Anamnese	92
I. Allgemeine Beschwerden	92
II. Örtliche Beschwerden	93
B. Klinische Symptome	93
I. Allgemeine Symptome	93
II. Lokalsymptome	95

Seite

    C. Laboratoriumsbefunde ... 96

    Literatur ... 99

Siebentes Kapitel: **Die parasympathische Hypertonie** ... 100
    A. Anamnese ... 100
        I. Allgemeine Beschwerden ... 100
        II. Örtliche Beschwerden ... 103
    B. Klinische Symptome ... 104
        I. Allgemeine Symptome ... 104
        II. Lokalsymptome ... 105
    C. Laboratoriumsbefunde ... 106
    Literatur ... 117

Achtes Kapitel: **Die vegetative Ataxie** ... 118
    Literatur ... 133

Neuntes Kapitel: **Amphotone Spannungsstörungen** ... 133
    Literatur ... 139

Zweiter Teil.

Therapie.

Zehntes Kapitel: **Allgemeine Richtlinien** ... 140

Elftes Kapitel: **Pharmakotherapie** ... 144
    A. Allgemeines ... 144
    B. Die spezielle medikamentöse Behandlung der einzelnen Formen der vegetativen Betriebsstörungen ... 161
        I. Die medikamentöse Behandlung der sympathischen Hypertonie ... 162
        II. Die spezielle Behandlung der sympathischen Hypotonie ... 166
        III. Die spezielle Behandlung der parasympathischen Hypertonie ... 167
        IV. Die spezielle Behandlung der amphotonen Spannungszustände und der vegetativen Ataxie ... 169
    Literatur ... 171

Zwölftes Kapitel: **Die physikalische Therapie der vegetativen Betriebsstörungen.** ... 172
    A. Mechanotherapie ... 173
    B. Thermo- und Hydrotheraphie ... 176
    C. Licht- und Strahlentherapie ... 181
    D. Elektrotherapie ... 183
    E. Klimatherapie ... 186
    Literatur ... 191

Dreizehntes Kapitel: **Die chirurgische Therapie der vegetativen Betriebsstörungen** ... 192
    Literatur ... 197

Vierzehntes Kapitel: **Die Psychotherapie der vegetativen Betriebsstörungen** ... 197
    Literatur ... 217

Fünfzehntes Kapitel: **Ernährung und Genußmittel bei vegetativen Betriebsstörungen** ... 218
    Literatur ... 222

Schlußgedanken ... 222

Sachverzeichnis ... 223

Literaturverzeichnis ... 225

Einleitung.

Während in der Zeit vor Virchow der medizinischen Forschung eine Gesamtauffassung der Lebensvorgänge und deren Störung zu Grunde lag und alle Erkrankungen unter einem universellen Gesichtspunkt betrachtet wurden, kam unter dem Einfluß Virchows eine Betrachtungsweise auf, die den Sitz der Erkrankung in das einzelne Organ verlegte und die Zelle, bzw. das jeweilige Organ aus dem gesamten biologischen Verband isoliert betrachtete, studierte und zu beeinflussen versuchte. So unbestreitbar es ist, daß diese Forschungsmethode Spitzenleistungen des Fortschrittes sowohl in der Erkenntnis als auch in der Behandlung ermöglichte, so feststehend ist aber auch die Tatsache, daß wir uns heute wieder mehr einer Gesamtbetrachtung, quasi einer Zusammenschau, zuwenden. Die einseitige Hervorhebung eines lokalen Krankheitsgeschehens aus dem gesamten biologischen Verband konnte nur bei bestimmten Erkrankungen zu positiven Ergebnissen führen. Darauf basieren die epochalen Fortschritte der Chirurgie und ihrer verschiedenen Tochterdisziplinen. Diese Denkrichtung der medizinischen Forschung ließ außer Acht, daß bei allen Erkrankungen der örtliche Organdefekt eine Reihe von Umstellungen im Gesamtorganismus verursacht, die ihrerseits wieder rückwirkend den Organdefekt beeinflussen. Diese allgemeinen Reaktionen stehen bei vielen Erkrankungen derart im Vordergrund, daß die lokalen Veränderungen kaum in Erscheinung treten. Ein einmaliges Ereignis wird in der Regel einen lokalen Schaden und örtliche Abwehrvorgänge hervorrufen, wiederholte schädigende Einflüsse, die absolut keine maximalen Reize darstellen müssen, werden hingegen eher allgemeine Reaktionen auslösen. Diese wiederholten Schädigungen können ebenso Bakteriengifte wie chemische Substanzen, aber auch psychische Traumen darstellen.

Diese allgemeinen Reaktionen umfassen Veränderungen im Elektrolytsystem, im Hormonsystem und im vegetativen Nervensystem im engeren Sinne, wobei das anatomische Substrat dieser Übertragungen einerseits das Blut mit seinem Kreislauf, anderseits die vegetativen Nerven darstellen. Die Gesamtheit dieser Vorgänge sind sowohl im gesunden als auch im kranken Zustand als vegetative Regulationen anzusprechen, ihr morphologisch-physiologisches Substrat hat F. Kraus als vegetatives System bezeichnet.

Das vegetative System hat somit Anteil an sämtlichen Lebensvorgängen und stellt die Vermittlung einerseits zwischen den einzelnen Organen, anderseits aber auch zwischen den einzelnen Organsystemen und darüber hinaus zwischen organischen und psychischen Vorgängen her. Bei sämtlichen schädigenden Einflüssen auf den Organismus wird es daher in Mitleidenschaft gezogen. Der Lebensvorgang an sich ist somit an die Funktionsfähigkeit des vegetativen Systems gebunden; jeder schädigende Einfluß bedingt dessen gesteigerte Inanspruchnahme.

Dieser Aufgabe wird das vegetative System dadurch gerecht, daß es sowohl die Energieentfaltung in den kleinsten Lebenseinheiten des Organismus, den Zellen, auslöst, als auch die Wiederaufladung der verausgabten Energie steuert. Diese Funktion erfährt im aktuellen Ereignis eines schädigenden Einflusses eine wesentliche Steigerung. Ist der schädliche Einfluß abgewehrt, dann wird die Wiederaufladung der Energie ebenfalls durch eine erhöhte Tätigkeit des vegetativen Systems gelenkt. So wie zum harmonischen Fluß des Lebens eine ausgeglichene Bilanz zwischen Energieabgabe und Energiespeicherung erforderlich ist, muß auch die gesteigerte Energieabgabe bei der Krankheitsabwehr von einer vermehrten Energieaufladung in der Heilphase gefolgt sein. Der Garant für diesen Bilanzausgleich ist das vegetative System. Von seiner Leistungskapazität ist somit die Bewältigung jeder Lebensbelastung abhängig. Diese Kapazität ist zweifellos einerseits von der Konstitution des Einzelindividuums begrenzt, anderseits aber von verschiedenen endogenen und exogenen Faktoren abhängig. Eines steht jedoch fest, so lange ein Organismus lebt, ist sein vegetatives System dauernd in Tätigkeit. Gesteigerte Lebensanforderungen bedingen naturgemäß eine besonders gesteigerte Tätigkeit des vegetativen Systems. Es kann nun kein Zweifel darüber bestehen, daß die Lebensbedingungen der letzten Jahrzehnte von jedem einzelnen Organismus eine unverhältnismäßig große Leistung gefordert haben, ohne daß durch entsprechende Erholungsphasen dieser Mehrverbrauch ausgeglichen wurde. Das Resultat ist eine negative Bilanz zwischen Energieabgabe und Energieaufladung. Hiedurch wurde die von der individuellen Konstitution bedingte Toleranzbreite bei einem Großteil der Bevölkerung überschritten, das heißt die reduzierte vegetative Kapazität trat bei einer großen Zahl von Menschen entweder in Form von Beschwerden oder in Form von verminderter Leistungsfähigkeit in Erscheinung.

Hiedurch entstand ein neuer Typ von Krankheiten, die nicht durch eine Schädigung eines einzelnen Organes, sondern durch einen Funktionswandel oder ein Versagen des Regulationsgefüges verursacht sind. Die Beschwerden, die der Patient dem Arzt vorträgt, sind dabei meist unbestimmter und allgemeiner Natur. Der Arzt wird daher bei der gebräuchlichen Untersuchung der einzelnen Organe mit den jeweiligen Methoden keine oder nur geringe Funktionsausfälle feststellen können. Trotzdem bestehen die Beschwerden und beeinträchtigen Wohlbefinden und Leistungsfähigkeit des Patienten. Bei vielen vom Patienten vorgetragenen Beschwerden fehlt dem Arzt jegliche Bezugsmöglichkeit zu den Erinnerungsbildern aus seiner klinischen Lernzeit und zu den üblichen Darstellungen der Lehrbücher.

Wir haben es daher unternommen, aus einem großen Erfahrungsgut die variablen und unsystematischen Krankheitsbilder unter einem Gesichtspunkt zu ordnen. Die empirische Fülle muß durch die Idee in ein System gebracht werden. Es muß quasi ein Koordinatensystem geschaffen werden, das die Bezugsmöglichkeit aller Phänomene garantiert. Es war naheliegend, die Erfahrungsquellen der internen Medizin und der Neurologie zu vereinen, da ja das vegetative System das Bindeglied dieser beiden Disziplinen darstellt und daher die Störungen seiner Funktion sowohl in Krankheitsbildern der inneren Medizin wie in solchen der Neurologie aufscheinen. Diese Einordnung, bzw. Schematisierung der klinischen Erfahrungen ist notwendigerweise zunächst eine subjektive, wie jede Theorie, die aus der Empirie entsteht. Die von uns beabsichtigte Darstellung wird im Laufe der späteren Forschung verschiedenen Ergänzungen und Wandlungen unterliegen. Sie ist somit nicht als endgültig anzusehen und verfolgt nur den heuristischen Zweck, der Bedeutung dieser Beschwerdebilder im ärztlichen Handeln gerecht zu werden und dem weniger Erfahrenen eine Richtschnur oder eine Stütze zu bieten.

Erster Teil

Klinik.

Erstes Kapitel

Organisation und Leistungen des vegetativen Systems.

Das vegetative System ist das Schaltwerk des Lebens. Dieses Schaltwerk ist nach einem hierarchischen Prinzip organisiert, das heißt jeder Funktionskreis ist in einem höheren, umfassenderen eingeordnet. Jeder im Laufe der phylogenetischen Entwicklung entstandenen Organisationsform ist ein adaequates Regulationssystem zugeordnet. Jede höhere Entwicklungsform stellt eine umfassendere Ordnung dar, in die das alte Regulationssystem gleichsam als latente Potenz einbezogen wird, wobei es auch weiterhin gewisse Funktionen vollbringt, die jedoch der neuen umfassenden Ordnung unterstellt sind. Aus dieser Erkenntnis heraus läßt sich der Aufbau des vegetativen Systems als hierarchische Ordnung begreifen.

Wenn wir als kleinste Lebenseinheit den Einzeller betrachten, dann können wir als Ausdruck seiner Lebensäußerung den ständigen Wechsel zwischen Dissimilation und Assimilation aufzeigen. Diese Vorgänge der Energieentfaltung (Dissimilation) und Energiespeicherung (Assimilation) sind auch beim Einzeller das Resultat einer großen Zahl kontinuierlich ablaufender chemisch-physikalischer Vorgänge, die nach einer von vorne herein festgelegten Ordnung gesteuert werden. Mit der fortschreitenden Entwicklung vom Einzeller zu umfangreichen Zellenstaaten wird diese Steuerung der Lebensvorgänge vielfältiger und bedarf daher zu deren Bewältigung differenzierterer Strukturen. Beim Menschen als der letzten Entwicklungsstufe stellt das vegetative System die umfassendste Organisationsform dar, die alle früheren Entwicklungsphasen latent beinhaltet, das heißt die Entwicklung zu einer umfassenderen Ordnung geht mit einer Freiheitsbeschränkung, mit einer Hemmung der phylogenetisch älteren Regulationen einher. Kommt es nun durch irgendwelche Ursachen zum Zerfall dieser umfassenden Ordnung, dann gewinnen die latent vorhandenen alten Regulationsmechanismen wieder ihre Selbständigkeit und treten in Erscheinung. Durch den Wegfall der übergreifenden Ordnung kommt es zur Enthemmung älterer Regulationsmechanismen, die die Lebensfunktionen in der für sie spezifischen Weise steuern. Diese werden jedoch den Lebensbedingungen der höchsten Entwicklungsstufe nicht vollkommen gerecht. Diese Insuffizienz der Bewältigung der Lebensaufgaben, bzw. diese *Regression der vegetativen Regulationen* tritt im aktuellen Ereignis nicht als *Funktionsausfall*, sondern als *Funktionswandel* (W a i z s ä c k e r) in Erscheinung. Die zum Lebensvorgang notwendige Funktion wird auf einer phylogenetisch älteren Stufe vollzogen *(Vegetativer Atavismus)*. Diese Regression der vegetativen Funktion äußert sich in der klinischen Beobachtung in bestimmten Krankheitsbildern, die teils anfallsweise auftreten, wie z. B. das Cheyne-Stokesche Syndrom, oder als länger dauernder Defekt-Zustand in Erscheinung treten, wie die Ischiuria paradoxa. Durch den Wegfall der höheren Steuerungszentren für die Harn-

entleerung. z. B. durch eine Querschnittslaesion im Rückenmark, entsteht ein auf
der primitivsten Stufe der reflektorischen Harnentleerung stehender Mechanismus.

Die hierarchische Organisation des vegetativen Systems hat in der phylogenetischen Entwicklung zu einer hochgradigen Differenzierung der vegetativen
Struktur geführt. Um den vielfältigen Anforderungen des Lebens zu entsprechen,
müssen Regulationsmechanismen vorhanden sein, die einerseits rasch und kurzfristig reagieren, andererseits solche, die längerdauernde Leistungen intendieren.
Diesen beiden Forderungen entspricht auch die morphologische Struktur des
vegetativen Systems, indem einerseits zur Bewältigung rascher Anforderungen
das vegetative Nervensystem zur Verfügung steht, während Dauerleistungen auf
humoralem Wege reguliert werden. Hiebei stellt das Gefäßsystem den Weg und
die aus verschiedenen Hormondrüsen stammenden Stoffe die Sendboten dar.
Diese beiden Systeme funktionieren nicht unabhängig nebeneinander, sondern
sind an vielen Stellen des vegetativen Systems miteinander verknüpft.

Aber selbst diese hochentwickelten *Regulationsmechanismen* des Menschen,
die als erster L. R. Müller in ihrer Vielfalt zusammengestellt hat, dienen letzten
Endes in ihrer Gesamtheit jenem Lebensrhythmus, der schon beim Einzeller
als Wechsel zwischen Dissimilation und Assimilation demonstriert wurde. Diese
zweiphasische Ordnung der vegetativen Regulationen wurde von W. R. Hess
in zahllosen Experimenten erforscht. Er postuliert für die Funktion der Energieentfaltung das *ergotrop-sympathische System* und für die Funktion der Energiespeicherung das *trophotrop-parasympathische System*, wobei sympathisch und
parasympathisch nicht gleichzusetzen sind mit einem morphologischen Substrat
(Langley), sondern auf bestimmte Funktionsziele gerichtete Organisations-
prinzipien darstellen.

Assimilation und Dissimilation eines Lebewesens sind nicht Selbstzweck,
sondern dienen allen Aufgaben, die das Lebewesen als Ganzes zu erfüllen hat.
Diese Aufgaben umfassen einerseits die Energieentfaltung zur Aufrechterhaltung
der Lebensvorgänge des Individuums sowie auch die Bereitstellung von Energien
zur Bewältigung einer von der Umwelt geforderten Leistung, andererseits den
Wiederaufbau der verausgabten Energie im Körper, der mit einer variablen
Abschaltung der Umweltbeziehungen einhergeht. Die dissimilatorisch sympathische Organisation macht Energien für die Organtätigkeit (Herz, Lunge,
Muskel usw.) frei und schafft damit die Voraussetzung für eine erhöhte Tätigkeit
des Lebewesens der Umwelt gegenüber. So wird z. B. die Nahrungssuche durch
die vom sympathischen System erhöhte Tätigkeit von Herz, Lunge, Muskel usw.
gefördert. In dieser Phase der gesteigerten Aktivität kommt es zu einer allgemeinen Senkung der Reizschwelle, die Sinnesorgane nehmen schon geringe Reize
aus der Umwelt wahr und die muskuläre Reaktion erfolgt rascher. Die hier
skizzierte Auffassung ist experimentell belegt durch Befunde, die in der sympathischen Aktionsphase eine Senkung der Reizschwelle ergaben (Gellhorn-
Murphy). Auch anatomisch sind Bahnen vom Zwischenhirn (H. Hoff) zum
N.opticus bekannt, von denen Clara M. annimmt, daß sie die zentrale Adaption
und die Regulierung der retinalen Reizschwelle besorgen. Dieses Verhalten entspricht insofern einem ökonomischen Prinzip, als damit zur Zeit einer Gefahr
sowohl das Nachrichtensystem wie die Exekutivorgane auf geringste Ereignisse
rasch zu reagieren vermögen. Die gesteigerte sympathische Aktivität ist eine
Alarmstufe, die allerdings für den Organismus sehr kostspielig ist.

Die gefundene Nahrung wird dann vom Organismus aufgenommen. Der Vorgang der Nahrungsaufnahme und Deponierung als Energiereserve bis in die einzelnen Zellen vollzieht sich in der assimilatorisch-parasympathischen Phase. Diese
Phase der Energiespeicherung, die von der Zerkleinerung der Nahrung bis zur

chemischen Aufspaltung, zur Abstoßung der Schlacken und zur Deponierung der aufgeschlossenen Energien in den Körperreservoirs reicht, geht mit einer weitgehenden Abschaltung der störenden Umweltbeziehungen einher, deren Höhepunkt der Schlaf darstellt. Dies wird durch eine Erhöhung der Reizschwelle bewerkstelligt, so daß die Sinnesorgane und die Effektoren auf die Vielfalt kleiner Reize nicht mehr reagieren. Mit dieser Ruhigstellung der die Umweltbeziehungen regulierenden Organe geht eine Steigerung der Schleim-, Magensaft-, Verdauungsfermenteproduktion und eine gesteigerte Motilität dieser Organe einher, zu der auch die Erweiterung des Gefäßsystems im Splanchnikusgebiet zum Transport der gewonnenen Energien gehört. Alle diese Vorgänge stehen unter der Intention des parasympathischen Systems.

Diese hier aufgezeigte Zweiphasigkeit führte dazu, als oberstes Prinzip der vegetativen Steuerung einen Gegensatz zwischen sympathischer und parasympathischer Funktion herauszustellen, der anatomisch von Langley, klinisch von H. Eppinger und L. Hess postuliert wurde. Bei der Darstellung der *Polarität der vegetativen Regulationen* handelt es sich um eine interessante Wiederentdeckung. Schon 3000 v. Chr. sind in der chinesischen Medizin, die ihre Quellen aus einer kontemplativen Philosophie schöpft, diese beiden Begriffe der vegetativen Steuerung festgelegt. Dem Prinzip des Yang, der symbolisch als roter Drache dargestellt wird, und dem Prinzip des Yin (Blauer Drache) wurden von der chinesischen Medizin Leistungen zugeschrieben, die sich mit unseren heutigen Vorstellungen über die Tätigkeit des Sympathikus und des Parasympathikus fast völlig decken.

Die Herausstellung eines Antagonismus erwies sich für die Forschung zunächst als fruchtbar. Die überspitzte Schematisierung der Menschen in Vagotoniker und Sympathikotoniker als fixierte Konstitutionstypen konnte durch die spätere Forschung jedoch nicht aufrechterhalten werden. Es zeigen sich im Organismus bei verschiedenen Ereignissen bestimmte Reaktionsweisen, die entweder als sympathische oder parasympathische Reaktion gedeutet wurden, und unabhängig von der Konstitution als Antwort auf bestimmte Reize auftraten. Wenn man aber ein sehr großes klinisches Material überblickt, dann kommt man wohl zu einer relativen Bestätigung der Eppingerschen Gedanken, das heißt es gibt immer eine Gruppe von Menschen, die auf ein Ereignis eher in sympathischer Richtung reagieren, und andere, die vornehmlich mit einer parasympathischen Reaktion antworten. Während in der Regel Menschen auf Sorgen und Aufregungen abmagern, gibt es auch Personen, die darauf mit einer Fettanlagerung reagieren (Kummerspeck, v. Bergmann, Feuchtinger). Hingegen nehmen Frauen in der Schwangerschaft, bzw. im Puerperium und im Klimakterium normal an Gewicht zu, es gibt aber auch Typen, die selbst in diesen Phasen abmagern. Es hat somit den Anschein, daß der *konstitutionelle Faktor* bei der vegetativen Steuerung eine Rolle spielt. Nach unseren Erfahrungen kommt der Konstitution ein modifizierender Einfluß auf die Steuerung vegetativer Vorgänge zu.

Das Grundgesetz der vegetativen Regulation jedoch ist seine zweiphasische Aktion, die durch eine bestimmte Aufgabe, die der Organismus zu erfüllen hat, intendiert wird (F. Hoff).

Die am obigen Beispiel der Nahrungssuche und Nahrungsaufnahme und Verwertung aufgezeigte spezifische Tätigkeit des ergotrop-sympathischen, bzw. trophotrop-parasympathischen Systems stellt nach den zahllosen Tierexperimenten von W. R. Hess und den klinischen Beobachtungen von F. Hoff ein allgemein gültiges Prinzip der vegetativen Regulation dar.

Es ist nicht unsere Absicht, eine erschöpfende Darstellung der Leistungen des vegetativen Systems in den einzelnen Organen zu geben. Dies wäre Aufgabe eines modernen Lehrbuchs der Physiologie. Wir beschränken uns darauf, unter Bevorzugung des klinischen Aspektes die vegetative Gesamtumschaltung darzustellen und berücksichtigen die Einzelreaktionen nur als Erläuterung des allgemeinen Prinzips.

Dem sympathisch-ergotropen Arbeitsgang entsprechen folgende Verschiebungen aus der Mittellage: Im Zellmechanismus eine Zunahme der Säuerung (Acidose), einhergehend mit Abfall der Alkalireserve; weiters Verschiebung des K/Ca-Quotienten im Sinne einer Abnahme des Durchschnittswertes von 2 auf 1,7 oder niedrigere Werte; ferner ein Abfall des $\frac{\text{Albumin}}{\text{Globulin}}$-Quotienten mit Anstieg der grob dispersen Globuline und Vermehrung des gesamten Serumeiweißes. Dies ist Ausdruck einer vermehrten Mobilisierung von Eiweiß. Ferner Mobilisierung des Glykogens aus seinen Depots, wobei das Resultat als Blutzuckeranstieg festzustellen ist. Gleichzeitig kommt es zu einem Abfall des Blutfettes und Cholesterins mit Anstieg der Blutketonkörper.

Damit geht eine Steigerung des gesamten Stoffwechsels mit vermehrtem Sauerstoffverbrauch und Erhöhung der Körpertemperatur einher. Es muß in diesem Zusammenhang darauf hingewiesen werden, daß unsere Kenntnisse über die Bedeutung der vegetativen Steuerung des Mineralstoffwechsels noch sehr lückenhaft sind. So sind vor allem die Schwermetalle kaum berücksichtigt, obwohl gerade diese in der Therapie eine bedeutende Rolle spielen, worauf wir später noch zurückkommen.

Nicht nur chemisch, sondern auch morphologisch ist die Sympathikustätigkeit erfaßbar. Im Blut z. B. kommt es zu einem Leukozytenanstieg mit myeloischer Tendenz, Abfall der eosinophilen Zellen, im roten Blutbild zu einem Reticulozytenanstieg (Beer, Heilmeyer, F. Hoff, Rosenow, Sakurai, Urra, Wespi-Waldvogel u. v. a.).

Am Kreislauf sieht man eine Zunahme der Herzfrequenz mit Ansteigen des Minutenvolumens; durch Engerstellung der Arteriolen in der Peripherie kommt es zur Blutdrucksteigerung. Ferner findet eine Ausschwemmung aus den Blutreservoirs des Splanchnicusgebietes (Darm, Leber, Milz) und der Haut statt, wodurch die zirkulierende Gesamtblutmenge zunimmt. Diese Vermehrung kommt je nach Bedarf anderen Organen, besonders der quergestreiften Muskulatur und dem Gehirn zugute. Die gesteigerte Stoffwechsel- und Kreislauftätigkeit in der sympathischen Phase führt auch zu einer Steigerung des Wasserhaushaltes im Sinne einer vermehrten Dynamik (Entquellung der Gewebe). Der durch die erhöhte Stoffwechseltätigkeit vermehrte Sauerstoffbedarf bewirkt eine verstärkte Atmungstätigkeit der Lunge.

Zusammenfassend kommt es in der ergotrop-sympathischen Phase zu einer Steigerung des Energieumsatzes und -verbrauches in zahlreichen Organen. Es ist daher sinnvoll, daß jene Organsysteme, die der Energiesynthese dienen, zunächst relativ ruhig gestellt werden. Hierher gehört die Tätigkeit des Verdauungstraktes, bei der in der sympathischen Phase sowohl die Motilität als auch die gesamte Sekretion eingeschränkt wird (Gundlach, W. R. Hess, Schnetz). In weiterem Sinne gilt dies auch für das Urogenitalsystem, insbesondere für die Sexualorgane (Langley-Anderson, Brücke). Jene Organe, welche die Beziehungen des Individuums zur Umwelt unterhalten (Sinnesorgane, Bewegungsapparate, Gehirn), werden durch diese sympathische Gesamtumschaltung zu einer gesteigerten Aktivität befähigt (z. B. Tonuserhöhung der quergestreiften Muskulatur).

Da die experimentelle Forschung über die Form der Reizübertragung durch sogenannte Aktionsstoffe noch nicht abgeschlossen ist, können wir derzeit nur festhalten, daß die Aktivierung der sympathischen Phase durch adrenergische Substanzen (Dale) zustandekommt, wobei die neuesten Forschungen gezeigt haben, daß neben dem Adrenalin, dem Noradrenalin eine modifizierende Funktion zukommt (Goldenberg, Konzett-Rothlin). Während Adrenalin vorwiegend den systolischen Blutdruck erhöht, hat es auf den diastolischen eine geringe Wirkung. Die drucksteigernde Wirkung auf den systolischen Druck beruht auf einer starken Erhöhung des Schlagvolumens (v. Euler). Noradrenalin steigert sowohl den systolischen wie den diastolischen Druck, und zwar durch seine generelle vasokonstriktorische Wirkung. Auf den Blutzucker hat es einen geringen Einfluß. Im Nebennierenmark wird vorwiegend Adrenalin gebildet, während Noradrenalin dort normalerweise nur in geringen Mengen vorkommt (Holtz-Schümann). Hingegen kommt letzteres reichlich in den sympathischen Ganglien und postganglionären sympathischen Fasern vor (v. Euler, Loewi, Raab-Humphreys). Nach den neuesten Ergebnissen scheint sicher zu sein, daß adrenergische Substanzen nicht nur in den Nebennieren sondern auch in den peripheren Anteilen des sympathischen Systems gebildet werden, von wo sie durch postganglionäre Neurosekretion an die jeweiligen Effektorzellen abgegeben werden. Es hat den Anschein, daß diese Substanzen in den einzelnen Organen nicht identisch sind. So konnte W. Raab eine adrenergische Substanz im Gehirn nachweisen (Encephalin), die seiner Ansicht nach adrenergische Reaktionen im Gehirn bewirkt, sich jedoch pharmakologisch vom Adrenalin-Noradrenalin dadurch unterscheiden läßt, daß seine Wirkung durch Cocain abgeschwächt wird. Es ist anzunehmen, daß die generalisierte Sympathikuseinschaltung sowohl nervös als auch humoral zustandekommt.

Die spezifischen Hormone der Schilddrüse und Nebenniere greifen in diesen Mechanismus ein, wobei das Schilddrüsenhormon der zeitlich länger andauernden Aufrechterhaltung der sympathischen Aktivität dient (W. Winkler); z. B. die Temperatursteigerung durch Thyroxin (Glaubach-Pick). Analog kommt dem Vitamin C durch seine katalytische Wirkung auf den Oxydationsstoffwechsel ein fördernder Einfluß zu.

Nicht zuletzt muß sowohl der auslösende wie der unterhaltende Einfluß psychischer Faktoren erwähnt werden. Freude, aber auch Furcht, Angst und Schreck lösen eine Erregung des sympathischen Arbeitsganges aus, während dauernde Sorge und Kränkung zu einer dauerhaften Spannungserhöhung des sympathischen Systems führt.

Es ist im seelischen wie im organischen Bereich eine Frage der Dosierung, ob durch einen psychischen Reiz eine für das Individuum fördernde oder eine krankhafte sympathische Erregung entsteht.

Mit der Einbeziehung des Psychischen überschreiten wir scheinbar den Bereich des vegetativen Systems. Da wir jedoch eingangs das vegetative System als Schaltwerk des Lebens postuliert haben, ist es selbstverständlich, daß der psychische Bereich inbegriffen ist. Je mehr Erfahrungen man auf diesem Gebiet sammelt, umso eindeutiger treten die innigen Wechselbeziehungen zwischen seelischem und somatischem Geschehen vor Augen.

Darüber hinaus gibt es aber auch aus der Umwelt stammende Faktoren, die im Organismus eine sympathische Aktivität anregen. Hieher gehört zunächst der Lichtreiz, welcher auf dem Wege der vegetativen Opticusbahnen sympathikuserregend wirkt (A. Jores, De Rudder). Auch verschiedene Farben, vor allem das Rot, wirken in gleichem Sinne. Von gewissen akustischen Reizen (Musik) kann man ebenfalls eine fördernde Wirkung annehmen. Hiebei ist es eine Frage der Dosierung, ob der Reiz eine fördernde oder eine krankhafte Reaktion auslöst. Auch der der Haut zugefügte Stich oder Wärmereiz führt zu einer Sympathikuserregung (Pupillenerweiterung auf Schmerzreize). Die Außentemperatur und besonders ihre Verschiebungen wirken selbstverständlich gleichfalls auf den vegetativen Regulationsmechanismus. Ein plötzlicher Kältereiz führt zu Frösteln, Gänsehaut, Muskelzittern und zur Steigerung der Verbrennung, alles Erscheinungen, die durch eine Sympathikuserregung zustandekommen. Anderseits scheint auch dauernde Wärmeeinwirkung, wie sie der Aufenthalt in südlichen Gegenden darstellt, einen fördernden Einfluß auf das sympathische System zu haben. Daneben führen eine Reihe anderer klimatischer Faktoren, die erst zum Teil analysiert sind, zu einer Sympathikuserregung (siehe Abschnitt über Klimatherapie).

Dem parasympathisch-trophotropen Arbeitsgang entsprechen folgende Verschiebungen: Im Zellchemismus eine Zunahme der Alkalose; Anstieg des K/Ca-Quotienten über 2; Anstieg des $\frac{\text{Albumin}}{\text{Globulin}}$-Quotienten mit Abfall des Gesamtserumeiweißes; Abnahme des intermediären Eiweißzerfalls. Aktivierung der Glykogensynthese, dadurch Abfall des Blutzuckers, Anstieg des Blutfettes und Cholesterins mit Abfall der Blutketonkörper, als Auswirkung einer Reduktion des gesamten Stoffwechsels. Daher sinkt auch die Körpertemperatur. Das Blutbild ist durch ein Absinken der Leukozytenzahl mit lymphatischer Tendenz, Anstieg der eosinophilen Zellen und Abfall der Reticulozyten charakterisiert.

Am Kreislauf kommt es zu einer Abnahme der Herzfrequenz, Herabsetzung des Minutenvolumens, Erweiterung der Arteriolen und damit zum Absinken des Blutdruckes. Es kommt zu einer Füllung der vom Splanchnikus versorgten Blutgefäße der Eingeweide des Bauches bei gleichzeitiger Drosselung der Blutversorgung der Muskulatur und des Gehirns. Die kapillare Durchblutung nimmt zu. Es kommt zu einer Wasserdeponierung im Gewebe. Die Atmung wird entsprechend dem verringerten Sauerstoffverbrauch langsamer und flacher. Zusammenfassend kommt es zu einer Reduktion des gesamten Energieumsatzes. Die Organsysteme, die der Energiesynthese dienen, erfahren eine Steigerung ihrer Tätigkeit. Hieher gehört eine Vermehrung der Sekretion von Speichel-, Magen-, Darmsäften und der Gallenabsonderung. Im Gegensatz zur Ruhigstellung der quergestreiften Muskulatur zeigt die glatte Muskulatur des Magen-Darm-Traktes eine erhöhte Motilität. Die Ausscheidung der nicht verwertbaren Schlackensubstanzen und der Abbauprodukte des Stoffwechsels durch Darm und Niere erfährt eine Steigerung (Asher-Pearce). Durch Senkung des Energieverbrauches nach außen wird eine Anlagerung von Gewebssubstanz ermöglicht. Diese führt einerseits beim jugendlichen Organismus zur Gewebsneubildung und zum Wachstum, beim Erwachsenen andererseits zur Anlagerung von Energiereserven (vorwiegend in Form von Depotfett), aber auch zur Regeneration zerstörter Gewebeanteile. Die Fortpflanzung stellt ein über das Individuelle hinausreichendes Wachstum dar und untersteht der parasympathischen Intention. Um den Aufbauprozeß im Organismus ungestörter ablaufen zu lassen, werden die Beziehungen zur Umwelt eingeschränkt. Hieher gehört die Drosselung der Muskeltätigkeit auf das Notwendigste und die weitgehende Ausschaltung der Sinnesleistungen und der Gedankentätigkeit (z. B. Schlaf nach der Mahlzeit).

Als Stoff der Reizübertragung der parasympathischen Erregung ist seit Loewi und Dale das Acetylcholin bekannt, wobei nach Seitz dem jonisierten Kalium eine aktivierende Rolle zukommt. Die cholinergischen Aktionsstoffe wirken sowohl auf prä- wie postganglionäre Fasern, während die adrenergischen nur die postganglionären Fasern des Sympathikus erregen. Auch diese seit Jahren scheinbar feststehenden Anschauungen bedürfen neuerdings durch die Arbeiten von W. Vogt einer Ergänzung. Vogt konnte im Experiment zeigen, daß durch Vagusreizung ein Stoff frei wird, der auf humoralem Weg in einem anderen Darmteil automatische Bewegungen auszulösen imstande ist. Die Wirkung dieses Stoffes ist durch Atropin nicht aufhebbar. Es handelt sich demnach weder um Acetylcholin, noch um Histamin, sondern am ehesten um einen mit den sogenannten P-Substanzen (Euler) verwandten Stoff.

Erwähnt muß werden, daß nicht alle Fasern, die morphologisch dem Vagus-System angehören, auch cholinergisch sind. So konnte F. Th. Brücke zeigen, daß im N.vagus Fasern verlaufen, die sich experimentell wie adrenergische Fasern verhalten und dadurch gewisse Sonderfunktionen ausüben.

Diese Gesamtumschaltung der trophotrop-parasympathischen Phase wird ebenfalls durch verschiedene Hormone des Körpers fördernd beeinflußt. Das Hormon des Inselorganes im Pankreas bewirkt vorwiegend eine Steigerung der Glykogensynthese, hat aber darüber hinaus zweifellos auf die gesamte Umschaltung in die parasympathische Phase einen Einfluß (Wasseranreicherung im Gewebe, Herabsetzung der Schmerzempfindlichkeit usw.). Die Keimdrüsen, die als Sendboten der Fortpflanzungsfunktion in den trophotropen Arbeitsgang einbezogen sind, haben mit ihrem innersekretorischen Anteil eine sensibilisierende Wirkung auf die gesamte parasympathische Reaktionslage. So setzt z. B. nach Joyet das Follikulin das Oxydationsvermögen der lebenden Zelle herab. Ferner kommt es zu einer Calciumanreicherung im Skelett (Clavert, Gardner, Talbot). Der Grundumsatz wird gesenkt (Colett). Bekannt ist die gefäßdilatierende Wirkung, die nach Reynolds durch eine vermehrte Acetylcholin-Freimachung zustande kommen soll. Darüber hinaus sieht man generell nach Sexualhormonverabreichung eine Erhöhung der Chronaxie (Cauchard). Es wirkt unterstützend auf die Insulinfunktion beim Kohlehydratstoffwechsel, wobei in Analogie zur sensibilisierenden Hormonwirkung im sympathischen Funktionskreis bemerkt werden muß, daß das Insulin das rascher wirkende Prinzip verkörpert, während die Keimdrüse eine Verschiebung auf längere Zeit hin bewirkt. Es gleicht damit in bezug auf die zeitliche Dauer der Reaktionsverschiebung dem Schilddrüsenhormon, jedoch im antagonistischen Funktionskreis. Der Thymus als Organisator des Wachstums ist ebenfalls im Sinne eines sensibilisierenden Faktors der trophotropen Phase zugeordnet.

Von den Vitaminen ist das Vitamin B_1 zweifellos dem parasympathischen Arbeitsgang zugeordnet. Es hat sensibilisierenden Einfluß auf die Bildung von Acethylcholin und wird von Muralt als ein Vagusstoff betrachtet. Desgleichen die Vitamine A, D und E. Ob diese Vitamine als fördernde Faktoren des trophotropen Arbeitsganges oder als hemmende im ergotropen Arbeitsgang eingreifen, ist erst zum Teil bearbeitet. Klinisch kann man sie jedoch nach dem tatsächlichen Effekt als Adjuvantien der trophotropen Phase einordnen.

An psychischen Faktoren, die der trophotropen Phase zugeordnet sind, ist vor allem die Lust zu nennen. Der Vorgang des Kauens, Essens, der Verdauung, der Absetzung fester und flüssiger Schlacken und vor allem die Fortpflanzungsfunktion sind physiologisch und auch pathologisch mit Lustgefühlen korreliert. An psychischen Faktoren, die eine parasympathische Phase intendieren, ist zunächst eine ausgeglichene Ruhe, ferner die leichte Ermüdung und im höchsten Ausmaß die psychische Funktion des Schlafes zu nennen. Die Ermüdung ist ein Signal dafür, daß der Organismus sich in der trophotropen Aufbauphase befindet. Sie kann zum Unterschied von der Erschöpfung durch Willenseinsatz oder besondere Ereignisse überwunden werden. Auch hier gilt die wechselseitige

Verknüpfung, die sich darin zeigt, daß Schlaf sowohl psychisch eine parasympathische Phase intendieren kann, wie umgekehrt eine parasympathische Reaktionslage auf psychischem Gebiet zum Schlaf führt. Während Licht den Sympathikus aktiviert, ist es vor allem die Dunkelheit oder ein gedämpftes, diffuses Licht, das erregend auf das parasympathische System wirkt. Von den Farben scheint Blau eine fördernde Wirkung zu haben, was sicher nicht nur eine Beobachtung der Anthroposophen ist.

Von akustischen Reizen sind es vor allem bestimmte monotone, wenig akzentuierte Formen, so z. B. die Wiegenlieder; auch die hypnotische Technik verwendet gleichförmige Wiederholungen monotoner Sprachmelodien und Sprachformen zur Erzielung einer parasympathischen Reaktionslage. Von den taktilen Reizen wirkt das leichte Streichen der Haut in analoger Weise. Seit Lewis gezeigt hat, daß durch mechanische Reizung der Haut die sogenannte H-Substanz frei wird, die zunächst direkt und dann über Axonenreflexe eine Erweiterung der Kapillaren bewirkt, ist uns die vagotone Wirkung dieser dosierten taktilen Summationsreize verständlich. Die Erfolge der Heilsmassage beruhen, wie später noch auszuführen ist, auf dieser Tatsache der vegetativen Umstimmung in die trophotrope Phase mit spezifischer Steigerung der Gewebsregeneration. Die Wirkung ist nicht nur auf die Region der taktilen Reizeinwirkung beschränkt. Wenn auch die Reaktion in den inneren Organen der Headschen Zonen nach einer Streichmassage am deutlichsten erkennbar ist, so tritt auch im ganzen Körper eine Umstimmung in die trophotrope Phase auf. Bekannt ist die allgemeine Müdigkeit und Schläfrigkeit nach der Massage.

Sie kann durch eine Gesetzmäßigkeit erklärt werden, die wir zunächst nur kurz als Regel der permanenten Induktion bezeichnen wollen. In Kürze postuliert diese Regel, daß jeder Reiz, der eine lokale Reaktion des vegetativen Systems bewirkt, eine Veränderung im gesamten System induziert.

Zu dieser Umstimmung der vegetativen Reaktionslage durch leichte taktile Reize gehört auch das Streicheln der Mutter, die ihr Kind, das sich verletzt hat, streichelt und dadurch, sicher aber auch psychisch, eine Beruhigung erzielt. Auch die Einleitungsphase des Liebesaktes beginnt mit Streicheln verschiedener Hautpartien, wodurch erstens in den segmentalen inneren Organen eine Umstimmung erfolgt, aber auch die gesamte seelische Einstellung induktiv verändert wird. Von anderen Sinnesreizen muß noch der vestibuläre Reiz hier Erwähnung finden. Ein leichtes Wiegen des Körpers steigert die Schlafbereitschaft und beweist den innigen Zusammenhang zwischen vestibulärem Reiz und Umstimmung in die parasympathische Richtung. Die enge morphologische Wechselbeziehung zwischen vestibulärem Kerngebiet und Nervus vagus ist Sinnbild einer innigen funktionellen Koppelung. Der Drehreiz eines Karussels führt zum Lustgefühl, das bei überstarker Reizdarbietung zur hyperpathischen Vagusreaktion in Form von Erbrechen führt.

Analog führen Temperaturreize zu einer Verschiebung der Reaktionslage nach der trophotropen Seite. Ein Wärmereiz reduziert die Verbrennungsvorgänge und führt dadurch zu einer Verschiebung der Reaktionslage. Langdauernde mäßige Unterkühlungen führen zu einer Steigerung der Assimilation (Fettansatz der Schwimmer und Eskimos, im kühlen Zimmer schlafen alle Menschen besser).

Von klimatischen Einflüssen ist vor allem die exquisite parasympathicomimetische Wirkung des Föhns bekannt mit seiner schlappmachenden und lethargisierenden Wirkung. Das Höhenklima scheint durch den relativen Sauerstoffmangel primär eine Hemmung der Verbrennungsvorgänge zu bewirken. Das Resultat ist als parasympathische Reaktion registrierbar.

Zusammenfassend sieht man, daß der sympathisch-ergotrope Arbeitsgang zu einer Funktionssteigerung des dissimilatorischen Stoffwechsels führt und damit den gesamten Organismus zu einer gesteigerten Aktivität den Umweltsanforderungen gegenüber befähigt. Das heißt in der sympathischen Phase entsteht eine gesteigerte Bereitschaft, die Wechselbeziehungen zwischen Organismus und Umwelt zu intensivieren. Das gilt sowohl im körperlichen, wie im geistigen, wie im seelischen Bereich und führt zu einer gesteigerten Extravertiertheit in allen Lebensbereichen.

Im Gegensatz hiezu ist der parasympathisch-trophotrope Arbeitsgang mit einer Funktionssteigerung der assimilatorischen Stoffwechselphase verknüpft, womit gleichzeitig eine Reduktion der Umweltbeziehungen des Individuums einhergeht. Diese Introvertiertheit gilt ebenfalls sowohl auf körperlichem wie geistigem und seelischem Gebiet und stellt mit ihrer Energiesynthese das Wesen der Erholung dar.

Das sympathische System ist der Träger der kinetischen Energie und intendiert den *Soforteinsatz*, das parasympathische System ist Träger der potentiellen Energie und arbeitet auf *längere Sicht*.

Die Polarität dieser beiden Leistungsphasen ist nicht zu leugnen, aber man darf sich auf keinen Fall vorstellen, daß sie nach dem *Entweder-Oder-Prinzip* funktioniert. Die vegetativen Regulationen unterstehen insofern nicht dem Prinzip der reziproken Innervation, als eine Aktivitätssteigerung des sympathischen Systems nicht immer gleichbedeutend ist mit einer Denervation des parasympathischen.

Es ist im Leben nicht entweder der Sympathikus tätig und dabei der Parasympathikus ausgeschaltet, sondern die Bewältigung einer Aufgabe erfordert sowohl die sympathische als auch die parasympathische Intention. Es scheint uns eine allgemein gültige Regel zu sein, daß sich biologische Vorgänge nicht nach dem Entweder-Oder-Prinzip, sondern nach dem Sowohl-Als auch-Prinzip abspielen.

F. Hoff bringt als Modellvorstellung für die gesteigerte sympathische Aktivität den Krieg. Die kämpfende Truppe ist in diesem Vergleich das Symbol der gesteigerten sympathischen Aktivität. Sie kann aber nur kämpfen, wenn die in der Heimat produzierten Güter (Munition, Nahrung, Bekleidung usw.) auf dem Nachschubwege regelmäßig und in ausreichendem Maße zugestellt werden. Produktion und Nachschub entspricht aber biologisch dem parasympathischen Arbeitsgang. Analog dem Beispiel der kämpfenden Truppe können wir die in der sympathischen Phase gesteigerte Muskelarbeit anführen, wo ebenfalls durch Erweiterung der Gefäße eine vermehrte Zufuhr von Energiestoffen stattfindet und Schlacken abtransportiert werden. Man darf nun nicht folgern: das sympathische System steigert die Muskelaktivität und erweitert gleichzeitig die Blutgefäße, sondern es intendiert als umfassende Ordnung die Motilitätssteigerung; die hiezu notwendige Erweiterung der Blutgefäße wird von untergeordneten Schaltstellen des parasympathischen Systems ausgelöst. Analoge Verhältnisse liegen bei der Steigerung der Herzarbeit und Erweiterung der Coronarien vor.

Das heißt, daß auch in der Phase der gesteigerten sympathischen Energieentfaltung der parasympathische Arbeitsgang in Tätigkeit ist, wobei natürlich gegenüber der sympathischen Aktion zeitliche und räumliche Verschiebungen bestehen.

Die Lenkung des Energieumsatzes bestimmt jedoch das sympathische Prinzip. Wir sehen daraus, daß auch in der Phase der gesteigerten sympathischen Aktivität *sowohl* das sympathische *als auch* das parasympathische System in Aktion ist. Es besteht physiologisch gesehen nur eine Verschiebung der Vorherrschaft. Mit einem Terminus aus der Soziologie könnte man die vegetative Steuerung als demokratisch definieren, da normalerweise die verantwortliche Steuerung wechselt und bloß Ausdruck eines relativen Übergewichtes ist (biologisches Fließgleichgewicht, Bertalanffy). Nur in Phasen der höchsten Gefahr findet eine fast diktatorische Zentralisierung der Steuerungsgewalt statt (Cannonsche Notfallreaktion).)

Die morphologische Struktur, mit Hilfe derer sich die vegetativen Regulationen abspielen, besteht aus der Gesamtheit des vegetativen Nervensystems, vom Terminalreticulum (Ph. Stöhr, Sunder-Plassmann) bis zu den diencephalen „Zentren", in die schon Meynert die vegetativen Funktionen lokalisierte. Die ausführliche Darstellung dieser Struktur ist nicht Aufgabe des Klinikers, sie ist aus den Arbeiten von Langley, L. R. Müller, O. Gagel und W. R. Hess ersichtlich. Wir erwähnen daher nur einzelne und interessant erscheinende Gesichtspunkte.

Als erstes möchten wir hervorheben, daß das sogenannte *Terminalreticulum* weder dem sympathischen noch dem parasympathischen Organisationsprinzip zugeordnet werden kann. (Abb. 1). Es stellt die letzte gemeinsame Wegstrecke

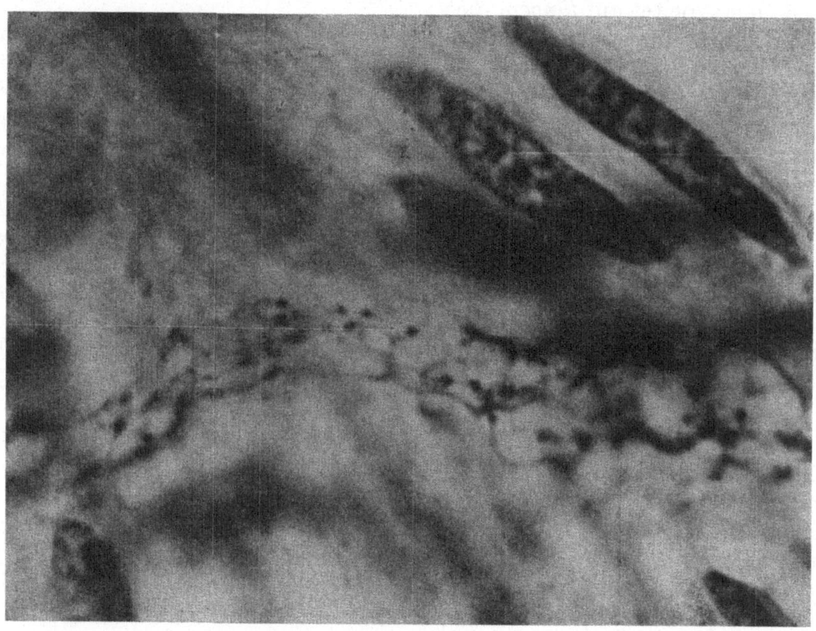

Abb. 1. Terminalreticulum mit zahlreichen „Knöpfchen und Wabenbildung im Magen bei Ulkuskrankheit. Ultrabeschallte Versilberung nach Gratzl, Vergrößerung: 2000fach, nach Coronini.

des vegetativen Systems dar. Von Herzog, der sich eingehend mit der Histologie des peripheren Nervensystems beschäftigt hat, wird die Existenz des Terminalreticulums abgelehnt. Er und andere Autoren Nageotte, Levi, Nonidez, fassen die dargestellten Strukturen als Kunstprodukte, bzw, Anteile des Bindegewebssystems auf. Als Kliniker steht uns eine Entscheidung dieser im Fluß befindlichen histologischen Forschungen nicht zu. Jedoch möchten wir auf die neuesten Forschungen Feyrters hinweisen, der mit Hilfe einer besonderen Färbemethode zwei Typen von sogenannten intercalaren Zellen darstellen konnte, die zwischen Terminalreticulum und Organzelle eingeschaltet sind und die möglicherweise spezifische Erregungen des parasympathischen, bzw. sympathischen Systems vermitteln.

Zweitens ist es auch im *Diencephalon* im allgemeinen nicht möglich, eine sympathische, bzw. parasympathische Einzelleistung zu lokalisieren, da hier die abgestimmte Zusammenfassung beider Leistungsphasen im Sinne unserer obigen Ausführungen stattfindet. Der Darstellung der dynamogenen (ergotropen) Zone und der adynamogenen (trophotropen) Zone als Kollektivrepräsentationen durch W. R. Hess[1], der angibt, daß die Reizstellen nirgends in Kerngebieten zentralisiert sind, stehen die Forschungsergebnisse von Karplus und Kreidl, Gagel, Pette, Economo, Baily und Bremer, Krehl und Isenschmied u. v. a. gegenüber, nach denen Einzelfunktionen auf bestimmte Kerngebiete zu beziehen sind. Vor allem muß der Gegensatz geklärt werden, der daraus entstand, daß W. R. Hess den caudalen Teil des Zwischenhirns als dynamogen-sympathische Zone deklariert, während seit Economo und Pötzl gerade in diese Region das sogenannte Schlafzentrum verlegt wird. Gänzlich neue Möglichkeiten verspricht der Versuch, Zwischenhirnreize mit elektrischen Reizen verschiedener Frequenz durchzuführen. Nach H. Hoff bewirken höherfrequente Reize sympathische, niederfrequente parasympathische Reaktionen an der gleichen Stelle. Durch diesen Gesichtspunkt der Spezifität der Reizfrequenz dürfte die große Zahl divergierender Angaben über die Lokalisation bestimmter Einzelfunktionen ihre Aufklärung finden. Die diencephalen Kerngebiete werden im allgemeinen, als Zentren bezeichnet, was mit der geläufigen neurologischen Vorstellung eines Zentrums nicht vereinbar erscheint. Darüber hinaus weisen die tierexperimentellen Arbeiten von Fulton, Delgado, Kennard, Tinel, Bailey-Bremer darauf hin, daß auch corticale Regionen, insbesondere die orbitalen Felder für die vegetative Steuerung von Bedeutung sind. Bailey-Bremer fanden bei Reizung des Parasympathikus Aktionsströme im Bereich des Orbitalhirnes. Frowein-Harrer fanden bei Hirnverletzungen dieser Regionen besonders ausgeprägte vegetative Regulationsstörungen.

Zusammenfassend glauben wir die diencephalen Regulationsstätten als *oberste Generalschaltstellen* auffassen zu dürfen, die nach den Gedankengängen der hierarchischen Organisation das Substrat der umfassendsten Ordnung repräsentieren. Reizung der dynamogenen Zone führt zur shamerage (Ranson, Beattie, Houssay), die eine koordinierte Abwehrfunktion darstellt. Das zeigt, daß mit der Erregung des sympathischen Systems im Körper auch eine Veränderung des gesamten Verhaltens, der Stimmungslage, und eine Aktivierung des Abwehrsystems einhergeht. Ferner wird im Zwischenhirn die assimilatorische Phase des Kohlehydratstoffwechsels sowie des Fett-, Eiweiß- und Mineralstoffwechsels mit der dissimilatorischen, unter gleichzeitiger Innervation jener Muskelgruppen, die zur Nahrungsaufnahme, bzw. deren Verwertung notwendig sind, abgestimmt. Nach den Untersuchungen von W. R. Hess liegen die Reiz-,,Zentren" des Freßtriebes unmittelbar neben den Stoffwechselzentren des Kohlehydratumsatzes und Wasserhaushaltes.

Auch die Funktionsverknüpfung des Systems der Hormondrüsen und des vegetativen Nervensystems im engeren Sinne findet hier statt. Experimentell und morphologisch bewiesen ist dieser Zusammenhang zwischen Nucleus supraopticus und Hypophysenhinterlappen (Ranson-Magoun). Die Verbindung ist

---

[1] Die dynamogene Zone umfaßt das Gebiet des zentr. Höhlengrau des Mittelhirns und der unmittelbar angrenzenden Schichten, commissura posterior, hintere Teile des Hypothalamus und nc. perifornicalis, die adynamogene Zone umfaßt den vorderen Teil des Hypothalamus, die Area praeoptica, supraoptica, basales septum.

sowohl durch den Tractus supraopticohypopyseos sichergestellt, wie auch die humorale Reizübertragung eines von Nervenzellen produzierten Hormons aufgezeigt wurde (Scharrer, Gaupp, Bargmann).

Bargmann und seine Mitarbeiter konnten eine vom N. supraopticus über Fasern des Hypophysenstils bis in die Neurohypophyse reichende Substanz darstellen, die mit der Gomorifärbung als kontinuierliche Substanzbrücke nachweisbar ist. In Tierversuchen konnten sie zeigen, daß bei 14tägigen Durstversuchen diese Gomorisubstanz aus dem Hinterlappen verschwindet, während sie bei Flüssigkeitsüberangebot in den Pituizyten gespeichert wird. Sie halten diese Gomorisubstanz jedoch nicht für das Adiuretin schlechthin, sondern glauben, daß es sich ähnlich dem Schilddrüsenkolloid um einen Stoff handelt, der als Vorstufe in den Pituizythen gespeichert wird und von dort je nach Bedarf an die Blutgefäße abgegeben wird. Diese efferenten Bahnen vom Nucleus supraopticus sind aber nicht die einzigen, die im Hypophysenstil verlaufen. Schon Cajal hat einen nervösen zentripetalen Weg betont. Spatz gelang es in letzter Zeit kurze Fasern darzustellen, die von der „adenoneurohypophyseren Kontaktfläche" in das Infundibulum ziehen. Sie leiten seiner Meinung nach hormonale Reize, die von den Gefäßknäueln dieser Region dargeboten werden, zentripetal. Aus diesen neuesten Forschungsergebnissen ersieht man, daß die diencephalen Schaltstellen sowohl neural als humoral erregt werden und ebenso nervale und humorale Impulse aussenden. H. Hoff betont den Kapillarreichtum des Hypothalamus und seine innige Verquickung mit den einzelnen Ganglienzellen, was für die humorale Erregungsübertragung besonders wichtig erscheint.

Die Hypophyse als zentrales Regulationsorgan des hormonalen Systems ist dem Zwischenhirn beigeordnet. Auch in ihr ist eine einseitige Zuordnung zum sympathischen, bzw. parasympathischen Arbeitsgang, wie wir es bei einer Reihe peripherer Blutdrüsen ausgeführt haben, nicht möglich. Die Form der Reizübertragung vollzieht sich auf humoralem Weg mit den glandotropen Hormonen. Diese regen die Produktion des für einen bestimmten Arbeitsgang nötigen peripheren Hormons an. Die humorale Reizübertragung geht meist mit der rein nervösen parallel, unterscheidet sich jedoch durch die längere Anlaufzeit und insbesondere durch die längere Wirkungsdauer. Sie regt auf diese Art sowohl Drüsen an, die den sympathischen Wirkungsmechanismus sensibilisieren (Schilddrüse, Nebenniere), als auch die Synergisten der parasympathischen Funktion (Pancreas, Keimdrüsen). Ihre Hauptaufgabe ist die gegenseitige Abstimmung der koordinierten Hormondrüsentätigkeit, wobei eine zeitliche und funktionelle Korrelation zur diencephalen, nervösen und humoralen Steuerung gewährleistet wird. Diese zentrale Funktionssteuerung der hormonalen Regulationen durch die Hypophyse erfährt eine hemmend regulatorische Beeinflussung durch die Epiphyse. Sichergestellt ist dieser hemmende Einfluß auf die Produktion des gonadotropen und wachstumsfördernden Hormons (A. Dewald, E. Engel).

Das zwischen Diencephalon und Terminalreticulum eingeschaltete *nervöse Verbindungssystem* ist struktuell in sympathische und parasympathische Nervenbahnen gegliedert. Die morphologische Struktur der sympathischen und parasympathischen Nervenbahnen zeigt aber einen differenten Bauplan. Das sympathische System zeigt primär eine Zusammenballung morphologischer Elemente in den spinalen Zellsäulen im Seitenhorn des Rückenmarks (Abb. 2); sekundär eine Massierung sympathischer Formelemente im Grenzstrang und in einigen wenigen großen Ganglien (Ganglion coeliacum, mesenterium superius et inferius). In diesen Elementen findet eine Umschaltung von praeganglionären zu postganglionären Fasern statt (nach dem Prinzip eines Verteilerkopfes). Von diesen zusammengeballten Formelementen werden ganze Organgruppen mit postganglionären sympathischen Fasern versorgt. Z. B. vom Ganglion coeliacum Magen, Dünndarm, proximales Colon, Leber, Pankreas, Milz und Niere. Das parasympathische System hinge-gen zeigt schon im spina-len Anteil eine auffallen-de Trennung in eine tek-tobulbäre und sakrale Zellgruppe. Von diesen beiden Sammelstellen gehen Fasern direkt zu den einzelnen Organen oder zu Ganglien, die in Organnähe liegen (z. B. Gangl. ciliare und sphe-nopalatinum). Die Um-schaltung von der prae-ganglionären zur post-gang lionären Faser fin-det hier erst in jedem Organ getrennt statt (s. Abb. 3). Nur für die funktionell stark gekoppelten Organe wie Blase, Genitale und Rectum besteht eine gemein-same Umschaltung im Ganglion pelvicum. Wir möchten besonders beto-nen, daß der Unterschied im morpholog. Bauplan zwischen sympathischen und parasympathischen Nervensystem der Aus-druck einer verschiede-nen Funktionsweise ist.

Die sympathische Ak-tion stellt eine zusammen-geballte Energieentfaltung dar, bei der meist die Teil-nahme zahlreicher Organe erforderlich ist. Sie ist daher zentralistisch und synchron organisiert. In der parasympathischen Phase erfolgt die aufgelockerte Energiesynthese in den einzelnen Organen räumlich und zeitlich ver-schieden, daher ist der parasympathische morphologische Bauplan dezentralisierter.

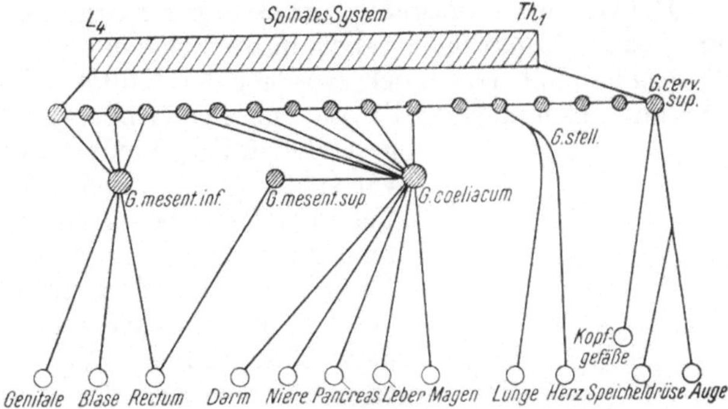

Abb. 2. Zentralisierter Bauplan des ergotrop-sympathischen Systems.

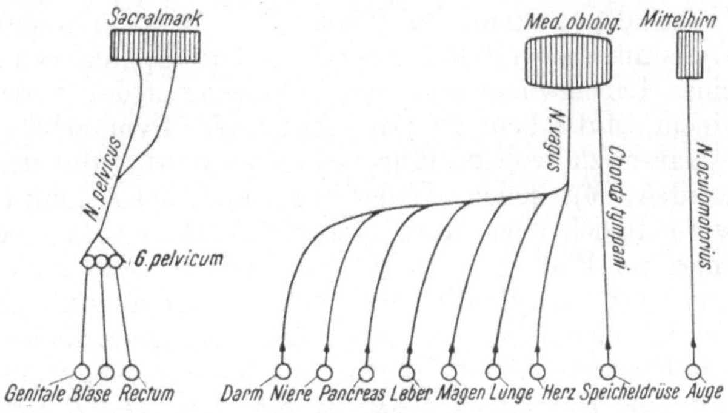

Abb. 3. Dezentralisierter Bauplan des trophotrop-parasym-pathischen Systems.

Wenn wir zur Erläuterung dieser Gedankengänge wieder den Krieg als Bei-spiel heranziehen, so ergibt sich, daß im Angriffskampf der gemeinsame Einsatz aller Waffengattungen innerhalb kurzer Zeit eine straffe Zusammenfassung er-fordert, z. B. konzentrierte Bombardierung, Artilleriebeschuß, Panzer- und Infanterieangriff innerhalb weniger Stunden. Hingegen bedarf der Aufbau der hiezu notwendigen Materialien eine verschieden lange Zeit (z. B. für den Panzer länger als für das Gewehr) und verschiedene Produktionsstätten. Auf den bio-logischen Vorgang eines Abwehrkampfes einer Infektionskrankheit übertragen heißt dies: in der sympathischen Kampfphase, auf die wir später noch eingehend zurückkommen werden, kommt es unter Einsatz eines starken Energieverbrauches zu einer generalisierten Mobilisierung sämtlicher rasch verfügbarer Abwehr-kräfte. In der parasympathischen Heilphase findet nebeneinander die Bildung von Antikörpern, der Wiederaufbau der verlorengegangenen Energien und der zerstörten Gewebe und schließlich die Entfernung der zahlreichen Abfallprodukte statt; alles Vorgänge, die eine differente Organisation erfordern und verschieden lange dauern. Daher werden sie nicht so weitgehend zentralistisch gesteuert.

Die von uns dargestellte Auffassung der Organisation des vegetativen Systems und seiner Funktionen zeigt, daß es sich um *ein dauernd in Fluß befindliches System* handelt. Es pendelt zwischen den Kulminationspunkten der Dissimilation (S) und Assimilation (P) hin und her (Abb. 4). Auf diese Weise entsteht ein gesetzlicher Rhythmus der vegetativen Steuerung, auf den wir später noch eingehend zurückkommen werden. Die Lenzsche Regel besagt, daß in der Natur eine Erhaltungstendenz besteht, die jedem Eingriff mit dem Ziel einer Veränderung eine Gegenkraft mit dem Ziel der Erhaltung des früheren Zustandes entgegensetzt. In unserem Falle heißt das, daß eine Verschiebungstendenz des vegetativen Systems nach der sympathischen Seite eine Gegenkraft mit einer Reaktionstendenz in parasympathischer Richtung aktiviert. Spielen sich diese Pendelausschläge im physiologischen Bereich ab, dann erfolgt die Steuerung nach Bethe mit einer gleitenden Schaltung (allmählicher

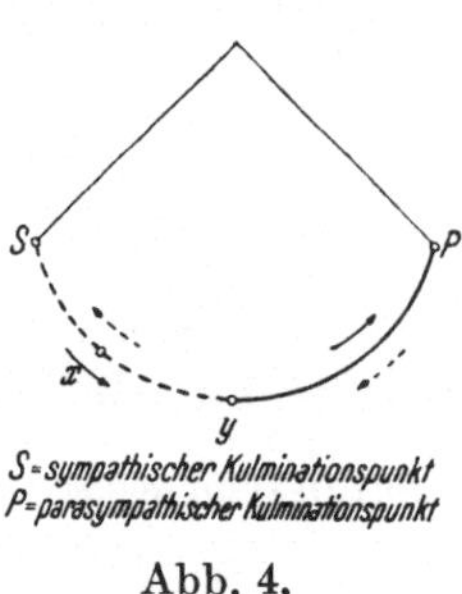

Abb. 4.

Übergang). Überschreiten jedoch diese Eingriffe das physiologische Maß, dann kommt es zu einer Vergrößerung der Amplitude des Pendelausschlages und die Umschaltung kann im Sinne eines Kippvorganges erfolgen (Selbach). Die Dynamik dieses Systems muß als Grundphänomen der klinischen Beurteilung eines Lebensvorganges zugrundeliegen. Jeder Versuch, Lebensvorgänge nach einem statischen Prinzip (entweder Sympathikotoniker oder Vagotoniker) erklären zu wollen, führt zu Ergebnissen, die den Tatsachen nicht gerecht werden. Mit jedem Experiment und jeder klinischen Beobachtung erfassen wir lediglich einen kurzen zeitlichen Querschnitt an einem bestimmten Punkt eines im Fluß befindlichen Geschehens. Wir müssen uns darüber im klaren sein, daß das Geschehen nicht in diesen von uns herausgestellten Punkten stehen bleibt, sondern weiterfließt und gesetzlichen Veränderungen unterliegt. Die Pendelbewegung ist eine koordinierte Koppelung vieler Einzelbewegungen, nur eine Durchgangsphase ist erfaßbar. *Die Reaktionslage ist somit sowohl der Reiz für ein künftiges Geschehen wie das Resultat eines in der Vergangenheit stattgefundenen Ereignisses.* Die Pendelbewegung der vegetativen Rhythmik ist die Resultierende von vielfachen koordinierten und gekoppelten Verschiebungen in den einzelnen Organen. Nach den oben dargestellten morphologischen Besonderheiten können wir im sympathischen dissimilatorischen Sektor des Pendelschwunges infolge der synchronen und zentralen Aktivierung eine einheitlichere Verschiebung der gesamten Reaktionslage erwarten wie im parasympathischen Teil. Die klinische Beobachtung bestätigt dies, wie wir noch auszuführen haben, weitgehendst. Die in einem zeitlichen Querschnitt vorgenommenen Untersuchungen der vegetativen Reaktionslage können daher nur in den seltensten Fällen, wie in der Cannonschen Notfallsreaktion, eine vollkommen einheitliche Verschiebung nach der sympathisch-dissimilatorischen Seite zeigen. Im physiologischen Bereich der rhythmischen Verschiebung kommen durch die zeitliche Differenz der einzelnen Organe und Organsysteme Interferenzen zustande, aus denen erst nach Summation eine zusammengefaßte Richtungstendenz ersichtlich ist. Im krankhaften Geschehen werden diese Verhältnisse noch komplizierter und unübersichtlicher.

Das dynamische System der vegetativen Steuerung untersteht demnach einerseits der Gesetzmäßigkeit der Kompensation, andererseits der Beeinflussung durch zusätzliche endogene und exogene Reize. Das heißt wird die Reaktionslage des Organismus verschoben, so setzt ein Kompensationsbestreben in der Richtung zur Rückkehr in die Ausgangslage ein (Lenzsche Regel). Diese Ausgangslage selbst darf natürlich auch nie als statischer Ruhepunkt gedacht werden, sondern ist stets als eine in Fluß befindliche Erscheinungsform aufzufassen. Das Beharren in einer mathematisch konstruierten Null-Lage wäre gleichbedeutend mit dem Sistieren der Lebensvorgänge. Dieses Pendeln der vegetativen Regulation, dieser rhythmische Wechsel differenter Spannungsvorgänge ist das Phänomen des Lebens schlechthin. Eine Reaktion ist sowohl Resultat einer stattgehabten Reizung und löst anderseits wieder eine neue Reaktion aus. Z. B. ist eine festgestellte Blutzuckersenkung das Resultat eines Reizes, der zur Insulinausschüttung geführt hat, sie ist jedoch gleichzeitig der Reiz zur Ausschüttung von Adrenalin, das die verschobene Reaktionslage wieder kompensiert. Dieser Kompensationsmechanismus wurde im Bereich des Kohlehydratstoffwechsels von Falta und seiner Schule studiert und als Gegenregulation bezeichnet. Jede Erhöhung des Blutzuckers führt automatisch durch Reizung des Zentrums im Hirnstamm zu vermehrter Insulinausschüttung und umgekehrt (automatische Selbststeuerung, Falta). Dieses Grundgeschehen des rhythmischen Pendelns der gesamten vegetativen Regulation wird von uns deshalb so hervorgehoben, weil es die Voraussetzung für die richtige Einschätzung jener Reizwirkungen ist, die einerseits als krankmachender Reiz, andererseits als therapeutischer Eingriff dieses dynamische System treffen. Der Organismus wird anders reagieren, wenn ihn z. B. eine Infektion in der Phase des parasympathischen Arbeitsganges trifft, als wenn sich dies während der sympathischen Aktionsphase ereignet. Eine analoge Divergenz tritt auch bei jedem therapeutischen Eingriff zutage. diese Divergenzen haben dazu geführt, daß z. B. Wilder vor rund 20 Jahren den Satz prägte: Es gibt kaum ein Kapitel der Medizin, das bei seiner enormen Wichtigkeit so unbefriedigende und widerspruchsvolle Resultate liefert wie die Physiologie und Pathologie des vegetativen Systems. Nur die von uns angeregte Betrachtungsweise vermag diese hier ausgedrückte Resignation zu überwinden. Wir müssen uns darüber im klaren sein, daß wir bei der Beurteilung der vegetativen Reaktionslage stets nur einen Punkt erfassen, der sich in Bewegung befindet. Die Vorstellung, daß die jeweils erfaßte Reaktionslage einen statischen Zustand spiegelt, hat zu den zahlreichen sich widersprechenden Theorien der vegetativen Regulationsmechanismen geführt.

Die Grunderkenntnis, die unsere Beobachtungen und unser therapeutisches Handeln lenken muß, besteht darin:

1. Die jeweils erfaßte Situation ist eine Durchgangsphase.

2. Es ist wichtig, die Richtung der jeweiligen Reaktionsverschiebung festzustellen. Wie in Abb. 4 schematisch dargestellt ist, kann die Reaktionslage in einem Punkt X sowohl eine Richtungstendenz zum Kulminationspunkt als auch zur Mittellage haben. Ein in diesem Punkt das vegetative System treffender Reiz wird je nach dieser latenten Richtungstendenz eine völlig divergierende Reaktion auslösen.

Die Methodik zur Erfassung dieser Richtungstendenz wird später ausgeführt.

Mit diesem einfachen Schema kann man die sogenannte Umkehrwirkung, bzw. die paradoxe Reaktion (Pick, Gremels, Wilder, Wetzler) erklären. Trifft ein sympathikomimetischer Reiz das System z. B. im Punkt Y (Abb. 4), dann wird die Reaktion voraussichtlich eine Verschiebung in der Richtung zum sympathischen Kulminationspunkt bewirken. Trifft der gleiche Reiz das System im Punkt X, dann wird der Kulminationspunkt rascher erreicht und die in Erscheinung tretende Reaktion erst nach der Umkehr nach dem Kulminationspunkt als typisches Beispiel einer paradoxen Reaktion zur Beachtung kommen. So bewirkt eine Sympathikusreizung normalerweise Gefäßverengerung, am adrenalinvorbehandelten Gefäß jedoch Erweiterung. Ebenso bewirkt Vagusreizung bei offener Cardia Verschluß, bei geschlossener Öffnung derselben (Clara). Das Wildersche Ausgangswertgesetz läßt sich zwangslos in diese aufgezeigten Reaktionsabläufe einordnen. Es besagt, daß bei einer Verschiebung der Reaktionslage nach der sympathischen Seite hin zusätzliche sympathikomimetische Reiz ehemmend wirken können. Das heißt Erregungszustand und Erregbarkeit stehen im verkehrt proportionalen Verhältnis. Zipf konnte die Gültigkeit dieser Regel in 70 Prozent, ja sogar am physikalischen Modell bestätigen. Le Blanc zeigte, daß der Dilatationseffekt der Bronchien auf Andrenalin von ihrer Weite abhängig ist (bei weiteren Bronchien geringere Dilatation). Auf unsere Modellvorstellung übertragen heißt dies, wenn das vegetative System in einem Punkt des sympathischen Arbeitsganges (Punkt X der Abb. 4) von einem adrenergischen Reiz getroffen wird, dann wirkt dieser Reiz wohl nicht hemmend im Sinne Wilders, sondern bewirkt ein rascheres Erreichen des Kulminationspunktes S, und dadurch eine rascher einsetzende Gegenregulation. Da experimentell erst diese Gegenregulation erfaßt wird, sprach Wilder von einer Umkehrwirkung, was dem beobachteten Effekt entspricht. Wenn wir die Dynamik der vegetativen Regulationen als Grundprinzip unserer Betrachtungsweise hervorgehoben und dadurch die Erkenntnis gewonnen haben, daß die jeweilige Reaktionslage eines Organismus eine bewegliche Durchgangsphase ist, dann gibt es eigentlich keine paradoxe Reaktion. Aufgabe der vegetativen Forschung wird es sein, die Gesetzmäßigkeit der sogenannten paradoxen Reaktion herauszuarbeiten, bzw. vorauszubestimmen. *Reaktionslage in unserem Sinne heißt somit nicht statischer Querschnitt der verschiedenen Tonuslagen in den einzelnen Organsystemen, sondern dynamische Durchgangsphase mit einer generalisierten Richtungstendenz zu einem der beiden vegetativen Kulminationspunkte.* Die Amplitude dieser vegetativen Pendelschwingung ist einerseits konstitutionell durch einen Grundrhythmus bestimmt, andererseits durch exogene Noxen modifizierbar. Eine maximale Reizung stellt der *emergency state* dar, der unabhängig von Konstitution und Reaktionslage auftritt, wobei nach Cannon-Rapport 0,003 mg Adrenalin pro Kilogramm Körpergewicht und Minute ausgeschüttet wird. Wie schon erwähnt, erscheint diese Sinusschwingung der vegetativen Regulation als Summation zahlreicher Einzelabläufe in den verschiedenen Organgruppen.

Nach W. R. Hess erfolgt die koordinierte Zusammenfassung dieser Organregulationen nach einem Prinzip (Stufengesetz). Es werden einfache Regulationen von der peripheren Automatik gesteuert (Axonenreflexe). Je primitiver ein vegetatives Geschehen, umso gesetzmäßig festgelegter sind die Reaktionen, je höher, umso unübersichtlicher werden die Vorgänge. So bewirkt z. B. ein langsamer Dehnungsreiz in einem isolierten Arterienstück eine Erweiterung, während ein rascher Dehnungsreiz zu Verengerung führt. Schon an diesem einfachen Beispiel erkennt man die oben ausgeführte Gesetzmäßigkeit. Eine geringe Zunahme der Acidose bewirkt nach Hess schon eine Steigerung der Herztätigkeit. Als Beispiel eines spinal gesteuerten Automatismus sieht man nach Volumszunahme der Lunge ein Nachlassen des Zwerchfelltonus oder nach F. Hoff bei Venenverschluß eine Verengerung der zuführenden Arterien. Hieher gehört auch die große Gruppe der viscero-sensiblen Reflexe, der Headschen Zonen. Eine weitere Organisationsstufe stellt die äußerst zahlreiche Gruppe der über den N.vagus verlaufenden visceralen Reflexe dar, die Teilstücke des Kreislaufes und der Atmung regulieren. Reizung der Magenserosa bewirkt z. B. eine Abnahme der Herzfrequenz (Hess-Wyss) oder Reizung des die Gallenblase versorgenden Vagusastes löst Pulsverlangsamung aus. Wie wir schon oben ausgeführt haben, ist die umfassendste Ordnung aller dieser Regulationsmechanismen im Zwischenhirn repräsentiert, während Kreislaufreflexe ohne Beteiligung affektiver Begleitsymptome über die medullaren Zentren verlaufen (Brücke F). Die adaequaten Reize, die auf den diencephalen Regulationsmechanismus einwirken, sind:

1. Verschiebungen der Reaktionslage in den einzelnen Organen, die über die einzelnen Organisationsstufen auf nervösem Wege ins Zwischenhirn gelangen.

2. Die auf humoralem Weg einlangenden Reize. Hieher gehören die Hormone und die verschiedenen Elektrolyten.

3. Die aus der gesamten Sinnessphäre stammenden Reize, sowohl optische wie akustische, wie Geschmacks-, Geruch-, vestibuläre und taktile Reize (insbesondere der Schmerz) beeinflussen auf dem Weg der thalamohypothalamischen Bahnen die vegetativen Steuerungs-„Zentren".

4. Auch die große Fülle aller psychischen Reize eines Individuums erregen die diencephalen Regulationsmechanismen.

Bei allen hier aufgezählten Reizformen ist es wie immer eine Frage der Dosis und Dauer, ob sie in förderndem oder hemmendem Sinn Reaktionen auslösen. Der weitgehende Einfluß psychischer Reize bei vegetativen Regulationsvorgängen ist dem in der Praxis tätigen Arzt aus der täglichen Erfahrung geläufig. Erst später hat die experimentelle Forschung sich mit diesen Zusammenhängen beschäftigt. Altenburger und Kroll konnten zeigen, daß die Chronaxie sich durch Suggestion beeinflussen läßt. Die Voraussetzung hiezu ist allerdings eine ungestörte vegetative Innervation. H. Binswanger zeigte, daß mit dem Wärmeerlebnis im autogenen Training eine objektiv feststellbare Vergrößerung der Wärmestrahlung auftritt, auch der Wert der sensiblen Chronaxie verschiebt sich von 0,48 σ auf 0,96 σ. Clara berichtet: Ein Patient zeigte auf Adrenalin die typischen Veränderungen. Es wurde ihm dann suggeriert, daß er nur Wasser bekäme, worauf trotz Adrenalin-Applikation alle Reaktionen ausblieben. Allers-Scheminzky fanden bei Vorstellungen von Bewegungen in den betreffenden Muskeln einen Aktionsstrom. H. Berger zeigte, daß bei geistiger Tätigkeit eine Steigerung des Blutdruckes, eine Pulsbeschleunigung und eine Gefäßverengerung in den Extremitäten auftrat. Nach A. A. Weinberg ist eine Erhöhung der Bewußtseinslage von einer erhöhten Sympathikustätigkeit begleitet. Selbst im täglichen Leben sind zahllose Beobachtungen über den psychischen Einfluß auf das vegetative Geschehen aufzeigbar. Z. B. Erregung der Herztätigkeit durch Schreck und freudige Ereignisse, das Erröten und Erblassen bei entsprechenden Affekten, der häufige Harndrang und bis zum Durchfall gesteigerter Stuhldrang vor Prüfungen und anderen unangenehmen Ereignissen.

Die Beeinflussung von psychischen Faktoren und vegetativen Regulationen ist eine wechselseitige. So wie die Angst als psychischer Reiz Krämpfe der Herzkranzgefäße auslösen kann, bewirkt ein durch andere Faktoren ausgelöster Coronarkrampf ein intensives Angstgefühl. Ferner geht physiologischerweise der Akt der Nahrungsaufnahme mit Lustgefühlen einher; chronische Obstipation ist häufig mit einer verärgerten Stimmungslage korreliert, dauernder Kummer und Sorge als psychische Dauerreize führen zur Abmagerung; anderseits führt fallweise eine Gewichtsabnahme aus somatischen Gründen zu depressiver Stimmungslage.

Auch auf psychischem Gebiet gelten die von uns aufgestellten Regeln der divergierenden Reaktion auf gleiche Reize, je nach der augenblicklichen Phase des vegetativen Pendelausschlages. Trifft einen ein seelisch unangenehmes Ereignis am Abend, dann besteht die Reaktion darin, daß man nicht einschlafen kann, das heißt der psychische Reiz verhindert ein Hineingleiten in die parasympathische Phase. Trifft ein analoger unangenehmer Reiz den gleichen Menschen am Morgen, kann der Effekt ein völlig anderer sein. Der seelische Reiz löst je nach der vegetativen Grundstimmung eine verschiedene Reaktion aus, und zwar sowohl auf seelischem, wie über Vermittlung des vegetativen Systems auf körperlichem Gebiet.

Die phylogenetische Entwicklung des Menschen zum höchstdifferenzierten Lebewesen brachte eine analytische Gliederung in die drei Funktionskreise des somatischen, psychischen und geistigen Bereiches. N. Hartmann nimmt vier Schichten an, nämlich die Schicht der organischen, die der organismischen, die der psychischen und schließlich die der geistigen Welt, wobei jede einzelne Schicht ihre Eigengesetzlichkeit besitzt. Siegmund H. nimmt unter dieser Schicht noch eine fünfte, nämlich die Schicht des Elementarbereiches der Elektronen und Wirkungsquanten an, wobei in diesen atomaren und subatomaren Wirkungsbereich die Causalitätsgesetze ihre Gültigkeit verloren haben und nur die Gesetze der statistischen Wahrscheinlichkeit (Schrödinger-Heisenberg) Geltung haben. Die gegenseitige Beeinflussung dieser drei Funktionskreise (Schema Abb. 5)

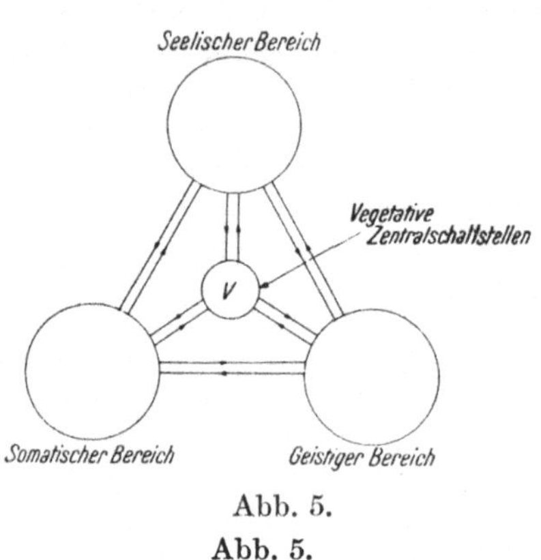

Abb. 5.

Abb. 5.

steht für jeden Beobachter außer Zweifel. Sie besteht in einer gegenseitig fördernden, bzw. hemmenden Wechselwirkung (E. Fenz). Die Schwierigkeit der Darstellung dieser Wechselbeziehungen liegt darin, daß die Forschungsergebnisse nicht einfach von einem Kreis auf den anderen übertragen werden können. Gesetze, die mit physikalisch-chemischen Methoden im somatischen Sektor erforscht wurden, sind nicht mit der gleichen Bestimmtheit auf die anderen Bereiche zu übertragen. Die gesetzmäßig erforschten Verhaltensweisen im seelischen Bereich unterliegen nicht der causalen Determination. Die Naturwissenschaft hat sich im Verlauf der letzten 100 Jahre zu einseitig der Causalforschung verschrieben und den ganzheitlichen (holistischen) Gesichtspunkt vernachlässigt. Sie irrt, wie Waizsäcker ausführte, nicht in dem, was sie sagt, sondern in dem, was sie verschweigt. Gerade darin liegt die Schwierigkeit einer Gesamtdarstellung der vegetativen Regulationsordnung. Das vegetative System als Schaltwerk des Lebens stellt die funktionelle und morphologische Verbindung zwischen diesen einzelnen Funktionskreisen dar. Es gelten daher für seinen Bereich sowohl die Gesetzmäßigkeiten des somatischen Kreises wie des seelischen und geistigen Bereiches. Gerade diese Koppelung führt zu den divergierenden Phänomenen. Aus dieser Divergenz darf man aber nicht den Schluß ableiten, daß die somatische, die psychische und die geistige Persönlichkeit (V. Frankl) unabhängig voneinander existent sind. Die Funktionsregeln in den einzelnen Kreisen sind wohl verschieden, aber die dauernde gegenseitige Beeinflussung ist eine Grundregel jedes menschlichen Lebensvorganges. Die von uns oben angedeutete *Regel der permanenten Induktion* besagt nichts anderes, als daß Reiz- und Reaktionsgeschehen in einem dieser drei Funktionskreise dauernd Reaktionen in anderen induzieren. Die Lebensbereiche des geistigen, seelischen und körperlichen Bereiches stehen in einer permanenten fördernden, bzw. hemmenden Wechselwirkung. Diese permanente Induktion ist analog der gegenseitigen Beeinflussung der Planetensysteme zu verstehen. Das vegetative System ist das Hauptbindeglied. Diese Regel der permanenten Induktion der gesamten Lebensvorgänge macht es verständlich, daß es unmöglich ist, eine Ordnung der vegetativen Regulationen vom rein causal determinierten Gesichtspunkt darzustellen. Z. B. wird die gleiche Menge Insulin je nach der psychischen Grundstimmung eine quantitativ verschiedene Senkung des Blutzuckers bewirken (Blutzuckersteigerung des Diabetikers nach seelischen Aufregungen), anderseits wird ein unangenehmes Ereignis im Hungerzustand (Hypoglykämie) andere seelische Reaktionen auslösen als im Zustand gesättigten Wohlbehagens. Diese dauernde gegenseitige Induktion der Lebensvorgänge in den drei Funktionskreisen macht eine einheitliche Darstellung der vegetativen Vorgänge unter einem causal determinierten Gesichtspunkt unvollständig. Die Gesetze der seelischen Reiz- und Reaktionsereignisse sind eben nicht causal determiniert. Eine Betrachtungsweise, die das gesamte vegetative Geschehen darstellen will, muß daher unserer Meinung nach von einer holistischen Gesamtbetrachtung ausgehen, wobei jedoch die causal determinierten Vorgänge eine Berücksichtigung erfahren müssen. Die Überwertung der causal determinierten Forschungsrichtung in der heutigen Zeit vernachlässigt diese holistische Gesamtbetrachtung weitgehendst. Es war seit je der Vorzug der Wiener medizinischen Schule, daß sie die klinische Gesamtbetrachtung mit dem seelischen Kontakt zwischen Arzt und Patienten besonders kultiviert hat, wobei die Ergebnisse der Laboratoriumsuntersuchungen nur eine ergänzende Funktion hatten. Gerade für die Betrachtung der vegetativen Regulationen und der Erforschung ihrer Gesetzmäßigkeiten müßte die Wiener klinische Betrachtungsweise besonders erfolgreich sein. Wir werden im entsprechenden Abschnitt zeigen, daß dies auch in therapeutischer Hinsicht von großer Wichtigkeit ist. Die gleiche Krankheit kann sowohl durch Veränderung des Jonenmilieus wie durch Psychotherapie behandelt werden. Der erfolgreiche Arzt muß alle Methoden beherrschen, um im entsprechenden Fall die geeignetste auszuwählen oder mehrere planmäßig miteinander zu verknüpfen.

Die Grundidee unserer folgenden Ausführungen kann nicht besser symbolisiert werden als durch einen Ausspruch des Wiener Tierpsychologen K. Lorenz: Causalforschung ohne teleologische Gesamtbetrachtung ist sinnlos. Teleologische Gesamtbetrachtung ohne Causalforschung ist machtlos.

Literatur.

Allers-Scheminzky: Pflügers Arch. **22** (1926).
Altenburger-Kroll: Dtsch. Z. Nervenheilk. **111** (1929).
Asher-Pearce: Z. Biol. **63** (1914).
Bailey-Bremer: Arch. int. Med. **28** (1921).
— — J. neurophysiol **1**, 405 (1938).
Bargmann, W.: Acta Neurovegetativa **I**, 233 (1950).
Beattie: Brain **59** (1936).
Beer: Med. Klin. **43** (1948).
Berger, H.: Arch. Psych. **94** (1931).
v. Bergmann: Die funktionelle Pathologie, Berlin 1936.
Bertalanffy: Theoretische Biologie, Berlin 1935.
Bethe, A.: Pflüg. Arch. **244** (1941), **246** (1943).
Binswanger, H.: Nervenarzt, **2** (1929).
Birkmayer, W.: Hirnverletzungen, Wien: Springer-Verlag, 1950.
— Der Funktionswandel der veg. Rhythmik. Rassegna di Neurologia Vegetativa Nr. 1 (1950).
le Blanc: Pflüg. Arch. **204** (1924).
Brücke, E. Th.: Pflüg. Arch. **136** (1910).
Brücke, F.: Vortr. i. d. veget. Gesellschaft Wien, Dez. 1950 (ref. Acta neuroug. 1951).
— Stern, T.: Arch. exp. pathol. Pharm. **189** (1938).
Cannes-Thoussy: Soc. Biol. Jrn. 1914.

— — le Grand: C. r. Soc. Biol., Paris **86** (1922).
Cannon, W. R.: Vom Tierversuch zur Menschenheilung, Wien 1949.
— Bd. dily changes inpain. New York-London 1915.
Cauchard, P.: Ann. d. Endocrinol. **4** (1943)
Clara, M.: Das Nervensystem des Menschen. Leipzig: J. A. Barth, 1942.
Clavert, J.: C. R. Seances Soc. Biol. Filiales **136** (1942).
Collett: Am. J. Obstetr. Gynocol. **42** (1941).
Coronini, C.: Schweiz. Z. f. allg. Pathol. u. Bakt. Vol. XIII (1950).
Dale, H.: J. Physiol. **80** (1933).
Delgado: J. Neurophysiol. **11** (1948).
Economo, C.: Hdb. d. norm. u. pathol. Physiol. Bethe, Bd. XVII.
Engel, P.: Z. exp. Med. **93**, 69 (1934). Wr. klin. Wschr. **16**, 481 (1935).
Eppinger, H.-Hess, L.: Z. Klin. Med. **67** (1910).
Euler v.: Acta physiol. scand. **12**, 73 (1946).
Falta: Erkrankungen d. Blutdrüsen, Berlin 1928.
Fenz, E.: Behandlung rheumat. Erkrankungen. Leipzig-Dresden, 1943.
Feuchtinger, O.: Nervenarzt **16** (1943). Hypothalamus usw., Berlin-Wien, 1943).
Feyrter, F.: Vortr. auf d. Tagung d. Gesellsch. f. inn. Med. Wiesbaden, 1950.
Foerster, O.-Altenburger-Kroll: Z. Neur. 1929.
Frankl, V.: Ärztl. Seelsorge, Wien: F. Deuticke. 1946.
Frowein R.-Harrer G.: Arch. Psych. v. Z. Neur. **184** (1950).
Fulton, Z. F.: New Ery. J. Med. **207** (1932).
Gagel, O.: Handb. d. Neur., Bd. V, Wien. Klin. Wschr. **389** (1947).
Gardner, W. U.: Proc. Soc. Exp. Biol. Med. **45** (1940).
Gellhorn-Murphy: J. Neurophysiol. **8** (1945).
Glaubach-Pick: Arch. exp. pathol. Pharm. **13** (9.7)
Goldenberg u. Mitarbeiter: Amerik. J. Med. **5** (1948).
Gremels: Arch. exp. Pathol.-Pharm. **188** (1938). Erg. Physiolog. **42** (1939).
Heilmeyer L.: Lehrbuch d. spez. pathol. Physiologie. Jena: G. Fischer, 1942.
Heisenberg: Wandlungen i. d. Grundlagen der Naturwissenschaft. Leipzig, 1935.
Herzog E.: Klin. Wschr. H. 41 (1948).
Heß, W. R.: Die funktionelle Organisation des vegetativen Nervensystems. Basel, 1948.
— Gundlach: Pflüg. Arch. **185** (1920).
— W. R.-Wyß, F.: Pflüg. Arch. **237** (1936).
Hoff, F.: Erg. inn. Med. **33** (1928).
— Dtsch. med. Wschr. **7/8** (1944.
— Medizinische Klinik. G. Thieme, 1949.
— Steuerungseinrichtungen d. Organe usw. Leipzig: G. Thieme, 1943.
— H.: Wr. Klin. Wschr. Nr. 1951.
— Acta Neurovegetativa I, 123 (1950).
Holtz-Schümann: Schweiz. med. Wschr. 252 (1948).
Houssay: C. R. Soc. Biol. Paris **93** (1925).
Isenschmied, A.: Arch. exp. Path. **70** (1912).
Jores, A.: Erg. d. inn. Med. **48** (1935).
Karplus-Kreidl: Handb. d. Neur., Bd. II.
Kennard: Z. Neur. **155**, 714 (1936).
Kollath, W.: Klin. Wschr. **1809** (1935).
Konzett-Rothlin: Wr. med. Wschr. H. 1 (1950).
Krehl L.: Arch. exp. Path. **70** (1912).
Langley J. N.: J. Physiolog. **25** (1900).
— Das autonome Nervensystem, 1922.
— Anderson: J. Physiol. **18** (1895).
Lewis: Die Blutgefäße d. Haut, Berlin, 1928.
Loewi, O.: Pflüg. Arch. **189** (1921).
— Am. Scientist **33**, 159 (1945).
Müller, L. R.: Die Lebensnerven. Berlin, 1931.
Muralt, A. v.-Lotmar-Wildbrandt: XVI. int. Physiol. Kongreß, 193 8.
— Wyß F.: Helv. phys. Acta, **2**, C 61 (1944).
Nageotte: Anatom. Anzeiger **87**, 49 (1938).
Nonidez J.: Anatom. Anzeiger **84**, 289 (1937).
— Biol. Rev. **19**, 30 (1944).
Oswald, A.: Die Erkrankungen der endocrinen Drüsen. Bern, 1949.
Pette, H.: Z. Neur. **98**/346.
Raab, W.: Poetzl-Festschrift, Innsbruck, 1948.
— Humphreys: Am. J. physiol. **148**, 460 (1947.

Ranson-Magoun: Erg. Physiol. **41** (1938).
Reynolds, S.-Foster, F.: J. Clin. Invest. **18** (1939).
— — Am. J. Physiol. **131** (1940).
Rosenow: Z. exper. Med. **64** (1929).
de Rudder, B.: Über sogenannte Kosmische Rhythmen. Leipzig, 1948.
Scharrer: Forschung u. Fortschritt **10** (1934).
Schnetz, H.: Z. f. d. ges. exper. Med. **112** (1943).
— Wr. Klin. Wschr., Nr. 8 (1949).
Seitz, L.: Dtsch. med. Wschr. **33, 34** (1949).
Selbach, H.: Fortschr. d. Neuro-Psych. 3.—4. H. (1949).
Siegmund, H.: Verhandl. d. dtsch. Ges. f. Pathologie. 32. Tagung. Stuttgart: Piscator-
    Verlag, 1950.
Spatz, H.: Acta neurovegetativa 1951.
Sunder-Plaßmann: Wr. Klin. Wschr. 476 (1934).
Stertz: Arch. Psych. **88** (1929).
Stoehr, Ph.: Erg. Anatom. **33** (1941).
Talbot, N.: Endocrinology **25** (1939).
Tinel: Le Système neurveux vegetatif. Paris, 1937.
Veil, W.-Sturm, A.: Die Pathologie d. Stammhirns. Jena, 1946.
Vogt, W.: Naunyn-Schmiedeberg-Arch., 1949.
Waizsäcker, V.: Der Gestaltkreis. Leipzig: G. Thieme, 1939.
Weinberg, A. A.: Z. Neur. **85** (1923).
Wespi, U.-Waldvogel: Klin. Wschr. 352 (1948).
Wetzler, K.: Pflüg. Arch. **244** (1941).
Wilder: Klin. Wschr. **137** (1931).
— Z. Neurol. **1937** (1931).
— Wr. Klin. Wschr. **1360** (1936).
Winkler, W.: Acta neurovegetativa **5** (1950).
Zipf: Klin. Wschr. **545** (1947).

Zweites Kapitel.

Die physiologische Rhythmik der vegetativen Funktionen.

Der Rhythmus stellt nach Klages die Wiederkehr ähnlicher Phänomene dar, wobei die Zeitspanne leichten Schwankungen unterworfen ist und ihre Wiederkehr sich nicht mit der taktmäßigen Exaktheit eines Metronoms vollzieht. Der Rhythmus kommt durch einen ständigen Wechsel zweier antagonistischer Vorgänge zustande und ist somit Symbol eines biologischen Grundgesetzes, wonach auf jede Aktivität eine Ruhe, auf jede Spannung eine Entspannung, auf jede Energieausgabe ein Energieaufbau, auf jede Dissimilation eine Assimilation folgt. Graphisch ist jeder rhythmische Vorgang als Pendelbewegung in Form einer Sinuskurve darstellbar. Wie wir schon im vorigen Kapitel angedeutet haben, laufen auch die Vorgänge der vegetativen Regulationen in Form solcher rhythmischer Sinusbewegungen ab. Diese rhythmischen Pendelbewegungen lassen sich in einzelnen Organen und Organsystemen zur Darstellung bringen, sind aber auch als Resultierende dieser Teilfunktionen am gesamten Organismus aufzeigbar. Das einfachste Beispiel eines rhythmischen Vorgangs stellt die Herzaktion dar. Der Wechsel von Systole und Diastole, der ungefähr im Sekundentempo erfolgt, entspricht der sympathisch-dissimilatorischen Leistungsphase und der parasypathisch-assimilatorischen Erholungsphase. Sympathikusreizung verschiedenster Ursache (psychische Erregung, Infektionsgifte) bewirkt eine Erhöhung der Rhythmusfrequenz. Vagusreizung bewirkt das Gegenteil. Schon an diesem einfachen Beispiel der Herzaktion läßt sich aufzeigen, wie der autochtone Organrhythmus der umfassenden Organisationsform des gesamten vegetativen Systems eingeordnet ist.

Die von uns festgestellte Regel der permanenten Induktion beweist ihre Gültigkeit auch im Bereiche der vegetativen Rhythmik. Der Organrhythmus ist durch übergeordnete umfassende Organisationsstufen induktiv modifizierbar, verändert seinerseits aber den Rhythmus anderer Organsysteme und des gesamten Organismus.

Beispiel: Eine durch verschiedene Reize erzeugte Herzbeschleunigung führt zu psychischer Erregung. Eine plötzliche Zunahme der Herzfrequenz im Schlaf führt zum Erwachen und zum Angsterlebnis.

Die Herzaktion ist jedoch keineswegs die kürzeste Frequenz eines biologischen Rhythmus. Die Gruppe der hochfrequentesten biologischen Rhythmen stellen die Reiz-Reaktionsphänomene der verschiedenen Sinnessphären dar. Beim Menschen ist die optische Reizfrequenz am kürzesten. 16 bis 20 gleiche Reize pro Sekunde können vom optischen System des Menschen aufgenommen werden. Das bedeutet, daß die damit verbundene Dissimilation und Assimilation des Sehstoffes eine maximale Rhythmusfrequenz von 16 bis 20 in der Sekunde aufweist. Diese Rhythmusfrequenz der Reizaufnahme und Verwertung ist für jedes Sinnesorgan und für jedes Individuum verschieden, sie schwankt weitgehend, so kann z. B. eine Schnecke nur vier taktile Reize in der Sekunde als diskontinuierlich empfinden. Auch im vegetativen System im engeren Sinn weisen die einzelnen Organe eine differente Rhythmusfrequenz auf.

Darüber hinaus unterliegt der Gesamtorganismus einem *24-Stunden-Rhythmus.* Dieser ist dem Rhythmus der Erdbewegung, vor allem dem Wechsel zwischen Tag und Nacht gleichgeordnet. Fast in allen physikalisch-chemisch erfaßbaren Einzelfunktionen der vegetativen Regulationen läßt sich dieser 24-Stunden-Rhythmus darstellen. Jürgensen und Liebermeister konnten schon 1875 den Tagesrhythmus der Körpertemperatur aufzeigen. Forsgreen zeigte, daß Glykogensynthese und Abbau der Leber gleichfalls in einem 24-Stunden-Rhythmus ablaufen: einem Maximum an Assimilation zwischen zwei und vier Uhr morgens entspricht ein Maximum der Dissimilation um 18 Uhr. In der Folgezeit beschäftigten sich vor allem A. Jores, A. Stoppel, F. Stieltjes, P. Schoorl, H. Holmgreen, Hemmingson-Krarup, Euler, Holmquist, Sjögren, Möllerström, Agren, Gerritzen, Hoppmann, W. Menzel, Phillipsborn, Eufinger, de Rudder, Kroetz Ch. u. a. eingehend mit dieser Frage.

Fassen wir die Ergebnisse zusammen, dann zeigt sich: In der Nacht kommt es zu einer Wasseranreicherung im Körper. Plasma wie Blutkörperchen sind nachts wasserreicher (W. Menzel). Der Trockenrückstand des Blutes beträgt nachts 20 Prozent, tagsüber 22 Prozent. Die Harnausscheidung ist gering, das spezifische Gewicht hoch, die Azidität des Harnes nimmt zu. Der Chlor- und Phosphorgehalt des Blutes nehmen nachts zu. Beim Serumeisen fand Wetzel niedrige Morgenwerte und einen abendlichen Gipfel. Diese Rhythmik ist wie Thedering zeigte vom Ausgangswert abhängig, das heißt ist der Morgenwert 40 bis 50 γ Prozent, dann kommt es tagsüber zu einem Anstieg, ist der Morgenwert höher als 140 γ Prozent, dann kommt es während des Tages zu einem Abfall (Hemmeler, Vahlquist). Gleichzeitig kommt es zu einer entsprechenden Verschiebung des Albumin-Globulin-Quotienten, was schon aus der Rhythmik der Blutsenkungsgeschwindigkeit hervorgeht.Das Maximun liegt gegen 18 Uhr abends und sinkt gegen morgens ab, die Schwankung beträgt bis zu 50 Prozent. Im Kohlehydratstoffwechsel steht ein Maximum an nächtlicher Assimilation mit Glykogensynthese ein Maximum an Dissimilation um 18 Uhr gegenüber (Forsgreen). Dieser Rhythmus ist durch Nahrungsaufnahme beeinflußbar, läuft aber an sich unabhängig von derselben ab. Der intermediäre Fettstoffwechsel weist einen entgegengesetzten Rhythmus auf.

Dementsprechend zeigt der Gesamtstoffwechsel, gemessen am Sauerstoffverbrauch und Kohlensäureabgabe, ebenfalls einen 24-Stunden-Rhythmus, wobei das Maximum der Kurve gegen 17 Uhr, das Minimum gegen vier Uhr morgens liegt. Die Körpertemperatur als Resultierende der Stoffwechselvorgänge zeigt analog ein Maximum in den Abendstunden (17 bis 20 Uhr), ein Minimum zwischen zwei und sechs Uhr morgens, wobei die Differenz ca. ein Grad beträgt (A. Jores, de Rudder-Petersen).

Analogen rhythmischen Verschiebungen unterliegen die Formbestandteile des Blutes. Die physiologischen Schwankungen der Erythrozyten im 24-Stunden-Rhythmus betragen bis zu einer halben Million pro Kubikmillimeter. Die Leukozyten zeigen einen Anstieg zwischen 16 und 20 Uhr und ein Minimum in den Vormittagsstunden. Im Kreislauf zeigen Puls, Blutdruck und Minutenvolumen gegen 18 Uhr ein Maximum und sinken auch unabhängig vom Schlaf gegen vier Uhr morgens auf ein Minimum ab (A. Jores, Ch. Kroetz). Der Morgenwert des Schlagvolumens liegt um 15 bis 20 Prozent niedriger als das Maximum um 18 Uhr. Der Schlaf wirkt auf diesen Rhythmus wohl verstärkend, er stellt jedoch nicht die auslösende Ursache dar. Die Atmung und Vitalkapazität der Lunge unterliegt gleichfalls entsprechenden Schwankungen. So ist nach Kroetz das Gesamtfassungsvermögen der Lunge zwischen zwei und sechs Uhr morgens um acht bis 20 Prozent kleiner als das Tagesminimum.

Faßt man die aufgezeigten Befunde zusammen, so ergibt sich, daß in der Tagesphase der dissimilatorisch-sympathische Arbeitsgang vorherrscht und in der Nacht der assimilatorisch-parasympathische. Dieser vegetative Rhythmus ist nicht nur auf die einzelnen Stoffwechselfunktionen beschränkt, sondern ist auch im gesamten menschlichen Verhalten aufzeigbar.

So liegt z. B. das Maximum der körperlichen Beweglichkeit in der Tagesphase, analog die gesteigerte Zuwendung zur Außenwelt (Extravertiertheit). Im Gegensatz hiezu tritt in der Nacht eine Ruhe und eine Introvertiertheit in den Vordergrund, als deren vollkommenstes Ergebnis der Schlaf anzusehen ist. Auch auf seelischem und geistigem Gebiet zeigt sich die gleiche Gesetzmäßigkeit. Dieser vegetative 24-Stunden-Rhythmus ist nicht auf den Menschen beschränkt, sondern gilt grundsätzlich für alle Lebewesen, wobei auch eine Phasenumkehr bestehen kann. So wird bei den Pflanzen eine skotophile Nachtphase mit gesteigerter dissimilatorischer Aktivität (gesteigerte Atmung, Azidität) und eine photophile Tagesphase mit gesteigerter assimilatorischer Tendenz, verminderter Atmung und verminderter Azidität unterschieden (Bünning). So naheliegend für diese rhythmische Schwankung der Lichteinfluß geltend gemacht werden kann, so überzeugend konnte R. Stoppel an den tagesrhythmischen Blattbewegungen nachweisen, daß diese unabhängig von Licht- und Temperaturschwankungen ablaufen. Im Tierreich konnten Henningson und Krarup zeigen, daß Östrus und Brunstzeiten vorwiegend während der Nacht auftreten.

Dieser 24-Stunden-Rhythmus scheint uns durch die Erdumdrehung und den rhythmischen Wechsel von Licht und Dunkel bedingt zu sein. Er stellt die adaequate Anpassung aller Organismen an den kosmischen Rhythmus des Planeten dar, auf dem sie leben.

Auf welchem Weg kann man sich nun die Übertragung des Planetenrhythmus auf das Lebewesen vorstellen? Man muß wohl annehmen, daß Sinnesorgane diese terrestrischen Reize aufnehmen und über das vegetative System die einzelnen demonstrierten Reaktionen veranlassen. Charakteristisch für diese Steuerung ist, daß sie vom Bewußtsein weitgehend unabhängig abläuft. Als gesichert kann man die Reizeinwirkung von der optischen Sphäre auf das Zwischenhirn annehmen. Erregungen dieser vegetativen Opticusbahnen steuern nach Jores die Bildung des sogenannten Melanophoren-hormons im Hypophysenzwischenlappen. Adrenalin und erhöhter Sympathikus beherrschen den Tag, Melanophorenhormon und Parasympathikus die Nacht. Die Hypophyse scheint bei dieser Steuerung eine wesentliche Rolle zu spielen, da nach ihrer Entfernung Störungen des Grundrhythmus auftreten (Ågren). Die rhythmischen Schwankungen sind jedoch *nicht* völlig aufgehoben, so daß A. Jores das Zwischenhirn für die vegetative Rhythmik verantwortlich macht. Wenn von der optischen Reizsphäre das sympathische System angeregt wird, glauben wir, daß das vestibuläre Einstrahlungsgebiet vorwiegend dem parasympathischen System zugeordnet ist. Dafür sprechen nicht nur die Tatsachen der engen morphologischen Verbindung, sondern auch die große Fülle der funktionellen Koppelungen (Drehreiz — Erbrechen). Es wäre vorstellbar, daß die Erdbewegungen vom vestibulären System empfunden werden und unter Ausschaltung des Bewußtseins trophotrope Leistungen intendieren. Die Entstehung des 24-Stunden-Rhythmus könnte dann so erklärt werden, daß mit dem Sistieren der optischen Reize, die den Sympathikus anregen, die dauernd vorhandene vestibuläre Empfindung das Übergewicht bekommt und die trophotrope Phase anregt.

Dieser Grundrhythmus der vegetativen Regulationen, der hauptsächlich planetar gesteuert ist, erleidet durch verschiedene Milieubedingungen einen *Funktionswandel* (die Nachtarbeit verschiebt diese Grundschwankungen) (Vering). Solche Milieubedingungen führen zu einer Vergrößerung oder Abflachung der Schwingungsamplitude oder zu zeitlichen Verschiebungen oder auch zur Erhöhung des gesamten Niveaus. Die Folge davon sind die verschiedensten Krankheitssymptome, wie Schlaflosigkeit oder Morgenmüdigkeit als Zeichen einer veränderten Schwingungsamplitude. Erschwertes Einschlafen und verspätetes Munter- und Aktivwerden in der Frühe sind Zeichen einer solchen zeitlichen Verschiebung. Als alltägliches Beispiel einer Niveausteigerung des gesamten Systems sehen wir die Modifikation der 24-Stunden-Temperatur bei febrilen Prozessen.

Ferner lassen sich individuell mehr oder weniger deutliche *rhythmische Phasen* von längerer Wellenlänge demonstrieren. Am längsten bekannt und experimentell und klinisch am klarsten erfaßt scheint der *menstruelle Zyklus der Frau.* Vier Fünftel aller geschlechtsreifen Frauen haben nach R. Schröder einen 28tägigen Menstruationszyklus. Der Zusammenhang mit der 28-tägigen Mondphase ist hiebei in die Augen springend. So eingehend sich die mittelalterliche und asiatische Medizin mit dem Zusammenhang zwischen biologischen Vorgängen und Mondphasen beschäftigt hat, so wenig hat die abendländische Medizin mit ihren modernen Forschungsmethoden diese Zusammenhänge studiert. Lediglich de Rudder berichtet über eine über die statistische Streuungsbreite hinausgehende Häufigkeit des Geburtstermines um den 8. bis 11. und 24. bis 27. Tag des tropischen Lunarmonats. Auch der Menstruationsbeginn zeigt eine Häufung um den 8. bis 14. und 23. bis 27. Tag. Die Abhängigkeit der Geburtenzahl in Gegenden der Nordsee zeigt eine Häufung drei Stunden nach Ebbe und Flut, die 6, 7mal größer ist als die statistische Streuung (Kirchhoff und Harfst, H. Nieland). Sinnesphysiologisch zeigte Dresler, daß die größte Helligkeitsempfindung des Auges ihr Maximum in den Wochen mit Vollmond hat. Über Verschiebungen des Ionenmilieus oder der morphologischen Blutbestandteile existieren keine Untersuchungen.

Hingegen liegen ausgedehnte Untersuchungen über die Verschiebung der *vegetativen Reaktionslage* im Menstruationszyklus vor. So kommt es nach Heilmeyer und F. Hoff praemenstruell zu einer Azidose. Desgleichen sinkt praemenstruell der Kaliumspiegel ab (Schulze). Während der Menstruation kommt es nach Heilig zu einer starken Herabsetzung der Wasserausscheidung. Demnach scheint die Durchlässigkeit der Gefäße während der Menstruation erhöht zu sein, da bei einer Reihe von Frauen menstruelle Ödeme im Gesicht, an den Brüsten, am Bauch und in den Extremitäten vorkommen. Auch die Durchlässigkeit der Meningen ist während der Menstruation um das zehnfache gegenüber der Norm erhöht (Heilig H. — Hoff H.). Bei Untersuchung des Kohlehydratstoffwechsels fand Eisenhard praemenstruell hyperglykämische Werte. Ferner konnten Frey, Heilig und Kahler zeigen, daß während der Menstruation auf eine Belastung mit 100 Gramm Traubenzucker ein rascher Anstieg um 100 bis 150 Milligrammprozent auftritt gegenüber 30 bis 40 Milligrammprozent normal. Der Gesamtstoffwechsel ist nach Kraul und Halter praemenstruell erhöht. Dementsprechend wird die *Körpertemperatur* praemenstruell fast regelmäßig erhöht gefunden mit einem Abfall während und nach der Menstruation (Zuntz, Cullis-Oppenheimer, Siehr, Vollmann, Vignes). Hansen beobachtete dabei, daß die Linien der niedrigen Morgentemperaturen einen größeren Ausschlag zeigen als die höheren Abendtemperaturen. Nach Stecher wirkt Follikelhormon temperatursenkend, Corpus luteum-Hormon temperatursteigernd. In letzter Zeit konnte K. Weghaupt (I. Frauenklinik Wien, Prof. Antoine) zeigen, daß man die fortlaufenden Temperaturschwankungen bei rektalen Messungen zur Bestimmung des Ovulationstermines und zur genauen Analyse von Cyklusstörungen der Frau benützen kann (Abb. 6).

Über die Verschiebungen des morphologischen *Blutbildes* bestehen zahlreiche Untersuchungen von Holler G., Melichar H., Reiter, A. Pöltzl und Savadovskaja-Nesmelowa u. a. Als zusammenfassendes Ergebnis kann man eine Zunahme der Erythrozyten vor der Menstruation und einen Abfall während der Blutung annehmen. Die Differenzen betragen einige 100.000. Praemenstruell kommt es zu einer Leukozytose (Haller, Hayen, Heilmeyer, Reinl u. a.), wogegen menstruell eine leichte bis beträchtliche Zunahme der Eosinophilen auftritt (Dirks). Auch über die Verschiebung der Kreislaufverhältnisse liegen zahlreiche Untersuchungen vor. So kommt es nach Balard-Sidaine praemenstruell zu einer Erhöhung der Pulsfrequenz mit einem charakteristischen Abfall während der Menstruation. Auch der Blutdruck ist praemenstruell um 10 bis 15 mmHg erhöht (Amos, Guttmann-Jakoby, Gilles-Merletti).

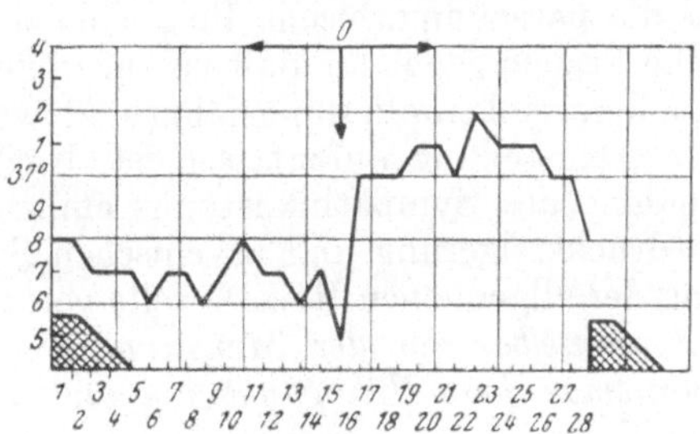

Abb. 6.   Temperaturkurve und Menstruationszyklus bei einer gesunden geschlechtsreifen Frau nach K. Weghaupt.

Bei vielen Frauen äußern sich diese Verschiebungen im Auftreten *subjektiver Beschwerden* von seiten des Herzens und Kreislaufes (Kongestionen, Beklemmungsgefühle, Herzklopfen, Kopfschmerzen), die Haut wird trockener, die Haare werden spröde (Weghaupt), ferner kommt es vor der Menstruation häufig zur Obstipation, die bei Eintritt der Menstruation von einem Durchfall abgelöst werden kann. Gleichzeitig treten Krämpfe im Magen-Darmtrakt mit Übelkeit und Brechreiz auf. Während der Menstruation ist das *psychische Tempo* verlangsamt, einhergehend mit einer Insuffizienz der Willensaktivität, Beeinträchtigung des Auffassungsvermögens, Einschränkung der Konzentration, einem Bedürfnis, sich abzuschließen, einer mißmutigen Stimmungslage und Depressionen. Bekannt sind ferner die praemenstruellen Schlafstörungen, die Gereiztheit, gesteigerte Erregbarkeit und Empfindlichkeit, die Zunahme der Impulsivität, womit eine Schwierigkeit der Umweltordnung einhergeht und eine Häufung von Konfliktstoffen entsteht (Wollenberg, Jaworsky, Hauptmann). Über das ärztliche hinaus wird die gesamte Männerwelt die *praemenstruelle Empfindlichkeit* der Frau und die Schwierigkeiten im sozialen Kontakt bestätigen. Diese Schwankungen sind individuell verschieden und reichen bei manchen Frauen bis in den pathologischen Bereich. So beginnen schwere Depressionszustände nach Ewald häufig menstruell. Marx fand, daß 99 Prozent der weiblichen Warenhausdiebstähle während der Menstruation begangen wurden. Selbst eine so komplizierte Funktion wie die Muskelkraft zeigt nach amerikanischen Autoren vor der Menstruation eine Steigerung (L. Moore-Parker).

Fassen wir die Ergebnisse dieser einzelnen Untersuchungen nach den Richtlinien, die wir im vorigen Kapitel gegeben haben, zusammen, dann lassen sie sich zwanglos als zweiphasische Schwingung der vegetativen Rhythmik demonstrieren und zwar stellt die *Menstruation eine ausgesprochen parasympathische Phase* dar, was auch M. Franke auf Grund seiner Pilokarpin- und Atropinversuche gefunden hat. Sämtliche der oben angeführten Ergebnisse entsprechen dem. Ferner auch die klinische Erfahrung, daß während der Menstruation eine besondere Neigung zu Hautrötung, Schwitzen, Speichelfluß, Abgeschlagenheit, Magenschmerzen, Übelkeit und Brechreiz besteht. Hofbauer beschreibt eine besondere Häufung der Asthmaanfälle. Die feinere Beachtung dieser Symptome führt zum Schluß, daß die parasympathische Phase bis zur Ovulation allmählich ausklingt. Zahlreiche Frauen geben an, daß sie nur in den ersten Wochen nach der Menstruation sexuell normal empfindungsfähig sind, was als Symptom einer parasympathischen Gesamteinstellung aufzufassen ist. Nach den Ovulation setzt eine allmähliche Zunahme des Sympathikustonus ein, mit Zunahme der Azidose, Leukozytose, Blutdrucksteigerung und psychischen Symptomen, die generell durch eine Senkung der allgemeinen Reizschwelle verursacht sind.

Unmittelbar vor der Menstruation erreicht diese Verschiebung im gesamten Organismus ihren Höhepunkt, um dann menstruell in die parasympathische Phase umzukippen.

Die Umschaltung von der postmenstruellen parasympathischen Phase zur Zeit der Ovulation in die sympathische erfolgt mittels gleitender Schaltung, wogegen das Umschlagen des sympathischen Reizzustandes praemenstruell in die parasympathische Phase der Menstruation mittels eines Kippvorganges erfolgt. Es ist anzunehmen, daß die Verschiedenheit dieser Schaltungsvorgänge durch die Höhe des jeweiligen Spannungszustandes verursacht ist. Dies entspricht durchaus einem ökonomischen Prinzip des Organismus, denn der Follikelsprung erfordert keineswegs eine so weitgehende Umstellung des Gesamtorganismus wie die Menstruation, die ihrem Wesen nach den Geburtsakt eines unbefruchteten Eies darstellt (H. Siegmund).

Wenn es nach der obigen Darstellung den Anschein hat, daß diese Verschiebung der vegetativen Reaktionslage ausschließlich durch die zweiphasische hormonelle Tätigkeit des Ovariums zustandekommt, möchten wir hingegen festhalten, daß nach unseren im vorigen Kapitel vorgetragenen Gedankengängen die hormonale Reaktionsentfaltung Resultat einer übergeordneten Steuerung ist, das heißt das primum movens des Lunarrhythmus ist das Zwischenhirn, das über den Weg der Hypophyse und ihrer gonadotropen Hormone den spezifischen Zyklus der Ovarien steuert. Gleichzeitig erfolgt auch eine diencephal intendierte Verschiebung der gesamten Reaktionslage.

Über den *Sonnenrhythmus* (jahreszeitliche Schwankungen) liegen wenig exakte Untersuchungen der Verschiebungen der vegetativen Reaktionslage vor. So ist eine Zunahme des Jodgehaltes im Blut im Sommer bekannt (A. Seidell und

F. Fenger), gleichfalls eine Zunahme des anorganischen Phosphors (Th. Leipert). Unserer Konzeption entsprechend müßte man im Sommer ein Überwiegen des ergotrop-sympathischen Arbeitsganges, im Winter hingegen ein solches des trophotrop-parasympathischen annehmen. In der Natur sehen wir im Winter ein Ausruhen und Energiespeichern des Bodens, während es im Sommer zu einer Energieentfaltung kommt. Es wäre absurd, wenn die Verschiebung der Lichtintensität, der Wärme und sonstiger Faktoren, die zweifellos bestehen, im vegetativen System keine Reaktionen hervorrufen würden.

Über die verschiedene Intensität der Sonnenbestrahlung zwischen Sommer und Winter hinaus gibt es noch die sogenannten *Eruptionen* (Häufung von Sonnenflecken). Diese bewirken eine erhöhte Elektroneninvasion, die zur Verschiebung der Reaktionszeit (B. Düll) und zur Verschiebung des choloidchemischen Verhaltens des Blutserums führen (Takata-Murasugi). Auch zwischen gehäuftem Auftreten von *Krankheiten und Sonnenflecken* bestehen Beziehungen. Diese Korrelationen wurden aufgezeigt an dem von Läusen übertragenen Rückfallfieber (Tschijevsky), bei der epidemischen Meningitis in Chikago (Petersen) und bei der Diphtherie (Belák). Diese in der pathologischen Schwankungsbreite gefundenen Tatsachen treten deutlich vor Augen.

Weniger klar und bekannt sind die jahreszeitlichen Häufungen verschiedener Krankheiten; nach Wichmann und Pal kommt es zu einer Häufung der Asthmaanfälle (parasympathisches Symptom) in den Monaten von Oktober bis Jänner, die mit einer Verschiebung zur Alkalose einhergehen. Desgleichen häufen sich die Ulcusbeschwerden mit Eintritt der kalten Jahreszeit im Herbst und während der Frühjahrsstürme (Lauda). Nach Shute besteht bei Männern und Frauen im Spätwinter und zu Beginn des Frühjahres eine deutliche *Erhöhung des Sexualhormonspiegels*. Über diese Einzelergebnisse hinaus ist bekannt, daß im Winter die Menschen besser schlafen, ruhiger werden, Gewicht anlagern und geistig träge werden, wogegen im Sommer die allgemeine Aktivität zunimmt (Reiselust), ein geringeres Schlafbedürfnis besteht und das Körpergewicht absinkt.

Im *pathalogischen* Schwankungsbereich kommt es bei Patienten mit gesteigertem Sympathikustonus im Sommer zur Zunahme der Beschwerden (Zunahme der Kopfschmerzen, der Schlaflosigkeit, der Unruhe, Sonnenunverträglichkeit usw. siehe später), wogegen sich diese Patienten mit Eintritt der kälteren Jahreszeit wesentlich wohler fühlen.

Der *Einfluß* des Klimas auf die gesamte vegetative Konstitution ist zweifellos ein enormer (M. Curry), auch hierüber liegen bisher wenig exakte Untersuchungen an großem Material vor. Wenngleich der Unterschied in der Konstitution zwischen einem Finnen und einem Italiener in ihrem gesamten biologischen Verhalten zu einer solchen Untersuchungsreihe geradezu herausfordert.

Auch in der gesamten Lebenskurve eines Menschen kann im großen gesehen eine parasympathisch-trophotrope Kindheit und Entwicklungsphase (worauf schon H. Eppinger und L. Hess hingewiesen haben), eine sympathicotone Leistungsphase des mittleren Alters und eine parasympathische Ruhepause im Alter festgestellt werden.

Eine exquisit trophotrope Phase stellt das Embryonalstadium dar, der Energieverbrauch ist minimal, nach Pflüger fünf Prozent des extra uterinen Lebens. Die gesamte aufgenommene Energie wird als Gewebszuwachs angelagert. Aber auch das kindliche Leben bis zum Abschluß der Reife ist vorwiegend trophotrop intendiert (Birkmayer).

Der biologische Sinn der Kindheitsphase ist das optimale Ausreifen aller in der Anlage mitgegebenen Potenzen. Dieses Ausreifen erfordert erstens Zeit und zweitens Ruhe.

Einem wachsenden Organismus darf nie zu viel Energieverbrauch zugemutet werden, da dadurch der Wachstumsvorgang gehemmt wird. So stellen übermäßige Belastungen durch Schule, Sport und Familie, wie wir später noch ausführen werden, eine Quelle dauernder vegetativer Regulationsstörungen dar, die sich in körperlichen und seelischen Beschwerden äußern. Ein Beispiel aus der Pathologie ist der abnorm ungünstige Verlauf tuberkulöser Infektionen in der Pubertätszeit.

Auf die erste Wachstumsperiode des Kindes folgt zwischen dem sechsten und zehnten Lebensjahr ein relativer Stillstand. Vom 12. bis zum 17. Jahr setzt mit vermehrter Intensität das zweite Längenwachstum ein, das vorwiegend parasympathisch gesteuert wird. In dieser trophotropen Lebensphase wird die Energie im Körper angelagert und kann nicht genügend zur Abwehr einer lebensbedrohenden Infektion aktiviert werden. An experimentellen Ergebnissen stimmen mit den ausgeführten Gedankengängen eine im Kindesalter vorherrschende Lymphozytose, Alkalose, Krampfbereitschaft, leichte Quellbarkeit und Ödemneigung der Gewebe, Allergiebereitschaft, erhöhtes Schlafbedürfnis, und auf psychischem Gebiet die Introvertiertheit der Pubertätsphase mit erschwertem Anschließen an neue Menschen überein.

Nach Abschluß der Wachstumsperiode setzt mit der allgemeinen Steigerung der geistigen und körperlichen Aktivität eine sympathisch-ergotrop orientierte Phase ein. In diese Phase fallen die sportlichen Höchstleistungen wie die gesamte berufliche Erwerbstätigkeit. Bei der Frau ist diese sympathische Aktionsphase des mittleren Lebensalters durch die passageren parasympathischen Phasen der Schwangerschaft unterbrochen. Mit Abnahme dieses gesteigerten sympathischen Energieverbrauches kommt es im Alter zu einer parasympathischen Ruhephase, in der die Lebensenergien im wesentlichen verausgabt sind und nur mehr ein reduziertes Quantum zur Aufrechterhaltung der Lebensvorgänge vorhanden ist. Wenn diese Phasen äußerlich mit einem In-Erscheinung-Treten und Erlöschen der Keimdrüsen zusammenfallen, so stellt diese Tatsache keineswegs die Ursache des Lebensrhythmus dar, sondern ist nur ein Teilsymptom der vegetativen Rhythmik des gesamten Organismus, die diencephal gesteuert wird.

Das Klimakterium ist nicht allein charakterisiert durch ein Erlöschen der Keimdrüsentätigkeit an, sondern durch einen Verbrauch der Lebenskräfte im Zwischenhirn.

Als Beispiel darf angeführt werden, daß Frauen, bei denen um das 30. Lebensjahr herum im Rahmen einer Totalexstirpation auch die Eierstöcke mitentfernt wurden, bei genügend Zufuhr von Follikelhormon keine wesentlichen Beschwerden bekommen. Erst um das 50. Lebensjahr herum treten in verstärktem Ausmaß klimakterische Beschwerden auf, obwohl die Tätigkeit der Ovarien schon lange vorher erloschen war.

Fall 1. 49jährige Frau, mit 41 Jahren Totalexstirpation. *8 Jahre hindurch keine Beschwerden.* Vor kurzer Zeit traten folgende Beschwerden auf: Schlaflosigkeit, nächtliche Paraesthesien in Händen und Füßen. Angstzustände, Schüttelfrost, Kältegefühl, Herzklopfen, Würgen im Hals. Seelisch besteht leichte Aufgeregtheit und Empfindlichkeit. G. U. plus 25%.

Gerade durch die Lebensbedingungen der heutigen Zeit ist das harmonische Ausklingen in die Ruhephase des Alters erschwert und die praktisch bis ins hohe Alter notwendige Anspannung der Vitalkräfte zur Erhaltung des nackten Lebens pflegt typische Beschwerden und Störungen der vegetativen Regulationen hervorzurufen, auf die wir noch näher eingehen müssen. Eine interessante Bestätigung unserer Gedankengänge stellen die Untersuchungen über den Jodgehalt der Schilddrüse in den verschiedenen Lebensaltern dar. Am Jod-ärmsten (realtiv und absolut) ist die Schilddrüse des Neugeborenen. Im Kindesalter steigt der Jodgehalt langsam an, besonders zur Zeit der Pubertät, und ist zwischen dem 25. und

55. Lebensjahr am größten; von da ab sinkt er wieder und erreicht im Greisenalter wesentlich niedrigere Werte (E. Maurer — S. Dietz, A. Oswald). Da der Jodgehalt der Schilddrüse ein Spiegelbild ihres Funktionszustandes darstellt und die Schilddrüse der Daueraktivator des sympathischen Systems ist, können diese Resultate als Beweis unserer Anschauungen angeführt werden.

Über die Zeitspanne des einzelnen Lebensalters hinaus lassen sich bei Verfolgung dieser Gedankengänge vor allem bei vergleichender Kulturbetrachtung ebenfalls rhythmische Schwankungen zwischen assimilatorisch-trophotropen und dissimilatorisch-ergotropen *historischen Zeitabschnitten* darstellen. So läßt sich z. B. die Barockzeit mit der Betonung der üppigen Formen und Ornamente wie der Sinnesfreudigkeit und Lebenslust der Gotik mit ihren überspitzten Formen und ihrem fanatischen Lebensstil gegenüberstellen.

Die rhythmische Schwingung der vegetativen Regulationen (die polarisierte Stetigkeit nach Klages) ist nach H. Grosch eine spezifische Eigenleistung des Zwischenhirns.

Es kommt bei der Summation von Tages-, Mond-, Sonnen- und Lebensrhythmen zu vielfachen Überschneidungen mit Interferenzen, wodurch die Phänomene der einzelnen rhythmischen Phasen teilweise verwischt werden. Dies ist der Grund, warum diese rhythmischen Gesetzmäßigkeiten bisher zu wenig Beachtung fanden.

Es kam uns darauf an, unter bewußter Überschreitung der üblichen engen Grenzen der medizinischen Denkweise die charakteristischen Wendepunkte dieser einzelnen Gruppen herauszustellen. Ihre Kenntnis für Diagnose und Therapie ist von großer Bedeutung, da zahlreiche Erkrankungen des vegetativen Systems durch Störungen dieser Rhythmen hervorgerufen werden.

Literatur.

Ågren: Acta med. scand., Nr. C VIII (1940).
Amos, S.: Lancet, vol. **203** (1922).
Balard-Sidaine: Arch. neur. d'obstr. Tom. VIII/49.
Belak, S.: Mschr. Kinderheilk. **77** (1939).
Birkmayer, W.: Wr. med. Wschr., Nr. 23/24 (1949).
— Österr. Z. f. Kinderheilkunde **III** (1949).
Bünning: Lehrbuch d. Pflanzenphysiologie. Berlin: Julius Springer, 1939.
Cottmann-Jakobi: New York med. Journ. vol. **113** (1921).
Cullis-Oppenheimer: Lancet 954 (1922).
Dirks: Arch. f. Gynäkol. **97** (1912).
Düll, T.-B.: Virch. Arch. **293** (1934).
Eppinger, H.-Heß, L.: Z. f. Klin. Med. **84**/43—4 (1910).
Eufinger: Acta med. scand. Nr. C VIII (1940).
Euler: Acta med. scand. Nr. C VIII (1940).
Ewald: Münch. med. Wschr. Nr. 11 (1924).
Fenger, F.: Endocrinology **2**, 98 (1918).
Forsgreen: Über die Rhythmik der Leberfunktion. Göteborg, 1935.
Franke, M.: Z. f. Klin. Med. **84**/41—2.
Frey, E.: Klin. Wschr. Nr. 29 (1924).
Gérritzen, F.: Acta med. scand. Nr. C VIII (1940).
Grosch, H.: Dtsch. med. Wschr. Nr. 3/44 (1948).
Hansen, K.: Brouwers Beitr. z. Klinik d. Tuberculose, Bd. 27/43.
Hauptmann: Arch. f. Psychiatrie, Bd. **71**/51.
Hayem: Zitiert nach Schröder R., Handb. d. Gynäkologie.
Hemmeler, G.: Praxis, Nr. 27, 496 (1943).
Heilig, H.: Klin. Wschr., Nr. 14 (1924).
Heilig, H., Hoff, H.: Klin. Wschr., Nr. 45 (1924).
Heilmeyer, L.: Lehrb. d. Patholog. u. Physiolog. usw. Jena: G. Fischer, 1942.

Henningsen-Krarup: Acta med. scand., Nr. C VIII (1940).
Hofbauer: Jhr. Kurse für ärztl. Fortbildung, 1925.
Hoff, F.: Medizinische Klinik. Leipzig: G. Thieme, 1949.
Holler; Melicher, H. u. Reiter, K.: Z. f. Klin. Med., Bd. C (1924).
Holmgreen, H.: Acta med. scand. Suppl. 74 (1936).
Holmquist: Acta med. scand., Nr. C VIII (1940).
Hoppmann: Acta med. scand., Nr. C VIII (1940).
Jaworsky: Wr. Klin. Wschr., Nr. 46 (1910).
Jores, A.: Erg. inn. Med., 48 (1935).
Kahler, H.: Wr. klin. Wschr., Nr. 15 (1927).
Kirchhoff u. Harfst: Z. f. Geburtshilfe u. Frauen-Krankh. 1, 377.
Klages, L.: Ausdrucksbewegung u. Gestaltungskraft. Leipzig, 1936.
Kraul, L. u. Halter: Wr. Klin. Wschr., Nr. 30 (1923).
Kroetz, Ch.: Acta med. scand., Nr. C VIII (1940).
Lauda: Lehrbuch der inneren Medizin. Wien: Springer-Verlag, 1949.
Leippert, Th.: Biochem. Z. 261 (1933).
Maurer, E. u. Dietz, S.: Münch. med. Wschr. I, 17 (1926).
— — Z. Kinderh. 43, 163 (1927).
Marx, H.: Berl. Klin. Wschr., Nr. 39 (1908).
Menzel, W.: Ärztl. Wschr., 705 (1947).
Möllerström, J.: Dtsch. med. Wschr. 28 (1938).
— Neue dtsch. Klinik, Bd. XVIII, Wien (1945).
— Erg. inn. Med. 61 (1941).
Moore, L.-Parker: Americ. J. of Physiol., vol. 64 (1924).
Nieland, H.: Inaug. Dissertation. Leipzig, 1940.
Oswald, A.: Die Erkrankungen der endocrinen Drüsen. H. Huber, Bern, 1949.
Phillipsborn: Acta med. scand., Nr. C VIII (1940).
Pöltzl, A.: Wr. Klin. Wschr., Nr. 7 (1910).
de Rudder: Über sogenannte kosmische Rhythmen beim Menschen. Leipzig, 1949.
— Petersen: Klin. Wschr. 1814 (1935).
Savadorskaja-Nesmelowa: Szibirskaja Wratsch, Ges. Nr. 52, 1912.
Schröder, R.: Hdb. d. Gynäkologie (Veit-Stöckl), Bd. I.
Schulze, K. F.: Arch. Gynäkol., Bd. 126.
Seidell, A.-Fenger, F.: J. biol. Chem. 12, 517 (1912).
Shute, E. V.: Nature (London) 143, 161 (1939).
Siegmund, H.: Wr. Klin. Wschr., 1942.
Sjögren: Acta med. scand., Nr. C VIII (1940).
Stecher: Schweiz. med. Wschr. 79, 17 (1949).
Stieltjes, F.: Acta med. scand., Nr. C VIII (1940).
Stoppel, A.: Acta med. scand., Nr. C VIII (1940).
Takata-Murasugi: Bioklimat. Beibl. 17 (1941).
Thedering, F.: Klin. Wschr. 29, 496 (1949).
Tschijevsky: Zitiert nach de Rudder: Über kosmische Rhythmen beim Menschen.
Vahlquist, B. C.: Acta. pädiatr. (schwedisch) 28 (1941).
Vering, F.: Wr. med. Wschr. Nr. 37/38 (1950).
Vignes: Physiologie gynécologique. Paris, 1929.
Vollmann-Siehr: Mschr. Geb.-Hilf. Gynäkolog., vol. 111.
Weghaupt, K.: Klin. Med., H. 1 u. H. 4 (1950).
Wezel: Z. exp. Med. 111 (1943).
Wichmann-Pal: Neue dtsch. Klinik, Bd. V, 1930.
Zuntz, L.: Arch. f. Gynäkol., Bd. 78, 96.

Drittes Kapitel.

Die Methoden zur Erfassung der vegetativen Reaktionslage.

Wir haben im ersten Kapitel ausgeführt, daß wir unter Reaktionslage nicht einen statischen Querschnitt der verschiedenen Tonuslagen in den einzelnen Organsystemen, sondern eine dynamische Durchgangsphase mit einer generalisierten Richtungstendenz zu einem der beiden vegetativen Kulminationspunkte verstehen. Mit diesem einen

Satz ist die große Schwierigkeit der methodischen Gesamterfassung der vegetativen Reaktionslage beleuchtet. Zur Beurteilung einer Störung wie zur Einleitung einer gezielten Therapie (Birkmayer) ist es notwendig, die Richtungstendenz der Reaktionslage zu erkennen.

Im folgenden wird es unsere Aufgabe sein, alle wesentlichen Methoden, die zu einer Erfassung des vegetativen Querschnittes (Birkmayer) führen, zu sammeln, sie kritisch zu sichten und ihre Brauchbarkeit für den praktischen Arzt einerseits und den Kliniker andererseits zu prüfen. Grundsätzlich sind zu untersuchen:

1. statische Augenblicksbefunde,

2. Verlaufsformen über längere Zeit hindurch (Tages- und Wochenkurven),

3. die dynamische Reaktionsfähigkeit nach vegetativen Belastungen.

Für die Beurteilung weniger zu verwerten sind Augenblicksbefunde, besser ist die Verwertbarkeit von Längsschnitten, am aufschlußreichsten sind die Belastungsproben.

A. Anamnese.

Gemäß der Tradition der Wiener Schule kommt der *Anamnese* die größte Bedeutung zu. Im klinischen Betrieb hat sich leider eingebürgert, daß der jüngste Hilfsarzt, bzw. Mediziner die Anamnese erhebt, die naturgemäß durch die fehlende Erfahrung immer lückenhaft und uncharakteristisch ist. Erst langjährige Übung und am Patienten erworbene Fertigkeit schaffen die Voraussetzungen für eine gute Technik zur Erhebung der Anamnese. Bei akuten Prozessen wird selbstverständlich der klinisch objektiv erhebbare Befund im Vordergrund stehen, wogegen bei chronischen Erkrankungen, die häufig klinisch symptomarm verlaufen, gerade die Anamnese wertvollere Aufschlüsse zur Diagnose liefern wird, das heißt bei chronischen Erkrankungen gewinnt der *Längsschnitt* an Bedeutung, bei akuten der augenblickliche *Querschnitt.*

Die ersten Fragen der Anamnese sind meist grobe Orientierungsfragen, die zunächst nur den Kontakt mit dem Patienten herstellen sollen. Aus diesen einleitenden Sätzen des Patienten formt sich nur selten ein charakteristisches Symptomenbild. Plötzlich wird der Arzt bei einem Symptom aufmerksam, bringt es mit seinem persönlichen Erfahrungsgut in Beziehung und von diesem Augenblick an ist die Fragestellung eine gezielte und von einer bestimmten Vorstellung gesteuert. In der sinnlichen Wahrnehmung konnten wir dieses zeitliche Moment, das als kritischer Akt die weitere Auseinandersetzung zwischen Subjekt und Objekt steuert, als „kritisches Detail" herausstellen (Birkmayer). Auch bei der Begegnung zwischen Arzt und Patienten, bzw. dessen Krankheit blitzt plötzlich ein solches kritisches Detail aus einer Fülle von Beschwerden auf, das die zunächst regellosen Beschwerden gleichsam zu einem Akkord zusammenfaßt, der dann in bestimmter Weise die weitere Begegnung des Arztes mit der Krankheit steuert. Dieses primäre kritische Detail wird nicht nur durch die sprachlichen Äußerungen des Patienten geschaffen, sondern entsteht auch durch die während der Aussprache vermittelten optischen Eindrücke, die der Arzt vom Patienten gewinnt. Nach diesem primären Aufblitzen eines schöpferischen Gedankens in der Diagnosestellung verläuft die weitere Fragestellung bewußt zielgerichtet. Die weitere Auseinandersetzung führt zur Bestätigung dieses primär erkannten Zustandes oder zu deren Widerlegung. Gerade bei den hier zu beschreibenden Krankheitsbildern spielt die Anamnese eine viel wichtigere Rolle als bei vielen organischen Erkrankungen. Diese quasi historische Aufrollung des Krankheitsgeschehens bringt den Arzt der primären Aetiologie näher als die Betrachtung des augenblicklichen Beschwerdebildes, da z. B. ein momentaner Erschöpfungszustand im Vordergrund stehen kann, der aber seinerseits nur eine Reaktion auf eine primäre sympathische Überspannung darstellt. Die mangelnde Berücksichtigung des historischen Vorganges würde in so einem Fall zu einer völlig falschen Therapie führen. Auch die Beachtung der Familienvorgeschichte erweitert diese historische Betrachtungsweise und ist manchmal imstande, wertvolle Aufschlüsse zu liefern. Wir werden sonach beim Erheben der vegetativen Anamnese auf folgende Gesichtspunkte besonderen Wert legen, wobei die verschiedenen Antworten des Patienten hierorts noch nicht berücksichtigt werden, da wir damit eine Schilderung der charakteristischen Krankheitsbilder vorweg nehmen würden.

Die Fragen werden also folgende Themen betreffen:

I. Allgemeine Beschwerden.

1. Schlaf (Dauer, Zeitpunkt des Einschlafens, Tiefe des Schlafes, Träume, ausgeruhtes oder abgeschlagenes Erwachen, Art der Schlaflosigkeit).

2. Allgemeinbefinden tagsüber (Leistungshöhepunkt im Tagesablauf, Dauer der allgemeinen Leistungsfähigkeit, abnormale Ermüdbarkeit).

3. Wahrnehmungen über Körpertemperatur (Frösteln, Kältegefühl, Hitzegefühl, Wallungen, Schwitzen, nachgewiesene Temperaturerhöhung, Art der Fieberreaktion, hohes und kurzes Fiebern oder langes Nachfiebern).

4. Gewichtsverhältnisse (ständige Gewichtsabnahme oder -zunahme, Neigung zu Gewichtsschwankungen, Appetitlosigkeit, Heißhunger, Durstgefühl).

5. Schmerzempfindlichkeit (Überempfindlichkeit gegenüber Temperaturschwankungen und Witterungseinflüssen (Sonnenempfindlichkeit), gegen mechanische Beeinträchtigungen, Schmerzempfindlichkeit im engeren Sinn, Hautjucken).

6. Genußmittel (Kaffee, Alkohol, Nikotin, Schlaf- und Beruhigungsmittel, Häufigkeit, Menge, Tageszeit, Wirkung auf körperliche und geistige Leistungsfähigkeit).

7. Seelische Beschwerden (leicht erregt, leicht empfindlich, Weinen, traurige oder fröhliche Stimmungslage, pessimistische oder optimistische Lebensauffassung, Affektinkontinenz, Arbeitsfreudigkeit oder -unlust, Arbeitstempo, Angstzustände, Labilität der Erlebnisfähigkeit).

8. Geistige Beschwerden (Konzentrationsunfähigkeit, Vergeßlichkeit, Zerstreutheit, Unfähigkeit, die Gedanken auszuschalten, Unfähigkeit, die Einfälle konsequent zu verarbeiten, bevorzugte Lektüre, Musik, Theater, Kino usw., Lebensgewohnheiten).

II. Örtliche Beschwerden.

1. Kopfschmerzen (Zeitpunkt des Auftretens, Dauer, Lokalisation, Art, das heißt krampfartig, ziehend, Druck im Kopf, Augenflimmern, Übelkeit und Brechreiz).

2. Schwindel (Drehschwindel, Schwanken wie auf einem Schiff, allgemeine Unsicherheit, Ohnmachtsgefühl, auslösende Faktoren — Lagewechsel, Bücken, Ohrensausen, Ohnmacht beim Anblick von Blut oder Geruch von Äther u. ä. m.).

3. Sehbeschwerden (Flimmern, Verdunkelung, Augenschmerzen beim Lesen, Tränen der Augen).

4. Beschwerden von seiten des Mund- und Nasen-Rachen-Raumes (trockener Mund, dauerndes Würgegefühl im Hals, Schluckschwierigkeiten infolge der Trockenheit, Knödel im Hals, Gefühl des Eingeschnürtseins, Speichelfluß, Zungenbrennen).

5. Atembeschwerden (Lufthunger, Unmöglichkeit, tief zu atmen, Anfälle von Atemnot).

6. Herzbeschwerden (Herzklopfen, schnell, langsam, unregelmäßig, Gefäßpalpitation am Hals, Beklemmungsgefühl, Schmerz über dem Herzen, zusammenziehender Krampf in der Herzgegend, Aussetzen der Herztätigkeit).

7. Magen-, Darmbeschwerden (Aufstoßen nach dem Essen, Sodbrennen, Völlegefühl, Brechreiz, Krampf im Magen, Stuhlgang, Art der Obstipation, z. B. spastisch, ziegenkotartiger Stuhl, Durchfälle, Aussehen des Kotes und Geruch, zeitliche Abhängigkeit der abdominellen Beschwerden von der Nahrungsaufnahme und von psychischen Ereignissen, Eßgewohnheiten: regelmäßig, ruhig oder unregelmäßig-gehetzt, zu lange Pausen).

8. Beschwerden von seiten des Urogenitaltraktes (Zeitpunkt und Häufigkeit des Harnlassens, Menge und Farbe des Harns, anfallsweise auftretende große Harnentleerungen, Störungen der Potenz des Mannes oder der normalen Empfindung der Frau, Ejaculatio praecox, Menstruationsbeschwerden, Menopause).

9. Beschwerden von seiten der Extremitäten (kalte Füße und Hände, abgestorbenes Gefühl, Pelzigkeit, nächtliche Paraesthesien, Empfindungsstörungen besonders morgens, Unfähigkeit, etwas in der Hand zu halten, Schwellungen, Ödeme).

Entsprechend unseren obigen Ausführungen ist es nicht notwendig, bei jedem Patienten nach allen diesen Beschwerden zu fragen. Es müssen nur die jeweils Wichtigen Berücksichtigung finden. Eine derart aufgenommene Anamnese setzt den Arzt in den Stand, aus dem Längsschnitt eine konstitutionsmäßig bedingte Reaktionsweise des Patienten auf die verschiedensten Ereignisse zu erschließen.

B. Klinische Symptome.

Zur Erfassung der vegetativen Reaktionslage sind folgende klinische Befunde zu berücksichtigen:

I. Allgemeine Symptome.

1. Alter, Geschlecht, Größe, Gewicht, Körperbau, Körperhaltung, Körpertemperatur.

2. Haut- und Anhangsgebilde (Hautfarbe: blaß, rot, zyanotisch, Cutis marmorata, rote Flecken, Erröten und Blaßwerden, Dermographismus).

Die blasse Hautfarbe ist im wesentlichen durch Spasmen der Gefäße bedingt und somit ein Symptom einer vorherrschenden sympathischen Reaktionslage. Voraussetzung zu dieser Beurteilung ist, daß nicht eine Anaemie oder eine Nierenerkrankung diese Blässe verursacht. Anderseits ist die rote, gedunsene Gesichtsfarbe Ausdruck einer parasympathischen Reaktionslage, z. B. die roten Backen schlafender Kinder, oder das rote Gesicht nach Trinken von Alkohol. Analog muß eine Polyglobulie, bzw. ein roter Hochdruck sowie die durch Berufe bedingte Erweiterung der Hautgefäße (Köchin, Heizer) ausgeschlossen werden.

Feuchtigkeit der Haut, trocken abschilfernde Haut, weiter Pigmentierung, Dicke der Haut, Elastizität und Turgor, Temperatur der Haut.

Die Betrachtung der Haut ist zur Beurteilung der vegetativen Reaktionslage aus dem Grund von großer Bedeutung, weil sie als Grenzfläche zwischen Individuum und Außenwelt die im vegetativen System vor sich gehenden Reaktionen spiegelt und dadurch einen Einblick in das vegetative System des Organismus besser als komplizierte chemische Untersuchungsmethoden gewährt. So sieht man z. B. nach Adrenalin oder bei psychischer Erregung eine blasse, kühle, trockene Haut mit Erregung der arrectores pilorum (Gänsehaut). Bei längerer Dauer eines sympathischen Reizzustandes, wie er in typischer Weise bei der Hyperthyreose oder chronischen Infektionskrankheiten vorliegt, sieht man an der Haut ein Umschlagen in die gegenregulatorische Reaktionslage, in Form von Feuchtigkeit, vermehrter Durchblutung und Wärme. Umgekehrt bewirkt Pilokarpin eine rote, feuchte und warme Haut, während bei chronischen Reizzuständen des parasympathischen Systems die Haut oft trocken, blaß, kühl und verdickt erscheint. So sieht man z. B. bei einer akuten Infektionskrankheit in der Kampfphase (Schüttelfrost) eine blasse, trockene und kühle Haut, erigierte arrectores pilorum. Erreicht dieser sympathische Spannungszustand ein bestimmtes Niveau, dann entsteht als Zeichen der Gegenregulation die gerötete, feuchte und warme Haut des Fiebernden. In der Rekonvaleszenz, die eine vom parasympathischen System gesteuerte Regenerationsphase darstellt, ist die Haut feucht und warm. Aus dem Umschlagen des Hautbefundes kann demnach auch der praktische Arzt einen wesentlichen Schluß auf die jeweilige vegetative Reaktionslage ziehen.

Haare und Nägel als Anhangsgebilde der Haut zeigen durch ihren langsameren Stoffwechsel mehr chronische Verschiebungen an. Bei sympathischen Reizzuständen sieht man trockene, glanzlose und brüchige Haare, brüchige, rissige, eventuell auch gesprenkelte Nägel. In der parasympathischen Phase sind die Haare glänzend, weich, elastisch, die Nägel ebenfalls glänzend und elastisch. In eindrucksvoller Weise findet sich bei vielen Frauen praemenstruell (sympathische Phase) ein Trocken- und Struppigwerden der Haare (Dauerwellen halten nicht).

Längst bekannt ist das plötzliche Ergrauen der Haare durch Schreck (Bombenangriff, Menninger-Lerchental). Gleichfalls ein sympathischer Maximalreiz, desgleichen das frühzeitige Ergrauen bei Morbus Basedow (Chvostek).

3. Fettverteilung. Entsprechend den dissimilatorischen und assimilatorischen Stoffwechselvorgängen sieht man als Energiedepot einen verminderten oder vermehrten Fettansatz im subcutanen Gewebe. Die Kohlehydrate stellen die Betriebsstoffe des aktuellen Bedarfes dar, während das Fett als Reserve einen Anhaltspunkt für die länger dauernde Reaktionstendenz gibt. Man findet daher auch bei sympathischen Reizzuständen Abmagerung und Schwinden des Fettpolsters (Basedow, Infektionskrankheiten, Sorge und Kummer), auf der anderen Seite kommt es in einer parasympathischen Phase zur Anlagerung von Fettdepots, deren Verteilung durch besondere hormonale Steuerung modifiziert werden kann.

4. Muskulatur. Je nach der Reaktionslage ändert sich der Tonus und Turgor der Muskulatur, wobei zwischen Tonus und Turgor zu unterscheiden ist. Der Tonus ist der reflektorische Widerstand, den der Muskel einer Dehnung entgegensetzt, während der Turgor die physikalische Beschaffenheit des ruhenden Muskels darstellt. Beide sind bei sympathischen Reizzuständen erhöht, bei parasympathischen erniedrigt.

5. Psychische Symptome: Erregbarkeit, Empfindlichkeit, Abgestumpftheit, Gleichgültigkeit, Gereiztheit, Affektinkontinenz, Wutanfälle, Angstzustände, Schreckhaftigkeit, Phobien, z. B. Angst vor der Dunkelheit, Angst in geschlossenen Räumen zu sein, Platzangst, traurige oder lustige Stimmungslage, Pessimismus, Optimismus, Arbeitsfreude, Arbeitsunlust, rasches oder langsames Arbeitstempo, aufgeschlossen, offen, abgeschieden, in sich gekehrt, am Geschehen der Umwelt Anteil nehmend oder zurückgezogen, Suizidtendenz.

6. Geistige Symptome: Merkfähigkeit, Gedächtnis, Kritik und Urteilsfähigkeit, sprachliche und praktische Intelligenz, Denktempo, Reaktionsgeschwindigkeit, Konzentrationsfähigkeit, geistige Ermüdbarkeit, Interesselosigkeit, Ideenflucht.

II. Örtliche Symptome.

1. Augen: (Weite der Lidspalte, Weite der Pupillen, Glanz, Exophtalmus, Lidtremor, Tränensekretion).

2. Mund: (Trockene Schleimhäute, rissige Lippen, sprechen für Sympathikusreiz, Speichelfluß, rote volle Lippen für Parasympathikusreiz, die Betrachtung der Tonsillen und Zähne ist wie bei jeder ärztlichen Untersuchung auch hier von Wert.

3. Gesichtsausdruck: Gespanntes, faltenreiches, blasses Gesicht, Ringe unter den Augen, einzelne ticartige Zuckungen, erhöhte mechanische Erregbarkeit (Chvosteksches Zeichen), ängstlicher Gesichtsausdruck sprechen für Sympathikusreizung. Volles, rundes, weiches, faltenloses, ausgeglichenes Gesicht, Ödeme der Lider sind Ausdruck einer parasympathischen Reaktionslage.

4. Hals: Bei der Untersuchung der Halsorgane liegt das Hauptaugenmerk auf der Schilddrüse als einem wesentlichen Aktionsorgan des sympathischen Systems. Man kann bei einer Reihe von typischen Reizzuständen des sympathischen Systems als Ausdruck der begleitenden Überfunktion der Schildrüse eine Vergrößerung derselben finden. Sie ist dabei von weicher Konsistenz und als Ausdruck ihrer vermehrten Durchblutung findet man Gefäßgeräusche. Dieser klassische Befund ist aber keine conditio sine qua non einer erhöhten sympathischen Reaktionslage. Ferner ist die Stimme zu beachten, z. B. Heiserkeit.

5. Brustorgane:

a) Lunge: Form und Frequenz der Atmung.

b) Herz- und Kreislauforgane: Frequenz, Regelmäßigkeit, Rhythmusstörungen, abnorm erregte Herzaktion, Gefäßpalpitationen, Blutdruck.

Sympathische Reizzustände zeigen eine frequente und vertiefte Atmung, einen frequenten, gelegentlich schnellenden Puls, vermehrte Herzpalpitationen und Blutdrucksteigerung, parasympathische Reizzustände flache, verlangsamte Atmung, Pulsverlangsamung mit vermehrter respiratorischer Arhythmie.

6. Bauchorgane: Spannung der Bauchmuskulatur, Palpation der Darmmuskulatur, Meteorismus. Kolik.

7. Urogenitalsystem: Größe, Beschaffenheit und Tonuszustand der Geschlechtsorgane, insbesondere der Keimdrüsen, Krampfzustände, Vaginismus.

8. Extremitäten: Haut, Temperatur, Empfindung, Muskeltonus, Sehnenreflexe, Durchblutung und Ödeme, feinwelliger Ruhetremor, choreatische Bewegungsunruhe.

Bei sympathischen Reizzuständen blaß, kühl, gespannt, lebhafte Sehnenreflexe, Tremor, Unruhe; bei parasympathischen Reizzuständen gut gefärbt, warm, gelöst, Sehnenreflexe eher herabgesetzt, Ödemneigung.

Zusammenfassend kann gesagt werden, daß auch mit den Methoden des praktischen Arztes (Anamnese, klinische Befunde) in den meisten Fällen hinreichende Kriterien zur Beurteilung der jeweiligen vegetativen Reaktionslage gegeben sind. Es ist dabei notwendig, mit diesen beiden Methoden nicht nur den konstitutionellen Faktor der physiologischen vegetativen Rhythmik, sondern auch die durch ein aktuelles Ereignis pathologisch veränderte vegetative Reaktionslage zu erfassen.

C. Laboratoriumsbefunde.

Die chemisch-physikalische Forschungsmethode der modernen Medizin hat eine Unsumme von Einzelbefunden und Reaktionen zusammengetragen. Auch diese Befunde sind zur Bestimmung der vegetativen Reaktionslage wichtig. Es muß jedoch schon hier darauf hingewiesen werden, daß alle chemisch-physikalischen Reaktionen im Organismus nicht rein kausal determiniert ablaufen, sondern durch den seelischen Faktor weitgehend modifizierbar sind. Daraus ergeben sich einerseits die große Schwankungsbreite aller Laboratoriumsbefunde, andererseits ihr fallweises, regelloses und „paradoxes Verhalten. Es kann daher nicht eindringlich genug darauf hingewiesen werden, daß diese Laboratoriumsbefunde nur eine methodische Hilfe bei der Erfassung der vegetativen Reaktionslage sind und nicht die allgemein gültige Richtschnur für die Steuerung zur Diagnose und Therapie darstellen. Sie müssen immer in die klinische Gesamtbetrachtung eingebaut werden und erfüllen dort die Funktion von Mosaiksteinchen.

I. Statische Befunde.

(Normalwerte nach Th. Leipert — W. Pilgersdorfer — W. Piringer)
Alkalireserve: (50—70)
Azidosen: leichte   (unter 50, CO_2
          schwere (unter 25, CO_2 Mittel bei 65 Vol. %)
Phosphor: Erwachsene (2,3—4   mg% anorganischer Ph.)
          Kinder   (4,5—5,5 mg%
Natrium: (300—350 mg%)
Chloride: (580—640 mg% NaCl)
Magnesium: (2—3 mg%)
Kalium-Calcium-Quotient: (Ka 18,6—21,4
                          Ca 9 —11,5 mg%)
          normaler Quotient 2, Quotient unter 2 sympathikoton, über
          2 parasympathikoton (nach Jesserer).
Jod: Der normale Jodgehalt des Blutes beträgt nach Leipert Th.
          8 γ%. Nach peroraler Belastung mit 37 mg% Jod in Form Lugol-
          scher Lösung steigt der Jodgehalt des Blutes beim Gesunden
          um 100 % oder mehr an (Watson). Bei sympathischen Reiz-
          zuständen ist der Anstieg geringer. Nach Turner ist bei sym-
          pathischen Reizzuständen der Jodspiegel deutlich auf 10 bis
          18 γ% erhöht.
Albumin-Globulin-Quotient. (Vereinfacht Blutsenkungsgeschwindigkeit nach
          Westergreen, bei Männern normal 2 bis 6 mm, Stundenwert,
          bei Frauen 3 bis 8. Gesamteiweiß 7 bis 8 %, Albumin 56 bis
          72 %, Globulin 30 bis 40 %).
Weltmannsches Koagulationsband: normale Koagulation 6.—7. Röhrchen
          (Konzentration 0,20 bis 0,25 ‰ CaCl), Linksverschiebung,
          Verkürzung sympathikoton, Rechtsverschiebung, Verlängerung
          parasympathikoton.
Cholesterin: (Gesamtcholestrin 120 bis 200 mg%).
Grundumsatz: (normale Streuungsbreite —5 bis +15 %).
     Die Bestimmung des Grundumsatzes (Kalorienverbrauch im nüchternen Zustand und bei Körperruhe bezogen auf 24 Stunden) hat seit der weitgehenden Vereinfachung der Methodik (Krogh, Knipping) in der Klinik und in der Praxis weite Verbreitung gefunden. Sie dient hier in erster Linie zur Diagnose von Erkrankungen der Schilddrüse, da Überfunktion derselben mit einer Steigerung und Unterfunktion mit einer Senkung des Sauerstoffverbrauches einherzugehen pflegen.
     Wie W. Winkler schon 1938 darauf hingewiesen hat, wurde dadurch die Anwendungsbreite dieser Methode stark eingeengt. Naturgemäß führt jede Erregung des ergotrop sympathischen Systems zu einer Steigerung des Kalorienverbrauches, ohne daß daran die Schilddrüse immer unmittelbar beteiligt ist, da die raschen Oxydationssteigerungen zum Teil direkt über die Erfolgsorgane (Leber, Muskulatur), zum Teil über das Adrenalsystem gehen. Es muß daher gerade zur exakten Feststellung dieser Funktionsschwankungen die Registrierung des Gasstoff-

wechsels ein wertvolles Hilfsmittel sein. Allerdings erweist sich hiezu die übliche Methodik, die in der Berechnung des arythmetischen Mittels aus mehreren zeitlich hintereinander aufgenommenen Kurven besteht, als ungeeignet, da sie ja gerade die feineren Verschiebungen, auf die es uns ankommen muß, verwischt.

Daher hat W. Winkler schon 1932 im Rahmen von Stoffwechseluntersuchungen von Kreislauferkrankungen bei verschiedenen Formen von Hochdruck eine Methodik ausgearbeitet, welche gestattet, diese kurzfristigen Schwankungen des Sauerstoffverbrauches zu registrieren. Wir bringen hier einige Kurven aus der seinerzeitigen Publikation und werden auf die Bedeutung der Methodik für die Differentialdiagnose der vegetativen Tonusstörungen fallweise eingehen (Abb. 7).

Später hat R. Exner den Versuch unternommen, auf ähnliche Weise unter gleichzeitiger Registrierung des Pulses eine Differenzierung zwischen „sympathi kotropen" und „parasympathikotropen" Erregungszuständen durchzuführen, wobei nachstehendes Normalschema für die Höhe des Grundumsatzes und der Pulsfrequenz aufgestellt wurde:

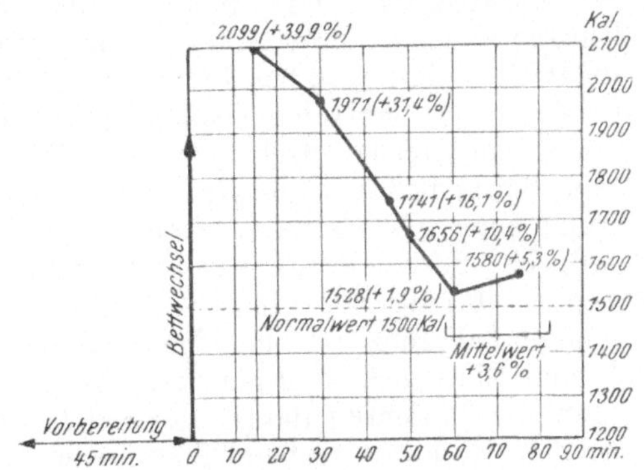

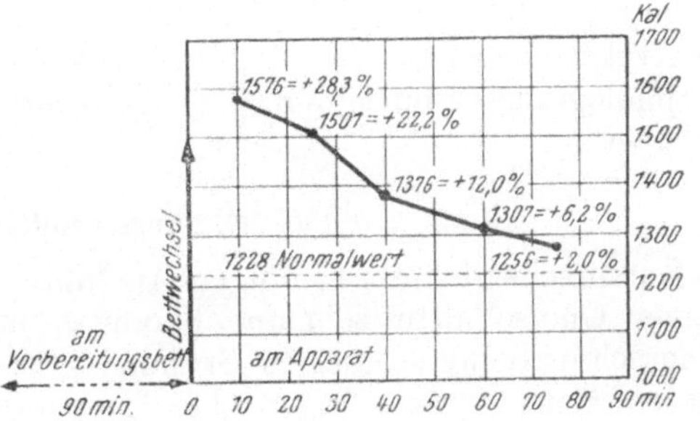

Abb. 7. Steiler Abfall des Energieverbrauches (oben). Langsamer Abfall des Energieverbrauches (unten).

Es entspricht einem ROI*	eine Pulsfrequenz pro Minute	Es entspricht einem ROI*	eine Pulsfrequenz pro Minute
+ 120 %	110	— 5 %	67
+ 105 %	105	— 10 %	64
+ 90 %	100	— 15 %	61
+ 75 %	95	— 20 %	58
+ 60 %	90	— 25 %	55
+ 45 %	85	— 30 %	52
+ 30 %	80	— 35 %	49
+ 15 %	75	— 40 %	46
+ 0 %	70		

Hiebei soll nach Exner im allgemeinen bei sympathikotonen Reizzuständen die Frequenzsteigerung des Pulses mit der Höhe der Grundumsatzsteigerung parallel gehen, bei parasympathikotropen Erregungszuständen findet sich eine relative Bradykardie. Zu hohe Pulsfrequenzen bei verschiedenen Graden des Sauerstoffverbrauches bezeichnet Exner als adynamisch (Erschöpfungszustände des sympathischen Apparates).

---

* Ruheoxydationsintegral

Wir haben darauf hingewiesen, daß diese zum Teil fruchtbringenden Gedankengänge die Gefahr großer Fehlerquellen in sich bergen, da die Pulsfrequenz von zahlreichen anderen Faktoren, vor allem natürlich von den vielen nicht rein nervös gesteuerten, sondern u. a. auch mechanisch bedingten Kreislaufverhältnissen abhängt. So wird z. B. das Vorliegen eines Klappenfehlers oder von Myokardveränderungen bei Thyreotoxikosen und Fettsuchtformen die von Exner aufgestellten Zahlenverhältnisse grundlegend verschieben, weshalb dieselben nur bei intaktem Kreislauf Geltung haben (W. Winkler).

Für die Bedürfnisse des praktischen Arztes, der keine Möglichkeit zur Durchführung einer Grundumsatzbestimmung hat, mag die Berechnung nach der Read schen Formel erwähnt sein. Grundumsatz (Abweichung von der Norm im Prozent) = 0,75 (p plus 0,74 a) — 72 (p = Pulsfrequenz, a = Blutdruckamplitude, das heißt Differenz zwischen Maximal- und Minimaldruck). Die Ablesung von Puls und Blutdruck muß genau so wie bei jeder Grundumsatzbestimmung am ausgeruhten Patienten und morgens nüchtern vorgenommen werden. Naturgemäß sind solche Resultate großen Fehlerquellen unterworfen. Sie sind halbwegs brauchbar bei Hyperthyreosen mittleren Grades zur Kontrolle des Längsschnittes im Verlauf der Behandlung.

Elektrokardiogramm
morphologischer Blutbefund   }   (Auswertung siehe später).
Harnbefund

II. Längsschnittbefunde.

Entsprechend unseren obigen Ausführungen sind diese Befunde eines vegetativen Querschnittes sehr unvollkommen und sollten so weit als möglich durch Längsschnittbefunde über 24 Stunden oder noch längere Zeit hindurch ergänzt werden. Genau so wie die einzelne Temperaturmessung in der Klinik durch eine Tageskurve ergänzt wird, sollten auch Puls, Blutdruck, Blutzucker, Blutbefund und Flüssigkeitsbilanz den ganzen Tag über registriert werden. Wir werden im

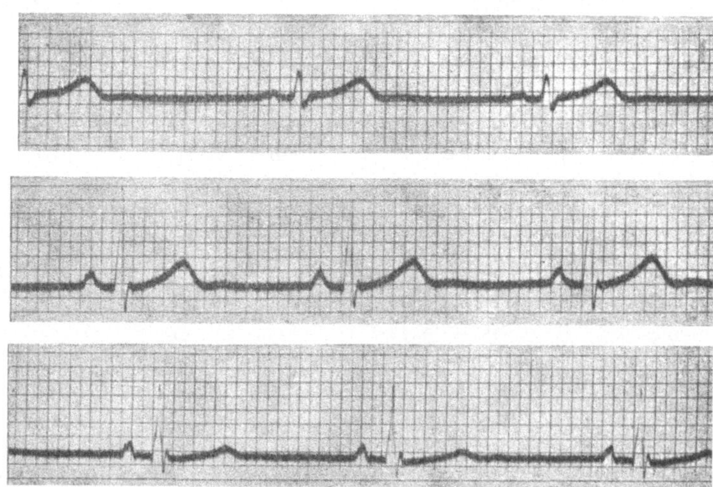

Abb. 8a. Arbeitsbelastungsprobe (20 Kniebeugen), Ruhebefunde: Puls 68, RR 126/62, Atmung 16.

einzelnen auf typische Beispiele hiefür zurückkommen. Die Gewichtskontrolle, Temperaturmessung, Blutdruck-, Blutzucker- und Grundumsatzbestimmungen über längere Zeitabstände hinaus erweitern den vegetativen Längsschnitt.

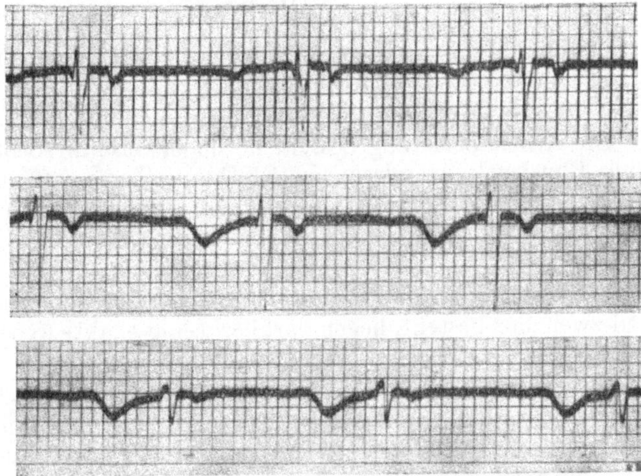

Abb. 8b.
Kontrolle nach 20
Kniebeugen, Puls 74,
RR 140/62,
Atmung 20.

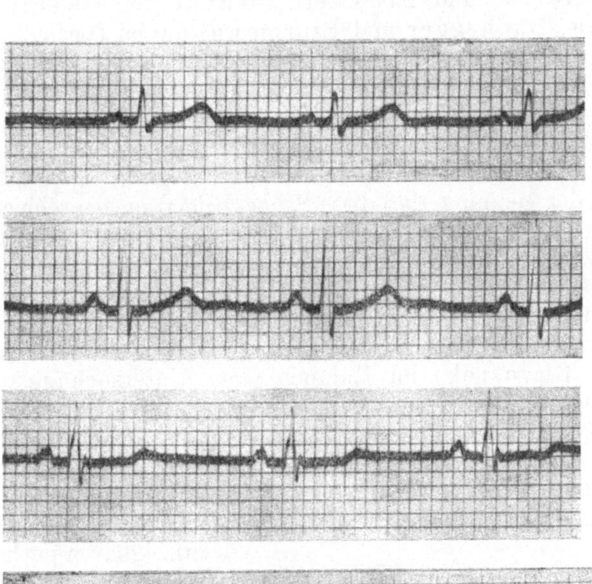

Abb. 8c.
2 Min. nach 20 Knie-
beugen, Puls 72,
RR 134/62,
Atmung 18.

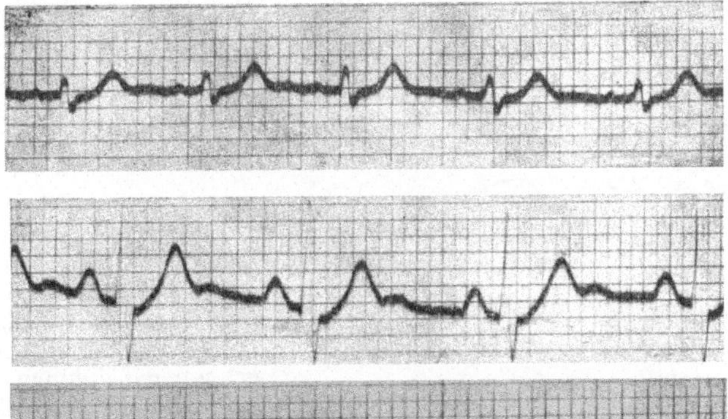

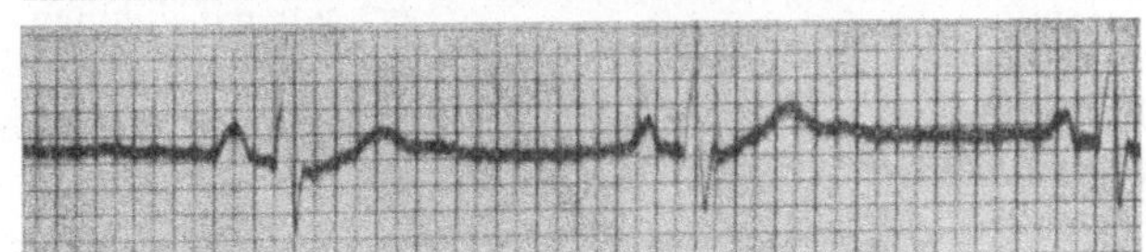

Abb. 8d.
10 Min. nach 20 Knie-
beugen, Puls 68,
RR 125/60,
Atmung 16.

III. Belastungsproben.

Darüber hinaus kann durch körperliche, psychische und pharmakodynamische Belastungsproben die Leistungsbreite und die Reaktionsfähigkeit des vegetativen Systems näher bestimmt werden.

Die Arbeitsbelastung besteht normalerweise in 15 bis 20 Kniebeugen, wobei Puls, Blutdruck, Atemfrequenz, EKG. und Sauerstoffverbrauch registiert werden (Abb. 8). Ausführlicher ist die Schellongsche Kreislaufbelastung, bei der Puls und Blutdruckverschiebungen im Liegen, Stehen und Stiegensteigen verglichen werden.

Obwohl der Einfluß der psychischen Belastung immer wieder betont wird und zweifellos besteht, liegen darüber wenig exakte experimentelle Untersuchungen vor.

Pharmakodynamische Belastungsproben wurden schon von H. Eppinger und L. Hess mit Adrenalin (Sympathikusreiz) und Pilokarpin (Vagusreiz) vorgenommen. In letzter Zeit haben sich besonders A. Sturm, Heilmeyer, Wawersik, Harrer und Frohwein, Wanke, Mollweide, Falkenhausen und Gaida, Buchegger und Eiermann, diesen speziellen Fragen gewidmet und versucht, die pharmakodynamischen Belastungsproben zu normieren. A. Sturm weist besonders darauf hin, daß pharmakodynamische Belastungsproben an die sogenannte Schockgrenze führen müssen, um eine für nahezu alle Organismen gleichsinnige Reaktionsweise zu erzwingen. Eine Abweichung des Verhaltens auf solche Schockdosen kann dann als pathologisch verwertet werden. Wir sind allerdings der Meinung, daß diese Schockbelastung bei schweren Funktionsstörungen (Zwischenhirntrauma, Encephalitis usw.) wertvolle Aufschlüsse liefern, daß hingegen bei der großen Summe der leichteren vegetativen Funktionsstörungen die feineren Unterschiede der Reaktionsfähigkeit durch so massive Belastungen verwischt werden. Als Beispiel bringen wir zwei Kurvenbilder des gleichen Patienten (Abb. 9 und 10), die W. Winkler im Jahre 1926 an der III. Wiener med. Klinik (Prof. Chvostek) im Rahmen einer Untersuchungsreihe über Adrenalinbelastungen erhoben hat. Abb. 9 zeigt, daß der Patient bei normaler Dosierung (1 mg Adrenalin subcutan) kaum reagiert, was einer pathalogischen Reaktionsweise entspricht. Bei der i. v. Schockdosis von $\frac{1}{4}$ mg Adrenalin (Abb. 10) sieht man eine Reaktion, die sich durch nichts von normalen oder adrenalinüberempfindlichen Patienten unterscheidet. Die bei der subcutanen Applikation aufzeigbaren pathalogischen Befunde werden durch die Anwendung von Schockdosen verwischt. Es erscheint uns wesentlich, auch das subjektive Befinden des Patienten während der Belastungsprobe zu verwerten.

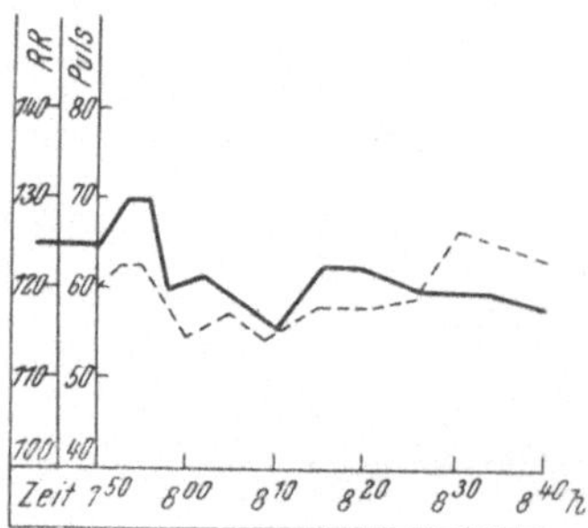

Abb. 9. 1 mg Adrenalin subkutan, örtliche Erscheinungen: 1 Min. nach der Injektion ausgeprägte örtliche Blässe. Nach 5 Min. in der Umgebung Gänsehaut, keinerlei subjektive Allgemeinerscheinungen.

1. Bei der *Adrenalinprobe*, die künstlich eine Irritation des sympathischen Systems nach der Art der Cannonschen Notfallreaktion auslöst, wird gebräuchlicherweise 1 mg Adrenalin (bei Frauen 0,75) s. c. injiziert. Dabei wird Puls,

Blutdruck, Temperatur, Blutzucker, Leukozyten mit Differentialzählung und der Sauerstoffverbrauch 120 Minuten hindurch gemessen. Es kommt normal zu

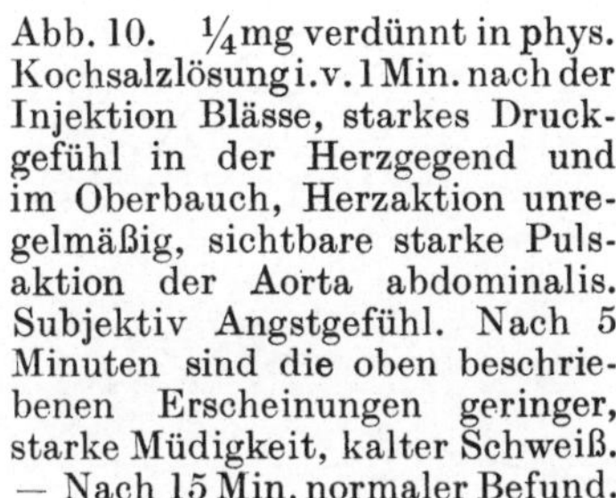

Abb. 10. ¼ mg verdünnt in phys. Kochsalzlösung i. v. 1 Min. nach der Injektion Blässe, starkes Druckgefühl in der Herzgegend und im Oberbauch, Herzaktion unregelmäßig, sichtbare starke Pulsaktion der Aorta abdominalis. Subjektiv Angstgefühl. Nach 5 Minuten sind die oben beschriebenen Erscheinungen geringer, starke Müdigkeit, kalter Schweiß. — Nach 15 Min. normaler Befund.

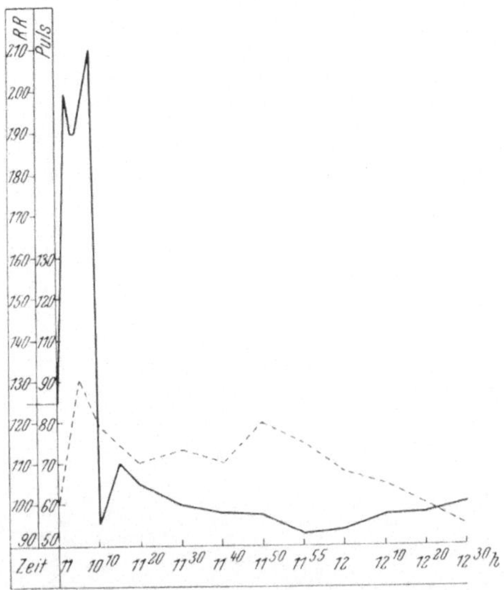

einer Steigerung der Pulsfrequenz, der Temperatur, des Blutdruckes, des Blutzuckers, der Leukozyten und des Sauerstoffverbrauches (Abb. 11). Unserer Meinung nach müßte der Puls und der Blutdruck während der ersten 15 Minuten nach der Injektion alle drei Minuten gemessen werden und erst später in Zehn-Minuten-Abständen. Wichtig erscheint uns auch, die Versuchsdauer auf drei bis vier Stunden zu verlängern, um das vollkommene Bild der Gegenregulation und die Rückkehr zur Ausgangslage aufzuzeigen (Abb. 12).

Abb. 13 und 14 zeigen eine von Wawersik zusammengestellte Kurvenform. In ihr ist die Blutzucker- und Leukozytenverschiebung wiedergegeben, die durch Summation der Reaktionen an 50 Normalfällen erarbeitet wurde. Sie ist somit als normale Streuungsbreite der Adrenalinbelastung anzusehen.

2. Bei der *Insulinbelastung* wird nach A. Heilmeyer, Sturm eine Einheit Insulin pro 6,5 kg Körpergewicht i. v. gegeben. Es kommt zu nächst zu einer Senkung des Blutdruckes und Blutzuckers. Die Verschiebungen d. Leukozyten

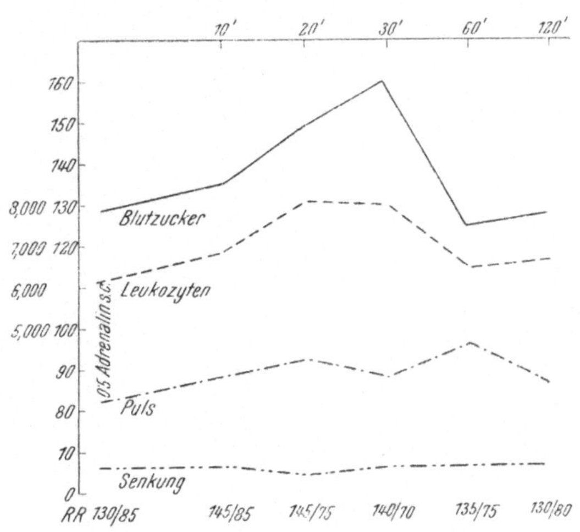

Abb. 11.   Adrenalinbelastungsversuch.

und der Temperatur sind nicht so charakteristisch (Abb. 15). Abb. 16 zeigt die von Wawersik zusammengestellte Summationskurve von 50 Normalfällen.

3. *Traubenzuckerbelastung.* In nüchternem Zustand werden 50 g Traubenzucker mit einem Viertelliter Tee verabreicht. Es kommt im Verlauf einer halben bis einer Stunde zu einer Blutzuckersteigerung auf 160 bis 180 mg%, die in den

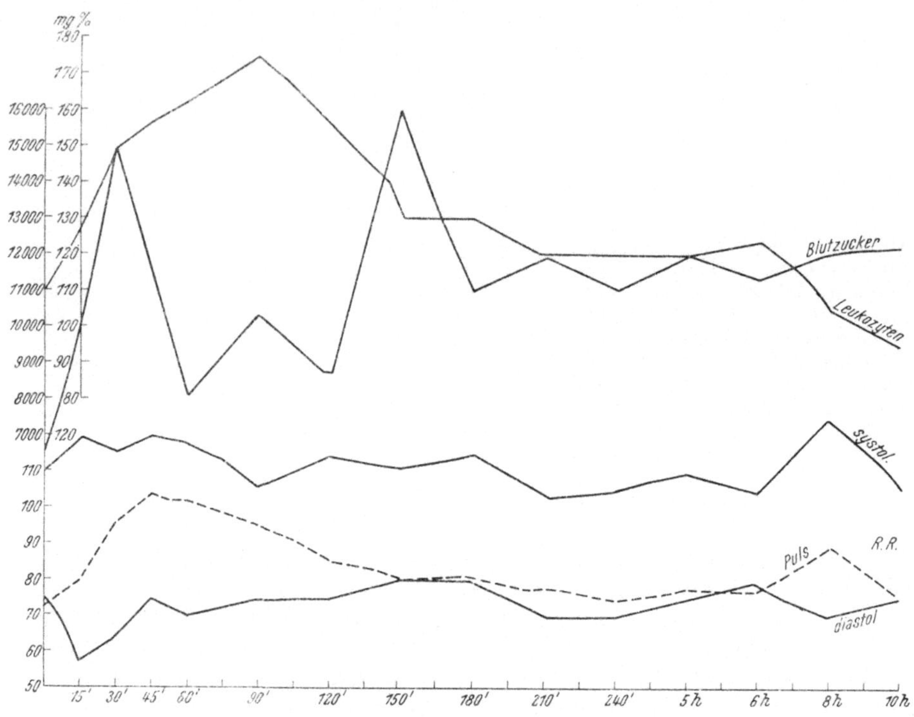

Abb. 12. Adrenalinbelastungsversuch (1 mg 10h hindurch).

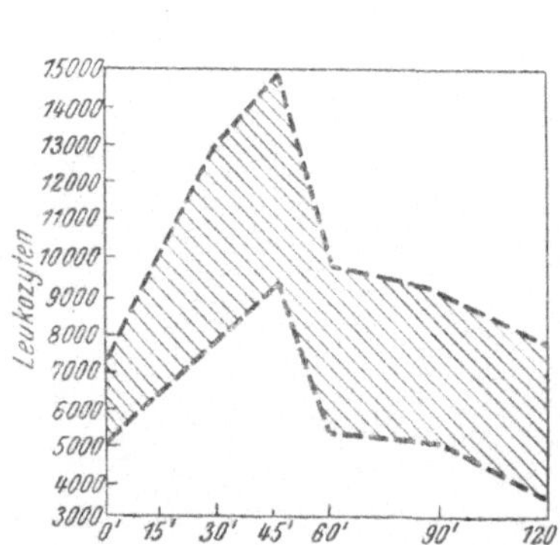

Abb. 13. Normaler Streuungsbereich der Leukozytose nach 1 mg Suprarenin subc. bei gesunden V. p. Abszisse: Zeit in Min. p. i. Ordinate: Leukozytenzahl (nach F. Wawersik).

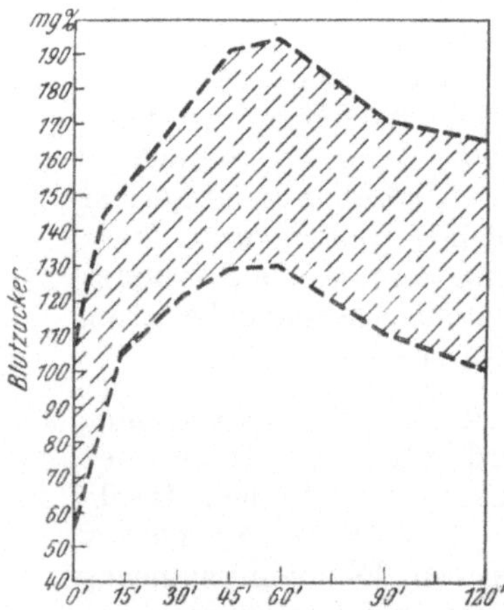

Abb. 14. Normalbereich der Blutzukkerreaktion nach 1 mg Suprarenin subc. bei gesunden V. p. Abszisse: Zeit in Minuten p. i. Ordinate: Blutzucker in mg% (nach F. Wawersik).

folgenden zwei Stunden zum Ausgangswert abfällt, unter diesen hinuntersinkt, um nach vier bis sechs Stunden den Ausgangswert wieder zu erreichen (Harrer-Frowein). Säuernde Kost an den Vortagen verstärkt, alkalisierende schwächt die hyperglykämische Reaktion ab.

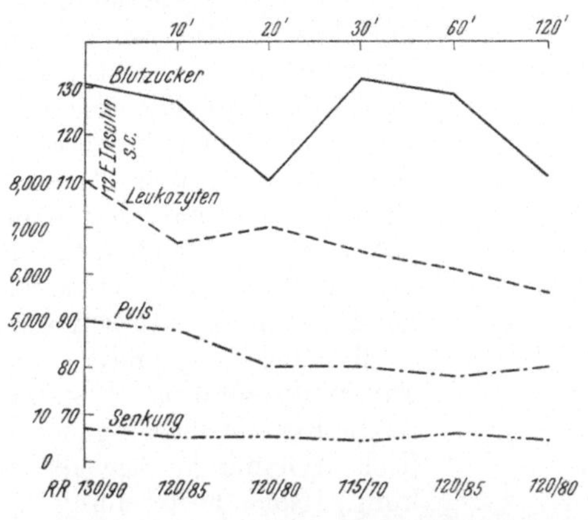

Abb. 15. Insulinbelastungsversuch.

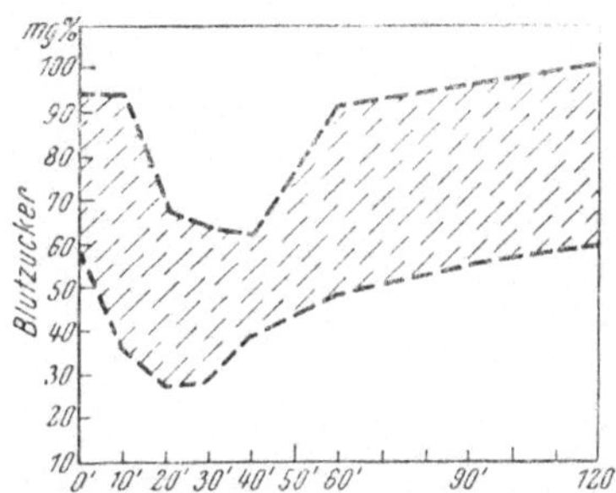

Abb. 16. Normalbereich der Blutzuckerbewegungen im Insulinversuch (1 E/6,5 kg Körpergewicht i. v.). Abszisse: Zeit in Minuten p. i. Ordinate: Blutzucker in mg% (nach F. Wawersik).

Um Fehlerquellen durch Änderung der Resorptionsgeschwindigkeit auszuschalten, hat Thorn die i. v. Dextrosebelastung eingeführt. Hiebei werden 0,5 g Dextrose pro Kilogramm Körpergewicht in 20prozentiger Lösung injiziert. Der Blutzucker wird vor der Injektion und 30, 60 und 120 Minuten nach der Injektion bestimmt. Normalerweise steigt er nach 30 bis 50 Minuten auf 200 bis 250 mg% an und sinkt nach 120 Minuten auf subnormale Werte ab.

Eine modifizierte Traubenzuckerbelastung ist von Staub-Traugott eingeführt worden. Man gibt eineinhalb Stunden nach der ersten Traubenzuckergabe, bzw. nach Überschreitung des Kurvenmaximums erneut 50 g Traubenzucker, wobei beim Gesunden kein neuerlicher Blutzuckeranstieg zur Beobachtung kommt (positiver Staub-Effekt). Bei negativen Regulationsstörungen sieht man einen neuerlichen verschieden hohen Blutzuckeranstieg (negativer Staub-Effekt). Kürzlich hat H. Siedek darauf aufmerksam gemacht, daß man bei genauer Erfassung der Anfangsteile dieser Kurven eine kurze Phase mit entgegengesetztem Ausschlag findet (Vorphase).

4. *Belastungsproben des Wasserhaushaltes.*

a) Flüssigkeitsbelastung: 1000 ccm Wasser oder dünnen Tee läßt man in nüchternem Zustand trinken. Dann werden die stündlichen Harnmengen und deren spezifisches Gewicht gemessen. Normalerweise werden in vier Stunden zwei Drittel der verabreichten Menge ausgeschieden, wobei das spezifische Gewicht bis auf 1001 absinkt, um langsam wieder auf den Ausgangswert anzusteigen.

b) Beim anschließenden Durstversuch wird die Harnausscheidung in Stundenportionen nach Menge und spezifischem Gewicht 12 bis 16 Stunden hindurch gemessen. Hiebei sinken die ausgeschiedenen Mengen fortlaufend ab, während das spezifische Gewicht bis 1030 ansteigen kann. Der gleiche Belastungsversuch wird auch nach Injektion von 1 ccm Pituisan wiederholt, wobei es normalerweise zu einer Reduktion der Ausscheidung auf zwei Drittel des Vortages kommt. In neuerer Zeit hatten A. Sturm-Wawersik diesen Hemmungsversuch durch Kurzwellenbestrahlung des Zwischenhirnes modifiziert, wobei es beim Normalen analog zu einer Hemmung der Ausscheidung kommt. Fehlende Hemmung spricht nach Sturm für Zwischenhirnlaesion.

5. **F. Hoff, Behr, Mollweide, Stockinger** u. a. haben die Verschiebung der vegetativen Reaktionslage mit *künstlichem Fieber* untersucht. Wir haben hiezu eine intravenöse Injektion von 10 E Pyrifer verwendet und registrieren dabei Puls, Blutdruck, Temperatur, Blutzucker und Blutbild (Abb. 17). Möglicherweise stellt diese künstliche Fieberreaktion eine biologische Testmethode d. Belastbarkeit d. sympathischen Systems dar, die aufschlußreicher ist als die reine Adrenalinbelastungsprobe.

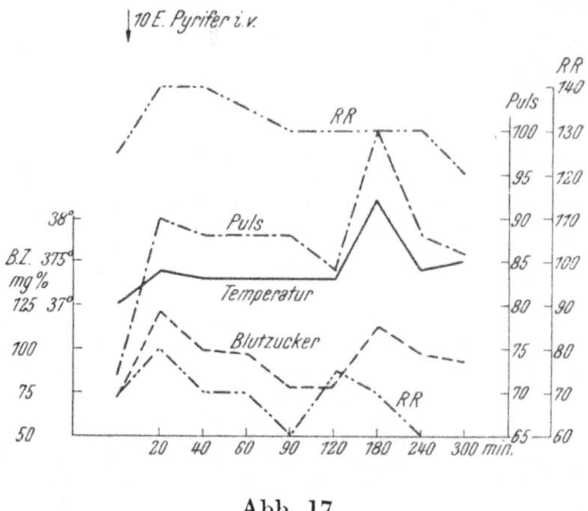

Abb. 17.

6. *Belastungsproben des Sauerstoffverbrauchs.* Bekannt ist die Eiweißbelastung (spezifisch dynamische Eiweißwirkung). Nach Feststellung des Ruhenüchternumsatzes werden 100 g Eiweiß in Form von Fleisch gegeben und die Sauerstoffverbrauchswerte nach 30, 60, 120 und 150 Minuten unter gleichzeitiger Kontrolle des Pulses bestimmt. Normalerweise tritt hiebei eine Sauerstoffverbrauchssteigerung von 20 bis 40 Prozent auf, die in der Zeit zwischen 60 und 120 ihr Maximum erreicht (Abb. 18). Diese Untersuchung dient der Funktionsprüfung des Hypophysenzwischenhirnsystems, wobei es sowohl zur Steigerung (vermehrter sympathischer Reizzustand) als auch zur vollkommenen Aufhebung der spezifisch dynamischen Eiweißwirkung kommen kann (abnorm herabgesetzter Spannungszustand des sympathischen Systems). Neuerdings hat sich eingebürgert, parallel mit den einzelnen G.-U.-Bestimmungen Blutzucker, Puls, Blutdruck u. Leukozytenwerte im Ablauf d. Eiweißbelastungsprobe mitzubestimmen (Richter-Wlader) Tab. 4. Über die Auswertung der einzelnen Kurvenformen wird in den einzelnen Kapiteln im Zusammenhang mit bestimmten Krankheitsbildern berichtet.

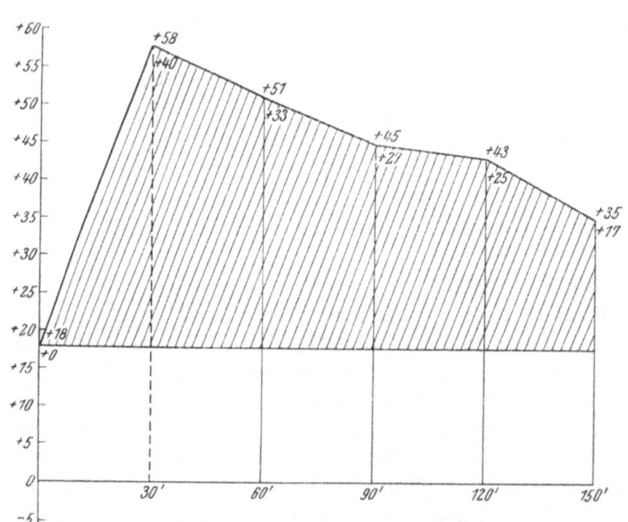

Abb. 18. Spezifisch dynamische Eiweißkurve und deren Flächenwirkung (nach E. Epstein).

Ein weiterer Versuch, durch Belastungen die Leistungs-, bzw. Kompensationsfähigkeit der zentral vegetativen Regulationszentren zu prüfen, ist die von Eckel

Tabelle 1. *Belastungskurve nach Eiweißbelastung.*

	Zeit	O_2	Puls	RR	Temp.	Blutz.	Leukoz.	Lympho	stab.	Eos.	Segment
NK 1	8.30	7 %	64	115/75	36.4	78	10000	28 %	10	3	57
NK 2	9.00	5 %	62	115/75	36.6						

Eiweißfrühstück: 250 g Kalbfleisch, 30 g Butter, 50 g Weißbrot

	Zeit	O_2	Puls	RR	Temp.	Blutz.	Leukoz.	Lympho	stab.	Eos.	Segment
VK	10.05	4.6 %	60	115/70	36.3						
Dyn I	10.35	4.6 %	58	105/65	36.6	82	7300	30	7	4	55
Dyn II	11.05	11.08 %	58	110/75	36.8						
Dyn III	11.35	14 %	58	110/70	36.7	81	6100	49	7	3	46
Dyn VI	12.05	4.6 %	56	110/75	36.5						

ausgearbeitete Methode der Sauerstoffmangelbelastung mit einem N_2O_2-Atmungsgemisch. Aus der Veränderung der Kreislaufverhältnisse, der geistigen und motorischen Leistungsfähigkeit (Schreibetest) können Rückschlüsse auf die Funktionstüchtigkeit der diencephalen Zentren gezogen werden.

Ferner sei auf die Stammhirndiagnostik mit elektrodermographischer Technik von Regelsberger hingewiesen, die allerdings für den praktischen Gebrauch noch zu kompliziert ist.

Der von Fünfgeld entwickelte AT-10-Versuch, der ursprünglich zur Erfassung der latenten Tetanien gedacht war, kann auch für die Gesamtbetrachtung der vegetativen Regulationen wichtige Anhaltspunkte liefern (K. Nowotny). Bekanntlich werden dem Patienten sieben Tage hindurch zweimal 20 Tropfen AT 10 verabreicht und vorher und nachher der Calciumspiegel kontrolliert. Bleibt der Calciumspiegel gleich oder sinkt er ab, dann handelt es sich um einen sogenannten Fünfgeld-positiven Fall. Es sind dies nicht nur immer tetanoide Symptomenkomplexe, sondern die verschiedensten Patienten mit vegetativen Funktionsstörungen zeigen ebenfalls positive Fünfgeld-Befunde.

Der Adrenalinsondenversuch, der auf der Auswertung des anaemisierenden Effektes von Adrenalin auf die Nasenschleimhaut beruht, sei kurz erwähnt, da er früher viel verwendet wurde, er ist heute wegen seiner Vieldeutigkeit praktisch aufgegeben worden.

Von den verschiedensten angegebenen Methoden wollen wir noch die Methode der intracutanen Quaddelsetzung von 0,1 Adrenalin (Lösung 1:10.000) an der Volarseite des Handgelenkes anführen, wobei die Dauer der anaemischen Verfärbung gemessen wird. Bei parasympathischer Reaktionslage ist diese Zeit verlängert, bei diencephalen Störungen beschleunigt (Zothe-Feuchtinger).

So bestechend für den Anfänger diese scheinbar exakten Laboratoriumsmethoden sind, so schwierig wird ihre Auswertung bei zunehmender Erfahrung. Wir haben in den letzten zehn Jahren weit über 1000 solcher Belastungskurven erfaßt, wobei wir versucht haben, Art und Dauer der Belastung in verschiedenster Weise zu modifizieren und zu kombinieren. Als Résumé können wir zusammenfassen:

1. Die erste Schwierigkeit ergibt sich aus der großen Schwankungsbreite der normalen Fälle, wobei sowohl interindividuelle Unterschiede wie auch intraindividuelle Verschiedenheiten bestehen, das heißt die Ergebnisse schwanken nicht nur bei verschiedenen Menschen, sondern auch bei ein und derselben Versuchsperson zu verschiedenen Zeiten. Die intraindividuellen Schwankungen ergeben sich aus unseren obigen Ausführungen zwangsläufig, denn die vegetative Reaktionslage ist kein statischer Zustand, sondern eine dynamische Durchgangsphase,

die durch die zahllosen, ständig wechselnden Anforderungen, die an das vegetative System gestellt werden, verändert wird. Um möglichst viele dieser Faktoren auszuschalten, müssen daher diese Funktionsprüfungen stets in Ruhe und nüchtern gemacht werden, worauf kürzlich auch Mark hingewiesen hat. Weiters modifizieren die verschiedenen von uns im vorigen Kapitel ausgeführten rhythmischen Schwankungen die jeweilige Reaktionslage (Tages-, Monats-, Jahres- und Lebensrhythmus). Über diese rhythmischen Beeinflussungen hinaus verändern auch kosmische und klimatische Reizeinwirkungen (Föhn) diese Untersuchungsergebnisse weitgehend. Unter Berücksichtigung dieser Gesichtspunkte ist die Vielfalt der Befunde nicht mehr verwirrend, sondern gibt doch die Möglichkeit, feinere Einblicke in das vegetative Funktionsgeschehen zu gewähren. Dies gilt in gleichem Ausmaß für die Analyse der interindividuellen Variationsbreite, wobei der Konstitutionsforschung weitreichende Aufgaben gestellt sind.

2. Eine weitere Schwierigkeit liegt in der Abgrenzung der Ergebnisse gegenüber den Befunden der organischen Erkrankungen. Sind doch die meisten dieser Methoden aus der klinischen Pathologie übernommen und dienen hier zur Funktionsprüfung von organischen Kreislauf-, Nieren- und Stoffwechselerkrankungen. Mit zunehmender Erfahrung gelingt es auch hier, durch Berücksichtigung der vorliegenden organischen Veränderungen einerseits und der vegetativen Reaktionslage andererseits weitgehenhe Einblicke in das Gesamtgeschehen zu gewinnen, die für die Diagnose und Therapie von großer Bedeutung sind. Wir meinen hier in erster Linie jenes diagnostisch wichtige Stadium, wo aus einer vegetativen Betriebsstörung sich ein morphologisch faßbares Organleiden entwickelt (z. B. Übergang eines funktionellen Hochdruckes in nachweisbare Nieren- und Gefäßveränderungen).

3. Nach Berücksichtigung der intra- und interindividuellen Schwankungen und der Abgrenzungen der Reaktionsweisen organischer Krankheiten beobachtet man eine Fülle verschiedener definierter Verhaltensweisen des Organismus, deren Ordnung bisher Schwierigkeiten machte. Wir werden im folgenden den Versuch unternehmen, diese Vielfalt von klinischen Bildern zu definierten Syndromen zu gruppieren.

4. Nicht zuletzt muß betont werden, daß der beim Menschen besonders bedeutungsvolle psychische Faktor die Laboratoriumsbefunde weitgehendst verändert. Ein leichter psychischer Reiz kann den Sauerstoffverbrauch, Pulsfrequenz, Blutdruck und Blutzucker beträchtlich verschieben. Da sich diese psychischen Faktoren beim Menschen nie völlig ausschalten lassen (Abneigung gegen eine Versuchsanordnung oder gegen den Untersucher, ferner Gewöhnung an eine Versuchsbedingung), lassen sich nie hundertprozentige Analogien zwischen Tierexperimenten und chemisch-physikalischen Belastungsproben am Menschen herstellen. Die kausal determinierte Forschungsrichtung kann beim Menschen nie allgemeingültige Ergebnisse liefern. Denn der psychische Faktor ist kausal nicht zu erfassen und verändert dadurch in mannigfaltigster Weise die Exaktheit der physikalischen Befunde. *Der Mensch als Forschungsobjekt untersteht in seiner Gesamtheit nicht völlig der Kausalität, sondern weist immer auf die Lücken der kausalen Determination in der biologischen Forschung hin.* Während man dem Forscher zugestehen kann, sich einer einseitigen Forschungsmethode zu bedienen, muß der Arzt beide Richtungen harmonisch in sich vereinigen, um aus der Gesamtschau die richtige Diagnose und Therapie zu bestimmen.

Zusammenfassend wollen wir festhalten, daß aus der mathematischen Addition von Laboratoriumsbefunden nie die Reaktionstendenz des vegetativen Systems bestimmt werden kann, sondern daß die klinische Gesamtbetrachtung, allerdings unter Einbeziehung zahlreicher Laboratoriumsbefunde, Voraussetzung für das ärztliche Handeln sein muß.

Literatur.

Beer: Med. Klinik **43** (1948).
Birkmayer, W.: Dtsch. Z. Nervenheilkunde, Bd. **164** (1950).
— Wr. med. Wschr., Nr. 28 (1947).
Buchegger u. Eiermann: Dtsch. Geshd. Wes. **3**, 590 (1948).
Eckel, K.: Wr. Z. f. Nervenheilk. **41** (1948).
Eppinger, H.-Heß, L.: Z. f. Klin. Med. **67**, H. 5—6 (1909).
Exner, R.: Lehrb. d. spirometrischen Analytik u. Diagnostik. Wien: W. Maudrich, 1948.
Falkenhausen-Gaida: Med. Klin. **43** (1948).
Feuchtinger: Nervenarzt **16** (1943).
Fünfgeld: Die tetanischen Erkrankungen der Erwachsenen. Leipzig, 1943.
Harrer, G.-Frowein, R.: Untersuchungsmethoden d. vegetativen Systems, im Erscheinen.
Hoff, F.: Med. Klin. Stuttgart: G. Thieme, 1949.
Jesserer: D. Arch. f. Klin. Med. **191** (1943).
Kahler, H.-Winkler, W.: Z. f. Klin. Med., Bd. **122** (1932).
Klarren: J. labor. A. clin. med. **24**, 365 (1914).
Leipert, Th.-Pilgersdorfer, W.-Piringer, W.: Laboratoriumsdiagnostik. Wien: Urban-Schwarzenberg, 1950.
Leipert Th.: Biochem. Z. 261 (1933).
Mark: Wr. Klin. Wschr. Nr. 2 (1951).
Mollweide: Nervenarzt **19** (1948).
Nowotny, K.: Wr. Klin. Wschr. **58**, Nr. 34 (1947).
Read: Journ. American. Med. Assoc. **38** (1922).
Regelsberger: Ärztl. Wschr. **3** (1948).
Schellong: Regulationsprüfung des Kreislaufs, Dresden 1938.
Siedeck, H.: Salzburger Ärztetagung 1950.
Stockinger: Klin. Wschr. **809** (1947).
Sturm, A.: Med. Klin., Nr. 1/2 (1949).
Thorn: J. Klin. investig. **19**, 813 (1940).
Turner: J. Klin. invest. **19**, 515 (1940).
Wanke, R.: Nervenarzt, **463** (1939).
Watson: Endocrinology **XX**, 358 (1936).
Wawersik, W.: Allg. Z. Psych. **125** (1949).
Winkler, W.: Wr. Arch. f. inn. Med., Bd. **32** (1938).
— Öst. Zeitschrift f. Kinderheilkunde, 1950.

Viertes Kapitel.

Der Funktionswandel der vegetativen Regulationen und seine Ursachen.

Wir haben in den vorliegenden Kapiteln unsere Vorstellungen über den zweiphasischen Arbeitsgang des vegetativen Systems mit seinen definierten Leistungen vorgetragen und die verschiedenen, sich überlagernden Rhythmen dargestellt, die die vegetativen Regulationen normalerweise beeinflussen. *Aufgabe des vegetativen Systems ist es, auf Umweltreize adaequat zu reagieren. Überschreiten diese Umweltreize das physiologische Maß, dann wird ein intaktes vegetatives System verstärkt reagieren. Ein solches Ereignis nennen wir Krankheit. Die Krankheit im allgemeinen geht mit einer Funktionssteigerung des vegetativen Systems einher und ist sonach keine pathologische Erscheinung des vegetativen Systems an sich.* Erst dann, wenn der vegetative Apparat nicht imstande ist, auf einen krankmachenden Reiz adaequat zu reagieren, können wir von einer krankhaften Reaktion des vegetativen Systems sprechen. Dieser Zustand entspricht einem Phänomen, das wir als *Funktionswandel der vegetativen Regulationen* bezeichnen wollen. *Der Funktionswandel der vegetativen Regulationen stellt somit eine krankhaft veränderte Reaktionsfähigkeit des vegetativen Systems dar.* Wir unterscheiden also eine spezielle Funktionssteigerung des vegetativen Systems bei den organischen Erkrankungen und eine krankhaft veränderte Funktionsleistung des vegetativen Systems auf physiologische und pathologische Reize, gleichsam eine vegetative Pathologie catexochen. Dieses pathologische Verhalten des vegetativen Systems stellt sich in der klinischen Beobachtung als Funktionswandel dar, das heißt, daß wir bei diesen vegetativen Kranheitsphänomenen ein der Erwartung nicht entsprechendes Verhalten der vegetativen Regulationen antreffen. Wodurch kommt nun prinzipiell dieser vegetative Funktionswandel zustande?

Folgende kausale Faktoren kommen aetiologisch in Frage:

1. Verstärkte Abnützungserscheinungen des vegetativen Systems.
2. Mechanische Schädigungen.
3. Toxische Schädigungen.
4. Schädigungen bei Mangelzuständen.
5. Psychische Schäden.

Alle diese Faktoren können sowohl akut wie chronisch wirksam werden.

1. Das vegetative System steuert die Aufrechterhaltung des Lebens. Fordern die Lebensbedingungen vom einzelnen Organismus mehr Energien, als dieser in seiner Ruhepause synthetisieren kann, dann kommt es je nach der Konstitution früher oder später zu einem Verschleiß, das heißt zu einer Insuffizienz der adaequaten vegetativen Regulationsfähigkeit gegenüber den Lebensanforderungen.

Das einfachste Beispiel hiefür ist ein akuter Erschöpfungszustand nach einem Gewaltmarsch von 24 Stunden, womöglich ohne Essen und Rast. Diese akute Überlastung der gesamten vegetativen Leistungskapazität führt zu einem akuten Zusammenbruch, das heißt Versagen der vegetativen Regulationen. Der Eintritt dieser Insuffizienz gegenüber den Umweltanforderungen wird von verschiedenen Faktoren beeinflußt.

Diese sind:

a) die Konstitution des betreffenden Individuums.

b) Die körperliche und seelische Kondition, aus der heraus diese Leistung gefordert wurde.

c) Die durch die Nahrung aufgestapelten Energiereserven.

d) Das Training, das heißt die ökonomische Verwertung der Energiereserven spielt gleichfalls eine Rolle.

e) Vorausgegangene Erkrankungen, die schon eine Belastung des vegetativen Apparates. vorweggenommen haben und seelische Erschütterungen modifizieren den Zeitpunkt des Versagens.

Allgemein ist zu bemerken, daß Individuen, die konstitutionsmäßig zu sympathischen Reaktionen neigen, rasche aber kurzdauernde Spitzenleistungen der Energieentfaltung zustandebringen werden, daß aber solche Menschen bei länger dauernden Energieleistungen früher versagen. Anderseits können Menschen, die konstitutionsmäßig eher parasympathikoton reagieren, weniger gut eine maximale und kurzdauernde Energieentfaltung intendieren, sind jedoch bei länger dauernder Beanspruchung zäher und ausdauernder. Dies geht aus unseren früheren Ausführungen sinngemäß hervor, da sympathische Konstitutionstypen ihre Energien leichter verschleudern, während parasympathische ökonomischer und sparsamer mit ihr umgehen. Das sinnvolle Training versucht den Energieverbrauch entsprechend einer Erziehung zur Bevorzugung der parasympathischen Arbeitsweise zu ökonomisieren. Auch im seelischen Bereich gelten die hier aufgezeigten Zusammenhänge, das heißt z. B., daß der sympathische Konstitutionstyp mehr zur akuten, flammenden Begeisterung neigt, während der parasympathische eher einer längerdauernden seelischen Beanspruchung gewachsen ist. Auch auf dem psychischen Sektor spielt das Training eine große Rolle und führt zu einer gesteigerten Ökonomie des seelischen Energiehaushaltes.

Die auf eine akute Überbelastung auftretende Erschöpfung stellt einen Schutzreflex des Organismus dar. Die Erschöpfung ist nichts anderes, als eine brüske Umschaltung von der ergotropen Leistungsphase in die trophotrope Erholungsphase. Ein morphologisch faßbarer Faktor dieser Erschöpfung ist z. B. der Blutzuckerabfall, der als chemischer Induktor neben der körperlichen auch eine seelische Erschöpfung auslöst. Anderseits sieht man gerade an dem gewählten Beispiel, daß beim Erblicken des Zieles der seelische Faktor den erschöpften Organismus nochmals zu einer sympathischen Leistungssteigerung aufzupeitschen vermag. Diese innige Verquickung sämtlicher Faktoren unterstreicht als klinisches Beispiel die von uns ständig angeführte Regel der permanenten Induktion. Das Umkippen in die Erschöpfungsphase erzwingt als vegetativer „Totstell"-Reflex die Einleitung der nötigen Energiesynthese. Bei diesem Totstell-Reflex kommt es klinisch zu einem zentral gesteuerten Kollaps mit Absacken des Blutes aus den Hautmuskelgebieten in das Verteilungsgebiet des Splanchnicus. Dies ist ein durchaus zweckmäßiger Vorgang, da hiedurch akut der Energieverbrauch in der Muskulatur gedrosselt wird und jene Organe, die in den trophotropen Arbeitsgang funktionell eingegliedert sind, besser mit Blut versorgt werden. Nach vollzogener Energiesynthese kann dieser akute vegetative Funktionswechsel kompensiert werden.

Es kann aber auch aus einer einmaligen derartigen Überbelastung ein dauernder vegetativer Funktionswandel entstehen. Die Neigung zu einem solchen Kollaps als Schutzreflex wird gebahnt, so daß später solche Entspannungskollapse schon bei geringeren Leistungsüberschreitungen auftreten. Ferner kann nach solchen einmaligen Maximalbelastungen die vegetative Leistungskapazität vorübergehend oder dauernd gesenkt bleiben.

Gegenüber dieser akuten Überbelastung der vegetativen Leistungskapazität haben in der heutigen Zeit die *chronischen Überlastungen* eine wesentlich größere Bedeutung. Die Lebensbedingungen der heutigen Zeit stellen an die gesamte Bevölkerung vom Hilsarbeiter bis zum Generaldirektor zu hoch gesteigerte Anforderungen. Der einzelne und der kollektive Organismus versucht dieser gesteigerten Anforderung dadurch nachzukommen, daß er in der Zeiteinheit mehr Energie abgibt (rascheres Lebenstempo), und daß er auch längere Zeit auf Kosten der Erholungsphase arbeitet. *Die Lebensbedingungen unseres technisierten Zeitalters verzerren die Sinuskurve des vegetativen 24-Stunden-Rhythmus durch eine Spannungsüberhöhung des sympathischen Leistungsschenkels.* Aus diesem gestörten Gleichgewicht zwischen Energieausgabe und -synthese resultiert ein vorzeitiger Verschleiß. Diese *negative vegetative Bilanz* stellt einen chronischen Faktor des vegetativen Funktionswandels dar.

2. Mechanische Reize, die den Organismus in überdosiertem Ausmaß treffen, führen zu einer Beeinträchtigung der vegetativen Funktionsfähigkeit. Diese Reize können kurz und maximal sein, wie z. B. bei der Commotio oder Contusio des Hirnstammes, oder es sind wiederholte geringere Reize, die den Organismus eine längere Zeitphase hindurch irritieren, z. B. die dauernde Erschütterung beim Motorradfahren und allen modernen Verkehrsmitteln, oder die dauernden Traumen beim modernen Sport (Boxen).

Die knöcherne Schädelkapsel stellt für mäßige mechanische Traumen einen besonderen Schutz für das Gehirn dar, bei mechanischen Maximalreizen wirkt sich die geschlossene Schädelkapsel aber als Nachteil aus, weil die Energie, die den Schädel an irgend einer Stelle trifft, sich dem ganzen Gehirn mitteilt. Wie wir an anderer Stelle gezeigt haben (Birkmayer), pflanzt sich die kinetische Energie, die den Schädel trifft, in Form potentieller Energiewellen nach allen Richtungen des Gehirns fort (räumliche Strahlungsenergie). An Stellen physikalischer Differenziertheit der morphologischen Struktur kommt es zur Umwandlung dieser potentiellen in kinetische Energie und dadurch zu Substanzschädigungen. Die vegetativen Regulationszentren im Zwischenhirn sind für die physiologischen Erschütterungen bestens in Flüssigkeit eingebettet (unten die Zisternen, oben der dritte Ventrikel). Gerade durch diese doppelte Einbettung einer relativ geringen Gehirnsubstanz in eine Flüssigkeit, die ein differentes physikalisches Medium darstellt, kommt es an diesen Stellen bei mechanischen Traumen stärkeren Grades zum Freiwerden kinetischer Energie, die Substanzschäden verursacht. Mechanische Maximaltraumen, die den Schädel treffen, führen somit in einem hohen Prozentsatz zu einem vegetativen Funktionswandel.

Weniger exponiert für mechanische Traumen ist das periphere vegetative System, obgleich z. B. beim Boxen durch einen Schlag auf das Herz oder in die Magengegend ein akutes Versagen der vegetativen Gesamtregulationen beobachtet wird. Das k. o. nach einem Herz- oder Magenhaken ist ein durch den mechanischen Reiz auf den Vagus ausgelöster Schockzustand.

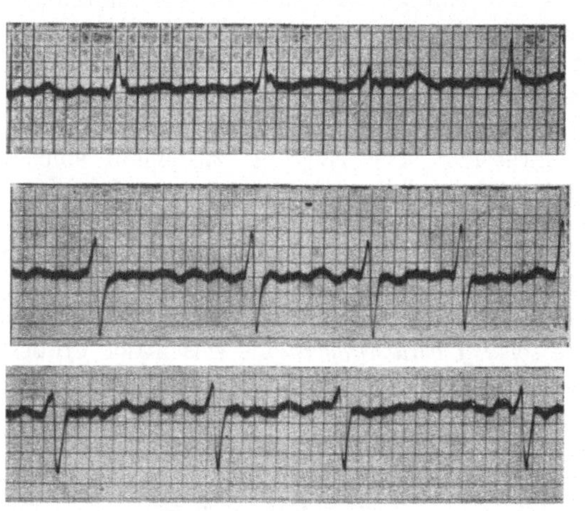

Abb. 19.   Vorhofflattern nach Herztrauma.

Einmalige mechan. Traumen, die das vegetative System treffen, können einen vorübergehenden Funktionswandel nach sich ziehen, oder aber unter gewissen Umständen eine dauernde Funktionsstörung zur Folge haben. So konnte z.B. W. Winkler einen Fall (Fall 2) beobachten, der bei einem Autounfall einen Stoß in die Herzgegend erlitt. Seit diesem Unfall hatte er Herzbeschwerden, die sich in Druck in der Herzgegend, unregelmäßigem Herzschlag und Schwindelerscheinungen äusserten. Die Untersuchung sechs Monate nach dem Unfall ergab ein Vorhofflimmern, das zeitweise in Flattern überging, für das sonst keinerlei organische Ursache zu finden war (Abb. 19). Auf eine einmalige mechanische Irritation entstand somit eine durch Monate andauernde vegetative Reizleitungsstörung.

Ebenfalls als mechanisch, wenn auch nicht grob physikalisch, sind die Reize anzusprechen, die das vestibuläre System treffen und die bei einer gewissen Überdosierung vegetative Schaltmechanismen in Gang setzen. In diese Gruppe gehören die Vestibularis-Reizungen mit pathologisch-vegetativen Reaktionen bei Eisenbahn-, Auto-, Luft- und Schiffahrten. *Es besteht kein Zweifel, daß diese Fortbewegungsarten der heutigen Technik für den menschlichen Organismus unphysiologisch sind.* Das Überangebot an vestibulären Reizen führt zur Flucht in den parasympathischen Schutzreflex, denn alle Symptome der Nausea stellen parasympathische Reizerscheinungen dar. Der *parasympathische Schutzreflex* erzwingt zunächst eine Ruhigstellung mit Entspannung der Muskulatur. Dies führt zu einer charakteristischen Kauerstellung, die man einerseits im Embryonalstadium als einer parasympathischen Dauerphase findet, und die andererseits die beste Kompensationshaltung auf Schiffen bei Seekrankheit darstellt. Erwähnt muß noch werden, daß dieser parasympathische Schutzreflex nach Schädeltraumen besonders leicht ausgelöst wird, das heißt, daß nach Laesion der diencephalen Regulationsstellen die Reizschwelle für pathologisch wirkende Vestibularisreize eine Senkung erfährt. Bekanntlich vertragen Patienten nach einer Commotio oft nicht einmal die Erschütterungen der Straßenbahnfahrt.

Neben den akuten mechanischen Traumen, die das vegetative System treffen, können auch dauernde mechanische Reize einen vegetativen Funktionswandel auslösen. Erwähnt wurden schon die dauernden Erschütterungen beim Motorradfahren und bei den modernen Sportarten. Es wäre immerhin möglich, daß die Frequentierung der modernen Verkehrsmittel mit ihren dauernden Erschütterungen einen kausalen Faktor der häufigen vegetativen Funktionsstörungen darstellen. Wenn wir etwa das Maß an Erschütterungen vergleichen, das ein Landbewohner, fernab der Eisenbahn, und ein Großstadtmensch, der an der Peripherie wohnt und täglich mit den üblichen Verkehrsmitteln kilometerweit zur Arbeit fährt, erleiden, dann ergibt sich daraus, daß hierin zweifellos Faktoren liegen, die in der Aetiologie der vegetativen Funktionsstörungen bisher zu wenig berücksichtigt wurden. *Unserer Meinung nach stellen diese Summen mikromechanischer Reize, die parasympathische Reflexe auslösen, eine Ursache der Müdigkeit des Großstadtmenschen dar.*

3. Sowohl die Toxine der verschiedensten Infektionserreger, wie alle übrigen Giftstoffe sind imstande, sowohl die zentralen wie die peripheren Strukturelemente des vegetativen Systems zu schädigen und dadurch einen Funktionswandel herbeizuführen. Jede Infektionskrankheit ist die Auseinandersetzung zwischen Krankheitserreger und Abwehr des Organismus. Das vegetative System ist Träger der Steuerung dieses Abwehrkampfes, der sich im allgemeinen in zwei Phasen abspielt. In der ersten Phase (Kampfphase nach Heilmeyer, Emergency state nach Cannon, A-Stellung nach F. Hoff) kommt es unter Schüttelfrost zu Fieberanstieg, die Schleimhäute sind trocken, Herzaktion, Puls und Atmung sind beschleunigt, dabei besteht Appetitlosigkeit und Obstipation. Im Blut zeigt sich ein Leukozytenanstieg mit Linksverschiebung und Abfall der eosinophilen Zellen. Es kommt zu einem Anstieg des Gesamtstoffwechsels, vermehrtem Eiweißstoffwechsel und Acidose, Abfall des Albumin-Globulin-Quotienten, Anstieg des Blutzuckers, Abfall des Blutfettes und Blutcholestrins. Psychisch sind die Patienten ängstlich, erregt, empfindlich gegen Sinneseindrücke, rasches Denktempo bis zur Ideenflucht. In Analogie mit unseren Ausführungen in den vorigen Kapiteln deklariert sich dieses Syndrom gleichfalls als typischer Reizzustand des sympathischen Systems. *Man kann somit auch bei den Infektionskrankheiten das sympathische System als den Aktivator des Abwehrkampfes bezeichnen.*

In der zweiten Phase (Heil- und Reparationsphase, B-Stellung nach F. Hoff) kommt es unter Schweißausbruch zu Fieberabfall, Blutdrucksenkung. Die absoluten Leukozytenzahlen sinken, während eine lymphatische Tendenz und Anstieg der eosinophilen Zellen in den Vordergrund tritt. Der Gesamtstoffwechsel ist reduziert, die Alkalireserve steigt an, der Albumin-Globulin-Quotient nimmt zu, bei Abfall des Serumeiweißes und Blutzuckers kommt es zu einer Vermehrung des Blutfettes und der Cholestrinkörper. Die Patienten sind müde, introvertiert, zeigen ein Ruhebedürfnis, verlangsamtes Denken, verstärkte Schlafneigung und eine ruhige psychische Grundstimmung. Zusammenfassend sind diese Befunde Ausdruck eines Überwiegens des trophotropen Arbeitsganges.

Die synchrone Aktion dieser zweiphasigen Tätigkeit kommt durch zentrale Zwischenhirnsteuerung zustande. Nach Bieling ist die sympathische Abwehrphase unspezifisch und greift fördernd in den zellulären Schnellschutz des Organismus ein. Hingegen werden alle mit der spezifischen Immunkörpertätigkeit verbundenen chemischen und zellulären Vorgänge durch das Überwiegen des Parasympathikus gefördert. Diese beiden Phasen stellen nach unseren früheren

Ausführungen nur eine verstärkte Schwankungsbreite der normalen vegetativen Rhythmik dar. Sie sind keine Krankheiten des vegetativen Systems, sondern Spitzenleistungen. Die sympathische Kampfphase ist dabei meist wesentlich kürzer als die parasympathische Aufbauphase, was einem allgemeingültigen Prinzip entspricht. Allerdings kann bei besonderer Konstitution oder nach vorausgegangenen Belastungen des vegetativen Systems der verschiedensten Art eine einmalige derartige sympathische, bzw. parasympathische Spannungserhöhung einen dauernden vegetativen Funktionswandel nach sich ziehen. So sieht man klinisch nicht selten, daß nach einer Angina oder nach einem grippösen Infekt für längere Zeit Krankheitsbeschwerden bestehen bleiben, die wir später als pathologische Reizerscheinungen des sympathischen Systems anführen werden. Das heißt, daß nach einem einmaligen Infekt unter bestimmten Voraussetzungen ein längerdauernder vegetativer Funktionswandel auftreten kann. Auf der anderen Seite sieht man, daß nach vorangegangener Schädigung des vegetativen Apparates dieser im Falle eines akuten Infektes nicht imstande ist, mit einer adaequaten Kampfphase zu reagieren. Mitunter sieht man, daß bei besonders massiven Intoxikationen auch das funktionstüchtigste vegetative System dem Ansturm nicht gewachsen ist. Das sind die klinischen Beispiele der malignen Sepsis, die im Blutbild durch niedrige Leukozytenwerte und fehlende myeloische Reaktion charakterisiert sind.

Bei manchen Krankheitsformen hat das Toxin eine besondere Affinität zum zentral-vegetativen Steuerungsapparat, und verhindert dadurch einen zentral gesteuerten Abwehrkampf. Hieher gehört der Typhus abdominalis, der zweifellos das Zwischenhirn toxisch schädigt (Benommenheit, Verwirrtheit). Diese Schwächung zeigt sich unter anderem in fehlender Leukozytose und im Auftreten einer Bradycardie.

Ferner kommt es bei einer anderen Gruppe von Krankheiten zu einer direkten Ansiedlung der Erreger im Zwischenhirn (Encephalitis lethargica, Fleckfieber, cerebrale Form der Poliomyelitis). Das Befallensein der vegetativen zentralen Steuerungsstellen behindert naturgemäß den geregelten Abwehrkampf. So fehlt z. B. bei der Encephalitis sehr häufig das Fieber, beim Fleckfieber besteht meist eine Insuffizienz der Kreislaufregulationen durch Befallensein der entsprechenden „Zentren". Ist der sympathische Abwehrapparat dem Toxinansturm nicht gewachsen, dann stirbt das Individuum durch toxische Lähmung der vegetativen Zentralstellen für Kreislauf und Atmung. Ist der toxische Reiz nicht maximal, dann bleibt das Leben wohl erhalten, aber die vegetativen Regulationen laufen für längere Zeit unter veränderten Bedingungen ab (Funktionswandel). Ein wesentliches klinisches Kriterium dieses Stadiums ist die Senkung der vegetativen Erregungsschwelle, wobei die Patienten auf geringste flüchtige Reize und körperliche Belastungen mit Tachycardie, Schweißausbruch, Schwindel und Kollaps reagieren.

Es gibt aber viele Krankheiten, bei denen sich die Auseinandersetzung zwischen Erreger und Abwehrkraft des Organismus nicht in einem einmaligen Ereignis abspielt, sondern sich über monate- bis jahrelange Zeitspannen hinzieht. In der ersten Kampfphase wurde nur ein Teil der Krankheitserreger vernichtet und nach mehr oder weniger langer Zeitspanne wird ein neuer Angriff der Erreger gegen den Organismus gestartet. Diese Dauerkriege stellen eine besondere Inanspruchnahme des vegetativen Apparates dar. Jedes Ansteigen des Toxinspiegels über eine gewisse Höhe setzt den vegetativen Abwehrapparat in Aktion. Der neuerliche toxische Reiz trifft aber ein verändertes vegetatives System, wodurch die Reaktion anders abläuft als beim erstenmal. Diese Modifikation der vegetativen Abwehrreaktion hat Pirquet entdeckt und als Allergie bezeichnet.

Während in den folgenden Jahren das Allergieproblem lediglich vom Gesichtspunkt der Antigen-Antikörper-Reaktion betrachtet wurde, gewinnt in neuerer Zeit die Ansicht an Bedeutung, daß das gesamte vegetative System sowohl mit seinem peripheren als auch mit seinem zentralen Anteil am Allergiegeschehen beteiligt ist. Die Einschaltung der zentral-vegetativen Steuerungsstellen geht am eindeutigsten aus den Erfahrungen Volkmanns hervor, der an vielen tausend Fällen zeigen konnte, daß Serumschock und Serumkrankheit auch bei wiederholten Injektionen ausbleiben, wenn diese in Narkose erfolgten. Da bei den allergischen Reaktionen und den damit gleichzusetzenden Krankheitsbildern nach F. Hoff Bronchospasmen, relative Lymphozytose mit Eosinophilie sowie eine Steigerung des K/Ca-Quotienten, also parasympathische Reizerscheinungen, zur Beobachtung kommen, ist unserer Meinung nach hinlänglich gezeigt, daß die sogenannten allergischen Reaktionen mit vegetativen Reaktionen korrelliert sind. Nach unseren Vorstellungen von der vegetativen Reaktionslage muß geradezu erwartet werden, daß ein gleicher Reiz verschiedene Reaktionen des vegetativen Systems auslöst, je nach der Durchgangsphase, in der er das in dynamischem Fluß befindliche vegetative System trifft. Befindet sich dasselbe durch vorangegangene toxische Reizung in einer sympathischen Reaktionslage, dann kann ein zweiter Reiz ein rasches Umkippen in die parasympathische Reaktionslage intendieren. Dies kommt klinisch als anaphylaktischer Schock zur Beobachtung. Dieser stellt somit eine paradoxe Kippreaktion des vegetativen Systems dar. Je nach Lage des Punktes der vegetativen Pendelbewegung, in der sich die vegetative Reaktionslage des betreffenden Organismus gerade befindet, wird ein zweiter oder folgender Reiz eine verschiedene, id est allergische oder hyperergische Reaktion auslösen. Durch die verschieden großen Antigen- und Antikörpermengen, die jeweils in Aktion treten, kommt es zusätzlich zu vielfachen Interferenzphänomenen, die das gesamte Allergieproblem so unübersichtlich und vieldeutig machen. Sicherstehend ist jedoch die Tatsache, daß das gesamte vegetative System an den allergischen Reaktionen beteiligt ist. In diesem Zusammenhang scheinen uns folgende Überlegungen von Bedeutung. Die Tatsache, daß die Reaktion nach einem Zweitreiz (selbst nach längerer Zeitspanne) durch den ersten Reiz modifiziert wird, muß dafür sprechen, daß das erste Ereignis irgendwo engrammäßig festgelegt sein muß *(vegetatives Gedächtnis)*. Auf Grund der neuen Ergebnisse sind wir der Ansicht, daß für das Zustandekommen der allergischen Reaktionen und der Immunitätsvorgänge neben dem Vorhandensein der Antikörper ein vegetatives Engramm in der nervösen Substanz von Bedeutung ist. Während beim Menschen infolge des differenzierten Aufbaues die Depotstellen nicht exakt bestimmt sind, sind bei den Insekten diese Verhältnisse durch einfache Experimente geklärt.

Nach Bieling haben Insekten nur in bestimmten Entwicklungsphasen ihrer Metamorphose die Fähigkeit, in den Körper eingedrungene fremde Bakterien durch Lyse und Phagozythose zu vernichten. Diese Fähigkeit kann durch elektive Zerstörung des dritten Thorakelganglion, das gleichzeitig für den normalen Ablauf der Metamorphose verantwortlich ist, aufgehoben werden. Sie ist somit nervös gesteuert.

Durch diese rezidivierenden intermittierenden toxischen Reize einer chronischen Infektionskrankheit (Tbc., Lues) wird einerseits die regulative Reaktionspotenz verändert, anderseits rückwirkend der Krankheitsverlauf modifiziert. Die chronisch-toxischen Reizeinwirkungen belasten den vegetativen Apparat in einem Maß, das ihn außerstande setzt, den normalen Belastungen des Lebens zu genügen, wodurch seinerseits ein vegetativer Funktionswandel mit seinen charakteristischen Beschwerden entsteht. Hieher gehören z. B. die Summe der vegetativen

Beschwerden, die im Rahmen einer tuberkulösen Erkrankung auftreten können, sowie die charakteristischen, krisenhaft auftretenden Beschwerden bei einer luetischen Erkrankung.

Auch die gesamte Problematik der fokalen Infektion ist auf diesen vegetativen Funktionswandel zu beziehen. Als einfachstes Beispiel eines Fokalinfektes wählen wir die dentale Herdinfektion (Mathis-Winkler). Befindet sich der Körper in einer Phase gesteigerten Widerstandskraft, dann liegt der Fokus ruhig. Wenn durch eine zusätzliche Belastung das vegetative System des Organismus beansprucht wird, kann es zu einer neuerlichen Toxinausschüttung aus dem Fokus kommen. Dies bewirkt wieder eine sympathische Abwehrreaktion, die entweder mit gleitender Schaltung in eine parasympathische Erholungsphase übergeht, oder aber kippartig in eine allergische Phase umschlägt, die klinisch beispielsweise als rheumatischer Schub in Erscheinung tritt. Als Folge dieser Toxinreize kann sowohl bei den chronischen Infektionskrankheiten wie bei den Fokalinfektionen ein dauernder vegetativer Funktionswandel resultieren. So konnte Peßler im Jahre 1909 in seinem grundlegenden Referat über die Herdinfektionen schon darauf hinweisen, daß labile Körpertemperatur, subfebrile Zustände, labile Herztätigkeit und Gefäßreaktionen, Neigung zum Frieren, zu kalten Händen und Füßen, abnorme Herzpalpitationen, Schlafstörungen, abnorme Reizbarkeit und Ermüdbarkeit. Schreckhaftigkeit, Konzentrationsunfähigkeit einerseits, Quinckesches Ödem, Urticaria, Ekzem, Durchfälle, Gastritis und spastische Obstipationen andererseits bei Herdinfektionen auftreten. Alle diese Beschwerden sind unserer Meinung nach Symptome eines vegetativen Funktionswandels, wobei die klinischen Bilder einerseits einer Übererregbarkeit des sympathischen, andererseits des parasympathischen Systems entsprechen. Diese grundlegende Erkenntnis Peßlers basierte auf einer reichen klinischen Beobachtung. Später wurden durch Einführung der experimentellen Methoden (Rosenow u. a.) die Zusammenhänge zwischen fokaler Infektion und vegetativem Funktionswandel in den Hintergrund gedrängt und Grumbach erwähnte auf seinem Referat im Jahre 1936 hauptsächlich die organischen Erkrankungen, die nach fokaler Infektion auftreten können. Wir hingegen stehen auf dem Standpunkt, daß fokale Infektionen neben den psychischen Alterationen, auf die wir später noch zurückkommen, die häufigsten Ursachen eines vegetativen Funktionswandels darstellen und daher bei der Therapie mehr berücksichtigt werden sollten.

So wie die Bakteriengifte können natürlich alle übrigen toxischen Substanzen eine pathologische Reaktion des vegetativen Systems auslösen. Auf der besonderen Affinität vieler Stoffe zum vegetativen System beruht nicht zuletzt ihr therapeutischer Effekt. Der Funktionswandel der vegetativen Regulationen ist erst die Folge einer Überdosierung, bzw. chronischen Applikation. Ein geradezu historischer Stoff dieser Beeinflussung ist das Nikotin. Bekanntlich benützte Langley das Nikotin, um durch seine synapsenlähmende Wirkung die Strukturfeinheiten der vegetativen Fasern zu erforschen. Klinisch ist bekannt, daß Nikotin Gefäßspasmen verursacht, die bei chronischem Gebrauch zu den bekannten Bildern des Raucherbeines oder der verschiedenen Endangitiden führen. Es sind aber nicht nur reine Sympathikuswirkungen, die durch den Nikotingenuß verursacht werden, die Anregung der Verdauung und Stuhlentleerung sind banale Beispiele der antagonistischen Wirkung. Mansfeld, Houssay und Molinelli behaupten, daß Nikotin einen Dauerreiz auf die Nebenniere ausübt und hiedurch zu einer vermehrten Adrenalinabsonderung führt. Damit wäre die gefäßkontrahierende Wirkung erklärt. Anderseits wirkt nach Meyer-Gottlieb das Nikotin ähnlich wie Acetylcholin, nur ist seine Wirkung dauerhafter. Die Tatsache daß so viele Menschen Nikotin rauchen, scheint eindeutig dafür zu sprechen, daß es je nach der Konstitution und Kondition anregend oder sedativ auf das vegetative System wirkt. Die Richtung des vegetativen Funktionswandels nach Nikotin ab usus wird möglicherweise ebenfalls vom jeweiligen Erregungszustand beeinflußt. So werden nach Nikotinabstinenz nur einige Leute dick und nehmen an Gewicht zu.

Coffein wirkt sowohl bei einmaligem wie bei chronischem Gebrauch im wesentlichen sympathikomimetisch, wogegen der Alkohol vagotrope Eigenschaften besitzt. Auch bei diesen beiden Stoffen kann sowohl durch einmalige Überdosierung wie durch chronischen Gebrauch ein vegetativer Funktionswandel entstehen. Analog rufen Schwermetalle bei Intoxikationen vegetative Störungen hervor, bekannt sind die Spasmen nach Bleivergiftung. Arsen wirkt in therapeutischen Dosen vagusanregend (Gewichtszunahme usw.), toxisch bewirkt es im gleichen Sinne Durchfälle, Erbrechen usw.

Eine besondere Bedeutung kommt dem Jod zu, von dem bekannt ist, daß es Überfunktionszustände der Schilddrüse und des sympathischen Spannungszustandes auslösen kann. Darüber hinaus scheint die Feststellung Schittenhelms und Eislers, daß Jod im Zwischenhirn besonders gespeichert wird, von Bedeutung. Denn nach neuen Arbeiten von Morton und Chaikof wird Jod von schilddrüsenlosen Ratten zu Thyroxin aufgebaut und Fellinger denkt an die Möglichkeit einer Thyroxinsynthese im Zwischenhirn.

Wir kommen im therapeutischen Teil noch auf die spezifischen vegetativen Wirkungen der einzelnen Stoffe zurück. In diesem Zusammenhang sollte nur darauf hingewiesen werden, daß übermäßige Zufuhr oder chronische Applikation der verschiedensten Stoffe analoge Veränderungen der vegetativen Regulationen nach sich ziehen können.

4. Wenn dem Organismus zur Aufrechterhaltung seiner optimalen Lebensbedingungen verschiedene Stoffe längere Zeit hindurch fehlen (Eiweiß, Lipoide, Vitamine), resultiert daraus ebenfalls zunächst eine Funktionsverminderung, bei chronischem Entzug kommt es auch zur Veränderung der morphologischen Bestandteile des vegetativen Systems. Der Krieg, bzw. die Nachkriegszeit hat gerade auf dem Gebiet der Mangelerscheinungen ein Massenexperiment geboten. Hiebei ist unserer Meinung nach der Einfluß dieser Mangelerscheinungen auf das vegetative System zu wenig beachtet worden. So stellen einzelne Aminosäuren wesentliche Bausteine für bestimmte Hormone und Fermente dar. In diesem Zusammenhang wollen wir insbesondere darauf hinweisen, daß die Funktionstüchtigkeit des adrenergisch-dissimilatorischen Systems durch dauernden Entzug von Eiweißstoffen wesentlich leidet, da ja der erhöhte Energieverbrauch dieses Systems einen besonderen Bedarf und auch einen besonderen Verschleiß an solchen Stoffen hat. Der Organismus reagiert zunächst auf den Entzug dieser Energiebausteine mit erhöhter Einschaltung des parasympathischen Sparganges. Diese Form des vegetativen Funktionswandels wirkt sich klinisch in einem Überwiegen der parasympathischen Phase aus, die nach der Regel der permanenten Induktion auf allen Gebieten sichtbar wird. So sind die Interesselosigkeit, der Mangel an Initiative, der herabgesetzte Bewegungsdrang, vermehrtes Ruhebedürfnis bis zur hochgradigen Abgestumpftheit Ausdruck eines im seelischen Bereich sichtbaren Funktionswandels, der den Zweck hat, die Energieausgabe zu drosseln. Die Bradycardie, der niedrige Blutdruck, die Wasseranreicherung im Gewebe, der müde, schleppende Gang des unterernährten Kriegsgefangenen, dazu noch die völlige geistige und seelische Abstumpfung stellen sehr eindrucksvolle Bilder dieses vegetativen Funktionswandels dar. Die Fixierung dieser vegetativen Reaktionslage ist so eminent, daß wir wiederholt beobachten konnten, daß Monate, ja selbst

Jahre notwendig sind, um das vegetative Gleichgewicht wieder herzustellen. Obwohl diese Patienten in ihre alten Arbeitsstätten zurückgekommen sind, saßen sie monatelang herum und konnten sich zu keiner Arbeit aufraffen. Diese durch chronische Mangelernährung entstandenen klinischen Bilder zeigen graduell verschiedene Abstufungen. Primär kommt es zu einer Herabsetzung des sympathischen Leistungs- und Spannungszustandes durch mangelhafte Zufuhr von Bausteinen für die Nebenniere (sympathische Hypotonie). Hieher gehören die zahlreichen Bilder von niedrigem Blutdruck und allgemeiner Adynamie. Eine weitere Stufe ruft Bilder hervor, die durch eine Insuffizienz der Schilddrüsentätigkeit charakterisiert sind. So konnten Fleischhacker-Holler-Mathis zeigen, daß russische Kriegsgefangene, die eine stark reduzierte Nahrung bekamen und gleichzeitig schwer arbeiten mußten, nach einigen Monaten Kröpfe mit deutlichen Myxoedemsymptomen bekamen. Zur Kompensation dieser mangelhaften Energiezufuhr schaltet der Organismus den parasympathischen Spargang ein, der eine ökonomische Energiedrosselung garantiert. Wird die Energiezufuhr noch weiter herabgesetzt, dann kommt es selbst zur Ausschaltung von einzelnen Funktionsgebieten innerhalb des parasympathischen Aufgabenkreises. Hieher gehört die ebenfalls monate- bi jahrelang dauernde Impotenz der Kriegsgefangenen. Außer der Mangelnahrung bezüglich Eiweiß und Lipoiden spielt auch die große Gruppe der Hypo-, bzw. Avitaminosen eine besondere Rolle. Vegetative Beschwerden, bzw. Funktionsstörungen entstehen dabei vorwiegend durch Mangel der Vitamin B- und C-Gruppe. Bekannt sind die Müdigkeit und die Blutungsneigung bei Vitamin-C-Mangel, die Appetitlosigkeit und Neuritiden bei Vitamin-B-Mangel.

Die überaus zahlreichen Erfahrungen der Kriegs- und Nachkriegsjahre haben uns gezeigt, daß die Leistung und Funktionstüchtigkeit des vegetativen Systems durch Mangelernährungen einen beträchtlichen Grad an vegetativem Funktionswandel erleiden kann (A. Sturm, Gützow). Die Beobachtungen dieser extremen klinischen Bilder haben unseren Blick für die feineren Grade dieser Zusammenhänge geschärft und die Häufigkeit dieser Ursachen vegetativer Störungen gezeigt. Andererseits konnten wir auf Grund dieser Erfahrungen feststellen, daß durch eine erhöhte Zufuhr von derartigen Stoffen eine Reihe von vegetativen Störungen günstig beeinflußt werden kann.

5. Daß psychische Schäden schwere vegetative Funktionsstörungen nach sich ziehen können, braucht heute bei der allgemein psychosomatischen Einstellung nicht besonders hervorgehoben zu werden. Die mannigfaltigsten Symptome eines vegetativen Funktionswandels ist man im Extremfall der Geisteskrankheiten (Katatonie, Melancholie) zu sehen gewohnt. Nach der von uns immer wieder erwähnten Regel der permanenten Induktion wird ein psychischer Verschleiß, das heißt eine Abnützung der seelischen Kräfte, sich vor allem in einem vegetativen Funktionswandel aufzeigen lassen. Eine seelische Erschöpfung geht immer mit einer vegetativen Erschöpfung einher. Aber auch weniger massive seelische Depressionen durch äußere Einwirkungen bewirken eine Umstellung der vegetativen Funktionstüchtigkeit.

Diesem Bereich der seelischen Abnützungsvorgänge stehen psychische Reizschäden gegenüber. Vegetative Reflexe nach seelischen Reizen sind klinisch in großer Fülle bekannt. Hieher gehören Anfälle von Angina pectoris, Durchfälle, Kollaps, Migränanfälle usw. nach psychischen Reizen. Wenngleich ein einmaliger Migräneanfall auf einen psychischen Reiz noch keinen vegetativen Funktionswandel darstellt, so muß doch betont werden, daß durch das einmalige Ereignis eine Bahnung im Sinne eines bedingten Reflexes (Pawlow und Bykow) entstehen kann, die im weiteren Verlauf zur Auslösung analoger Zustände auf immer geringere Reize führen kann *(psychovegetative Hyperergie)*. Wie immer sind die Beziehungen wechselseitig. Ein Angstreiz führt zum Herzklopfen, das nächstemal kann schon ein geringerer Angstreiz zu Herzklopfen führen, ferner kann ein Herzklopfen, welches z. B. nach Kaffeegenuß auftritt, mit Angstgefühl gekoppelt sein.

Über die Bahnung vegetativer Reflexe durch seelische Reize hinaus gibt es aber auch eine dauerhafte Umstellung der vegetativen Reaktionslage nach einem einmaligen seelischen Trauma. Das bekannteste Beispiel hiefür stellt der Schreck-Basedow dar. Weniger bekannt sind beispielsweise dauernde Appetitlosigkeit, die objektiv durch eine Hypazidität des Magensaftes nachgewiesen werden kann, nach einmaliger Kränkung.

Eine viel bedeutendere Rolle als ätiologischer Faktor stellen aber die *seelischen Dauerreize* dar, die wohl nicht sofort zu einer vegetativen Reaktion führen, sondern deren Summation erst einen vegetativen Funktionswandel entstehen läßt. Hieher gehören vor allem dauernde Sorge, Kummer, Kränkung längere Zeit hindurch, unlösbare Konflikte beruflicher oder familiärer Natur. Als Folge solcher dauerhafter psychischer Mikroreize sehen wir häufig als klinische Bilder des daraus entstehenden Funktionswandels Gewichtsabnahme, Schlaflosigkeit, Appetitlosigkeit, Schwitzen, Kopfschmerzen, Herzbeschwerden, Obstipationen, Impotenz und Frigidität. Kauders hat die klinischen Bilder vegetativer Funktionsstörungen, die durch die psychischen Traumen des letzten Krieges entstanden sind, in ihrer bunten Fülle beschrieben. Auch im psychischen Bereich des Organismus spielen die allergischen Grundprinzipien eine große Rolle. So ist bekannt, daß der gleiche seelische Reiz, wenn er nach kürzerer Zeit als zweiter Reiz noch einmal erfolgt, eine völlig andere Reaktion auslösen kann. Eine an sich belanglose kränkende Bemerkung eines Ehemannes seiner Frau gegenüber kann beim zweiten Mal entweder einen Entrüstungssturm mit sympathischen Reizerscheinungen (psychische Hyperergie), oder eine vagotone Apathie mit stummem Beleidigtsein auslösen (psychische Anergie). So vielfältig die allergischen Reaktionen im somatischen Sektor sind, so variabel und mannigfaltig wirken sie sich auch im psychischen Bereich aus. Die Irradiation eines psychischen Reizes in die vegetative Sphäre, deren morphologische Wege Hans Hoff neuestens demonstriert hat, kommt häufig auch dadurch zustande, daß das betreffende Individuum die ersten seelischen Reize nicht vergessen hat. Das Vergessen-Können seelischer Reize bewirkt, daß ein zweiter Reiz keine hyperergischen Reaktionen, weder seelisch noch vegetativ, auslöst.

Über die individuellen Reiz-Reaktions-Phänomene im psychischen Sektor hinaus erleben wir in der heutigen Zeit eine Summe gleichsam *kollektiv psychovegetativer Reaktionen*, die durch den überdimensionalen Aufbau des gesamten Staatsapparates hervorgerufen werden. So stellen die verschiedensten Vorladungen einzelner Menschen vor Behörden und Ämter in der heutigen Zeit psychische Traumen dar, die mit beträchtlichen vegetativen Reaktionen einhergehen. Als Ärzte sind wir in der Lage, dies in viel zu häufigem Ausmaß zu beobachten und fühlen uns daher verpflichtet, auf den katastrophalen Einfluß hinzuweisen. Welcher Arzt hatte nicht Gelegenheit, eine wochenlange Schlaflosigkeit bei einem Patienten zu beobachten, der wegen einer belanglosen Angelegenheit von einer Behörde eine Vorladung erhielt für einen Termin, der beispielsweise 14 Tage später liegt. Seine Schlaflosigkeit dauert zunächst von Erhalt der Vorladung bis zum Termin, aber selbst wenn die Angelegenheit gänzlich bereinigt werden kann, hält die Schlaflosigkeit als unangenehme Form eines vegetativen Funktionswandels längere Zeit hindurch an. Wenn man einmal die Gesichter der zahlreichen Menschen beobachtet hat, die in den langen Korridoren eines Gerichtsgebäudes warten müssen, dann beginnt man zu ermessen, welche ungeheuren psychisch-vegetativen Schäden die überspitzten Formen des modernen Gemeinschaftslebens mit sich bringen.

Hiezu kommen noch folgende Faktoren: die modernen Lebensformen der Höflichkeit erfordern, daß man unangenehme seelische Reize möglichst ohne Reaktion „hinunterschluckt''. Würde auf einen solchen unangenehmen Reiz eine natürliche, sympathisch gesteuerte Abwehrreaktion erfolgen, dann wäre in den meisten Fällen das Reiz-Reaktionsereignis beendet. Die Unterdrückung der sofortigen Abwehrreaktion bewirkt ein Irradiieren in die vegetative Sphäre. Ein Beispiel hiefür ist der nicht abreagierte Ärger im Büro, der eine Appetitlosigkeit am Mittagstisch induziert. Ein weiteres Beispiel psychisch schädigender Reize auf das vegetative System konnte man bei der militärischen Erziehung beobachten. Die Forderung zum raschen Reagieren, der harte Kommandoton, der seine krasseste Form in der preußischen Drillerziehung hat, führte nicht selten zu dauerhaften sympathischen Reizzuständen. Gleichsam in Parenthese sei bemerkt, daß für den an sich ruhigen Norddeutschen diese Aufpulverung der gesamten Person möglicherweise eine adaequate Erziehungsmethode zur Erhöhung der Leistungsfähigkeit darstellt. Absolut ungünstig wirkt sich diese Methode der seelisch-geistigen Erziehung bei Völkern südlicher Prägung aus. Wir haben dieses krasse Beispiel aus dem Grunde gebracht, weil durch dessen Demonstration auf die weniger ins Auge springenden Beziehungen zwischen Erziehung und psychovegetativer Reaktion der Schüler aufmerksam gemacht werden kann. So häufen sich in einer Schulklasse die sympathischen Reizerscheinungen der Kinder besonders, wenn der Lehrer an einer Hyperthyreose leidet und durch Herabsetzung der allgemeinen Reizschwelle ein anderes geistiges, seelisches und körperliches Lebenstempo besitzt. Die Krisenzeit der Pubertät, die, wie wir schon erwähnt haben, eine labile Umschaltphase auf die sympathische Lebenskurve darstellt, ist naturgemäß für solche psychischen Noxen besonders empfindlich. Hieraus ergeben sich unserer Meinung nach besonders wichtige neue Gesichtspunkte im Erziehungsproblem, auf die wir als Ärzte nur hinweisen wollen.

Wir haben uns im vorliegenden Kapitel bemüht, die einzelnen aetiologischen Faktoren, die zur Entstehung eines vegetativen Funktionswandels führen, isoliert darzustellen. Im Leben selbst bewirken diese einzelnen Faktoren meist gekoppelt einen vegetativen Funktionswandel, wobei die einzelnen Faktoren sich gegenseitig in ihrer Wirksamkeit steigern. Meist vollzieht sich die Entstehung eines vegetativen Funktionswandels derart, daß zu einigen latenten längerdauernden Reizen ein neuer, unmittelbar auslösender Faktor hinzutritt. Erst dann tritt akut ein Funktionswandel der vegetativen Regulationen in Erscheinung. Wie oft kommen Patienten in die Sprechstunde, die angeben: Seit der Angina im vorigen Jahr kann ich nicht schlafen, bin ich nervös, nehme ich an Gewicht ab usw. Erst die nähere Analyse des Falles zeigt dann, daß neben dem unmittelbar auslösenden toxischen Reiz der Infektion eine dauernde seelische Kränkung im Beruf, gepaart mit einer vegetativen Abnützungserscheinung durch zu große Arbeitsleistung und noch andere kausale Faktoren vorliegen. Gerade diese Koppelung der aetiologischen Faktoren zwingt den Arzt, wie wir immer wieder betonen müssen, zu einer Gesamtschau, zu einer Berücksichtigung sämtlicher ätiologischer Faktoren, sowohl der mechanischen, toxischen, aber auch der psychischen. Nur dadurch gelingt es, eine echte aetiologische und nicht bloß eine rein symptomatische Therapie einzuleiten.

Die Summation dieser Faktoren wird klinisch zum *vegetativen Funktionswandel*. Viktor v. Waizsäcker stellt den allgemeinen Begriff des Funktionswandels als eine aus der Schädigung des morphologischen Substrates resultierende Wandlung der Leistungsform des Organismus dar. Das heißt eine Schädigung des nervösen Substrates ist nicht verbunden mit einem Ausfall der Funktion, sondern es entsteht eine Veränderung der Funktionsleistung, die allerdings gegenüber der vollwertigen Normalfunktion immer insuffizient ist. Im vegetativen Bereich kommt es durch die angeführten aetiologischen Faktoren gleichfalls zu einer veränderten Funktionsform.

Eine unmittelbare Ursache des Funktionswandels stellt die Verschiebung der Reizschwelle dar. Die Reizschwelle der vegetativen Reaktion schwankt wie alle biologischen Reaktionen um Normalwerte. Durch schädigende Reize, die das vegetative System treffen, kann es entweder zu einer Erhöhung oder einer Senkung der Reizschwelle kommen. Das heißt eine Einheit Insulin pro 6.5 Kilogramm Körpergewicht vermag als Hormonreiz eine Reaktion in Form einer definierten Blutzuckersenkung auslösen. Beim Funktionswandel kann nun auf diesen Insulinhormonreiz keine oder eine verstärkte Reaktion auftreten. Die daraus resultierenden klinischen Reaktionsformen bezeichnen wir mit den gebräuchlichen Ausdrücken der Neurologie. Dort entsteht durch Erhöhung der Reizschwelle eine Hypo-, bzw. Areflexie, bei Senkung der Reizschwelle entsteht hingegen eine Hyperreflexie. Überträgt man diese Begriffe auf die vegetativen Regulationen, dann entspricht eine verstärkte Senkung des Blutzuckers auf den normalen Insulinreiz einer Hyperreflexie, während die sogenannten insulinrefraktären Fälle einer Areflexie entsprechen. Das Kennzeichen einer Hyperreflexie besteht sonach darin, daß an sich unterschwellige Reize imstande sind, eine Reaktion auszulösen, bzw. normale Reize eine überstarke Reaktion verursachen. Durch die Senkung der Reizschwelle kommt es zu einer gewaltigen Steigerung der Zahl der jetzt wirksamen Reize, das heißt die dauernd in großer Zahl das gesamte vegetative System oder besser gesagt den gesamten Menschen treffenden Reize,

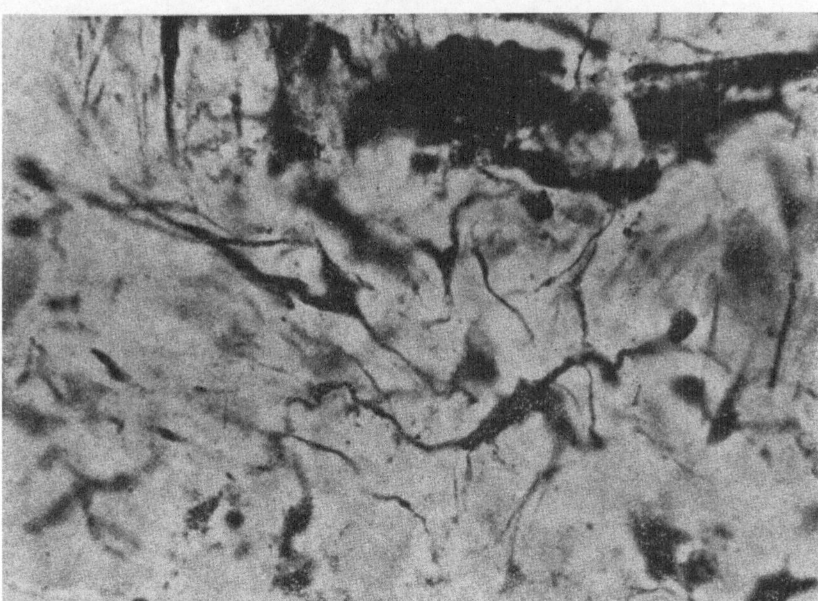

Abb. 20a.   Verzweigte und anastomosierende „neurohormonale" Zellen in einem toxischen Schilddrüsenadenom (nach C. Coronini). Vergrößerung: 500fach.

die normalerweise unterschwellig sind, werden in einer Phase der herabgesetzten Reizschwelle alle wirksam. Aus diesem Phänomen des Wirksamwerdens unterschwelliger Reize heraus resultiert die dauernde Erhöhung des Spannungszustandes, die wir mit dem in der Neurologie gebräuchlichen Ausdruck der *Hypertonie* bezeichnen wollen. Hyperreflexie und Hypertonie gehen sowohl im corticospinalen System wie im vegetativen System Hand in Hand. Das entscheidende Ereignis einer vegetativen Hypertonie besteht darin, daß der aktuelle Reiz nicht mit einer einzigen Reaktion abschließt, sondern in eine dauerhafte Erhöhung des Spannungszustandes übergeht. Für einen großen Teil der Fälle, bei denen eine passagere Steigerung des sympathischen Erregungszustandes (sympathische Hyperreflexie) in eine dauerhafte Erhöhung des Spannungszustandes (sympathische Hypertonie) übergeht, macht W. Winkler die Einbeziehung der entsprechenden Hormondrüsen (Thyreoidea) verantwortlich. Da die hormonale Reizübertragung mit der längsten Chronaxie einhergeht, wird ein auf das hormonale System umgeschalteter Reiz erst nach längerer Zeit wirksam und dauert auch längere Zeit an. Der Mechanismus dieser neurohumoralen Umschaltung scheint mit Hilfe der von Sunder-Plaßmann und Coronini beschriebenen neurohormonalen Zellen vor sich zu gehen (Abb. 20a), die ihrerseits wieder die kapillare Durchblutung der Schilddrüse steuern. Der Abbau dieser gesteigerten hormonalen Funktion nimmt naturgemäß ebenfalls längere Zeit in Anspruch, wobei es zum Abbau frisch gebildeter Teile des Terminalreticulums kommen kann, wie Coronini in eindrucksvollen Bildern gezeigt hat (Abb. 20b).

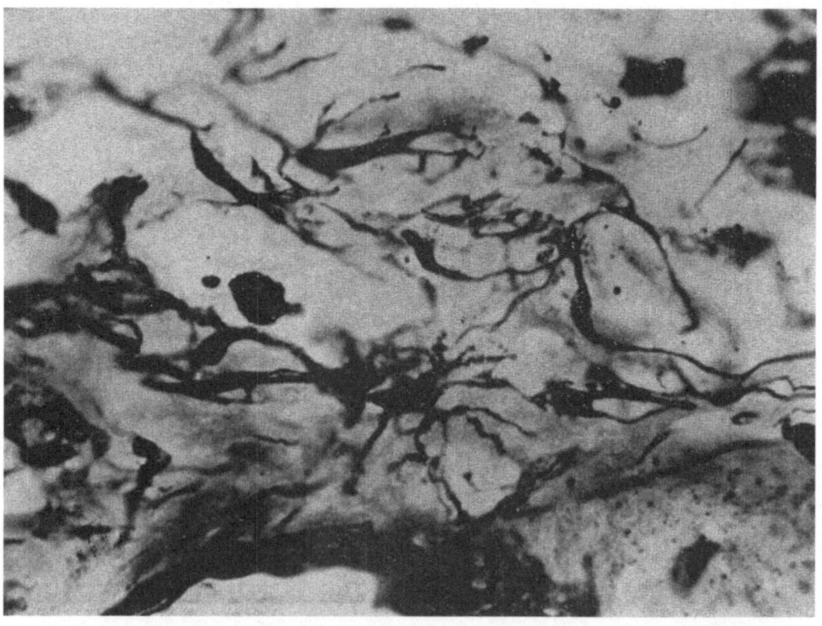

Abb. 20b.   Degenerende „neurohormonale" Zellen in einem toxischen Schilddrüsenadenom (nach C. Coronini). Vergrößerung: 800fach.

Als weiteres Kriterium des Funktionswandels tritt die Geschwindigkeit des Erregungsablaufes auf. Die Erregungsleitung eines im vegetativen System gesetzten Reizes kann rasch oder langsam erfolgen. Aus der Verschiebung der Zeitdauer der Erregungen resultieren Koordinationsstörungen im vegetativen Bereich, als deren Resultat wir klinisch eine *vegetative Ataxie* herausstellen konnten (Birkmayer, 1945).

Ferner spielt der Begriff der *Irradiation* auch im vegetativen System eine Rolle. Irradiation ist bekanntlich ein Phänomen, bei dem ein örtlich gesetzter Reiz nicht nur an diesem Ort empfunden wird, sondern in weite Gebiete ausstrahlt. Auch im vegetativen System sieht man, daß normalerweise ein örtlich begrenzter Reiz eine vorwiegend örtlich begrenzte Reaktion auslöst. Pathologischerweise kann der lokale Reiz über das normale Maß hinaus eine irradiierte Reaktion zur Folge haben. So kann beispielsweise bei einer sympathischen Reaktionslage ein mechanisches Trauma auf die Brust neben Herzklopfen einen Migräneanfall auslösen.

Bei der schon mehrfach erwähnten innigen funktionellen Verknüpfung zwischen ergotropem und trophotropem Arbeitsgang ist es selbstverständlich, daß ein Funktionswandel in einem Sektor eine Funktionsveränderung im antagonistischen Arbeitsgang zur Folge haben muß. Die erwähnten aetiologischen Faktoren stellen meist Reize für beide vegetative Arbeitsgänge dar. Die daraus entstehenden kompensatorischen Korrelationen führen in der klinischen Beobachtung zu speziellen Bildern, die eine besondere Darstellung erfahren werden.

Die hier aufgezeigten pathologischen Abweichungen im vegetativen Reiz-Reaktionsgeschehen führen zu speziellen klinischen Syndromen, deren Beschreibung in den folgenden Kapiteln erfolgen wird. Vorwegnehmend unterscheiden wir:

1. die sympathische Hypertonie,
2. die sympathische Hypotonie,
3. die parasympathische Hypertonie,
4. die vegetative Ataxie,
5. amphotone Spannungsstörungen.

Literatur.

Bieling, R.: Die biologische Infektionsabwehr des menschlichen Körpers. Wien, 1948.
Birkmayer,W.: Wr. med. Wschr., Nr. 27/28 (1947).
— Hirnverletzungen. Wien: Springer-Verlag, 1950.
Cannon, W. R.: Erg. Physiol. 27 (1928).
Dönhardt: Klin. Wschr. 913 (1947).
Fellinger, K.: Wr. klin. Wschr., Nr. 13 (1950).
Fleischhacker, H.-Holler, G.-Mathis, A.: Zimmers Wehrmed., Bd. 3. Wien, 1944.
Grumbach, A.: Klin. Wschr. 12 (1933).
Gülzow: Z. ges. inn. Med. 91 (1947).
Heilmeyer, L.: Lehrb. d. speziellen pathol. Physiol. Jena, 1942.
Hoff, F.: Med. Klin., Stuttgart: G. Thieme, 1948.
— H.: Acta neuroveg., I, 122 (1950).
Kauders, O.: Veg. Nervensystem u. Seele. Wien, 1945.
Langley, H. N.: Autonomes Nervensystem. Berlin, 1921.
Mansfeld-Houssay-Mollinelli: Amer. J. physiol., 876 (1926).
Meyer-Gottlieb: Pharmakologie. Berlin-Wien, 1936.
Mathis H.-Winkler, W.: Zahnheilkunde und innere Medizin, Leipzig 1950.,
Pirquet, Cl.: Erg. d. inn. Med. u. Kinderheilk., Bd. 1—15 (1910).
Rosenow, E. C.: Wr. klin. Wschr. (1930).
Schittenhelm-Eisler: Z. exp. Med., 86, 275 (1933).
Sturm, A.: Med. Klin., Nr. 1/2 (1949).
Volkmann: Zit. nach F. Hoff, Med. Klinik.
Waizsäcker, V.; Der Gestaltkreis. Leipzig: G. Thieme, 1940.
Winkler, W.: Acta neuroveg., I, H 5 (1950).

Fünftes Kapitel.
Die sympathische Hypertonie.

Wenn die Umwelt eine gesteigerte Leistung vom Organismus erfordert, kommt es, wie wir ausgeführt haben, zu einer Spannungserhöhung im sympathischen System. Dies geht mit einer Senkung der allgemeinen Reizschwelle einher. Diese Senkung betrifft nicht nur das vegetative System, sondern umfaßt auch die gesamte Sinnessphäre. Im vegetativen Bereich wird z. B. eine Senkung des Sauerstoffgehaltes des Blutes im Coronarkreislauf als stenocardischer Schmerz empfunden. Der Sauerstoffgehalt des Blutes stellt somit einen Reiz für das afferente vegetative System dar, der normalerweise physiologischen Schwankungen unterliegt. Im Zustand einer allgemeinen Senkung der Reizschwelle wird naturgemäß eine geringere Senkung des Sauerstoffgehaltes, wie sie schon durch kurzes Treppensteigen zustandekommt, einen stenocardischen Schmerz hervorrufen. Dieses Phänomen kommt durch Senkung der Reizschwelle der afferenten vegetativen Bahnen des Herzens zustande, ohne daß nachweisbare organische Veränderungen im Herzen, insbesondere am Coronarkreislauf vorliegen. Durch Senkung der afferenten vegetativen Reizschwelle tritt dieser physiologische cardio-vasculäre Schutzreflex verfrüht auf.

Ein Beispiel der Senkung der Reizschwelle im motorischen Sektor stellt die Erscheinung dar, bei der es nach kurzem Kältereiz oder einem leichten Luftzug zu einem Gefäßkrampf an Händen oder Füßen kommt. Analog kann ein solcher Reflex durch Umschaltung auf das viscerale Organ durch diesen geringen physikalischen Reiz auch einen Gefäßkrampf im Gehirn mit dem klinischen Bild eines Migräneanfalles auslösen. Neben diesen Beispielen der Reizschwellensenkung im vegetativen Bereich kommt es im Zustand der sympathischen Hypertonie auch zu einer Senkung im sensorischen Bereich. Wenn im Auge aus den verschiedensten Ursachen ein entzündlicher Reizzustand besteht, der mit einer gesteigerten Lichtempfindlichkeit einhergeht, bewirken Lichtreize, die vom Gesunden nicht als störend empfunden werden, schon verstärkten Tränenfluß und Schmerz.

Diese allgemeine Senkung der Reizschwelle ist bei der akuten Abwehr einer toxischen Schädigung zweckmäßig und führt zur beschleunigten Beseitigung der Gefahr. Wir möchten dieses Stadium der vegetativen Aktion als sympathische Hyperreflexie bezeichnen. Sie ist identisch mit der Cannonschen Notfallreaktion, bzw. mit der A-Stellung F. Hoffs. Die Symptomatik dieses Zustandes wurde schon wiederholt erwähnt und stellt unserer Auffassung nach *keine Erkrankung* des vegetativen Systems dar, sondern eine Spitzenleistung. *Als krankhaft hingegen müssen wir Lebewesen bezeichnen, bei denen dieser gesteigerte Spannungszustand des sympathischen Systems dauernd aufrecht erhalten wird.* Wie wir im vorigen Kapitel ausgeführt haben, kommt es meist durch Koppelung der verschiedensten aetiologischen Faktoren zu einer solchen dauerhaften Spannungserhöhung *(sympathische Hypertonie)*, wobei der letzte unmittelbar auslösende Faktor an sich sehr gering sein kann.

Beispiel (Fall 2): Eine 49jährige Frau befindet sich seit einem Jahr im Wechsel. Die monatlichen Blutungen bleiben oft zwei bis drei Monate aus. Daneben bestehen familiäre Konflikte durch eine Entfremdung der Gatten. Nun tritt eine harmlose Angina auf, die nach einer Woche völlig abgeklungen ist. Seit dieser Zeit gibt die Patient n nun an, nicht mehr schlafen zu können, keinen Appetit zu haben, an Aufregungszuständen zu leiden und aus nichtigsten Anlässen starkes Herzklopfen mit Angstgefühlen zu bekommen. Der Hormonausfall und die seelische Kränkung durch den Gatten stellen zwei Faktoren dar, die die Beschwerden der sympathischen Hypertonie zunächst nicht ausgelöst haben, die aber nach dem an sich leicht kompensierbaren Reiz der Angina jetzt die sympathische Überspannung dauernd unterhalten und zu den geschilderten Beschwerden geführt haben.

A. Anamnese.

I. Allgemeine Beschwerden

1. Schlaflosigkeit. Entweder klagen die Patienten darüber, überhaupt keinen Schlaf zu finden, oder sie schlafen schwer oder verspätet ein und wachen beim geringsten Reiz wieder auf. Manchmal schlafen die Patienten wohl ein, schlafen aber sehr unruhig (Herumschlagen, Sprechen oder Aufschreien im Schlafe), und haben lebhafte, meist mit Angstvorstellungen verbundene Träume. Die Tagesprobleme werden entweder im Traum als Tagesrest oder im halbwachen Zustand gedanklich weiter verarbeitet. Nach längerer Dauer kommen die Patienten in einen Zustand, in dem die Angst, nicht einschlafen zu können, so vorherrschend wird, daß dann durch diesen angstbetonten Affektzustand jedes normale Einschlafen verhindert wird. Meist wachen die Patienten abgeschlagen auf und geben an, daß der Schlaf, wenn überhaupt vorhanden, nur ein schlummerähnlicher Zustand war, ähnlich dem Schlaf bei einer Eisenbahnfahrt.

Eine andere charakteristische Angabe lautet: Ich schlafe bis ein oder zwei Uhr nachts nicht ein, und die Vorstellung, nächsten Tag wieder arbeiten zu müssen, quält mich dabei sehr. Um sechs oder sieben Uhr früh, wenn ich aufstehen muß, dann schlafe ich meistens gerade gut ein.

Die hier geschilderten Beschwerden der Schlaflosigkeit erklären sich aus dem erhöhten Spannungszustand des sympathischen Systems und der daraus resultierenden Störung des normalen 24-Stunden-Rhythmus. Es fehlt dadurch die Umschaltung auf die parasympathische Erholungsphase mit Erhöhung der allgemeinen Reizschwelle und Introvertiertheit im seelischen Bereich. Als eine der häufigsten Ursachen können wir die übersteigerte Beanspruchung der Tagesleistungskurve verantwortlich machen, die naturgemäß einen erhöhten Erregungszustand im ergotropen System erfordert, der nicht so rasch umgeschaltet werden kann. Im Gegensatz zu den naturverbundeneren Berufen des Bauern und einfachen Handwerkers, bei denen die Spitze der Tagesleistungskurve eher am Vormittag liegt und abends ein „Feierabend" das Hineingleiten in die Schlafphase begünstigt, hat die moderne Lebenszivilisation eine Verschiebung der Leistungskurve gegen den Nachmittag gebracht, wobei die Art der modernen Abendvergnügungen eine zusätzliche Reizung des sympathischen Arbeitsganges darstellt. Nicht zuletzt stellt unserer Ansicht nach die Einführung und die ständige Steigerung der künstlichen Lichtquellen den Faktor dar, der uns von der natürlichen 24-Stunden-Rhythmik mit ihrem Wechsel von Hell (Arbeit) und Dunkel (Ruhe) immer mehr entfernt.

2. Allgemeinbefinden tagsüber. Die Patienten klagen darüber, daß sie besonders morgens nicht leistungsfähig sind und sich müde und abgeschlagen fühlen. Erst in den Abendstunden werden sie frischer.

3. Körpertemperatur. Meist geben diese Patienten an, daß sie dauernd ein Kältegefühl oder ein Frösteln im ganzen Körper haben. Sie schwitzen leicht und haben manchmal abendliche Temperatursteigerungen, für die keine organische Ursache zu finden ist. In der kühlen Jahreszeit fühlen sie sich wohler.

4. Gewichtsverhältnisse. Es besteht häufig Appetitlosigkeit, hingegen ein vermehrtes Durstgefühl. Sie trinken daher auch mehr. Bei längerer Dauer der Beschwerden kommt es zur Gewichtsabnahme.

5. Schmerzempfindlichkeit. Es besteht bei solchen Patienten eine Empfindlichkeit gegenüber Schmerzreizen jeglicher Art. Sie sind überempfindlich gegen mechanische, thermische und Witterungseinflüsse. Schon der leichte Druck eines zu engen Halskragens kann bei ihnen zu dauernden Irritationen führen. Die

Angabe lautet meist: „Mir tut alles weh." Bei der Untersuchung sieht man, daß auch leichte Druckreize, besonders an den Nervenstämmen, tatsächlich als Schmerz empfunden werden.

Schon geringe Veränderungen der Milieutemperatur bereiten Unbehagen. Die Patienten klagen, daß sie es in Räumen, die leicht überhitzt sind, nicht aushalten können, aber auch eine zu kalte Umgebung ist unangenehm. Diese Unlustgefühle steigern sich noch bei Aufenthalt in *überfüllten Räumen* (Kino usw.), weil es dabei neben der Überwärmung zu einer Anreicherung von Kohlensäure und einer vermehrten Ausdünstung kommt, die besonders unangenehm empfunden wird. *Sonnenbestrahlung* wird *schlecht* vertragen. Im allgemeinen fühlen sich diese Patienten in der kühleren Jahreszeit wohler, trotzdem das Kältegefühl und das Frösteln dann häufiger auftritt. Gegen *klimatische Veränderungen* sind sie besonders empfindlich. Schon leichte Schwankungen des Luftdrucks, der Luftfeuchtigkeit oder der Durchgang von Schlechtwetterfronten steigern die Beschwerden. Bekanntlich treten solche Mißempfindungen schon längere Zeit vor dem tatsächlichen Witterungsumschwung ein, was ebenfalls durch die Senkung der Reizschwelle im Stadium der sympathischen Hypertonie erklärt werden kann. Eine analoge Genese kann für das Auftreten der bei solchen Patienten typischen Narbenschmerzen angenommen werden.

Man sieht in der Sprechstunde immer wieder Patienten, die durch die Angabe, daß sie an allen möglichen Körperstellen Schmerzen verspüren, den Arzt verwirren. Bei der Untersuchung äußern sie beim mechanischen Druck an verschiedenen Körperstellen Schmerz. Oft strahlen diese Schmerzen irradierend aus, was normalerweise durch höhere Regulationsstellen verhindert wird. Nach Läsion dieser Stellen kommt es zur Enthemmung tieferer Reflexvorgänge, die klinisch als pathologische Irradiation in Erscheinung treten.

Allzu leicht wird der Arzt dadurch verführt, die Beschwerden als eingebildet oder als hysterisch zu bezeichnen. Dies ist unserer Meinung nach ein grober Fehler, denn gerade die Vielfalt der örtlichen und qualitativen Schmerzsensationen ist ein charakteristisches Kennzeichen eines sympathischen Reizzustandes. Die Ursache liegt in der Senkung der allgemeinen Reizschwelle, wodurch z. B. physiologische Schwankungen im Füllungszustand der Eingeweide und sonst unterschwellige mechanische Reize der Blutgefäße zu stark empfundenen Sensationen werden.

6. Genußmittel. Die Verträglichkeit von Genußmitteln ist bei diesen Patienten im allgemeinen herabgesetzt. Auf Bohnenkaffee geben sie meist an, sehr unruhig zu werden, Herzklopfen und Angstgefühle zu bekommen und lange Zeit danach nicht schlafen zu können. Zur Auslösung dieser Sensation genügt oft eine kleine Schale Mokka. Am ehesten vertragen die Patienten Kaffee noch am Vormittag, nachmittags löst er stärkere Beschwerden aus, was verständlich ist, da nachmittags das sympathische System seinen höchsten Spannungszustand hat. Die normalerweise eintretende Leistungssteigerung durch Kaffee wird von diesen Patienten zumindest nachmittag nie angegeben, sondern nur eine gesteigerte Reizbarkeit und Erregbarkeit bis zur Ideenflucht. Gelegentlich berichten solche Patienten, daß sie nach Kaffeegenuß rasch und große Mengen Harn absetzen müssen. Die Verträglichkeit von *Alkohol* ist besser und sie geben an, daß sie durch den Genuß kleinerer Mengen Alkohol ruhiger werden. Nach Nikotingenuß gibt ein Teil der Patienten an, daß sie Schwindel und Kopfschmerzen bekommen, während andere keinerlei Beschwerden zeigen. Da Nikotin bekanntlich Gefäßspasmen auslöst, wird sich diese Komponente der Nikotinwirkung bei Beschwerden sympathischer Übererregbarkeit besonders auswirken. Der Faktor der Gewöhnung modifiziert bei allen Genußmitteln die Beschwerden. Schlaf- und Beruhigungsmittel der verschiedensten Barbitursäurederivate wirken bei diesen Patienten vorübergehend beruhigend und werden daher vielfach in kleinen Mengen zur Leistungssteigerung benützt. Zur Behebung der Schlaflosigkeit werden große Dosen genommen, allerdings ohne durchschlagenden Erfolg. Denn normale Dosen führen nicht zum gewünschten Schlaf und stärkere verursachen am nächsten Tag Benommenheit und eine Vestärkung der morgendlichen Müdigkeit.

7. Seelische Beschwerden. Die Senkung der allgemeinen Reizschwelle wirkt sich auch auf den seelischen Sektor aus. Die Patienten geben an, daß sie furchtbar empfindlich und erregbar sind und sofort weinen müssen. Das heißt Ereignisse, die sie früher gar nicht beachtet hatten, lösen jetzt starke Gefühlserregungen aus. Eine Patientin beispielsweise kam in die Sprechstunde und klagte darüber, daß sie nach dem Tode des Mannes ihrer Bürokollegin schon zwei Wochen lang nicht schlafen könne und von Herzklopfen und Angstzuständen geplagt würde. Obwohl sie den Verstorbenen gar nicht gekannt habe, sei sie durch den Todesfall mehr erregt als die Betroffene. Ferner geben einsichtsvolle Frauen an, daß sie die geringsten Unaufmerksamkeiten des Ehegatten maßlos erregen, was früher nie der Fall war. Desgleichen lassen sich viele Beschwerden aus dem Berufsleben vorbringen. Kennzeichnend für alle derartigen Angaben ist immer, daß schon ein belangloser Reiz genügt, um den Patienten in einen lange Zeit nicht abklingenden Erregungszustand zu bringen. Das heißt schon die geringsten psychischen Reize führen bei solchen Patienten zu überstarken und vor allem überdauernden Reaktionen. Bezeichnend für eine erregte Affektlage nach einem belanglosen „schiefen" Wort bei solchen Patienten ist auch, daß sich die Erregungslage auf sämtliche seelische Belange ausweitet und ferner längere Zeit hindurch psychische Reize der verschiedensten Genese mit überstarken Reaktionen beantwortet werden. Der berufstätige Ehemann z. B. erlebt morgens einen kleinen Ärger mit seiner Frau. In dieser Stimmungslage gerät er wegen einer nichtigen Differenz mit dem Straßenbahnschaffner in eine unerfreuliche Kontroverse. Im Büro angelangt, bekommen sämtliche Untergebene, bzw. Parteien diese gesteigerte Affektreaktion zu spüren. Dieses Ausbreiten einer relativ belanglosen seelischen Alteration über längere Zeitstrecken und über Bereiche, die mit dem ursprünglichen Thema in gar keinem Zusammenhang mehr stehen, könnte man als *psychische Irradiation* bezeichnen. Sie ist ein charakteristisches Phänomen der sympathischen Hypertonie.

Ferner geben die Patienten immer wieder an, daß sie von einer Hast und einer inneren Unruhe erfüllt sind, die sie den ganzen Tag nicht zur Ruhe kommen läßt. Selbst im Urlaub werden sie immer von irgend etwas getrieben und kommen einfach nicht zur Ruhe. Sie müssen immer irgend etwas unternehmen.

Sehr häufig werden auch die verschiedensten Angstzustände vorgebracht. Manchmal ist es eine Angst schlechthin, von der die Patienten selbst sagen, daß sie nicht wissen, wieso sie entsteht. „Plötzlich ist sie da." Häufig jedoch wird die Angstempfindung irgendwie objektiviert. Sie geben z. B. an, Angst zu haben, wahnsinnig zu werden oder sterben zu müssen, oder daß sie der Herzschlag trifft; oder Angst vor der Dunkelheit, die besonders bei Kindern häufig zu beobachten ist. Aber auch Angst, in geschlossenen Räumen zu verweilen (im Kino müssen sie immer einen Eckplatz haben). Hieher gehören auch die Angaben der Patienten, die Angst haben, allein auf der Straße oder über einen freien Platz zu gehen. Im weiteren Sinne gewinnt die Angst eine derartige souveräne Bedeutung im Vorstellungsleben dieser Patienten, daß sie, wenn sie schon in ihrem eigenen Leben keine Objektbesetzung für ihre ängstliche Grundeinstellung haben, ihre Angst auf andere Personen oder Erlebnisse anderer Personen projizieren. So hat die Ehefrau eine riesige Angst, wenn der Mann fünf Minuten später aus dem Büro kommt, oder wenn vom Kind, das auf Urlaub ist, zwei Tage keine Post gekommen ist.

8. Geistige Beschwerden. Die gesteigerte Aktivität der sympatischen Hypertonie wirkt sich auch auf geistigem Gebiet aus. Die Patienten werden von der Fülle ihrer Gedanken überwältigt, so daß sie sehr oft zerstreut und konzentrationsunfähig sind. Die Ursache ist zunächst nicht ein Nachlassen der geistigen Spannkraft, sondern die Aufnahme und das Überangebot von vielseitigen Anregungen, die sich in extremen Fällen bis zur unproduktiven Ideenflucht steigern können und die ein ruhiges Ausdenken, bzw. Ausarbeiten eines konsequenten Gedankenganges verhindern, da durch kleinste Reize ein ständiges Abspringen vom richtigen Faden zustandekommt.

II. Örtliche Beschwerden.

Neben den geschilderten allgemeinen Beschwerden bestehen durch die Senkung der allgemeinen Reizschwelle in der sympathischen Hypertonie mehr oder weniger deutlich ausgeprägte lokale Beschwerden.

1. Kopfschmerzen. Sie gehören zum häufigsten Beschwerdebild dieser Patienten. Der typische Kopfschmerz bei der sympathischen Hypertonie steigert sich gegen Abend, hat wechselnde Lokalisation, krampfartigen Charakter und geht fallweise mit Sehbeschwerden einher (Sehen wie durch einen Nebel, Verdunkelung, Flimmern). Diese Schmerzen können sich zu echten Migräneanfällen steigern, wobei zu bemerken ist, daß der echte Migräneanfall durch einen Kippvorgang mit Erbrechen und Übelkeit (Vagusreizsymptome) zum Abschluß kommt.

2. Schwindel. Die angegebenen Schwindelbeschwerden bestehen seltener in einem echten Drehschwindel, häufiger in einem allgemeinen Unsicherheitsgefühl mit der Angst, bewußtlos zu werden, das manchmal mit „Schwarzwerden vor den Augen" einhergeht und nach kurzer Zeit verschwindet. Fallweise kann sich dieser Zustand bis zur kurzen Bewußtlosigkeit steigern (siehe später). Es handelt sich dabei um passagere Gefäßspasmen, die je nach der Lokalisation verschiedene Beschwerden auslösen können. So löst ein Spasmus der Labyrinthgefäße einen Drehschwindel, ein Spasmus der Hirnstammgefäße das Gefühl des Schwankens wie auf einem Schiff, und der allgemeine cerebrale Gefäßspasmus die allgemeine Unsicherheit aus.

3. Sehbeschwerden. Sie werden in mannigfaltiger Fülle vom Patienten angegeben und vom Augenarzt mangels objektiver Befunde als funktionell aufgefaßt. Die häufigsten dieser Beschwerden sind Augenschmerzen im helleren Licht oder nach längerem Lesen. Unserer Meinung nach sind diese Beschwerden nicht „eingebildet", sondern haben eine reelle Grundlage, die allerdings von den Ophtalmologen noch eingehend erforscht werden müßte. Auch jeder normale Mensch hat bei einer gewissen Lichtintensität Augenschmerzen. Die allgemeine Herabsetzung der Reizschwelle bei der sympathischen Hypertonie verursacht schon bei an sich mittleren Helligkeitsgraden unangenehme Nebenempfindungen. Dazu kommt, daß die Pupillen bei der sympathischen Hypertonie infolge des erhöhten Spannungszustandes des Musc. dilatator pupillae weit sind. Dadurch gelangt eine größere Lichtmenge an die Rezeptionsfläche. Die Schmerzen und Beschwerden, bzw. die leichte Ermüdbarkeit beim Lesen könnten auch darauf zurückgeführt werden, daß der Leseakt, das heißt die Akkomodation und Konvergenz im wesentlichen durch den parasympathischen Anteil der vegetativen Augeninnervation aktiviert wird. Ist das tonische Gleichgewicht zwischen sympathischer und parasympathischer Augeninnervation zu Gunsten der ersteren verschoben, wie es bei der sympathischen Hypertonie der Fall ist, dann kommt eine parasympathische Aktion, wie sie beim Lesen erforderlich ist, rascher zur Erschöpfung. Dadurch könnte man die Beschwerden, die vom Patienten nach kurzem Lesen angegeben werden, erklären. Die fallweisen Angaben über Flimmern und Verdunkelungen entsprechen retinalen oder occipitalen Gefäßspasmen.

4. Beschwerden von seiten des Mundes und Nasen-Rachenraumes. Am häufigsten geben die Patienten ein trockenes Würgegefühl im Hals an. Beim Schlucken haben sie oft das Gefühl, daß Speisen im Hals stecken bleiben oder daß dort ein Knödel steckt. Der alte „Globus" als Kardinalsymptom der Hysterie kann bei der feineren Analyse der vegetativen Reizerscheinungen nicht immer als rein psychogenes Symptom aufgefaßt werden. Das Gefühl des Eingeschnürtseins im Hals und die Unverträglichkeit anliegender Kleidungsstücke sind weitere Beschwerden. Ferner wird oft ein lästiger trockener Mund, trockene Lippen, ein kratzendes Gefühl im Rachen und Heiserkeit angegeben. Bei psychischen Erregungen steigern sich diese Beschwerden. Seltener werden Sensationen dieser Art von seiten der Nase angegeben. Diese subjektiven Symptome lassen sich als Reizerscheinungen des Sympathikus erklären, die mit Sekretionshemmung in den Schleimhäuten und den Speicheldrüsen einhergehen. Die hier geschilderten Beschwerden werden von einer Unsumme von Patienten täglich dem Arzt vorgetragen, worauf meist eine wochen-, ja monatelange Spezialbehandlung mit symptomatischen Versuchen einsetzt, die erfolglos bleibt, wodurch Patient und Arzt unbefriedigt sind. Unserer Meinung nach handelt es sich hier um ein typisches Beispiel, bei dem die feinere Organsymptomatologie des vegetativen Systems vernachlässigt wird.

5. Atembeschwerden. Die Patienten geben oft an, plötzlich das Fenster aufreißen zu müssen, um tief frische Luft zu holen. Weiters überfällt sie manchmal eine Atemnot, die sie durch tiefes Atmen zu kompensieren versuchen. Fallweise besteht auch ein beengtes Gefühl über dem Brustkorb mit einer Unfähigkeit, tief einzuatmen. Der vermehrte Sauerstoffbedarf des sympathischen Erregungszustandes an sich, aber auch die gesenkte Reizschwelle gegenüber einer geringen Hypoxamie verursachen diese überschießende Reaktion des Atemmechanismus.

6. Herzbeschwerden. Besonders häufig werden Beschwerden von seiten des Herzens angegeben, wobei der einzelne Herzschlag besonders intensiv empfunden wird und oft als Gefäßpalpitation am Hals oder Bauch vom Patienten gespürt wird. Meist geht das sogenannte Herzklopfen mit Tachycardie einher und ist häufig mit Angstgefühlen und Frösteln verbunden. Hiezu kommen Organempfindungen des Herzens. Während normalerweise das Herz in seiner Aktion nicht wahrgenommen wird, besteht bei solchen Patienten zeitweise eine vordringliche Organempfindung, die sich als Druckgefühl in der Herzgegend äußert, das sich bis zum schmerzhaften Krampf oder zum Herzstechen steigert. Oft überwiegt ein krampfartiger Charakter des Schmerzes, der sich entlang der Hauptgefäße der oberen Extremitäten fortpflanzt, wobei die linke Seite bevorzugt wird. Diese Sensationen können durch mechanischen Druck in der Herzgegend gelindert werden. Es war bisher üblich, Herzbeschwerden, die bei körperlichen Belastungen auftreten, als organisch, und solche, die unabhängig davon oder bei seelischen Erregungen zustandekommen, als nervös aufzufassen. Dies trifft sicher nur zum Teil zu, denn die subjektiven Beschwerden bei der sympathischen Hypertonie nehmen häufig bei körperlichen Belastungen zu, auch wenn der Herzmuskel organisch gesund ist. Die Erklärung hiefür liegt darin, daß die objektive Herzarbeit bei der sympathischen Hypertonie an sich schon in Ruhe größer ist und bei Anstrengungen eine zusätzliche Steigerung erfährt, die mit vermehrten Sensationen in der Herzgegend verbunden ist. Die vegetative Regulation der Herztätigkeit ist zwischen der organischen Muskelfunktion und der seelisch-nervösen

Steuerung eingeschaltet. Jede organische Herzerkrankung stellt besondere Anforderungen an den vegetativen Steuerungsapparat. Andererseits führen langdauernde vegetative Betriebsstörungen im Herzen zu organischen Leistungsdefekten, da sie den normalen Funktionsmechanismus des Herzens in unökonomischer Weise überbeanspruchen.

7. Magen- und Darmbeschwerden. Appetitlosigkeit, Völlegefühl, Plätschern im Magen, Obstipation. Durch psychische Erregungen werden diese Beschwerden aktiviert und treten verstärkt auf. Da es zu den Gewohnheiten der Patienten mit sympathischer Hypertonie gehört, alles hastig und rasch auszuführen, sind auch die Eßgewohnheiten dieser Menschen charakteristisch. Sie essen hastig und ruhelos, nehmen sich nicht Zeit zum Kauen, verabsäumen die nötige Verdauungsruhe, wodurch zusätzliche Funktionsstörungen entstehen können (Gastroenteritis), zumal bei dieser Art der beschleunigten Nahrungszufuhr die notwendigen Verdauungssäfte (Magensäure, Galle, Pankreassäfte) im reduzierten Ausmaß ausgeschüttet werden. Alle diese Beschwerden sind charakterisiert durch eine Insuffizienz der normalen Magen-Darm-Funktion, die zu den bevorzugten Aufgaben des parasympathischen Arbeitsganges gehört. Es ist daher verständlich, daß bei sympathischen Reizzuständen diese trophotropen Funktionen leiden.

8. Beschwerden von seiten des Urogenitaltraktes. Das vermehrte Durstgefühl dieser Patienten führt zur vermehrten Flüssigkeitsaufnahme, die wieder rasch ausgeschieden wird. Die Patienten klagen daher auch über häufigen Harndrang und vermehrte Harnflut, wobei ein auffallend heller Harn oft nur in geringen Portionen entleert wird. Die Beschwerden der sogenannten urina spastica gehören hierher. Auch sie erfahren durch psychische Erregungen eine beträchtliche Steigerung.

Wenn man solche Patienten mit sympathischer Hypertonie nach ihren sexuellen Fähigkeiten fragt, bekommt man in hohem Prozentsatz die Antwort, daß bei Männern die Potenz sehr nachgelassen hat und die Frauen sehr häufig frigid sind. Sie geben an, daß sie beim Verkehr überhaupt nichts spüren und ihn daher als unangenehm empfinden. Daneben bestehen bei Frauen meist Unregelmäßigkeiten in der Menstruation, begleitet mit starken dysmenorrhoischen Beschwerden. Besonders praemenstruell nehmen die Beschwerden zu. Im Extremfall besteht Amenorrhoe. Die präklimakterische Phase und das Klimakterium der Frau an sich führen zu einer vegetativen Reaktionslage, die der sympathischen Hypertonie vielfach entspricht. Anderseits verursacht aber eine sympathische Hypertonie aus anderen Gründen ein vorzeitiges Auftreten des Klimakteriums mit verstärkten Beschwerden. Der vermehrte Energieverbrauch der sympathischen Hypertonie führt zu einem vorzeitigen Verbrauch der vitalen Energie und daher bei der Frau zu einem vorzeitigen Klimakterium.

9. Beschwerden von Seiten der Extremitäten. Außerordentlich häufig klagen die Patienten über kalte Füße und Hände, über abgestorbenes Gefühl in Fingerspitzen und Füßen, das besonders nachts zu schmerzhaften Attacken und manchmal sogar zu Krämpfen führen kann. Morgens sind die Hände so gefühl- und kraftlos, daß dem Patienten alles aus der Hand fällt. In den Oberarmen besteht besonders am Morgen das Gefühl, als ob sie abgeschnürt wären. Schon das Tragen von leichten Gegenständen, z. B. Handtaschen, macht Schmerzen.

B. Klinische Symptome.

Dieser Fülle an subjektiven Beschwerden entspricht sehr oft nur ein Minimum an objektiven klinischen Befunden. Dies liegt unserer Ansicht nach zum großen Teil daran, daß diesen Symptomen zu wenig Beachtung geschenkt wird. Je mehr man sich mit. diesen Krankheitsbildern beschäftigt, umso reichhaltiger wird ihre Symptomatologie.

Bei der systematischen Untersuchung finden sich folgende Symptome:

I. Allgemeine Symptome.

1. Alter. Die Mehrzahl dieser Patienten befindet sich im mittleren Lebensalter als der Zeitphase im individuellen Leben, in der die Energieentfaltung, durch die äußeren Lebensbeanspruchungen erzwungen, ihr Maximum erreicht und daher einen besonderen Spannungszustand des sympathischen Systems zur Voraussetzung hat. In der heutigen Zeit macht man die Beobachtung, daß auch viele ältere Menschen dieses Symptomenbild zeigen, was darauf zurückzuführen ist, daß heute auch alte Menschen, die an sich schon das Anrecht auf eine Ruhephase hätten, noch gezwungen sind, einem Erwerb nachzugehen, ja oft sogar eine neue Existenz aufzubauen. Diese durch äußere Verhältnisse erzwungene unphysiologische Belastung der alten Menschen erhält die Betreffenden zwar manchmal jung, viel öfter kommt es aber zu abnormen Verschleißerscheinungen, die mit ihrem klinischen Bild später charakterisiert werden.

In unserem Krankengut überwiegen die Frauen. Auch das glauben wir auf die besonderen Lebensbedingungen unserer Zeit zurückführen zu müssen. Der erzwungene Eintritt der Frau in den für sie unphysiologischen Lebens- und Erwerbskampf führt zur Überspannung ihres sympathischen Apparates mit den geschilderten Beschwerden und Funktionsstörungen. Wir haben den Eindruck, daß diese Störungen bei Frauen sehr häufig noch lange Zeit andauern, wenngleich die unmittelbaren Ursachen beseitigt sind.

Ein Fall (Fall 3) illustriert dies deutlich: Eine 38jährige Frau führt während des Kriegseinsatzes ihres Mannes das Tapeziergeschäft einige Jahre mit Erfolg. Während dieser Zeit hat sie trotz der seelischen Belastungen und körperlichen und geistigen Überanstrengung nur leichte Beschwerden, wie Schlaflosigkeit, Erregungszustände, wobei objektiv das Bild einer leichten sympathischen Hypertonie besteht. Nach der Rückkehr des Mannes steigert sich das subjektive Beschwerdebild und die objektiven Symptome, obwohl sie jetzt weniger arbeiten mußte und die seelischen und finanziellen Sorgen verringert waren. Selbst drei Jahre nach Aufhören der auslösenden Faktoren bestanden noch immer schwere Erregungszustände mit Herzklopfen, Zusammenschnüren des Halses, dauerndes Frösteln und Schüttelfrost, kalte Hände und Füße, Kopfschmerzen, Angstzustände, Schlaflosigkeit und dysmenorrhoische Beschwerden.

Das Körpergewicht dieser Patienten ist häufig reduziert, pyknischen Habitus findet man unter solchen Patienten relativ selten, asthenische Typen sind bevorzugt befallen.

Die Körpertemperatur ist entsprechend der Stoffwechselsteigerung häufig leicht erhöht, subfebrile Temperaturen am Abend sind keine Seltenheit. Dies trifft auch bei Fällen zu, bei denen jede organische Ursache einer Temperaturerhöhung ausgeschlossen ist.

2. Haut- und Anhangsgebilde. Die Hautfarbe ist stets blaß („spastische Anaemie"), feuchte, kühle Hände sind ein charakteristisches Symptom, das einem schon bei der Begrüßung der Patienten auffällt. Bei Frauen treten besonders häufig auf mechanische Reize an der Haut rote Flecken auf (Dermographismus ruber ohne Neigung zu Quaddelbildung), auch auf psychische Reize kommt es zum Rotwerden der unbedeckten Hautpartien, denn die allgemeine Senkung der Reizschwelle in der sympathischen Hypertonie verursacht Gefäßreaktionen schon auf unterschwellige Reize. M. Hochrein hat mit der Methode von Matthes gezeigt, daß bei solchen Patienten an sich unterschwellige Reize, z. B. thermischer Natur, hochgradige vasomotorische Durchblutungsstörungen hervorrufen, „die das Maß des Zweckmäßigen bei weitem überschreiten". Die überstarke Reaktionsfähigkeit der Vasomotoren führt im Sinne unserer Ausführungen im ersten Kapitel zu dem Kippvorgang, bei dem die sympathisch gesteuerte Gefäßkontraktion in einem parasympathisch gesteuerten Erschlaffungszustand übergeht. Das Fröstelgefühl dieser Patienten ist sehr häufig mit einer objektiv nachweisbaren Kontraktion der Arrectores pilorum verbunden.

Die Haare sind meist glanzlos, brüchig, in besonderen Fällen struppig, fallweise besteht auch Haarausfall. Die Nägel sind spröde, brüchig, sehr oft abgebissen.

Die Patienten geben häufig an, besonders leicht und stark zu schwitzen („Kalter Schweiß"), entweder am ganzen Körper oder nur an Händen und Achselhöhlen. Objektiv läßt sich dies durch den vermehrten Feuchtigkeitsgehalt der Hautoberfläche, besonders an der Vola manus, feststellen. Der Organismus befindet sich in der Phase der sympathischen Hypertonie in einer Reaktionslage des gesteigerten Energiestoffwechsels, der naturgemäß mit einer vermehrten Wärmebildung einhergeht. Damit diese erhöhte Wärmebildung nicht zur Wärmestauung führt, ist als Schutzreflex die Schweißbildung eingeschaltet. Sie stellt somit ein Sicherheitsventil gegen die sympathische Überhitzung dar. Die Innervation der Schweißdrüsen ist morphologisch sowohl sympathischer wie parasympathischer Natur, funktionell muß jedoch die Schweißabsonderung als parasympathische Gegenregulation gegen die erwähnten Folgen der sympathischen Überreizung angesehen werden. Damit in Einklang steht die Tatsache, daß Acethylcholin die Schweißbildung fördert, auf Adrenalin jedoch keine Schweißabsonderung eintritt.

Eine ähnliche Schutzfunktion des Organismus gegen starke Wärme- und Lichtabsorption von außen stellt die Pigmentierung der Haut dar. Eine zu starke Absorption aus dem umgebenden Milieu würde den Organismus gleichfalls in ein Stadium der Wärmestauung bringen. Zur Abschirmung wird die Haut pigmentiert. Die Bevölkerung in südlichen Breiten zeigt in erhöhtem Maße diese Schutzfunktion der Haut gegenüber zu starker Strahlenabsorption und wird dadurch vor einer pathologischen Irritation ihres sympathischen Systems geschützt. Menschen mit pigmentarmer Haut werden durch Sonnenbestrahlung leichter in einen überreizten Zustand gebracht, der Ausdruck einer sympathischen Hyperreflexie ist.

3. Wie schon erwähnt, fehlen Fettansammlungen und Deponierung an charakteristischen Körperstellen.

4. Muskulatur. Turgor und Tonus der Muskulatur sind häufig objektiv erhöht, ohne daß ein pathologischer Rigor oder Spasmus im neurologischen Sinn vorliegt.

5. Psychische Symptome. Beim psychischen Befund vermengt sich Anamnese und Erhebung des klinischen Befundes, so daß die meisten psychischen Symptome schon im anamnestischen Abschnitt erwähnt wurden. Zusammenfassend besteht eine Überempfindlichkeit gegen geringste psychische Reize, die oft nicht nur überstarke, sondern vor allem lang dauernde Reaktionen auslöst. Daraus resultiert eine besondere Erregbarkeit und besondere Empfindlichkeit. Hieher gehört ferner das schon ausgeführte Phänomen der psychischen Irradiation, das heißt das Ausbreiten einer psychischen Reaktion auf Bereiche, die mit dem ursprünglichen Reizgeschehen in keinem direkten Zusammenhang stehen. Weiters die Ruhe- und Rastlosigkeit, die den Patienten den ganzen Tag antreibt. Die Angst in ihren verschiedenen Formen stellt ein typisches Kardinalsymptom dieser vegetativen Reaktionslage dar.

6. Geistige Symptome. Die in der sympathischen Hypertonie gesteigerte Aktivität bewirkt, wie schon ausgeführt, eine Erleichterung der Assoziation, die im krankhaften Fall zu Zerstreutheit und Konzentrationsschwierigkeiten führt.

Die innere Unruhe, die den ganzen Menschen erfaßt, spornt solche Patienten auch auf geistigem Gebiet besonders an. Sie sind „übertemperamentvoll", energiegeladen, unternehmungslustig. Die gesteigerte Extravertiertheit führt dazu, daß solche Patienten stets einen Wirbel um sich haben müssen und sich nur in Gesellschaft zahlreicher Menschen wohlfühlen. In besonderen Fällen entsteht dadurch eine Zersplitterung ihrer gesamten Arbeitsleistung. „Ich habe hundert Ideen, kann aber keine zu Ende brinegn." In krassen Fällen führt dieser Zustand an die Grenze der ideenflüchtigen Verwirrtheit. Das gesamte Lebens- und Arbeitstempo dieser Patienten ist stets beschleunigt, was mit einer Oberflächlichkeitr de Arbeitsleistung einhergeht. Das solide Wachsenlassen ist solchen Patienten völlig fremd. Es gehört ferner zu den Lebensgewohnheiten dieser Patienten, am Abend nicht auszuspannen, sondern in dieser Tagesphase noch möglichst viel an zivilisatorischen Genüssen zu konsumieren und aufregende Kino- und Theaterstücke oder Sportveranstaltungen zu besuchen.

II. Lokalsymptome.

1. Seit Basedow sind *Augensymptome* bei Reizung des Sympathikus bekannt: die weite Lidspalte, die weite Pupille, der besondere Glanz der Augen, fallweise auch ein Exophthalmus. Diese Symptome werden durch erhöhte Dauerspannung in den vom sympathischen System versorgten Muskeln des Auges hervorgerufen. Ferner der Lidtremor. Er stellt einen durch die Senkung der Reizschwelle entstandenen Reflexklonus dar.

2. Mund- und Rachenraum. Das Betrachten der Schleimhäute des Mundes und Pharynx zeigt oft eine abnorme Trockenheit, auch Rissigkeit der Lippen kommt vor. Zwischen diesem objektiv feststellbaren Befund und der quälenden subjektivens Trockenheit klaffen manchmal starke Differenzen. Verursacht ist dieses Symptom durch eine Hemmung der Speichel- und Schleimsekretion, die im Rahmen der schon erwähnten Drosselung der gesamten Drüsen des Nahrungsaufnahme- und Verdauungsapparates durch den Sympathikus liegt. Durch seelische Reize (Ärger, Aufregung) wird diese Trockenheit zusätzlich gesteigert und kann bis zur Heiserkeit führen. In Phasen eines exzessiv gesteigerten sympathischen Spannungszustandes, wie er im Beginn von Infektionskrakheiten vorliegt (Pneumonie, Sepsis, Peritonitis, Meningitis, Poleomyelitis), ist die Zunge besonders trocken und zeigt starken Belag.

3. Gesichtsausdruck. Das Gesicht der sympathischen Hypertonie ist blaß, faltenreich und zeigt einen gespannten, ängstlichen Ausdruck. Meist besteht auch eine Steigerung der Sehnenreflexe und ein Chvosteksches Zeichen, worauf schon Eppinger und L. Hess hingewiesen haben. Die Blässe ist das Resultat der Gefäßspasmen. Die „Sorgenfalten" sind Ausdruck einer Dauerspannung der mimischen Muskulatur. Schon normalerweise werden durch psychische Erregungen solche Spannungen der mimischen Muskulatur intendiert, die sich aber nach Abklingen des Reizes wieder lösen. Das Charakteristische bei der sympathischen Hypertonie besteht nun darin, daß diese Spannungen der mimischen Muskulatur die jeweilige Erregung lange Zeit überdauern und damit praktisch konstant aufscheinen.

4. Hals. Die sympathische Hypertonie ist, wie wir schon ausgeführt haben, häufig mit einer leichten Vergrößerung der Schilddrüse verbunden. Die Schilddrüse ist dabei weich, gut durchblutet, was einer Arbeitshypertrophie entspricht. Große Strumen gehören nicht zum Bild dieser Erkrankung und sind meist Ausdruck einer insuffizienten Schilddrüsentätigkeit. Solche Strumenträger können jedoch in besonderen Lebensphasen (Klimakterium) in den Zustand einer sympathischen Hypertonie geraten. Bei diesen Fällen findet man dann neben kolloiden Partien Regionen, die durch ihre weiche Konsistenz aktiveres Schilddrüsengewebe anzeigen. Die echte Basedow-Struma ist sehr selten. Sie ist durch mittelgradige Vergrößerung der Schilddrüse charakterisiert, die ziemlich weich und besonders stark vascularisiert ist. Hervorgehoben muß werden, daß an zahlreichen Fällen von sympathischer Hypertonie Veränderungen an der Schilddrüse nicht nachweisbar sind. Sonst sieht man häufig am Hals Gefäßpalpitationen, die dem Verlauf der Arteria carotis entsprechen.

5. Brustorgane. A. Lunge.
Schon Hofbauer beschrieb Atemstörungen bei Krankheitszuständen, die wir heute als sympathische Hypertonie klassifizieren würden. Am häufigsten ist eine Beschleunigung der Atmung, die durch das Fehlen einer Cyanose charakterisiert ist und sich als Übererregbarkeit des Atemzen-

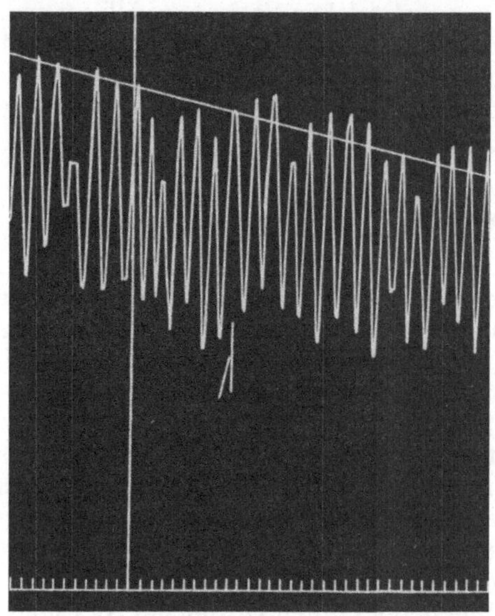

Abb. 21a.   Registrierung der Atmungskurve, tiefe unregelmäßige Atmung.

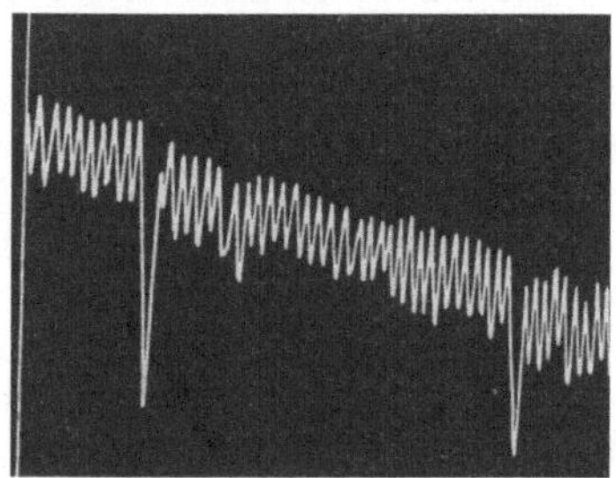

Abb. 21b.   Frequente Atmung mit einzelnen tiefen Seufzern.

trums erweist. Ferner geben die Patienten an, nicht durchatmen zu können, manchmal treten einzelne vertiefte Atemzüge auf, auch plötzlicher Lufthunger und Erstickungsangst kommt vor. Es wird viel zu häufig darauf vergessen, daß man bei der gebräuchlichen Methode der Grundumsatzbe-

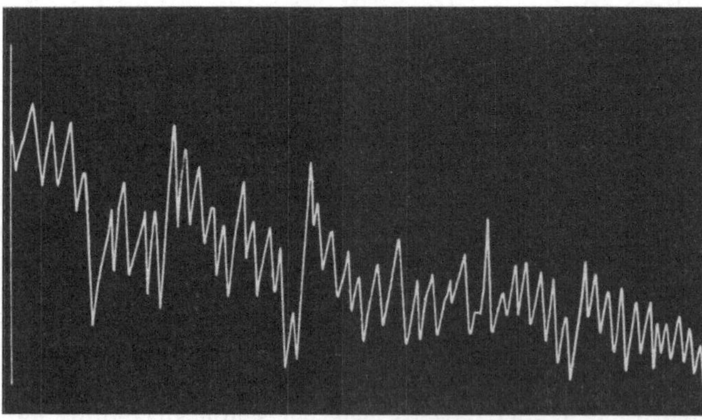

Abb. 21c.   Gänzlich unregelmäßige Atmung.

stimmung eine genaue Registrierung der Atmung vornimmt, bei der die aufgeführten Symptome objektiv darstellbar sind (Abb. 21).

B. Herz. Im Gegensatz zu den vordringlichen subjektiven Beschwerden sind die objektiven Symptome oft gering. Sehr charakteristisch ist eine Pulsbeschleunigung, wobei es Formen gibt, bei denen eine Ruhetachycardie besteht, die zusätzlich leicht durch psychische oder andere Reize gesteigert wird. In anderen Fällen ist die Pulsfrequenz in Ruhe normal und kann sowohl durch seelische wie körperliche Belastungen abnorm ansteigen. Im Gegensatz zur Tachycardie bei dekompensierten Herzklappen- und Herzmuskelerkrankungen, die vom Patienten selbst nicht empfunden wird, ist die Pulsbeschleunigung bei der sympathischen Hypertonie mit starken subjektiven Sensationen verbunden. Objektiv findet sich auch eine stark ausgeprägte Herzaktion, die meist an der Erschütterung der Thoraxwand abgelesen werden kann. Die Herzaktion ist dabei regelmäßig. Vereinzelt finden sich Extrasystolen. Auch diese werden besonders unangenehm empfunden. Der Blutdruck ist meist an der oberen Grenze der Norm oder erhöht, wobei die Erhöhung vorwiegend den systolischen Druck betrifft.

6. *Bauchorgane.* Auch hier scheint zunächst der Summe der subjektiven Beschwerden eine relativ geringe objektive Symptomatik gegenüberzustehen. Bei Beachtung feinerer Details lassen sich auch hier viele der vom Patienten geäußerten Angaben objektivieren. Dem Gefühl des Klopfens im Oberbauch entspricht eine abnorm intensive Pulsation der Aorta abdominalis, die schon dadurch besonders zur Geltung kommt, daß diese meist mageren asthenischen Patienten eine deutliche Senkung des Magens aufweisen. Durch mechanische Erschütterungen der Magengegend lassen sich häufig abnorme Plätschergeräusche auslösen. Die tiefe Palpation des Abdomens ergibt zahlreiche druckempfindliche Stellen, wobei die Gegend des Plexus solaris besonders empfindlich ist. Diese Druckschmerzhaftigkeit ist wechselnd und ergibt keine charakteristischen Druckpunkte. Oft besteht eine mehr oder weniger starke Hautüberempfindlichkeit, die sich als Headsche Zone entpuppt, wobei man immer wieder erstaunt ist, welche geringfügigen Organveränderungen damit korreliert sind. Eine allgemeine Hypotonie der autonomen Muskulatur stellt einen charakteristischen Befund bei der sympathischen Hypertonie dar und kann oft schon durch Palpation und Perkussion vermutet werden. Im Röntgenbild kommen diese Veränderungen besonders deutlich zur Darstellung, wobei uns bei Serienuntersuchungen der auffallende Wechsel und die breite Variabilität der einzelnen Symptome (Schleimhautrelief, Ruhetonus, Peristaltik) aufgefallen ist. Im allgemeinen ist das Röntgenbild des Magens bei der sympathischen Hypertonie charakterisiert durch Atonie, geringes Schleimhautrelief, mangelhafte Peristaltik. Auch im gesamten Darm besteht eine Hypotonie, die an ausgeprägten Formen bis zur Coeliakie gesteigert sein kann, und eine verlangsamte Peristaltik, als deren Ausdruck die atonische Obstipation anzusehen ist. Die Säurewerte des Magens sind herabgesetzt, desgleichen die Fermentproduktion des Pankreas vermindert.

7. *Urogenitalsystem.* Auch hier sind im Verhältnis zur Fülle der subjektiven Klagen relativ wenig objektive Befunde bekannt. Uns scheint dies daran zu liegen, daß die Frauenärzte und Urologen die Summe der ungeordneten nervösen Symptomenbilder ihrer Patienten noch nicht genügend analysiert und nach den von uns ausgeführten Gesichtspunkten eingereiht haben. Wir möchten in diesem Zusammenhang nur auf das häufige Vorhandensein eines Fluors der Frauen, der oft jeder lokalen Behandlung trotzt, und auf die Symptomatik der Reizblase hinweisen.

8. *Extremitäten.* Die Extremitäten bei der sympathischen Hypertonie sind blaß und kühl, Hände und Füße sind häufig mit kaltem Schweiß bedeckt. Es besteht sehr häufig eine besondere Druckempfindlichkeit, die nicht auf die charak-

teristischen Nervendruckpunkte beschränkt ist, sondern auch Sehnenansätze und gewisse Perioststellen (z. B. die vordere Kante der Tibia) betrifft. Der Muskeltonus zeigt wohl keine Zeichen einer pathologischen Spannungserhöhung, jedoch gelingt es selten, die Muskulatur bei passiven Bewegungen vollkommen entspannt zu finden, wie dies beim idealen Sportler der Fall ist. Die Sehnenreflexe sind im allgemeinen zum Unterschied von organisch-neurologischen Erkrankungen symmetrisch erhöht. Die reflexogenen Zonen sind verbreitert, auch die direkte mechanische Muskelerregbarkeit ist gesteigert. Bei vorgestreckten Händen ist ein feinwelliger Tremor der Finger und bei Kindern choreatisch anmutende Spontanbewegungen zu beobachten.

C. Laboratoriumsbefunde.

Über die klinische Symptomatik hinaus sieht man bei der sympathischen Hypertonie charakteristische Verschiebungen einzelner chemisch-physikalischer Reaktionen. Die Alkali-Reserve sinkt ab (Damble-Reuter), es besteht eine Neigung zur Acidose (Altenburger-Böger); der Natriumspiegel im Blut sinkt ab (Schneider und Wiedmann), anscheinend durch eine zentral gesteuerte Förderung der Gewebspermeabilität (Ascher und Pflüger). Phosphor wird vermehrt ausgeschieden. Der Kaliumwert sinkt ab, der Calciumwert liegt an der oberen Grenze der Norm, so daß der Kalium-Calcium-Quotient unter zwei liegt. Die Jodwerte im Blut sind im allgemeinen erhöht (Turner, Fenz-Uiberack).

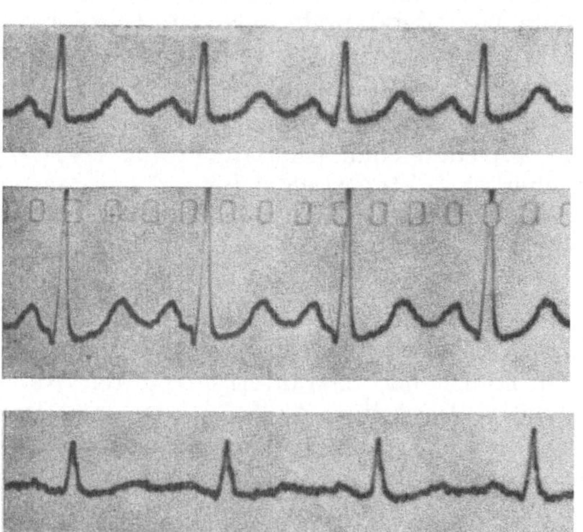

Die Blutsenkungsgeschwindigkeit ist erhöht oder an der oberen Grenze der Norm. Der Albumin-Globulin-Quotient ist zu Gunsten der Globuline verschoben. Das Weltmannsche Koagulationsband kann verkürzt sein. Der Blutzucker an der oberen Grenze der Norm, der Grundumsatz ist erhöht, die Cholesterinwerte sind herabgesetzt (Parhon-Ornstein, Fenz-Zell). Der Wasserhaushalt ist beschleunigt, die Flüssigkeitsaufnahme und -abgabe ist erhöht, es kommt zur Entquellung der Gewebe. Das Elektrokardiogramm weist entsprechend der Häufigkeit cardialer Beschwerden charakteristische Befunde auf. Fast

Abb. 22a.   Sinustachykardie bei sympathischer Hypertonie.

immer besteht eine Sinustachykardie, deren Grad bei Belastungen rasch zunimmt und oft lange bestehen bleibt. Ferner besteht eine abnorme Labilität der Herzfrequenz auf psychische Reize, die p-qu-Distanz liegt an der unteren Grenze der Norm. Die T-Zacke zeigt hohe spitze Formen. Das ST-Stück kann mitunter, besonders bei hochfrequenter Schlagfolge, etwas gesenkt sein. Auch hier ist eine besondere Variabilität der Befunde bei mehrfachen Untersuchungen am gleichen Patienten festzustellen. Wir bringen einige chrakteristische Kurvenbilder (Abb. 22).

Der morphologische Blutbefund kann durch eine Vermehrung der Leukozyten mit myeloischer Tendenz gekennzeichnet sein, die Zahl der eosinophilen Zellen kann normal oder herabgesetzt sein.

Bei der Beurteilung dieser statischen Laboratoriumsbefunde ist zu berücksichtigen, daß sogenannte organische Krankheiten in erster Linie Verschiebungen der angegebenen Werte bewirken. Wie wir schon ausgeführt haben, ist der sympathische Arbeitsgang im physiologischen Bereich ebenfalls durch bestimmte Verschiebungen der oben angeführten Laboratoriumsreaktionen charakterisiert. Durch zusätzlich schädigende Reize kommt es zu einer Verstärkung dieser Verschiebungen, die nach Kompensation des Reizes wieder zur Norm zurückgehen. Die Summe dieser akuten Reaktionen wurde als sympathische Hyperreflexie

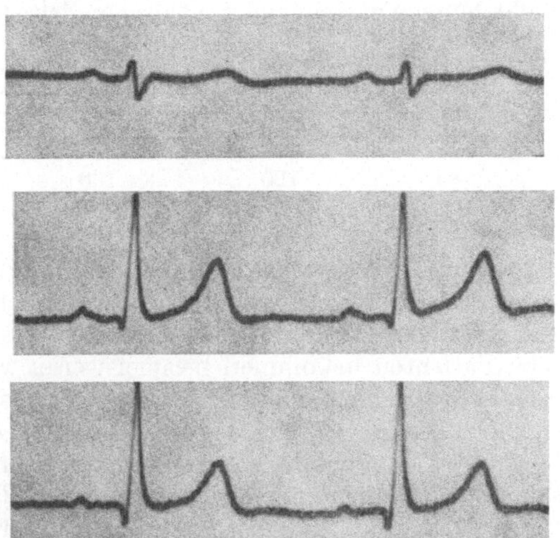

Abb. 22b.   Hohe spitze T-Zacken bei sympathischer Hypertonie.

charakterisiert und entspricht im wesentlichen der Cannonschen Notfallsreaktion. Sind diese toxischen Einwirkungen dauerhaft, wie z. B. bei einer chronischen Tonsillitis, dann bewirkt die dauernde Toxinausschüttung eine dauerhafte Spannungserhöhung des sympathischen Systems, die allerdings in den Laboratoriumsbefunden nicht so massiv abgelesen werden kann, da bei den chronischen Erkrankungen vegetative Kompensationsvorgänge die Reaktionen ausgleichen.

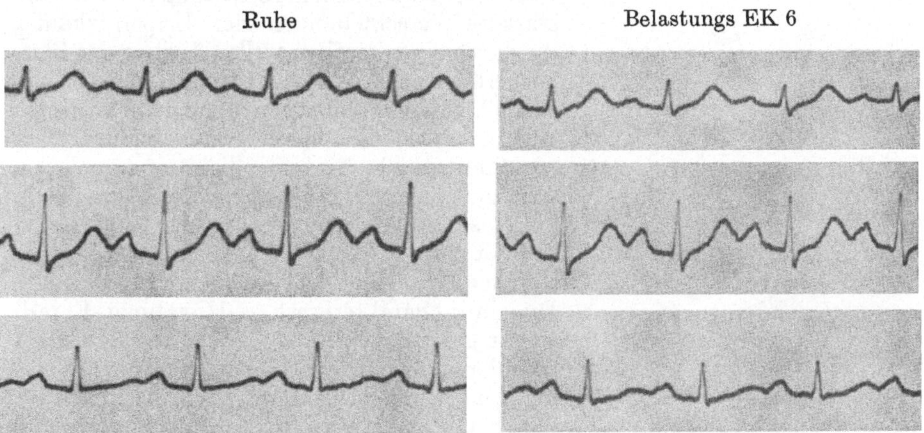

Abb. 22c.   29jährige Frau mit sympathischer Hypertonie. Sinustachykardie, bei Belastung Zeichen von Insuffizienz der Coronardurchblutung.

Daneben kann aber auch durch eine einmalige Toxinausschwemmung verschiedenster Genese bei Vorhandensein anderer auslösender Faktoren (dauernde psychische

Reize) ebenfalls eine dauerhafte pathologische Reizung des sympathischen Spannungszustandes intendiert werden. Es kann die Verschiebung der Laboratoriumswerte bei der sympathischen Hypertonie auch gering sein, besonders charakteristisch jedoch ist, daß der Organismus schon auf geringe Reize mit starken Verschiebungen nach der sympathischen Seite hin reagiert. So liegen Pulsfrequenz,

Tabelle 2. Kreislaufbelastungsversuch bei einem Fall von sympathischer Hypertonie.
(Mann 28 Jahre.)

	Ruhe	15 Kniebeugen	1 Min.	3 Min.	5 Min.	10 Min. später.
Puls	80	120	100	96	76	80
RR	135/65	190/70	170/65	170/70	165/60	130/70
Atmung	18	24	24	22	22	18

Temperatur, Leukozytenzahl und Grundumsatz an der oberen Grenze der Norm und zeigen durch geringste Reize (körperlicher und psychischer Genese oder durch zusätzliche Infekte) eine besonders starke Verschiebung nach aufwärts. Solche Patienten bekommen beispielsweise, wenn sie vom Bett aufstehen, eine starke Tachycardie, genau so wie nach geringsten psychischen Erregungen. Desgleichen reagieren sie auf kleinste Infekte, Aufregungen oder Anstrengungen mit erhöhten Temperaturen, Leukozytosen und Grundumsatzsteigerungen. Die besondere Richtungstendenz der vegetativen Reaktionsfähigkeit in der sympathischen Hypertonie wird am besten mit Längsschnittuntersuchungen oder Belastungsproben erfaßt. Wir bringen ein Beispiel einer Arbeitsbelastungsprobe bei einem typischen Fall von sympathischer Hypertonie (Tab. 2). Auch psychische Reize zeigen eine verstärkte Reaktion in sympathischer Richtung. Typisch ist ferner die Adrenalinbelastungskurve bei sympathischer Hypertonie (Abb. 23). Diese überstarke Reaktion entspricht dem hyperregulatorischen Typ nach A. Sturm, Harrer und Frohwein, Wawersik. Bei Traubenzuckerbelastungen sieht man stärkere Verschiebungen der Hyperglykämie, die durch einen raschen steilen Anstieg der Blutzuckerkurve charakterisiert sind. Daneben kann es auch zu einer abnormen Höhe des maximalen Blutzuckerwertes kommen, in anderen Fällen zur Plateaubildung, wenn die Gegenregulation verzögert eintritt. Die hypoglykämische Nachphase ist infolge der mangelhaften Gegenregulation oft gering. Der Wasserhaushalt der sympathischen Hypertonie ist durch eine beschleunigte Dynamik charakterisiert (Adlersberg-Fried. mann). Dementsprechend kommt es zu einer beschleunigten und überschießenden Ausschwemmung nach Wasserbelastung. Die Konzentrationsfähigkeit ist dabei erhalten (Tab. 3). Bei Belastung mit künstlichem Fieber sieht man verstärkte Reaktionen. Besonders charakteristisch für die sympathische Hypertonie ist eine starke Labilität des Sauerstoffverbrauches. Während der Grundumsatz gewöhnlich an der oberen Grenze der Norm, bzw. leicht erhöht ist (plus 15 bis plus

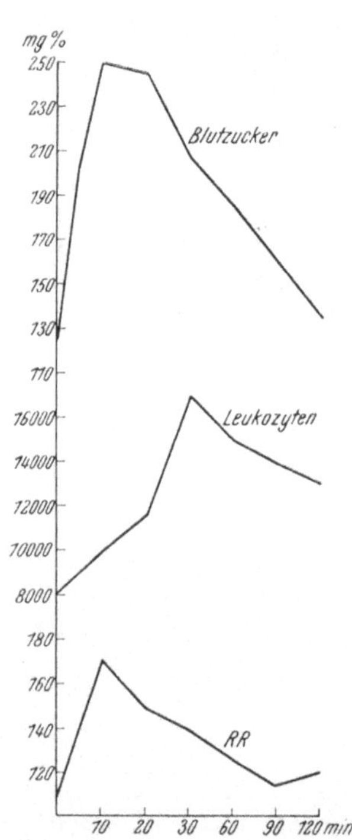

Abb. 23. Adrenalinbelastung bei sympathischer Hypertonie (1 mg Adrenalin).

Tabelle 3. *Wasserstoß bei einem Fall von sympathischer Hypertonie.*

H. Sch. 26 Jahre.

		Menge	Spez. Gewicht
7 Uhr	1500 ccm dünner Tee		
7 „ 30		220 ccm	1006
8 „		300 „	1001
8 „ 30		530 „	1000
9 „		390 „	1000
9 „ 30		270 „	1001
10 „		160 „	1002
10 „ 30		65 „	1008
11 „		80 „	1006
innerhalb von 4 Stunden		2015 ccm	
12 Uhr		110 ccm	
12 Uhr		110 ccm	1010
13 „		30 „	1020
14 „		73 „	1019
15 „		60 „	1025
Gesamtausscheidung		2290 ccm	

25 Prozent), finden sich bei der von uns ausgeführten speziellen Untersuchungsmethodik (W. Winkler) abnorme Schwankungen (Abb. 24). Die Eiweißbelastung zeigt eigentlich keine wesentliche Steigerung gegenüber normalen Fällen, sie dient vorwiegend zur diagnostischen Abgrenzung gewisser Unterfunktionszustände (sympathische Hypotonie), auf die wir noch besonders eingehen.

Naturgemäß zeigen nicht alle Fälle die Gesamtheit der hier zusammengefaßten Beschwerden u. Symptome. Charakteristisch ist, daß die subjektiven Beschwerden und objektiven Symptome den ganzen Organismus umfassen, wobei das Beschwerdenbild das Symptomenbild übertönt. Nach unseren Ausführungen über die zentrale Organisation des sympathischen Systems ist die *ubiquitäre Lokalisation des vegetativen Funktionswandels bei der sympathischen Hypertonie zu erwarten.* Im allgemeinen ärztlichen Denken und Handeln

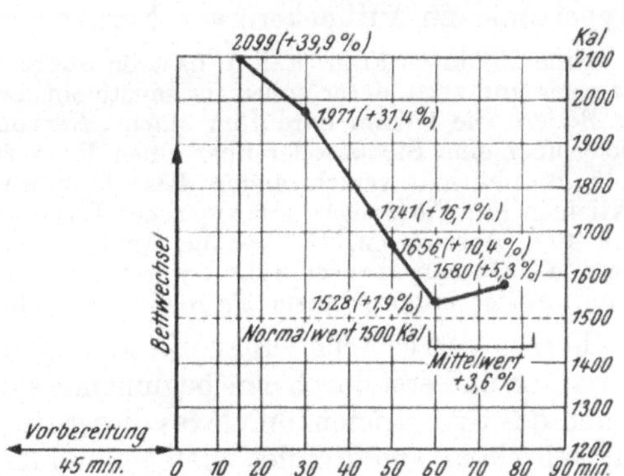

Abb. 24. Grundumsatzkurve bei einem Fall von sympathischer Hypertonie mit geringer Schilddrüsenbeteiligung.

werden Patienten, bei denen einer Summe von subjektiven Beschwerden ein geringer objektiver Befund gegenübersteht, als funktionell oder neurasthenisch abgetan. Wir möchten hingegen festhalten, daß gerade dieser Umstand besonders charakteristisch für die sympathische Hypertonie ist und objektiv durch die Senkung der allgemeinen Reizschwelle nachgewiesen werden kann. Trotzdem die Beschwerden dieser Patienten fast immer sowohl den körperlichen wie den seelischen Bereich des Organismus umfassen, sieht man doch oft, daß ein Organsystem zeitlich und quantitativ im Vordergrund des subjektiven Erlebens steht. Für diese besondere Organdisposition kommen mehrfache kausale Faktoren in Betracht. Seit Alfred Adler wissen wir, daß einzelne Organe oder Organsysteme primär minderwertig angelegt sein können. Die primäre Minderwertigkeit ist entweder erblich bedingt oder durch frühzeitige Keimschäden verursacht. Bei geringfügiger Verschiebung der vegetativen Reaktionslage werden diese Organe schon subjektive Beschwerden verursachen, während der gesamte Organismus noch kompensiert erscheint. Klinisch sieht man z. B. bei einem angeborenen Tropfenherz in der Anamnese das Auftreten von Herzbeschwerden, denen erst nach längerer Zeit Schlaflosigkeit, Appetitlosigkeit, Gewichtsabnahme, Kopfschmerzen, Angstzustände und die übrigen Symptome der sympathischen Reizung folgen. Hieher gehören auch die Patienten, welche angeben, daß schon die Großmutter zeitlebens an Migräne gelitten hat und bei denen sich die Kopfschmerzen als erstes Symptom der sympathischen Hypertonie manifestieren. Ein anderer Faktor, der die Organempfindlichkeit zu steigern imstande ist, beruht darin, daß dieses Organ schon früher eine Läsion erlitten hat. So können z. B. an sich symptomlose Myocardschwielen nach einer diphtherischen oder rheumatischen Myocarditis bei allgemeiner Verschiebung der vegetativen Reaktionslage nach der sympathischen Seite hin primär Beschwerden von seiten des Herzens verursachen.

Ein anderes Beispiel, das das Wiedererwecken eines Organsymptomes beleuchtet, ist folgendes: Ein Patient (Fall 4) hat nach einer Commotio cerebri die üblichen vasomotorischen Kopfschmerzen, die nach einem Jahr vollkommen verschwunden sind und nur bei Witterungswechsel vorübergehend auftraten. Nach drei Jahren traten nach besonderen Belastungen im Berufsleben die Kopfschmerzen der gleichen Qualität wieder auf, die erst später von den üblichen Symptomen der sympathischen Hypertonie, wie Schlaflosigkeit, Appetitlosigkeit, Impotenz usw. gefolgt waren.

Auch auf dem seelischen Sektor gibt es im Rahmen einer sympathischen Hypertonie ein Aufflackern von Narbensymptomen.

Eine 23jährige Frau (Fall 5) hatt im Jahre 1943 folgendes Erlebnis: Sie trat aus dem Haustor und zwei Meter neben ihr sauste ein menschlicher Körper vom 3. Stock herunter zu Boden. Sie bekam daraufhin einen „Nervenschock", schlief nicht und getraute sich nicht über eine Straße oder über einen Platz zu gehen. Nach einem zweimonatigen Erholungsaufenthalt verschwanden diese Beschwerden völlig. Nach vier Jahren wurde die Patientin mit Platzangst, mit typischer Hyperthyreose und einer Grundumsatzsteigerung von 40% überwiesen. Die genaue Analyse ergab, daß familiäre Zwistigkeiten als auslösende Faktoren anzuschuldigen waren. Die „Platzangst" „wie damals vor vier Jahren" stand zeitlich und erlebnismäßig im Vordergrund des Beschwerdebildes.

Ferner gibt es auch Organerkrankungen, die an sich latent ohne Beschwerden verlaufen und erst durch eine beginnende sympathische Hypertonie in den Vordergrund des Symptomenkomplexes dieser rücken. Beispielsweise kann eine Anazidität jahrelang symptomlos bleiben und erst im Rahmen einer sympathischen Hypertonie als Appetitlosigkeit, Völlegefühl und Magendrücken in Erscheinung treten. Die angeführten Beispiele einer erworbenen Organdisposition als Ursache für die Vordringlichkeit bestimmter Organsymptome im Rahmen des allgemeinen Symptomenbildes der sympathischen Hypertonie sind nicht erschöpfend. Das gemeinsame dieser konstitutionellen und konditionellen Faktoren der Organdisposition ist die besondere Reizempfindlichkeit. Daher tritt das Organsymptom bei Verschiebung der allgemeinen Reizschwelle zeitlich früher und quantitativ stärker in Erscheinung. Für diese besondere Organempfindlichkeit hat J. Riese den unserer Meinung nach sehr glücklichen Ausdruck des *punctum majoris irritationis* gewählt. Im Rahmen einer finalen Betrachtungsweise ist die erhöhte Reizbarkeit eines minderwertigen Organes biologisch sinnvoll, denn gerade das minderwertige Organ benötigt in Zeiten der Gefahr ein besonders empfindliches Warn- und Reaktionssystem, wodurch es in die Lage versetzt wird, früher mit einer sympathischen Abwehrfunktion zu reagieren. In diesem Zusammenhang sind neuere Untersuchungen von W. Raab bemerkenswert, aus denen hervorgeht, daß die verschiedenen Organe differente „sympathomimetische Amine" besitzen (Herzmuskel — Cannon, Milz — v. Euler, Nervus ischiadicus etc. — Lissák,

Gehirn — W. Raab). Es wäre nun ohne weiteres vorstellbar, daß minderwertig angelegte oder durch vorangegangene Krankheiten umgestimmte Organe mehr von diesen sympathomimetischen Aminen aufweisen, worauf 'ihre besondere Reizbarkeit zurückzuführen wäre.

Im Verlauf des eben beschriebenen Krankheitsbildes kommt es nicht selten zum Auftreten bestimmter Anfälle. Die Patienten geben an, sie empfinden plötzlich ein Druckgefühl über dem Herzen oder einen Krampf daselbst mit heftigem Herzklopfen und Atemnot, bekommen ein starkes Angstgefühl, haben dabei einen Kälteschauer mit Frösteln und Gänsehaut, der bis zum Schüttelfrost gesteigert sein kann, im Gesicht werden sie ganz blaß und eingefallen, häufig besteht Harndrang mit wasserklarem Harn, dabei sind sie schwindlig und verlieren schließlich das Bewußtsein. Dauer von einigen Sekunden bis zu zehn Minuten. Diese Anfälle variieren sowohl in der Intensität wie in der Frequenz, das heißt die Patienten haben manchmal nur ein beklemmendes Gefühl mit Angst und Schwindel, das fallweise bis zur oben beschriebenen generellen Störung führt. Die von Penfield als „diencephale automatische Epilepsie" beschriebenen Anfälle zeigen weitgehende Symptomgleichheit.

Ein Beispiel (Fall 6): Eine 43jährige Frau hatte eine Strumektomie wegen angeblicher Hyperthyreose. Danach vorübergehende Besserung ihrer Beschwerden. Allmählich traten jedoch wieder die alten Aufregungszustände, Schlaflosigkeit, eine dauernde Unruhe und Angst auf. In letzter Zeit ist die Patientin besonders erschrocken über anfallsartige Zustände, die sie folgendermaßen schildert: „plötzlich überfällt mich eine starke Angst mit Vernichtungsgefühl, eine Beklemmung über dem Herzen, die Pulse hämmern wie wild, ich habe das Bedürfnis, tief einzuatmen, kann es aber nicht. Gleichzeitig habe ich ein Kältegefühl und Frösteln am ganzen Körper und zittere stark. Dabei bin ich schwindlig und habe ein unsicheres Gefühl im Kopf. Schließlich schwinden mir die Sinne und ich weiß ca. 15 Minuten nichts von mir." Nach Angaben der Mutter hat sie dabei ein eingefallenes, blasses Gesicht („weiß wie der Tod"), die Bewußtlosigkeit dauert bis zu 15 Minuten. Nachher starker Harnabfluß. Der jeweils herbeigeholte Arzt hält den Zustand für hysterisch oder epileptisch. Die gesamte Anamnese und die klinischen Befunde ergeben das typische Bild einer sympathischen Hypertonie mit *sympathischen Anfällen*. Als Ursache dieser dauerhaften Spannungserhöhung mit ihren fallweise anfallartigen Entladungen konnte eine zunächst unlösbare Konfliktssituation mit dem Mann aufgedeckt werden. Dieser war ein chronischer Säufer und bedrohte seine Frau ständig mit dem Umbringen.

Wir möchten diese Anfälle als akuten Entladungsvorgang sympathischer Energien auffassen und daher als *sympathische Anfälle* bezeichnen. Diese Anfälle, die in den Rahmen der von Pette als vegetative und von W. Schulte als syncopalvasomotorisch bezeichneten Anfälle gehören, glauben wir auf Grund ihrer einheitlichen Symptomatik als besondere Formen herausheben zu müssen und als *sympathische Anfälle* bezeichnen zu können (Birkmayer). Auf den cardialen Sektor wurde ihre Symptomatologie schon von Polzer und Schober beschrieben (sympathico-vasale Anfälle) und zum Bainbridge-Effekt in Beziehung gesetzt.

Auch unbeeinflußt von den verschiedenen therapeutischen Bemühungen schwankt das Beschwerdebild dieser Patienten mit sympathischer Hypertonie. Im Frühjahr und Sommer kommt es fast regelmäßig zu einer Verschlimmerung der Beschwerden, während mit Eintritt der kälteren Jahreszeit die Patienten angeben, daß sie ruhiger werden, besser schlafen und sich trotz der an sich unangenehmen Kälte im allgemeinen wohler fühlen. Das scheint nach unseren obigen Ausführungen natürlich, denn der Sommer führt an sich zu einer Erhöhung des sympathischen Spannungszustandes, der bei pathologisch gesteigerter Ausgangslage zur Vermehrung der Beschwerden führt. Diese jahreszeitlichen Schwankungen erfahren fallweise durch Modifikationen des klimatischen Milieus eine besondere Steigerung, wie folgender Fall beweist:

Fall 7. — Ein 32jähriger Hotelangestellter ist beruflich ein halbes Jahr im Sommer an der Mittelmeerküste und im Winter im Hochgebirge tätig. Die Untersuchung während des Sommers ergibt subjektiv: hochgradige Schlaflosigkeit, Herzklopfen, Paraesthesien an Händen und Füßen, Reizbarkeit, im Beruf fahrig und zerstreut, kommt oft mit den Gästen in Konflikt; objektiv: Ruhepuls 84, Grundumsatz plus 22,4% gesteigert, das EKG zeigt auffallend hohe und spitze T-Zacken in Ableitung 2 (Abb. 25). Im Gegensatz hiezu ergibt die Untersuchung im Winter eine Gewichtszunahme um 5 kg. Der Patient ist wesentlich ruhiger, verträglicher und schläft gut. Die Paraesthesien sind verschwunden. Ruhepuls 72, Grundumsatz plus 11,2%, das unter gleichen Bedingungen aufgenommene EKG zeigt wesentlich niedrigere T-Zacken.

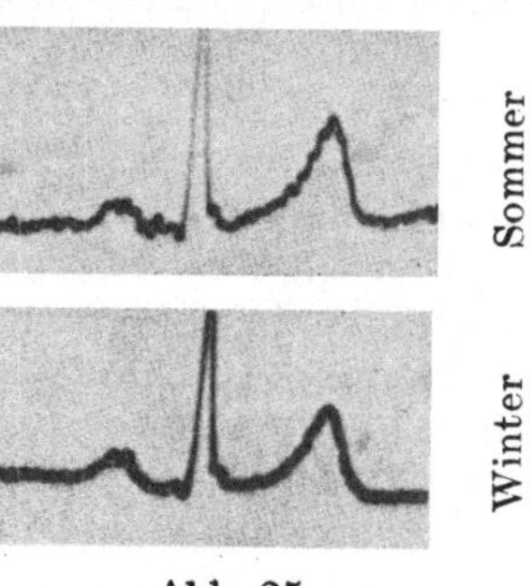

Abb. 25.

Neben diesen rhythmischen Schwankungen des Sonnenjahres bestehen bei Frauen m. sympathischer Hypertonie sehr häufig mit dem Menstruationszyklus gleichlaufende Schwankungen. Die Beschwerden erfahren acht bis zehn Tage vor Eintritt der Menstruation eine zunehmende Steigerung, während sich diese Patienten nachher wesentlich ruhiger und wohler befinden.

Ein Fall (Fall 8): Eine 27jährige Frau klagt über Unruhe, Zittern am ganzen Körper, Angstzustände, Schweißausbruch, Gewichtsabnahme usw. Zehn Tage vor dem Unwohlsein nimmt ihre Schlaflosigkeit ein „erschreckendes Ausmaß" an, sie ist, wie sie meint, dadurch besonders erregt und gereizt, hat Streit mit allen umgebenden Personen und gibt spontan an, daß sie in dieser Zeit beim Verkehr mit dem Manne nichts empfindet, sondern nur abgestoßen wird. Während und nach der Menstruation kann sie Tag und Nacht schlafen, sieht blendend aus, fühlt sich seelisch und körperlich wohl, auch das sexuelle Empfinden in dieser Phase ist normal.

Im Lebensablauf des Einzelindividuums treten solche sympathische Hypertonien besonders in Übergangszeiten von der trophotropen Entwicklungsphase in die sympathische Leistungsphase und am Übergang zwischen dieser und der parasympathischen Erholungsphase des Alters auf. Durch die besonderen Verhältnisse unseres Schullebens treten Beschwerden und Symptome der sympathischen Hypertonie schon sehr frühzeitig auf und hängen mit der Leistungsüberbeanspruchung der Schule zusammen (Birkmayer). Auch im Alter bewirken die heutigen Lebensbedingungen, die, wie schon oft erwähnt,, eine unphysiologische Leistung bis ins hohe Alter erfordern, häufig die charakteristischen Beschwerden der sympathischen Hypertonien. Einen Sonderfall stellt die vegetative Krise im Klimakterium dar (E. Preißecker). Ohne einer endgültigen Entscheidung vorgreifen zu wollen, ob als Ursache des Klimakteriums das primäre Nachlassen der Ovarialtätigkeit oder eine Erschöpfung der diencephalen Zentren anzunehmen ist, kann man klinisch beobachten, daß in dieser Phase ein sympathischer Reizzustand entsteht. Dieser ist durch den Ausfall der trophotrop wirksamen Ovarialhormone und eines dadurch bewirkten Überwiegens der sypathikustonisierenden Hormone der Schilddrüse induziert.

Die hier aufgezeigten klimatischen und jahreszeitlichen Faktoren begünstigen das Auftreten einer sympathischen Hypertonie, bei entsprechend starken Reizen kann selbstverständlich in jeder Lebensphase und in jeder Jahreszeit ein sympathischer Reizzustand entstehen.

Von den im vorigen Kapitel angeführten aetiologischen Faktoren, die zum Entstehen einer sympathischen Hypertonie als einer Sonderform des vegetativen Funktionswandels führen, kommen nach den umfangreichen Erfahrungen unseres Krankengutes vorwiegend die Arbeitsüberlastungen und die psychischen Dauerschäden als causale Faktoren in Betracht, von den toxischen sind es vorwiegend die fokalen Infekte. Wie wir schon wiederholt ausgeführt haben, zwingen die Lebensanforderungen, die in der heutigen Zeit an das Individuum gestellt werden, zu einer vermehrten Arbeitsleistung und zu einem rascheren Lebenstempo. Dies kann nur durch eine Spannungserhöhung des gesamten sympathischen Systems bewerkstelligt werden. *Ein erhöhter Spannungszustand des sympathischen Systems ist in der heutigen Zeit ein Anpassungsphänomen an die von der Zivilisation geforderten Lebensbedingungen.* Treten zu diesen Spannungserhöhungen akute oder chronische Reize psychischer, bzw. toxischer Genese hinzu, dann entsteht das manifeste Kranheitsbild.

Ein besonderes Charakteristikum des weiteren Verlaufes der sympathischen Hypertonie besteht darin, daß auch nach Sistieren des auslösenden Ursachenkomplexes durch die Senkung der allgemeinen Reizschwelle die normalen Reize des Lebenskampfes speziell in der Großstadt ausreichen, um den Krankheitsmechanismus zu unterhalten. Dieser Zustand kann Monate bis Jahre dauern. Ohne an dieser Stelle schon auf die speziellen therapeutischen Maßnahmen einzugehen, wollen wir erwähnen, daß viele dieser Patienten instinktiv den richtigen Weg wählen, indem sie sich aus dem krankmachenden Milieu entfernen und sich in ruhige Lebensbedingungen (Landaufenthalt) begeben. In typischen Fällen finden sie sich zunächst in der ruhigen Abgeschiedenheit schwer zurecht und sind von einer unbestimmten Unruhe und einem Beschäftigungsdrang erfüllt, die erst allmählich abklingen. Meist ist aus sozialen Gründen dieses Refugium in die Stille zu kurz, um einen dauernden Erfolg zu gewährleisten. Die Patienten berichten, daß sie sich gegen Ende des Landaufenthaltes wunderbar gefühlt haben, aber kurze Zeit nach der Rückkehr in die Stadt seien die alten Beschwerden wieder unvermindert vorhanden.

Allgemein können wir drei Typen der Verlaufsformen unterscheiden:

1. nach der Lenzschen Regel ist in jedem Organismus ein Kompensationsbestreben vorhanden, das den gestörten Gleichgewichtszustand wieder herzustellen bestrebt ist. Dies kann grundsätzlich entweder durch Steigerung der Energiesynthese oder durch Drosselung der Energieabgabe zustande kommen. Die Intendierung des trophotropen Arbeitsganges wirkt sich klinisch als vermehrte Müdigkeit und verstärktes Schlafbedürfnis aus. Dies führt in weiterer Folge dazu, daß das Individuum sich von möglichst vielen Reizeinwirkungen entsprechend der trophotropen Grundtendenz abzuschließen versucht. Diese Abschaltung wird durch Entfernung aus dem bisherigen Milieu und Landaufenthalt verstärkt.

Fall 9. Eine 48jährige Geschäftsfrau gibt an, daß sie seit einem Jahr eine unregelmäßige Menstruation hat. Seit der gleichen Zeit öfters Kopfschmerzen, Gereiztheit mit Affektausbrüchen, Schlaflosigkeit, Schmerzen am ganzen Körper, weswegen sie längere Zeit wegen Polyneuritis behandelt wurde. In letzter Zeit trat nun eine besondere Ermüdbarkeit auf, die ein Arbeiten am Nachmittag sehr erschwerte. Abends konnte sie trotz der Ermüdung nicht einschlafen. Wegen dieser Ermüdung suchte sie nun den Arzt auf. Im Rahmen der Anamnese stellte sich nun heraus, daß neben den klimakterischen Faktoren vor allem Schwierigkeiten im Geschäftsgang als auslösende Faktoren ihres derzeitigen Reizzustandes anzuschuldigen waren. Sie begibt sich nun auf Anraten des Arztes an einen waldreichen Höhenort und berichtet nach vier Wochen folgendes: „Zunächst habe ich fast Tag und Nacht geschlafen und einen bisher seltenen Appetit entwickelt. Nach einer Woche bin ich viel spazierengegangen. Die ganze Zeit über habe ich weder eine Zeitung gelesen noch Rundfunk gehört". Die Patientin sah nachher gut erholt und ausgeglichen aus, auch die Menstruation trat wieder regelmäßig auf. Sie hatte ihre Beschwerden verloren.

Eine solche Intendierung des trophotropen Arbeitsganges als automatischkompensatorische Gegenregulation des Organismus gelingt umso leichter, wenn inzwischen die kausalen Faktoren zurückgetreten sind.

2. Wenn dies nicht der Fall ist und der trophotrope Arbeitsgang durch ständige Faktoren, die den dissimilatorischen Spannungszustand immer steigern, nicht eingeschaltet werden kann, kommt es zur Auslösung eines Kipp-Vorganges als gegenregulatorischen Schutzreflex, der gemeinhin als Nervenzusammenbruch be-

zeichnet wird. Das vollständige Absacken der Lebensenergie, die hochgradige
Adynamie, Schweißausbruch, Absinken des Blutdruckes bis zum Kollaps, die
Depression und die vollständige Inaktivität der Persönlichkeit ist ein Schutzreflex, der die weitere gesteigerte Energieabgabe verhindert. Dieser Zustand
kommt durch eine zentrale Abschaltung der sympathischen Innervation zustande.

3. Als dritte Verlaufsform kann man ein allmähliches Absinken des sympathischen Spannungszustandes und ein Hineingleiten in eine sympathische Hypotonie
beobachten, auf deren Symptomatik wir im nächsten Kapitel ausführlich zurückkommen. Gerade diese Verlaufsform bietet prognostisch und therapeutisch große
Schwierigkeiten.

Wir waren bemüht, das Kranheitsbild der sympathischen Hypertonie in
seiner Aetiologie, Symptomatik und Verlauf darzustellen. Nach unserem eigenen
Erfahrungsgut und nach zahlreichen Rückfragen bei Kollegen verschiedenster
Fachgebiete können wir sagen, daß die große Zahl der einen Arzt aufsuchenden
Patienten in der heutigen Zeit an diesem Syndrom leidet. Eine zusammenfassende
Darstellung dieses Syndroms schien uns deshalb notwendig, weil bisher diese
Zustandsbilder mit den verschiedensten Diagnosen von Hyperthyreose bis zur
Neurose, von der vegetativen Dystonie bis zur Neurasthenie bezeichnet wurden,
was für eine zielgerichtete Therapie ein schwerer Hemmschuh war.

Insbesondere gehört unseren Erfahrungen nach der überwiegendste Teil der
Patienten, die unter Hyperthyreose oder Thyreotoxikose geführt werden, in den
Rahmen des von uns dargestellten Krankheitsbildes der sympathischen Hypertonie. Wenn wir die Symptomatik, die F. Hoff in seinem Buch „Medizinische
Klinik” unter Benutzung von Angaben Kochers und Eppingers für den
Hyperthyreoidismus (Thyreotoxikose, Morbus Basedow) anführt, mit den von
uns oben zusammengefaßten Beschwerden und Symptomen vergleichen, dann
muß man zur Überzeugung kommen, daß es sich im Wesen um das gleiche Krankheitsbild handelt. Diese Symptomatik des Hyperthyreoidismus nach F. Hoff
besteht in:

1. Schwellung der Schilddrüse, meist diffus mit Hypervascularisation,
2. gesteigerter Grundumsatz,
3. Neigung zu Temperatursteigerungen,
4. schneller, oft gespannter Puls mit großer Amplitude,
5. Neigung zu alimentärer Glykosurie,
6. dünne, warme, feuchte Haut, stark erregbares Gefäßnervensystem,
7. aufgeregter, unsteter Blick,
8. weite Lidspalten, Exophthalmus,
9. meist gesteigerter Appetit, manchmal Durchfälle,
10. Schlanker Skelettbau mit dünnen Knochen, lange schlanke Finger mit
spitzen Endphalangen, bei Frauen häufig kleine, atrophische Brüste,
11. gesteigerte Erregbarkeit des vegetativen Nervensystems, vorwiegend im
Sinne der Sympathikotonie,
12. Schlaflosigkeit oder aufgeregter Schlaf, Gedankenjagen, psychische Erregung bis zur Halluzination,
13. Tremor und vermehrte Beweglichkeit der Gelenke,
14. Abnahme des Körpergewichts,
15. in den Anfangsstadien jugendlich frisches Aussehen,
16. Hyperjodaemie.

Es ist nun an der Zeit, die Rolle der Schilddrüse im Rahmen dieser Krankheitsbilder zu erörtern. Noch um die Jahrhundertwende wurde das als Basedowsche
Krankheit bezeichnete Symptomenbild von Charcot als „une affection du

système nerveux" deklariert. Zusammen mit seinem Schüler P. Marie erweiterte er diesen Symptomenkomplex mit sogenannten formes frustes, die wesentlich öfter zur Beobachtung kommen als der typische Morbus Basedow. Wir wollen hervorheben, daß gerade diese Schilderung unserem Bild der sympathischen Hypertonie weitgehend entspricht. In der Folgezeit wurde unter dem Einfluß von Möbius, Kocher u. a. als Reaktion auf die Erfolge der chirurgischen Behandlung die Schilddrüse in den Mittelpunkt des Krankheitsbildes gestellt. Chvostek hat wohl als erster (1910) die alten Gedankengänge von Charcot und Marie wieder aufgenommen und die Bedeutung des Nervensystems in den Vordergrund gestellt. Falta und seine Schule haben in der Folge die Rolle des Hypophysenzwischenhirnsystems für die Regulation der Schilddrüse aufgezeigt. Erst in den letzten Jahren haben Veil und Sturm unter Zugrundelegung der zweifellos bestehenden Fälle von diencephal verursachtem Morbus Basedow dem Zwischenhirn eine dominierende Funktion bei der Entstehung des Morbus Basedow zugesprochen. F. Hoff hat im Rahmen seiner grundlegenden Arbeiten über die Bedeutung der vegetativen Regulationseinrichtungen aufgezeigt, daß es nicht angeht, die Schilddrüse aus dem vegetativen Verband isoliert als kausalen Faktor herauszuheben. „Es ist ebenso richtig, daß im Basedow eine Störung des Nervensystems enthalten ist, wie es ohne Zweifel ist, daß dabei eine Schilddrüsenfunktionssteigerung eine entscheidende Rolle spielt. Auch die Bedeutung des Zwischenhirns ist hiebei unbestreitbar. Diese verschiedenen Komponenten stehen sich aber nicht mit einem Entweder-Oder gegenüber, sondern sie gehören mit dem Sowohl-Als auch zusammen." F. Hoff hat auch wieder darauf aufmerksam gemacht, daß die Symptomatologie des Morbus Basedow in ihren wesentlichen Zügen die Kennzeichen der ergotropen Sympathikotonie trägt. Der „Funktionskreis", der nach F. Hoff den Hyperthyreoidismus intendiert, umfaßt das Zwischenhirn — die Hypophyse — und die Schilddrüse. Er wird durch das Großhirn (psychisch), durch die Keimdrüsen und durch Jodzufuhr beeinflußt. Von all diesen Faktoren kann ein Hyperthyreoidismus ausgelöst werden.

Unserer Konzeption nach ist die sympathische Hypertonie Ausdruck einer Spannungsüberhöhung des sympathischen Systems, die den gesamten Organismus umfaßt. Sie ist damit im Sinne unserer Gedankengänge über die hierarchische Organisation der vegetativen Regulation eine umfassende Form des vegetativen Funktionswandels, da sie über den thyreogenen Funktionskreis Hoffs weit hinausreicht. Eine pathologische Spannungserhöhung kann in bestimmten Fällen durch eine Überproduktion des Thyroxins induziert werden, zur Entstehung einer sympathischen Hypertonie ist aber eine Überfunktion der Schilddrüse keine conditio sine qua non. So wie im cerebrospinalen Nervensystem jede Erregung, die die Kontraktion einer Muskelfaser bewirkt, über die sogenannte „letzte gemeinsame Endstrecke" (Sherrington) führt, so geht im vegetativen System jede Erregung, die zur Spannungserhöhung des sympathischen Systems führt, über die adrenergischen Substanzen. Die Funktion des Thyroxins besteht nun in erster Linie sowohl in einer zentralen wie peripheren Sensibilisierung für adrenergische Substanzen (E. Pick). Die Mobilisierung der adrenergischen Substanzen als Generalaktivatoren des sympathischen Systems kann von verschiedensten Stellen ausgehen. Durch psychische Erregung der Großhirnrinde können adrenergische Substanzen freigemacht werden, die das generelle Bild der sympathischen Hypertonie auslösen. Solche Beispiele sind die hypomanischen Zustandsbilder, die Gagel und Foerster nach operativen Eingriffen am Zwischenhirn beobachten konnten. Auch die Liquorzuckersteigerung, die O. Pötzl und L. Hess bei motorischen Erregungszuständen aufzeigten, gehört in diesem Zusammenhang erwähnt.

Fall 10. Eine 40jährige Frau kommt mit folgenden Beschwerden zum Arzt: Schlaflosigkeit, Angstzustände, Trockenheitsgefühl im Hals, Anfälle von Herzklopfen und Zittern bis zum Schüttelfrost, Kältegefühl, Sehbeschwerden. Objektiv: Glanzaugen, weite Pupillen, Lid- und Fingertremor, Hyperhydrose der Hände, lebhafte Sehnenreflexe, GU plus 10%. Die Anamnese ergab nun, daß sie durch eine besondere Konstellation des Ehelebens vom psychischen Sektor in diesen Zustand der sympathischen Hypertonie getrieben wurde. Sie ist die zweite Frau eines Mannes, der fallweise seine zwei Kinder aus erster Ehe samt deren Mutter auf längere Zeit zu Besuch kommen läßt. In dieser Phase sinkt die Stellung der zweiten Frau (der Patientin) auf die Stufe einer Hausgehilfin. Sie fühlt sich dadurch stets gedemütigt und hat die ganze Zwischenzeit Angst vor einem neuen Besuch der ersten Frau und deren Kinder. Als zusätzlicher Faktor kommt hinzu, daß ihre eigene Ehe kinderlos geblieben ist. Dieser zunächst unlösbare Konflikt war der Induktor ihrer sympathischen Hypertonie, bei der keine thyreogene Komponente aufzeigbar war.

Diesem Beispiel könnten wir noch viele andere Fälle anfügen, bei denen die sympathische Hypertonie als definierte Form eines vegetativen Funktionswandels ohne wesentliche Funktionssteigerung der Schilddrüse zustande kam.

Anderseits kommt es aber bei zahlreichen Fällen von sympathischer Hypertonie zu einer Anregung der Schilddrüsentätigkeit, die ihrerseits wieder eine dauerhafte Spannungserhöhung des sympathischen Systems bewirkt. Durch operative Entfernung der Schilddrüse wie durch thyreostatische Medikation gelingt es, bei solchen Fällen die Überfunktion der Schilddrüse mit ihren Folgeerscheinungen auszuschalten, wogegen andere Beschwerden unverändert bestehen bleiben. K. Eckel und G. Harrer teilten einen Fall mit, bei dem es nach einer Commotio cerebri zu einem Krankheitsbild kam, das unserer Nomenclatur nach als typische sympathische Hypertonie zu bezeichnen ist. Psychisch bestanden Angstgefühle, Depersonalisationsideen (lebt wie im Traum, hat das Gefühl, nicht dabei zu sein). Der Grundumsatz war um 35 Prozent gesteigert, der Cholesterinspiegel war 102 mg Prozent. Nach einer Methyl-Thiourazylkur sank der Grundumsatz zur Norm, der Cholesterinspiegel stieg auf 275 mg-Prozent, das Körpergewicht nahm um 3 Kilogramm zu, die übrigen Beschwerden blieben aber unverändert bestehen. Ähnliche Erfahrungen teilten Falkenhausen, Bayer und Schäfer mit, die ebenfalls das Zurückgehen des Grundumsatzes aufzeigen konnten, wogegen die übrigen Beschwerden bestehen blieben. Sie wählten für diese Fälle den Ausdruck dissociierte Hyperthyreosen und meinten, daß es neben den reinen hormonalen Hyperthyreosen Fälle gibt, bei denen die nervöse Genese im Sinne einer „Sympathikusneurose" im Vordergrund steht. Folgender Fall zeigt, daß trotz operativer Verkleinerung der Schilddrüse bei neuerlichen Irritationen eine sympathische Hypertonie entstehen kann.

Fall 11. 24jährige Frau. Seit drei Jahren Gewichtsabnahme, Herzklopfen, Nervosität, Schlaflosigkeit. Befund: Glanzauge, feuchte Haut, starke vasomotorische Übererregbarkeit. Die Schilddrüse deutlich vergrößert, weich. Puls in Ruhe 100, RR 150/90, sehr erregte Herzaktion. Grundumsatz um 43% gesteigert. Strumektomie, nach der die Beschwerden innerhalb von sechs Wochen weitgehend schwanden. Puls 78, RR 130/90, Grundumsatz um 22% erhöht. Aber schon acht Monate später traten neuerlich ähnliche Beschwerden auf. Die Patientin hatte damals sehr viele finanzielle Sorgen, ihre Mutter starb nach einer schweren Krankheit, sie hatte neben ihrem Beruf einen Großteil der Krankenpflege zu besorgen. Wieder Gewichtsabnahme von 7 kg, Herzklopfen mit starkem Angstgefühl, Zittern der Hände, Schlaflosigkeit, gegen Morgen Nachtschweiß. Bei der neuerlichen Untersuchung bestand eine geringe Schwellung des Schilddrüsenrestes, neuerlich Glanzaugen, Puls 120, RR 145/90, die Grundumsatzwerte waren sehr schwankend (10 bis 35% Steigerung).

Diese Fälle zeigen, daß auch nach Ausschaltung, bzw. Reduktion des thyreogenen Funktionskreises die Beschwerden des umfassenderen Krankheitsbildes der sympathischen Hypertonie weiter bestehen bleiben können. Das heißt, daß auch bei einer normalen Thyroxinproduktion eine sympathische Hypertonie möglich ist. Freilich gibt es sehr viele Fälle, wo die aus verschiedenen Ursachen intendierte Erhöhung des sympathischen Spannungszustandes auch zu einer vermehrten Thyroxinproduktion führt. Die Schilddrüse stellt gewissermaßen eine *Relais-Station des adrenergischen Systems* dar, die die Aufgabe hat, längerdauernde Funktionssteigerungen des sympathischen Systems zu intendieren. Die sympathische Hypertonie führt in den meisten Fällen zu einer Anregung vermehrter Thyroxinproduktion; vice versa führt eine aus anderen Gründen verursachte gesteigerte Schilddrüsentätigkeit (z. B. durch Jodzufuhr) zu einer sympathischen Hypertonie. Nach der Regel der permanenten Induktion wirkt sich eine zunächst lokale Funktionssteigerung generell im vegetativen System aus. Diese wechselseitige Beeinflussung kann zu einem Krankheitsbild führen, bei dem hormonaler und nervöser Funktionskreis sich spiralartig steigern. Die Einschaltung der vermehrten Schilddrüsenfunktion erfolgt hiebei auf dem Weg vom Zwischenhirn über den Hypophysenvorderlappen durch vermehrte Ausscheidung von thyreotropem Hormon. Unserer Meinung nach ist für den Verlauf der Symptomatik einer sympathischen Hypertonie der jeweilige Funktionszustand der Schilddrüse im Zeitpunkt ihrer Inanspruchnahme von Bedeutung (W. Winkler). Wenn es sich um eine strukturell und funktionell normale Schilddrüse handelt, so wird ihre Aktivierung eine sich in mäßigen Grenzen haltende Funktionssteigerung bewirken. Die Schilddrüse ist hiebei leicht vergrößert und von ziemlich weicher Konsistenz. Der normale Grundumsatzwert von ca. plus zehn Prozent steigt nun auf ca. plus 25 Prozent an. Klinisch entstehen jene Bilder, die gemeinhin als Hyperthyreose leichten Grades bezeichnet werden. Eine operative Entfernung, die in diesen Fällen selten angezeigt ist, wie die thyreostatische Medikation, beseitigt nur einen Teil der Beschwerden. Der Grundumsatz kehrt zur Norm zurück, es kommt zur Gewichtszunahme und zu einer mäßigen Reduktion der allgemeinen sympathischen Reizerscheinungen, während die übrigen nervösen Beschwerden durch Klimawechsel, Ruhe und leichte Sedativa zurückgehen. Befindet sich die Schilddrüse im Zeitpunkt der sympathischen Innervation aus anderen Gründen in einer reichlichen Kolloidspeicherung, dann bewirkt die plötzliche Aktivierung der Schilddrüse eine Freimachung großer Hormonmengen. Der Grundumsatz steigt rasch auf 50 Prozent an und es kommt zu ausgesprochen thyreotoxischen Symptomen, die besonders den Kreislaufapparat betreffen. Ein typisches Beispiel dieses Mechanismus sind die Fälle von Kolloidstruma, bei denen im Klimakterium plötzlich die Beschwerden einer hochgradigen Thyreotoxikose auftreten. Durch den Ausfall der Ovarialhormone kommt es zu einer reaktiven Mehrproduktion von gonadotropen Hormonen, die mit einer Mehrproduktion des thyreotropen Hormons gekoppelt ist (A. Loeser). Hiedurch wird in der kolloidgespeicherten Schilddrüse reichlich Thyroxin aktiviert. Durch den Ausfall der vagomimetisch wirkenden Ovarialhormone kommt es an sich schon zu einer Verschiebung der vegetativen Reaktionslage nach der sympathischen Seite hin, die bei Fällen von Kolloidstruma noch eine beträchtliche zusätzliche thyreogene Steigerung erfahren.

Fall 12. 53jährige Frau, die seit der Kindheit so wie ihre Mutter eine Schilddrüsenvergrößerung hat, die in der Pubertätszeit deutlich zugenommen hat, kommt mit 49 Jahren in den Wechsel. Ungefähr ein halbes Jahr später bemerkte sie eine neuerliche leichte Größenzunahme der Schilddrüse. Gleichzeitig kommt es zu einer Gewichtsabnahme von 8 kg, starker nervöser Erregbarkeit, Herzklopfen und Schwitzen. Die zunächst nur selten aufgetretenen Wallungen kommen immer häufiger und steigern sich besonders nachts ins Unerträgliche. Die Untersuchung ergab eine knotige Kolloidstruma, innerhalb der sich deutlich härtere und weichere Partien des Schilddrüsengewebes abgrenzen lassen. Puls 100, RR 180/90, GU plus 66%.

Eine ähnliche Mobilisierung des Kolloids zu Thyroxin findet nach Jodzufuhr statt. Da bei diesen Fällen der Schilddrüsenfaktor als *Stellenwert* im Krankheitsgeschehen der sympathischen Hypertonie weitaus im Vordergrund steht, ist die chirurgische Behandlung besonders erfolgreich und indiziert. Ist die Schilddrüse infolge Jod- bzw. Eiweißmangel oder vorhergegangener operativer Verkleinerung nicht in der Lage, den durch die sympathische Aktivierung an sie gestellten Ansprüchen zur vermehrten Thyroxinproduktion Genüge zu leisten, dann kann der erhöhte Spannungszustand des sympathischen Systems durch die adrenergische Komponente allein meist nicht aufrecht erhalten werden und es resultiert ein Symptomenbild, das wir im nächsten Kapitel als sympathische Hypotonie ausführlich schildern werden.

Einen Sonderfall stellt der klassische Morbus Basedow dar. Wenn man als Morbus Basedow nur jene Krankheitsbilder bezeichnet, die die klassische Merseburger Trias Struma — Tachykardie — Exophthalmus und den von Charcot hinzugefügten Tremor aufweisen, so muß man feststellen, daß es sich um eine sehr seltene Krankheit handelt, die von der übrigen Gruppe der Überfunktionszustände der Schilddrüse abzugrenzen ist (Chvostek, Risak, Siebeck). Während die Summe der von uns im vorigen Kapitel aufgezählten Faktoren bei der Masse der Durchschnittsbevölkerung zu einer sympathischen Hypertonie führt, lösen die gleichen Faktoren bei einer bestimmten konstitutionellen Veranlagung einen Morbus Basedow aus. Charakteristisch ist dabei, daß relativ geringe Reize meist psychischer Natur in rascher Folge ein reichhaltiges, den ganzen Organismus umfassendes Symptomenbild auslösen, das neben dem Bild der Schilddrüsenüberfunktion rein nervöse Symptome wie z. B. den Exophthalmus (Velhagen) einschließt.

Zusammenfassend wollen wir festhalten, daß die Schilddrüsentätigkeit durch die Anforderungen des adrenergischen Systems gesteigert wird, das heißt die gesteigerte Schilddrüsenfunktion ist im allgemeinen nicht die Ursache, sondern die Folge einer sympathischen Hypertonie. Selten findet man allerdings Patienten, wo das allgemeine Krankheitsbild einer sympathischen Hypertonie primär durch eine örtliche Erkrankung der Schilddrüse ausgelöst wird. Hieher gehören die Fälle vom primären Carcinom der Schilddrüse, die mit beträchtlichen thyreotoxischen Symptomen einhergehen. Ferner hat Natter bei Thyreotoxikosen unklarer Genese miliare Tuberkel in der Schilddrüse gefunden. Einen besonders klaren Fall einer primär thyreogenen Auslösung eines sympathischen Reizzustandes hat F. Hoff nach einer traumatisch verursachten eitrigen Thyreoiditis mitgeteilt. Nach Incision und Abfluß des Eiters kam es zu völliger Rückbildung der Krankheit.

In der überwiegenden Zahl der Patienten sind jedoch Überfunktionszustände nicht durch primäre Erkrankung der Schilddrüse selbst ausgelöst, sondern sind Ausdruck von Störungen der vielfältigen Wechselbeziehungen der Schilddrüse. Diese sind zum geringen Teil andere Hormondrüsen (Hypophyse, Ovarium), zum größten Teil jedoch ist die sogenannte *Hyperthyreose ein Teilsyndrom in dem von uns zusammengefaßten Symptomenkomplex der sympathischen Hypertonie.* Aus therapeutischen Gründen ist es im Einzelfall wichtig, das Ausmaß der thyreogenen Komponente festzustellen. Nach unseren Erfahrungen gibt es hiefür folgende Anhaltspunkte:

1. Die Morphologie der Schilddrüse: wenn eine mäßige diffuse Vergrößerung der Schilddrüse vorliegt und diese von weicher Konsistenz ist und Zeichen einer vermehrten Vascularisation aufweist, so spricht dies für einen erhöhten Funktionszustand derselben.

2. Eine dauernde Erhöhung der Pulsfrequenz, die auch in Ruhe und im Schlaf anhält, spricht gleichfalls für eine thyreogene Genese, sofern nicht ein organischer Prozeß im Herzen vorliegt. Stärkere Schwankungen der Pulsfrequenz, besonders

auf psychische Reize, sind Ausdruck dafür, daß vorwiegend das adrenergische System mit seinen kurzgefaßten Impulsen das Krankheitsbild beherrscht.

3. Mit der von uns ausgeführten verfeinerten Methodik der Grundumsatzbestimmung (W. Winkler) läßt sich eine sehr weitgehende Differenzierung schaffen. Für eine gesteigerte Schilddrüsenfunktion spricht ein ständig gleichmäßig erhöhter Grundumsatz (Abb. 26), während die starke Labilität des Sauerstoffverbrauches für einen vermehrten Reizzustand des adrenergischen Systems charakteristisch ist.

Die Begriffe „vegetative Neurose", bzw. „vegetative Dystonie" umfassen lediglich alle Krankheitsbilder, bei denen für die subjektiven Beschwerden der Patienten kein adaequater objektiver Organdefekt gefunden werden kann. Es ist Aufgabe dieses Buches, aus der ungeordneten Fülle vegetativer Betriebsstörungen charakteristische Syndrome des vegetativen Funktionswandels herauszuarbeiten und zu beschreiben. Eine dieser Sonderformen ist die oben dargestellte sympathische Hypertonie.

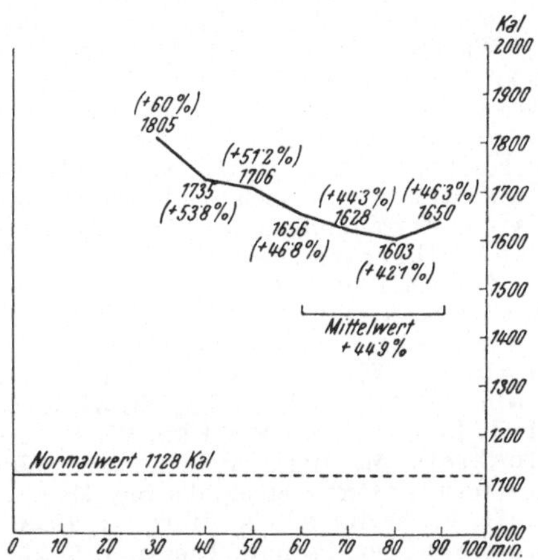

Abb. 26.   Grundumsatzkurve bei einem Fall von vorwiegend thyreogener Stoffwechselsteigerung.

Im ersten Kapitel haben wir den Aufgabenkreis und Funktionsmechanismus des sympathisch-ergotropen Systems dargestellt, die vermehrten Lebensanforderungen der heutigen Zeit verlangen eine gesteigerte Aktivität dieses sympathischen Systems. Der hierdurch entstandene Funktionswandel, den wir in dieser Sonderform als sympathische Hypertonie aufgezeigt haben, ist meist ein Anpassungsphänomen des Organismus an die heutigen Lebensbedingungen. Nach Bergmann ist Krankheit Leistungswandel der Organe. Zu dieser Ankurbelung eines gesteigerten Lebensvorganges kommen noch die jeweils accidentellen Reize einer Infektion, Intoxikation oder psychischer Traumen hinzu. Während die einmalige passagere Abwehr einer Noxe durch den Organismus, die wir als sympathische Hyperreflexie bezeichnet haben, keine Krankheit des vegetativen Systems darstellt, kommt es durch die *dauernde wechselseitige Steigerung* der causalen Faktoren der allgemeinen Arbeitsüberlastung, der chronischen Intoxikation und vor allem der psychischen Irritationen zum Krankheitsbild der sympathischen Hypertonie. Diese führt zum vorzeitigen und vermehrten Verschleiß der Lebensenergien, woraus ein Erschöpfungszustand resultieren kann, auf den wir im folgenden Kapitel ausführlich eingehen werden.

Literatur.

Adler, A.: Über den nervösen Charakter. München, 1922.
Adlersberg-Friedmann: Z. f. klin. Med. **129** (1935).
Altenburger-Böger: Klin. Wschr., S. 1983 (1934).
Asher-Pflüger: Z. f. Biolog. **87**, 115 (1928).
Bayer-Schäfer: Dtsch. med. Wschr. **10** (1949).
v. Bergmann: Die funktionelle Pathologie. Berlin, 1936.
Birkmayer, W.: Österr. Z. f. Kinderheilk., H. 3 (1949).

— Rassegna di Neurologia Vegetativa, Nr. 1 (1950).
Cannon, W. R.: Vom Tierversuch zur Menschenheilung. Wien, 1949.
— American. J. physiol. 125, 765 (1939).
Charcot: Gaz. méd. de Paris 1856.
Chvostek, F.: Morbus Basedowi und die Hyperthyreosen. Berlin, 1917.
— Wr. klin. Wschr., Nr. 6 (1910), Nr. 7 (1914).
Damble-Reuter: Z. f. klin. Med. 128 (1935).
Eckel, K.-Harrer, G.: Dtsch. med. Rundschau, H. 3 (1949).
Eppinger, H.-Heß, L.: Die Vagotonie, Z. f. klin. Med. 67, H. 5—6 (1909).
v. Euler, V.: Acta physiol. scand. 11, 168 (1946).
Falkenhausen: Dtsch. med. Wschr. 30 (1947).
Falta: Erkrankungen der Blutdrüsen. Berlin, 1927.
Fenz-Uiberrack: Wien. Arch. f. inn. Med. 30 (1937).
— Zell: Z. f. exp. Med. 86 (1933).
Frowein, R.-Harrer, G.: Klin. Wschr., H. 5/6 (1948).
Gagel-Foerster: Z. Neur. 145 (1939).
Glaubach-Pick, E.: Arch. f. exp. Pathol. 151 (1930).
Haberer: Wr. med. Wschr., Nr. 37/38, 655 (1950).
Heß, L.-Pötzl, O.: Wr. Klin. Wschr., Nr. 29 (1910).
Hochrein, M.: Herzkrankheiten. Leipzig: Th. Steinkopf, 1941.
Hofbauer: Grenzgebiete der inn. Med. u. Chir. 11, 531.
Hoff, F.: Mediz. Klinik. Stuttgart, 1948.
Kocher: Spez. Path. u. Therap. i. Krkh. Urban-Schwarzenberg, 1917.
Lissak, K.: American. J. physiol. 125, 778 (1939).
Loeser, A.: Klin. Wschr. 44, 2047 (1931).
— Arch. f. exp. Pathol. 176, 1729 (1934).
Möbius: Die Basedowsche Krankheit, Wien, 1896.
Parhon-Ornstein: C. r. Soc. Biol. Paris 108 (1931).
Penfield, W. C.: Arch. Neurol. Psychiatr. Chicago 22 (1929).
Pette, H.: Z. Neur. 165, 320 (1939).
Polzer, K.-Schober, W.: Die vegetativen Anfälle des Herzens. Wien, 1948.
Raab, W.: Pötzl-Festschrift, Innsbruck, 1949.
Riese, J.: Akute äußere Prozesse. Wien, 1948.
Risak, E.: Z. f. klin. Med. 127 (1934).
Schneider-Wiedmann: Z. f. exp. Med. 90, 45 (1933).
Schulte, W.: Die synkopalen vasomot. Anfälle. Leipzig, 1943.
Siebeck, R.: Dtsch. med. Wschr., Nr. 4 (1937).
Sturm, A.: Med. Klinik, Nr. 2 (1949).
— Klin. Wschr. 114 (1944).
Turner: J. klin. invest. 19, 515 (1940).
Veil, W.-Sturm, A.: Zur Pathologie des Stammhirns. Jena, 1942.
Velhagen, K.: Klin. Wschr., Nr. 51 (1932).
Wawersik, W.: Allgem. Zeitschr. f. Psychiatrie 125 (1949).
Winkler, W.: Z. f. klin. Med., H. 3—4, 120 (1932).
— Wr. Arch. f. inn. Med. 32 (1938).

Sechstes Kapitel.

Die sympathische Hypotonie.

Im vorigen Kapitel wurde das Krankheitsbild der sympathischen Hypertonie beschrieben und die Voraussetzungen, die zur Entstehung dieses Funktionswandels führen, aufgezeigt. Das Lebenstempo und die gesamte Energiedynamik der sympathischen Hypertonie führen naturgemäß zu einem vorzeitigen Verschleiß. Bestehen die causalen Faktoren, die dieses Krankheitsbild ausgelöst haben, weiter, so wird schließlich ein Stadium erreicht, in dem der Organismus nicht mehr die Energien, die zur Aufrechterhaltung des erhöhten sympathischen Spannungszustandes notwendig sind, aufbringt. Von diesem Stadium ab kommt es zu einem allmählichen Absinken des sympathischen Spannungszustandes, was mit einem charakteristischen Erscheinungsbild einhergeht. Der vermehrte Energieverbrauch führt zunächst zu einem Schwund der Betriebsstoffe, unter denen die Kohlehydrate im Vordergrund stehen. Diese können in einer trophotropen Synthese wieder restituiert werden, womit die negative Energiebilanz ausgeglichen werden kann. *In einem weiteren Stadium der sympathischen Dauerbelastung kommt es aber zu einem Mangel an sympathomimetischen Wirkstoffen, die naturgemäß nicht durch eine parasympathische Gegenregulation ersetzt werden können.* Diese Insuffizienz an sympathomimetischen Wirkstoffen läßt sich klinisch in Form eines Symptomenbildes erfassen, das wir als *sympathische Hypotonie* charakterisieren werden. Experimentell konnte W. Raab zeigen, daß bei längerdauernden Reizen des Sympathicus eine Verarmung von sympathomimetischen Wirkstoffen in den Erfolgsorganen eintritt. Diese sympathische Hypotonie ist somit in den meisten Fällen eine sekundäre Phase, die auf eine längerdauernde sympathische Hypertonie folgt. Es erscheint uns wesentlich, darauf hinzuweisen, daß ein Nachlassen des sympathischen Spannungszustandes nicht gleichbedeutend sein muß mit einer Zunahme einer parasympathischen Aktivität. Diese früher allgemein gültige Annahme der „*Waagebalken-Theorie*" von Eppinger wurde schon von anderer Seite als korrekturbedürftig abgelehnt (Bergmann, Selbach). Die Fälle, die wir unter dem Bild der sympathischen Hypotonie zusammenfassen, zeigen im allgemeinen keine Symptome, die auf einen gegenregulatorischen Einsatz des trophotropen Arbeitsganges hinweisen würden, sondern sind einfach nur durch das Nachlassen der Spannung im gesamten sympathischen System charakterisiert. Es erhebt sich nun die Frage, unter welchen Voraussetzungen es zu einer kompensatorischen Gegenregulation im Sinne einer Spannungserhöhung des parasympathischen Systems und wann es zu einer sympathischen Hypotonie kommt. Dafür sind unseren Erfahrungen nach folgende Momente maßgebend:

1. Wenn die kausalen Faktoren, die zur Auslösung der sympathischen Hypertonie geführt haben, wegfallen, dann gleitet der Organismus in der Regel in eine gegenregulatorische parasympathisch-trophotrope Phase. Bleiben jedoch diese kausalen Faktoren bestehen und erzwingen weiterhin eine permanente sympathische Aktivität, dann kommt es zu einem ständig fortschreitenden Absinken des sympathischen Spannungsniveaus.

2. Der Zeitpunkt dieses Absinkens in die sympathische Hypotonie ist weitgehend von der Reserve an spezifisch sympathisch wirkenden Stoffen abhängig. Diese Reserve ist zunächst durch konstitutionelle Faktoren bedingt. Zweifellos gibt es Individuen, die über relativ hohe Reserven verfügen, während andererseits bestimmte Konstitutionstypen schon bei leichten Belastungen versagen. Hieher gehören die Neurastheniker der alten Nomenklatur, die durch ein vorzeitiges Versagen allen Lebensaufgaben gegenüber charakterisiert sind. Auf somatischem Gebiet gehören hieher jene Konstitutionstypen, die unter dem Begriff der hypotonen Konstitution bekannt sind (Abb. 27). Ein weiterer wesentlicher Faktor des vorzeitigen Versagens gegenüber sympathischen Anforderungen stellt eine vorangegangene Belastung dar (konsumierende Erkrankungen usw.). Einen neuen Faktor, der im allgemeinen wenig bekannt ist und der in der Kriegs- und Nachkriegszeit in Form eines Massenexperimentes zur Beobachtung kam, stellt die Mangelernährung dar. Wenn hochwertige Nahrungsstoffe, in denen Eiweiß, Lipoide und Vitamine enthalten sind, fehlen, dann kommt es vorzeitig zu einem Absinken des sympathischen Spannungszustandes. Infektionskrankheiten verlaufen dann besonders ungünstig, banale Verwundungen heilen nicht ab und die psychische und somatische Anfälligkeit gegenüber jeglichen Belastungen steigt an. Diese Faktoren wurden von uns wohl einzeln herausgehoben, in Wirklichkeit stellt aber gerade ihre Koppelung eine Voraussetzung für das Entstehen der sympathi-

schen Hypotonie dar, wobei im Einzelfall der Stellenwert des einzelnen Faktors wechselt. Das umfangreiche Krankengut der letzten Kriegs- und ersten Nachkriegsjahre, in denen diese Bedingungen in besonderem Ausmaß vorlagen, setzen uns in die Lage, dieses Krankheitsbild weitgehend zu charakterisieren.

Um die Divergenz der Symptomatik klarer aufzuzeigen, verwenden wir die gleiche Gliederung wie im vorigen Kapitel.

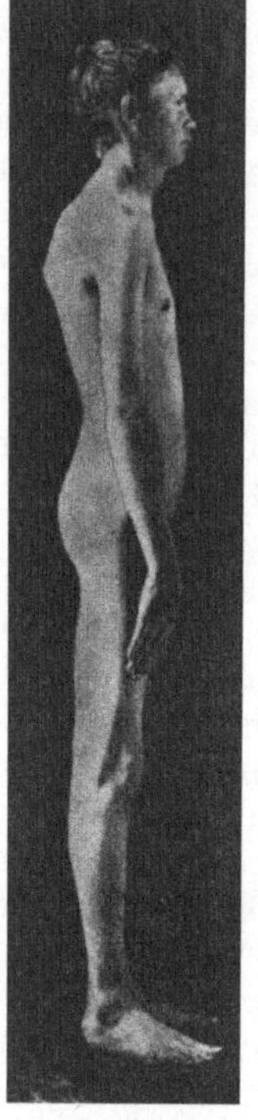

Abb. 27.   Hypotone Konstitution.

A. Die Anamnese.

I. Allgemeine Beschwerden.

1. *Schlaf.* Die Patienten geben an, Tag und Nacht schlafen zu können. Es besteht nicht bloß eine Ermüdung, sondern eine ausgesprochene Erschöpfung. Eine charakteristische Angabe lautet: ,,Wenn ich mich am Samstag nach Arbeitsschluß niederlege, schlafe ich praktisch bis Montag früh durch.''

2. Die Patienten geben an, den ganzen Tag erschöpft zu sein. Morgens sind sie ein bis zwei Stunden imstande, ihre Arbeit zu verrichten, dann sind sie zu fast völliger Unproduktivität verurteilt.

3. Die Patienten frösteln bei sonst angenehm empfundenen Temperaturen und haben oft Untertemperatur.

4. Es besteht Appetitlosigkeit, die Gewichtsabnahme schreitet fort.

5. Die Empfindlichkeit gegen Schmerzreize jeder Art ist auch bei diesen Patienten erhöht. Nicht zu intensive Sonnenbestrahlung und der Aufenthalt in warmen Räumen wird als angenehm und erleichternd empfunden. Es besteht eine besondere Kälteempfindlichkeit.

6. Kaffeegenuß schafft vorübergehend Erleichterung, bewirkt jedoch als Nachwirkung meist stärkere Erschöpfungszustände. Alkohol wird schon in geringen Mengen äußerst unangenehm empfunden. Die Patienten geben an, schon auf einen Viertelliter Wein Zeichen von Betrunkenheit zu spüren, und vor allem am nächsten Tag besonders hinfällig und erschöpft zu sein. Auch Nikotin verursacht schon in geringen Mengen Schwindel und Kopfschmerzen. Schlaf- und Beruhigungsmittel wirken sehr stark und zeigen auch am nächsten Tag noch unangenehme Nachwirkungen. Die Patienten laufen ,,mit einem benommenen, schweren Kopf herum''.

7. *Seelische Beschwerden.* Im Gegensatz zur sympathischen Hypertonie ist die Erregbarkeit gering, die Empfindlichkeit hingegen enorm gesteigert. Sie sind über jede leiseste Kränkung beleidigt, können sich aber zu keiner erregten Entgegnung aufraffen. Sie sind dauernd durch ihre Umgebung irritiert, sind aber zu erschöpft, um sich energisch zur Wehr zu setzen. Sie sehnen sich dauernd nach Ruhe. So gab eine Patientin an: ,,Ich möchte dauernd in einem stillen Winkel sitzen und nichts hören und nichts sehen.'' Auch bei diesem Krankheitsbild wird häufig Angst angegeben. Es ist vorwiegend eine Angst vor dem Alleinsein. Es besteht ein Bedürfnis, für die eigene Hilflosigkeit dauernd einen Schutz um sich zu haben. Es besteht daher ein verstärktes Anlehnungsbedürfnis, jedoch nur an

eine einzige Person. Ein geselliges Beisammensein mit mehreren Personen wird vermieden, da sie die Vielheit von Menschen infolge ihrer Erschöpfung schon bedrückend empfinden. Der Beanspruchung durch die vielen Leute sind sie nicht gewachsen. Sie haben Angst, in eine Bewährungssituation zu kommen (Christoffel). Es fehlt ihnen die Kraft, sich um andere Personen zu ängstigen. Die Angst betrifft als Objekt nur die eigene hilflose Person. Darüber hinaus werden sehr häufig Depersonalisationsideen angegeben, „sie kommen sich ganz verändert vor, ihr Gesicht ist ganz anders; wenn sie auf der Straße gehen, wundern sie sich, daß die Leute sie erkennen; ihre Füße gehören nicht mehr zu ihnen; sie erleben alles wie im Traum; sie haben den Eindruck, gar nicht dabei zu sein."

8. *Geistige Beschwerden.* Auf geistigem Gebiet wird stets das Nachlassen der Spannkraft hervorgehoben. Sie sind sehr vergeßlich und leiden an Gedächtnisschwund. Sie sind unfähig zu jeder produktiven geistigen Arbeit. Das Überblicken eines komplizierten Gedankenganges ist ihnen unmöglich. Auch das konsequente Verfolgen eines logischen Vorganges ist erschwert.

II. Örtliche Beschwerden.

1. *Kopfschmerzen.* Sie werden seltener angegeben als bei der sympathischen Hypertonie. Wenn überhaupt, dann sind sie von einem dumpfen, nicht sehr intensiven Charakter wie bei den Anaemiekranken. Hingegen besteht stets eine besondere Anfälligkeit gegen Schwindel. Fallweise führen leichte Veränderungen der Körperlage nach Aussagen der Patienten zu einem Schwindel, der wie ein Vorgefühl der Ohnmacht erlebt wird.

2. *Sehbeschwerden.* Schmerzen in den Augen werden selten angegeben, hingegen fast immer eine hochgradige Ermüdbarkeit der Sehleistung. „Sie können nicht länger als 15 Minuten lesen, dann verschwimmt ihnen alles vor den Augen."

3. Über trockenes Würgegefühl in Hals und Mund wird oft geklagt.

4. Atembeschwerden werden in Ruhe nicht angegeben, hingegen kann es schon bei leichten Anstrengungen zu Atemnot kommen.

5. In Ruhe werden außer einem leichten Druckgefühl in der Herzgegend keine Beschwerden angegeben. Bei Anstrengung kommt es ebenfalls leicht zu Herzklopfen, Atemnot und Erschöpfung.

6. Von seiten des Magen-Darm-Traktes klagen diese Patienten über Appetitlosigkeit, sehr oft sind sie zu müde, um zu essen. Nach dem Essen besteht eine längere Zeit ein Druckgefühl und das Gefühl, als ob die Speisen im Magen liegen bleiben würden. Stuhlverstopfung besteht fast regelmäßig.

7. Gesteigertes Durstgefühl wird nicht angegeben. Die Potenzstörung bei Männern ist meist absolut und umfaßt auch ein Nachlassen der Libido. Auch bei Frauen besteht neben der Frigidität eine Interessenlosigkeit dem ganzen Akt gegenüber. „Ich bin viel zu müde dazu."

8. Schon bei geringen motorischen Leistungen geben die Patienten eine abnorme Ermüdbarkeit an. Sie können den ganzen Tag herumsitzen und haben kein Bedürfnis nach körperlicher Betätigung.

B. Klinische Symptome.

I. Allgemeine Symptome.

1. *Alter.* Der bevorzugte Lebensabschnitt, in dem Patienten an einer sympathischen Hypotonie leiden, ist das mittlere und höhere Lebensalter. Auch physiologisch kommt es nach Beendigung der sympathischen Leistungsphase des mitt-

leren Alters zu einem Absinken der Energieentfaltung. Bei vermehrter Beanspruchung kommt es zu einem vorzeitigen Energieverschleiß und zu einem besonders hochgradigen Absinken des sympathischen Spannungszustandes, der umso brüsker ist, je höher das Lebensalter ist. Dies ist verständlich, da in diesem Alter die bereits vorgeschrittenen Gefäßveränderungen mit den daraus folgenden Durchblutungsstörungen zu einer geringeren Leistungskapazität führen. Aber auch in jüngeren Jahren und selbst in frühester Jugend kann es bei maximaler Überbeanspruchung der sympathischen Leistungsquote zum Erschöpfungszustand der sympathischen Hypotonie kommen. Hier stehen die Hypotonien nach Infektionskrankheiten an vorderster Stelle. Bei den in der Jugend und im mittleren Lebensalter auftretenden sympathischen Hypotonien spielt der konstitutionelle Faktor zweifellos eine große Rolle. Meist sind davon asthenische Typen des leptosomen Formenkreises betroffen (Abb. 27). Frauen, die konstitutionsmäßig den gesteigerten Energieanforderungen des modernen Lebens weniger gewachsen sind, werden besonders häufig davon betroffen. Besonders die berufstätige Frau, die daneben noch ihren Haushalt zu versorgen hat.

Das Körpergewicht ist meist beträchtlich reduziert (Untergewicht von zehn Kilogramm). Im gesamten Aussehen fällt eine Schlaffheit der Gewebe auf, die nicht nur die Haut und Muskulatur, sondern den gesamten Stützapparat umfaßt. Die Körpertemperatur ist meist normal, gelegentlich kommen Untertemperaturen zur Beobachtung. Die Wärmeregulation ist auf ein tieferes Niveau eingestellt.

2. *Haut und Anhangsgebilde.* Die Hautfarbe ist meist blaß. Rote Flecken und Neigung zum Erröten bestehen nicht. Hingegen sieht man häufig eine Akrocyanose. Besonders charakteristisch ist der diffuse Haarausfall und eine Spannungslosigkeit der Haare. Besonders Frauen klagen darüber, „daß sie sofort nach dem Friseur völlig verwahrloste Haare haben". Die Haut ist eher trocken und dünn. Nicht selten kommt es zu abnormen Pigmentierungen, besonders an den Unterlidern der Augen.

3. Entsprechend der allgemeinen Gewichtsabnahme kommt es zu einer Reduktion des Fettpolsters, die meist eine gleichmäßige ist.

4. Die Muskulatur zeigt eine Herabsetzung des Turgor und Tonus.

5. Die psychischen Symptome zeigen entsprechend der Abnahme des gesamten Biotonus einen Wandel. Bei der sympathischen Hypotonie steht nicht die besondern Irritation und die dauernde innere Unruhe im Vordergrund, sondern die depressive Grundstimmung. Minderwertigkeitskomplexe, genährt durch die Leistungsinsuffizienz, treten in Erscheinung. Daneben bestehen die anamnestisch sehr häufig angegebenen Depersonalisationsideen zwangsneurotischer Prägung. „Sie haben das Gefühl, gar nicht wirklich zu leben usw.." Daß die Ursache dieser Zwangsideen auf einem Nachlassen des sympathischen Spannungszustandes beruht, konnte V. Frankl zeigen, indem er auf ihre günstige therapeutische Beeinflussung durch Nebennierenpräparate aufmerksam machte. Es besteht eine erhöhte Empfindlichkeit gegen Außenreize, aber gedämpfte Reaktionsfähigkeit. Die Patienten weinen ebenfalls leicht, aber es ist weniger ein aktives Protestschluchzen, sondern mehr ein gedämpftes Dahinwimmern. Im Vordergrund steht die Gedämpftheit aller seelischen Reaktionen. Die depressive Stimmungslage ist oft mit Suizid-Tendenz verbunden.

6. Geistig tritt besonders eine Unfähigkeit, sich zu konzentrieren in den Vordergrund. Es besteht eine Reduktion der Merkfähigkeit und des Gedächtnisses und ein Mangel an Initiative. Bei längeren geistigen Arbeiten können sie nicht durchhalten. Der Denkvorgang ist verlangsamt. Es kommt zu einer Senkung des gesamten Persönlichkeitsniveaus (Stertz). Die bei der sympathischen Hypertonie

gesteigerte Extravertiertheit schwindet. Die Patienten haben in größerer Gesellschaft ein Insuffizienzgefühl. Sie sind zu erschöpft, um den Gesprächen zu folgen und dösen am liebsten allein vor sich hin. Auch zu abendlichen Unterhaltungen und Theaterbesuchen können sie sich nicht aufraffen.

II. Lokalsymptome.

1. *Augen.* Fallweise bestehen weite Pupillen, im übrigen fehlen die bei der sympathischen Hypertonie bestehenden Symptome. Die Augen sind eher eingefallen und haloniert und zeigen einen müden, glanzlosen Ausdruck. Der Innendruck des Auges ist herabgesetzt.

2. *Mund- und Rachenraum.* Die Schleimhäute der Mundhöhle und Zunge zeigen eine gewisse Trockenheit, sie sind jedoch gegenüber der sympathischen Hypertonie meist glatt und glänzend als Zeichen einer Atrophie. Die Zähne sind fallweise gelockert.

3. *Gesichtsausdruck.* Er ist müde. Die Gewebspartien der Wangen und Augenlider sind schlaff und faltenreich, wobei die Falten nicht wie bei der sympathischen Hypertonie Ausdruck einer erhöhten Spannung sind, sondern auf einem Nachlassen des Tonus basieren.

4. *Hals.* Die Schilddrüse ist klein und zeigt keine Besonderheiten.

5. *Brustorgane.* Der Brustkorb ist häufig eingefallen, die Atemexkursionen sind gering (Abb. 28). Der Puls ist in Ruhe nicht wesentlich verändert, steigt jedoch bei geringen Belastungen rasch an. Er ist klein und schlecht gefüllt. Der Blutdruck ist an der unteren Grenze der Norm, oft herabgesetzt. Es besteht eine systolische und diastolische Hypotension. Werte von 80/60 sind nicht selten. Die Herzaktion ist wenig ausgiebig, der Spitzenstoß ist schlecht palpabel, die Pulsation der großen Gefäße kaum wahrnehmbar. Der Herztonus ist herabgesetzt, im Röntgenbild sieht man meist schlaffe, median gestellte Herzen. Die Herztöne sind leise.

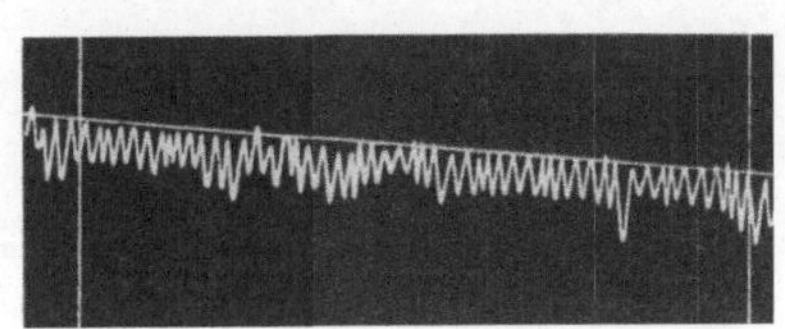

Abb. 28. Atemkurve bei einem schweren Fall von sympathischer Hypotonie.

6. *Bauchorgane.* Die Bauchdecken sind schlaff, es besteht eine verstärkte Lendenlordose. Schon die Konfiguration des Abdomens läßt auf eine allgemeine Enteroptose schließen. Bei tiefer Palpation erreicht man ohne besonderen Widerstand der Bauchdecken die Wirbelsäule, wobei zahlreiche druckempfindliche Stellen angegeben werden, die teils auf den Darm, teils auf die Nierengegenden bezogen werden. Besonders der Plexus solaris ist druckempfindlich.

7. *Das Urogenitalsystem.* Der Tonus der äußeren Geschlechtsorgane ist herabgesetzt. Manchmal findet sich ein Descensus vaginae.

8. *Extremitäten.* Auch hiebei bestehen kühle und blasse Extremitäten, die sich bei leichten Kältereizen schon cyanotisch verfärben. Der Turgor ist herabgesetzt, die Sehnenreflexe häufig abgeschwächt.

Während bei der sympathischen Hypertonie infolge der zentralen Organisation des sympathischen Systems meist ein generalisiertes Krankheitsbild vorherrscht, sieht man bei der sympathischen Hypotonie nicht selten primär an einzelnen Organen und Organsystemen Symptome einer gesteigerten sympathischen Spannung, in anderen schon solche der Erschöpfung. Erst nach längerer Zeitdauer entwickelt sich das oben skizzierte, voll ausgeprägte Bild der sympathischen Hypotonie.

C. Laboratoriumsbefunde.

Das Gleiche gilt in noch höherem Ausmaß für die Laboratoriumsbefunde, so daß die im folgenden angeführten Ergebnisse selten generalisiert anzutreffen sind. Über die Alkalireserve liegen Untersuchungen nicht vor. Bei niedrigem Natriumspiegel zeigen die Kaliumwerte im Serum ein Ansteigen. Das Calcium zeigt geringe und uncharakteristische Verschiebungen. Die Kochsalzausscheidung ist meist vermehrt. Die Blutsenkungsgeschwindigkeit ist in den reinen Formen herabgesetzt, es sei denn, daß sie durch einen gleichzeitig bestehenden Infekt erhöht ist. Der Blutzucker liegt meist an der unteren Grenze der Norm; es kommt zu spontanen Hypoglykämien, auch auf geringste körperliche und geistige Belastungen treten Hypoglykämien auf. Der Grundumsatz liegt bei den reinen Fällen an der unteren Grenze der Norm. Die spezifisch dynamische Eiweißwirkung ist herabgesetzt. Wie schon erwähnt, hängt das Ergebnis jedoch vom Stadium der Erkrankung ab. Wenn man Gelegenheit hat, einen Fall über längere Zeit zu verfolgen, dann sieht man ein konstantes Absinken der GU-Werte. Besonders charakteristisch ist nach unseren Erfahrungen die Zunahme der Labilität in der Regulation des Sauerstoffverbrauches, insbesondere was die von uns beschriebenen Tiefpunkte betrifft (Winkler). Der Wasserhaushalt erfährt eine zunehmende Einschränkung, die renale Ausscheidung ist gering. Das EKG zeigt alle Übergänge von hohen spitzen T-Zacken zu niederen Nachschwankungen. In späteren Stadien findet sich auch Senkung des ST-Stückes und andere Zeichen eines gestörten Coronarkreislaufes und einer Herzmuskelschädigung, die besonders beim Belastungs-EKG in Erscheinung treten (Abb. 29).

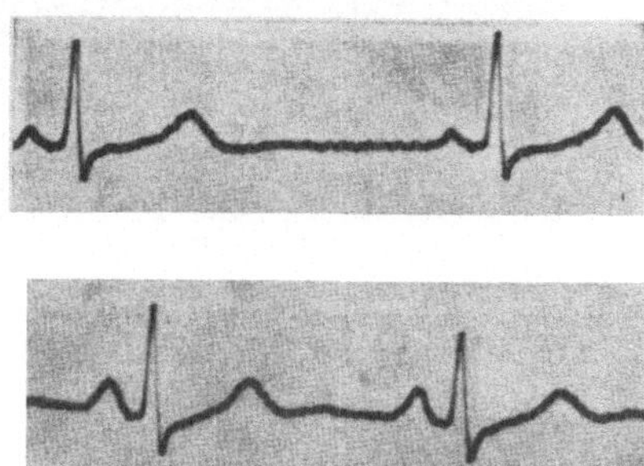

Abb. 29. Sympathische Hypotonie, coronare Durchblutungsstörung bei geringer Belastung (15 Kniebeugen). Ableitung II.

Der morphologische Blutbefund ist gekennzeichnet durch niedrige Leukozytenwerte und durch eine relative Lymphozytose. Es besteht eine verminderte Reaktionsfähigkeit zur myeloischen Reaktion, *die Werte der eosinophilen Zellen sind herabgesetzt.*

Die verschiedenen Belastungsproben zeigen bei der sympathischen Hypotonie auf Adrenalinreize entweder geringe Verschiebungen in sympathischer Richtung oder ein refraktäres Verhalten oder paradoxe Reaktionen als Umschlagphänomene, wobei die einzelnen Reaktionen (Blutdruck, Puls, Temperatur, Blutzucker, Leukozytenverschiebung) häufig nicht parallel gehen. Wir werden auf dieses Verhalten, das von uns

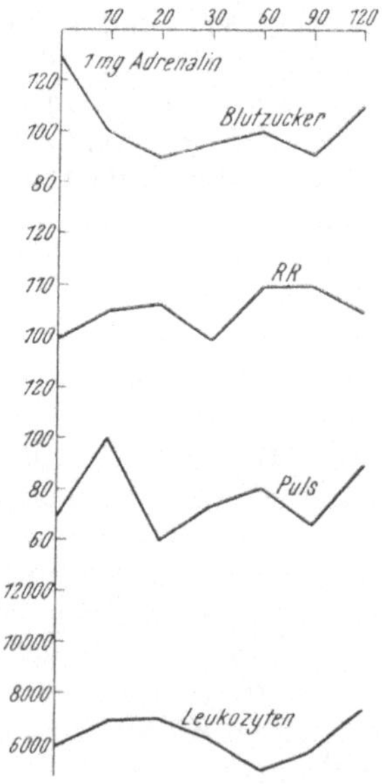

Abb. 30.
Adrenalinbelastungskurve bei sympathischer Hypotonie.

als *vegetative Dissoziation* bezeichnet wurde (Birkmayer) in einem späteren Kapitel eingehen. Abb. 30 zeigt eine Adrenalinbelastungskurve bei sympathischer Hypotonie.

Fall 13. Eine 30jährige Telephonangestellte war immer schon etwas nervös und leicht erregbar. Vor zwei Jahren war sie aber den ganzen Tag von einer inneren Unruhe erfaßt, schoß den ganzen Tag herum. Zu der Zeit hatte sie auch starke Angstgefühle, wahnsinnig zu werden. „Es war wie zum Zerspringen in ihrem Kopf". Die Gedanken wirbelten so herum. Schlaflosigkeit, Gewichtsabnahme, Appetitlosigkeit, Kältegefühl am ganzen Körper mit Frösteln. Unregelmäßige Menstruation, vor der Periode verstärkten sich die Beschwerden. Sonne vertrug sie gar nicht. Auf Bohnenkaffee konnte sie zwei Tage nicht schlafen. Es wurde damals eine Hyperthyreose festgestellt. Der Grundumsatz war plus 55%. Sie wurde auf Urlaub geschickt. In 800 m Höhe fühlte sie sich sehr wohl, aber schon wenige Wochen nach ihrer Rückkehr war die Erholung weg, die Beschwerden setzten wieder ein und hielten pausenlos an.

Seit ungefähr drei Monaten haben sich aber die Beschwerden gewandelt. Sie fühlt sich jetzt den ganzen Tag müde und matt. In der Früh ist sie müder als am Abend, wenn sie zu Bett geht. Sie ist so erschöpft, daß sie tagsüber immer umfallen und schlafen möchte. Abends schläft sie dann allerdings sehr schlecht ein und wacht morgens wie gerädert auf. Seelisch ist sie sehr deprimiert und hat Selbstmordgedanken. Kopfschmerzen hat sie nicht, hingegen fast dauernd Schwindel mit Angstgefühl, ohnmächtig zu werden. Sie ist arbeitsunlustig, kann sich nicht konzentrieren, regt sich über alles auf, sie braucht nur an ihr Herz zu denken und bekommt sofort Herzklopfen. Essen kann sie überhaupt nichts. Es ist ihr dauernd kalt. Während sie früher die Sonne nicht vertragen hat, sehnt sie sich jetzt nach Sonne. Lange Bestrahlungen tun ihr nicht gut. Bohnenkaffee pulvert sie vorübergehend auf, nachher sackt sie um so mehr ab.

Objektiv: Gewichtsabnahme um 8 kg seit einem halben Jahr. Haut blaß, an den Acren leichte Cyanose, kühle, feuchte Hände. Unterhaut-Zellgewebe und Muskulatur schlaff. Weite Pupillen, eingefallene Augen, die Unterlider deutlich dunkel pigmentiert. Müder Gesichtsausdruck, schlaffe Falten, trockene Schleimhäute, RR 100/60, Puls 70, steigt bei geringsten Belastungen und Aufregungen auf 110 an. GU plus 15%, Leukozyten 4000, davon 40% Lymphozyten, sonst uncharakteristisch.

Es handelt sich bei diesem Fall um eine berufstätige Frau, die durch die Arbeitsüberlastung als Telephonistin an einer sympathischen Hypertonie erkrankt war. Durch Fortbestehen der für ihre Konstitution zu hohen Leistungsanforderungen kommt es zu einem allmählichen Absinken des sympathischen Spannungszustandes mit den typischen Beschwerden und Symptomen einer sympathischen Hypotonie.

Fall 14. 40jährige Geschäftsfrau, seit Jahren in aufreibender Tätigkeit in ihrem Betrieb. Alle Kunden bewunderten immer ihre Raschheit und Fixheit bei der Arbeit. Durch zunehmende Geschäftssorgen wurde sie „nervöser", sie schlief schlecht, hatte keinen Appetit, bekam häufig Herzklopfen, ein einschnürendes Gefühl am Hals, kühle Hände und Füße. Im Kontakt mit den Kunden wurde sie leicht erregbar und hatte oft Streit wegen nichtiger Kleinigkeiten. Bei solchen Anlässen sofort starke Kopfschmerzen und Flimmern vor den Augen und starkes Herzklopfen. Daneben traten in dieser Zeit Angstzustände auf, vor etwas Unbestimmten, das ihr zustoßen könnte.

Objektiv zeigte sie im Jahre 1948 weite Pupillen, Glanzaugen, starken Lid- und Fingertremor, leichte Schwellung der Schilddrüse, feuchte Hände, Puls 80, RR 150/90, GU plus 40%. Sie bekam damals Calcium i. v., Retalon i. m. und Vitamin B$_1$ i. v. Nach einer vierwöchigen Kur ging sie vier Wochen auf Urlaub in einen Höhenkurort, fühlte sich dann beschwerdefrei und kommt nach einem Jahr wieder in die Sprechstunde. Sie gibt nun an, daß es die erste Zeit nach der Erholung ganz gut gegangen sei, jedoch die dauernde Arbeit und die zunehmenden geschäftlichen Sorgen hätten sie bald „fertig" gemacht. Sie schlafe wieder schlecht, habe keinen Appetit, wenn sie sich nur bückt und wieder aufrichtet, wird ihr ganz schwarz vor den Augen und sie glaubt, ohnmächtig zu werden und muß sich eine Zeitlang anhalten. Sie ist sehr leicht „angerührt" und weint bei allen möglichen Anlässen. Wenn viele Kunden im Geschäft sind, fühlt sie sich nicht gewachsen, auf die einzelnen Wünsche einzugehen, was sie früher mit Leichtigkeit bewältigt hatte. Es kommen ihr manchmal „ganz komische Gedanken in den Kopf, wenn sie sich in den Spiegel schaut, wundert sie sich, daß sie das noch selbst ist. Ihre Hände und Füße kommen ihr manchmal ganz fremd vor. Sie bewegt sich wie im Traum, ganz unwirklich ist alles." In der Früh geht es meist zwei Stunden, dann ist sie vollkommen fertig, kann sich auf nichts konzentrieren, kann sich nichts merken und hat schon große Unannehmlichkeiten dadurch gehabt. Es schlafen ihr oft die Hände ein, die dann schwer wie Bleigewichte herunterhängen. Sie ist über diese Entwicklung sehr traurig und hat sich schon oft gedacht, ob es nicht am gescheitesten wäre, Schluß zu machen. „Es ist ihr doch nicht mehr zu helfen und sie landet bestimmt noch im Irrenhaus."

Objektiv: Blasses, eingefallenes Gesicht, tiefhalonierte Augen, dunkel pigmentierte Lider, schlaff herabhängende Wangen, müder Gesichtsausdruck; Schleimhäute des Mundes und Rachens trocken, atrophisch. Puls 70, RR 90/60, GU plus 5%, unregelmäßige Menstruation (einige Tage vor der Menstruation fühlt sie sich am besten). Das Differentialblutbild zeigt eine relative Lymphozytose von 35% bei einer Gesamtzahl von 4500. Die Adrenalinbelastung mit 0,75 mg Adrenalin zeigt ein maximales Ansteigen des Pulses auf 140 in den ersten zehn Minuten, dann Abfall auf 60. Der Blutdruck steigt auf 100 und bleibt auf dieser Höhe. Der Blutzucker steigt von 95 in den ersten 20 Minuten auf 110, fällt auf 80 und zeigt keine Tendenz zum Wiederanstieg. Die Leukozyten zeigen eine Vermehrung von 4500 auf 7000, ohne Linksverschiebung.

Auch bei diesem Fall handelt es sich um eine durch vermehrte berufliche Inanspruchnahme gesteigerte sympathische Spannungsintensität, die durch Erschöpfung der vitalen Energie (auch das Nachlassen der hormonalen Faktoren spielt in diesem Fall eine Rolle) in eine sympathische Hypotonie übergeht.

Fassen wir die subjektiven Beschwerden, die objektiven Befunde und die Laboratoriumsergebnisse zusammen, so können wir feststellen, daß es sich um ein Krankheitsbild handelt, bei dem ein *verminderter Tonus des sympathischen Systems* vorliegt. Es bestehen folgende Grundsymptome: Adynamie, Hypotonie, Hypothermie, Hypoglykämie und psychische Hypopathie. Bei den meisten Fällen handelt es sich um die Fortentwicklung aus einem zunächst vermehrten sympathischen Spannungszustand. Die Symptomatologie dieses Syndroms zeigt, daß es sich nicht um eine parasympathische Gegenregulation handelt, sondern um ein Nachlassen der sympathischen Spannungshöhe. Solche Zustandsbilder sind klinisch mehrfach bekannt. Hieher gehören in erster Linie die Addison-ähnlichen Zustandsbilder (S. Thaddea), bei denen der Schwerpunkt der kausalen Genese in einer Insuffizienz der Nebennieren als einer peripheren Hauptproduktionsstätte der sympathomimetischen Wirkstoffe liegt. Ferner die diencephalen und hypophysären Adynamien vom Typus der inkompletten Simmondschen Kachexie, bei denen die zentrale Insuffizienz im Vordergrund steht. Solche Bilder sind als Folgezustände nach Infektionskrankheiten (Scharlach, Diphtherie, Grippe — Dieckhoff, S. Blaszo) nach erschöpfender Muskelarbeit (M. Breitfellner und R. Herbst), bei Avitaminosen (Thannhauser, Verzar), ferner nach Hirnstammlaesionen (A. Sturm, W. Birkmayer, Harrer) und nach psychischen Dauertraumen (O.Kauders) bekannt. Wie wir im Kapitel über die Ursachen des vegetativen Funktionswandels ausgeführt haben, wird durch eine Koppelung mehrerer derartiger kausaler Faktoren das Krankheitsbild manifest. Oswald weist darauf hin, daß die Summation von Infektion und körperlicher Ermüdung oder Infektion und Operation eine besondere Gefahr für das Auftreten derartiger Zustandsbilder bedeutet. Es muß nochmals darauf hingewiesen werden, daß es vegetative Konstitutionstypen gibt, bei denen der hier beschriebene Symptonenkomplex schon durch geringe konditionelle Faktoren ausgelöst wird. Diese Zustandsbilder wurden bisher unter dem Begriff der konstitutionellen Asthenie (F. Boenheim), bzw. gutartiger oder latenter Addisonismus (L. Biro) oder hypotoner Symptomenkomplex (G. Klemperer, H. Franke, Barsieck u. a.) beschrieben Kürzlich beschrieben F. Lasch und E. Moritz eine Häufung von Krankheitsbildern in ihrem Beobachtungsmaterial, die teils Zeichen einer hypophyseren Unterfunktion, zum Teil hypoadrenale, zum Teil hyperthyreote Züge trugen. Auf Grund ihrer Gesamtsymptomatologie, fassen sie dieselben jedoch nicht als primäre Organkrankheiten, sondern als sekundär funktionelle Veränderungen der Hormondrüsen infolge vegetativer Funktionsstörungen auf. Unschwer erkennt man darin Fälle von sympathischer Hypotonie, bzw. Übergangsbilder aus dem Stadium von sympathischer Hypertonie in jenes der Hypotonie. Auch Siedek fand in letzterer Zeit eine besondere Häufung von Kreislaufhypotonien, die durch eine Steigerung der Sauerstoffschuld charakterisiert waren und die auf Desoxycorticorteronbehandlung günstig reagierten.

Andererseits gibt es bestimmte akute Infektionskrankheiten und bestimmte Stadien chronischer Infektionskrankheiten, die das von uns zusammengefaßte Bild der sympathischen Hypotonie unabhängig von der individuellen Konstitution auslösen können. Hieher gehört der Typhus, ferner die Miliartuberkulose, Thyphobazillose (Landouzy) und die malignen Sepsisformen. Alle diese Formen sind charakterisiert durch eine Unfähigkeit des Organismus, den sympathischen Abwehrapparat zu aktivieren *(sympathische Atonie)*. Sei es, daß dieser durch die besondere Art der Toxinwirkung nicht aktiviert werden kann, oder daß durch vorangegangene Überbeanspruchung des sympathischen Systems im Verlauf einer chronischen Infektionskrankheit oder durch früher durchgemachte andere Erkrankungen der Tonus des sympathischen Systems erschöpft ist. Hämatologisch erscheinen uns diese Formen charakterisiert durch die Leukopenie, Rechtsverschiebung und durch ein Absinken der eosinophilen Zellen.

So wie wir die sympathische Hypertonie als übergeordneten Begriff der hormonalen und nervösen Sympathikustonisierung zusammengefaßt haben, *so stellt auch die sympathische Hypotonie die übergeordnete Einheit aller Krankheitsbilder dar, bei denen als gemeinsames Faktum ein Nachlassen oder Versagen des sympathischen Spannungszustandes vorliegt,* wobei fallweise die diencephale zentrale Insuffizienz, fallweise die peripher adrenergische Erschöpfung im Vordergrund der Pathogenese steht. Diese sympathische Hypotonie unterscheidet sich sowohl im Beschwerdebild wie in der klinischen Symptomatik und in den Laboratoriumsbefunden grundsätzlich von jenen Formen des vegetativen Funktionswandels, die durch eine dauerhafte Erregung des parasympathischen Systems entstehen und auf die wir im folgenden Kapitel ausführlich eingehen.

Literatur.

Barsieck, W.: Münch. med. Wschr., Nr. 52, 739 (1943).

v. Bergmann: Die funktionelle Pathologie. Berlin, 1936.

Birkmayer, W.: Wr. med. Wschr., Nr. 27/28 (1947).

— Hirnverletzungen. Wien: Springer-Verlag, 1950.

Biro, L.: Schweiz. med. Wschr. 28, 633 (1946).

Blaszo, S.: Klin. Wschr. 24, 595 (1940).

Boenheim, F.: Klin. Wschr. 24, 159 (1925).

Breitfellner, M. u. Herbst, R.: Dtsch. Z. Chir. 247, 123 (1936).

Christoffel: Schweiz. med. Wschr., Nr. 37 (1949).

Dieckhoff: Z. f. exp. Med. 105, 607 (1939).

Eppinger, H.-Heß, L.: Z. f. klin. Med. 67, H. 5—6 (1909).

— — Die Vagotonie. Berlin, 1910.

Franke, H.: Klin. Wschr., Nr. 48 (1938).

Frankl, V.: Wr. Klin. Wschr., Nr. 43 (1949).

Frowein-Harrer, G.: Nervenarzt, H. 10 (1947).

Kauders, O.: Vegetatives Nervensystem und Seele. Wien, 1945.

Klemperer, G.: Therapie d. Gegenwart, H. 1 (1933).

Landouzy: Semaine méd., 1891.

Lasch, F.: Wr. Z. f. inn. Med. 31, 296 (1950).

Oswald, A.: Die Erkrankungen der endokrinen Drüsen. Bern: Verl. H. Huber, 1949.

Raab, W.: Vortrag i. d. vegetativen Gesellschaft. Wien, Okt. 1950.

Selbach: Fortschr. d. Neur. u. Psych., H. 4 (1949).

Siedek, H.: Mittl. i. d. Gesellsch. d. Ärzte, ref. Wr. Klin. Wschr., 1950.

Stertz: Arch. psych. 88, H. 5 (1925).

Sturm, A.: Dtsch. med. Wschr., Nr. 45/46 (1948).

— Med. Klin., Nr. 2 (1949).

Thaddea, S.: Die Nebenniereninsuffizienz und ihr Funktionskreis. Stuttgart, 1941.

Thannhauser, S. J.: Münch. med. Wschr. 8, 291 (1933).

Verzar, F.: Schweiz. med. Wschr. 46, 1095 (1935).

Winkler, W.: Wr. Archiv f. inn. Med. 32, 241 (1938).

Siebentes Kapitel.

Die parasympathische Hypertonie.

Es erscheint uns interessant, darauf hinzuweisen, daß das Bild der Vagotonie, das sich in gewissem Ausmaß mit dem von uns geprägten Begriff der parasympathischen Hypertonie deckt, schon um die Jahrhundertwende (1897—1910) beschrieben wurde. Die Vagusneurose v. Noordens und Zülzers, die digestive Reflexneurose von Rosenbach, die vasovagalen Zustände Gowers und die Vagotonie von Eppinger und L. Hess stellen Überfunktionszustände des parasympathischen Arbeitsganges dar. Ihr gehäuftes Auftreten war Ausdruck einer bevorzugten Assimilationstendenz, die in der gesamten Breite der Lebensäußerungen in dieser Zeit sichtbar wurde. Diese Zeitphase, in der der Kampf des Einzelnen und des Kollektivorganismus fehlte, war durch eine generalisierte assimilatorische Reaktionslage charakterisiert, die sich vom vegetativen Sektor bis in den kulturellen Bereich erstreckte. In den letzten 25 Jahren waren diese Krankheiten aus dem ärztlichen Beobachtungsgut so gut wie verschwunden. Ihr neuerliches Auftreten in der allerletzten Zeit läßt mit einiger Wahrscheinlichkeit den Übergang in eine ruhige assimilatorische, trophotrope Phase vermuten. Wie wir schon im vorigen Kapitel erwähnt haben, ist ein Nachlassen des Spannungszustandes im sympathischen System nicht gleichbedeutend mit einer Erhöhung im parasympathischen Sektor. Auf die differentialdiagnostischen Symptome kommen wir später zurück.

Während wir klinisch sehr häufig das generalisierte Bild der sympathischen Hypertonie beobachten können, findet man eine analoge Generalisation der parasympathischen Krankheitsformen nur in den seltensten Fällen. Es stehen fast immer einzelne Organe oder Organsysteme im Vordergrund des Beschwerdebildes. Dieses Verhalten entspricht der von uns hervorgehobenen dezentralisierten Organisationsform des parasympathischen Systems. So sind beispielsweise bei der sympathischen Hypertonie die Angst, die innere Unruhe, die kalten Füße und Hände, die Schlaflosigkeit, die Appetitlosigkeit, die Herzbeschwerden bei jedem Patienten fast regelmäßig mehr oder minder stark vertreten, während bei der parasympathischen Hypertonie Lokalsymptome des Magen-Darm-Traktes oder cerebrale Symptome isoliert vorkommen können. Noch mehr als bei der sympathischen müssen wir bei der parasympathischen Hypertonie darauf hinweisen, daß die von uns nachstehend zusammengestellte Symptomatik, die das Ergebnis aus Beobachtungen vieler hundert Fälle darstellt, kaum je vollständig an einem Fall zur Beobachtung kommt.

A. Anamnese.

I. Allgemeine Beschwerden.

1. *Schlaf.* Über Schlaflosigkeit klagen solche Patienten nie, im Gegenteil, ihr Schlaf ist lang und gut. Sie schlafen abends zeitig ein, wachen morgens gut ausgeruht auf. Ihr Schlaf ist meist traumlos. Zur Umschaltung auf die volle Leistungsphase benötigen sie eine längere Anlaufzeit. Nach unseren Ausführungen über den 24-Stunden-Rhythmus der vegetativen Regulationen ist es verständlich, daß bei Überwiegen des trophotropen Arbeitsganges der Schlaf als Grundsymptom der assimilatorischen Phase bei der Spannungserhöhung im parasympathischen System besonders tief und lang ist. „Sie können bei jeder Gelegenheit schlafen."

Zum Unterschied von den Patienten mit sympathischer Hypotonie geben sie an, nicht aus Erschöpfung einzuschlafen, sondern „der Schlaf überfalle sie eben". Die Patienten klagen nicht über diesen vermehrten Schlaf, weil sie in ihrem Wohlbefinden dadurch nicht gestört sind, sie beklagen sich höchstens darüber, daß sie durch den vermehrten Schlaf zu keiner ausreichenden Arbeitsleistung kommen.

Fall 15. 33jähriger Dirigent, hat im Laufe der letzten zwei Jahre langsam um 30 kg Körpergewicht zugenommen, so daß er zur Zeit der Untersuchung 120 kg wog. Gleichzeitig mit dieser Gewichtszunahme stellte sich eine zunehmende Schlafneigung ein, die so hohe Grade erreichte, daß er mehrmals während des Dirigierens einschlief. Wegen dieser Beschwerden suchte er den Arzt auf.

Befunde: 142 kg Körpergewicht, diffuse Fettverteilung, Puls 56, RR 120/80. GU 35,1%, spez. dyn. E. W. nach 30 Minuten plus 6%, nach 60 Minuten —5,5%, nach 120 Minuten 0%. Röntgebefund des Schädels o. B., Augenbefund o. B.

Diese Schlafneigung kann durch Reize, die normalerweise keinen Schlaf hervorrufen, eine besondere Steigerung erfahren. So berichtete eine Patientin, daß sie nach Genuß von einem Glas Wein zwangsläufig einschläft. Eine andere gibt an, daß sie während der Menstruation fast Tag und Nacht schläft. Hier bewirkt die an sich parasympathische Reaktionslage der Menstruation eine verstärkte Schlafneigung.

Eine eigenartige rhythmische Schwankung zeigte folgender Patient (Fall 16): 42jähriger Fabrikant, seit einigen Jahren Gewichtszunahme um 17 kg. Dabei fiel ihm auf, daß er sehr phlegmatisch wurde. Er klagt nun über Zustände, die ihn alle vier Wochen befallen und die mit einer Entschlußunfähigkeit in geschäftlichen Angelegenheiten beginnen. Obwohl er normal täglich 1½ l Wein trinkt, befällt ihn in dieser Phase schon auf ¼ l Wein ein tiefer Schlaf, der zwei bis drei Tage anhält und nur von somnambulen Zuständen unterbrochen ist, in denen er benommen mit eingeengtem Bewußtsein im Zimmer herumgeht. Nach diesen drei Schlaftagen wacht er auf und fühlt sich wieder ganz normal. Befunde: Puls 60, RR 100/60, GU —3%. Der Belastungsversuch mit Insulin (Abb. 31) zeigt ein paradoxes Ansteigen von Blutzucker, Blutdruck, Puls und Temperatur; die Belastung nach Adrenalin zeigt ein adaequates Verhalten mit Anstieg des Pulses, Blutdruck, Temperatur, Blutzucker und Leukozyten. Die Gegenregulation war mangelhaft ausgeprägt. Während der Adrenalinbelastung fühlte er sich sehr wohl, während der Insulinbelastung klagte er über Übelkeit und Beklemmung. Auf Bohnenkaffee und Sonnenbestrahlung fühlt er sich sehr wohl.

Es handelt sich bei diesem Fall um eine ziemlich generalisierte Form einer parasympathischen Hypertonie, bei der die Schlafstörung im Vordergrund des Beschwerdebildes stand. Eine entsprechend gezielte Therapie bewirkte ein völliges Verschwinden dieser Beschwerden. Ein Fall, den H. Grosch beschrieben hat, gehört ebenfalls in diesem Zusammenhang erwähnt.

Es handelte sich um einen 15jährigen Jungen, bei dem in streng vierwöchentlichem Rhythmus Zustände von Schlafsucht und Bewußtseinstrübungen auftraten. Daneben bestanden während dieser ein bis zwei Wochen dauernden Schlafphase eine Wasserretention, Nykturie, übermäßiges Onanieren, gehäufte Spontanerektionen, Pollutionen und abnorm rasches Längenwachstum. Im übrigen bestand eine abnorme Fettanlagerung nach der Art einer Dystrophia adiposogenitalis. Dieser pathologische Pendelausschlag zeigt alle Zeichen einer periodisch auftretenden parasympathischen Hypertonie.

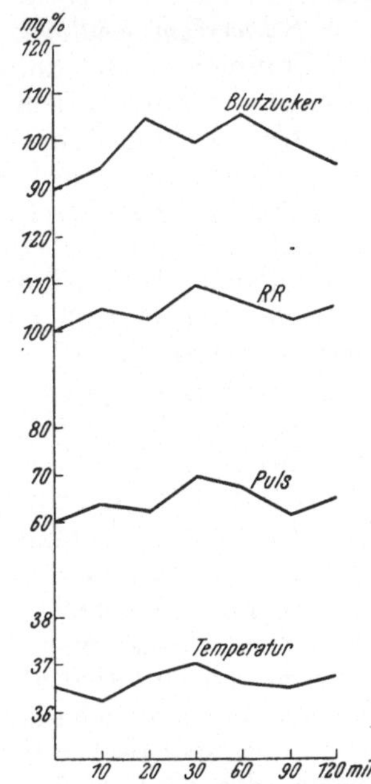

Abb. 31. Insulinbelastung mit 20 E. s. c.

In diesem Zusammenhang muß erwähnt werden, daß die gesteigerte Schlaftendenz nach Infektionskrankheiten, nach Operationen und nach schwerem psychischem Schock Ausdruck einer physiologischen Rhythmik ist, die den Zweck hat, den vermehrten dissimilatorischen Energieverbrauch durch gesteigerte Assimilation zu ersetzen. Es ist daher notwendig, bei jedem Patienten, der über vermehrte Schlafneigung klagt, nachzuforschen, ob diese nicht als assimilatorische Gegenregulation auf eine vorangegangene sympathische Reizung zu werten ist. Die gesteigerte Schlafneigung nach derartigen Infekten ist Ausdruck einer generalisierten Umstellung der vegetativen Reaktionslage, die F. Hoff als B-Stellung, Heilmeyer als Heilphase bezeichnet haben und die unserer Konzeption nach als *parasympathische Hyperreflexie* eine physiologische Kompensationsphase darstellt, die zum Unterschied von der parasympathischen Hypertonie abklingt und zur normalen vegetativen Rhythmik überführt.

2. *Allgemeinbefinden tagsüber.* Das Optimum ihrer Leistungsfähigkeit liegt am Vormittag, gegen Nachmittag werden sie zunehmend lethargisch und gehen früh zu Bett. Dauerleistungen, die keine besondere Anspannung erfordern, werden zufriedenstellend verrichtet.

3. *Wahrnehmung über Körpertemperatur.* Über Kältegefühl klagen diese Patienten selten, im Gegenteil, es wird ihnen leicht zu heiß, „sie können auch im Winter nur leicht bekleidet gehen". Sie neigen zum Schwitzen, fiebern jedoch nicht leicht. Sonnenbestrahlung wird meist angenehm empfunden, sie fühlen sich dadurch in ihrer Aktivität belebt. Gegen Föhn besteht eine erhöhte Empfindlichkeit, während andere Witterungsschwankungen nicht unangenehm empfunden werden. Sie fühlen sich im Sommer wohler als im Winter.

4. *Gewichtsverhältnisse.* Es besteht eine dauernde Tendenz zur Gewichtszunahme. Der Appetit ist gut, Heißhunger und vermehrtes Durstgefühl bestehen selten.

5. *Schmerzempfindlichkeit.* Sowohl gegen mechanische Reize wie gegen psychische Traumen ist die Empfindlichkeit herabgesetzt, fallweise wird Hautjucken, besonders abends vor dem Einschlafen auftretend, angegeben.

6. *Genußmittel.* Bohnenkaffee wird anregend empfunden, ohne die lästigen Nebenerscheinungen der Angst, der Unruhe und des Herzklopfens. Hingegen treten häufig Magenbeschwerden (Sodbrennen und Krämpfe) auf. Alkoholgenuß wird subjektiv gut vertragen, übt jedoch eine hemmende Wirkung auf jegliche Aktivität aus. Auch Nikotin wird im allgemeinen ohne Beschwerden vertragen, nur wenn eine Organüberempfindlichkeit im Sinne einer gesteigerten Krampfneigung vorliegt, bewirkt es regelmäßig eine Steigerung der Krampfbeschwerden. Schlaf- und Beruhigungsmittel führen zu lang andauernder Inaktivität bis Benommenheit. Sie werden von diesen Patienten wenig konsumiert.

7. *Seelische Beschwerden.* Die Patienten oder häufiger noch ihre Umgebung klagen über Gleichgültigkeit, Abgestumpftheit, Antriebsmangel, Initiativelosigkeit, lethargisches Dahindämmern. Im Gegensatz zur sympathischen Hypertonie fehlt die Angst in ihren vielfältigen Ausdrucksformen. Die Patienten selbst sind meist bequeme Genießer, ihr Arbeitstempo ist langsam, aber gediegen. Sie sind von keiner Unrast oder Unruhe getrieben. Sie bevorzugen leibliche Genüsse, ruhige heitere Unterhaltungen ohne Sensationen. Die Patienten mit sympathischer Hypertonie bevorzugen lärmende, wirbelnde, sensationelle Vergnügungen, solche mit parasympathischer Hypertonie lieben die ruhige Geselligkeit, z. B. Kartenspielen oder das stille Lesen von Romanen zu Hause. Selbst im Urlaub bleiben sie gern in einem ruhigen Ort, den sie jahrelang immer wieder aufsuchen.

8. *Geistige Beschwerden.* Sie leiden an einer gewissen Ideenarmut, können sich aber gut konzentrieren und ihre Einfälle konsequent verarbeiten. Sie fühlen sich

nicht imstande, einen Gedanken oder einen Entschluß mit maximaler Intensität auszuführen, sondern sie zögern längere Zeit, verfolgen aber dann konsequent ihr Ziel.

II. Örtliche Beschwerden.

1. *Kopfschmerzen.* Über Kopfschmerz klagen solche Patienten relativ selten, kommt er aber vor, dann wird er als dumpfer Druck geschildert, der mit Eingenommenheit und einer Denkunfähigkeit einhergeht. Sehr häufig wird angegeben, daß der Schmerz im Liegen stärker ist und in der aufrechten Körperhaltung eher verschwindet.

Ein 40jähriger Patient (Fall 17) gibt an, daß er seit 20 Jahren nachts und nach dem Aufwachen in der Früh starke Kopfschmerzen hat. Der Kopf ist eingenommen, er kann nicht denken. Nach dem Aufstehen wird es besser. Seit ungefähr der gleichen Zeit hat er auch eine Gastritis. Nach einem warmen Bad oder nach einem Coitus setzen die Kopfschmerzen sofort ein.

Schon aus der Schilderung der Patienten läßt sich meist eine differentialdiagnostische Klärung zwischen sympathischem und parasympathischem Kopfschmerz durchführen. Der dumpfe Charakter, das Befallensein des ganzen Kopfes, die Verstärkung im Liegen und fallweises Vorhandensein von Lidödemen sowie eine leichte Übelkeit sprechen eindeutig für eine parasympathische Genese. Als pathologisches Substrat ist eine passive Hyperaemie oder sogar ein leichtes Hirnödem anzunehmen. Den Extremfall des parasympathischen Kopfschmerzes sehen wir beim Hirntumor, den Extremfall des sympathischen bei der klassischen Migräne.

2. *Schwindel.* Er wird selten angegeben. Wenn, dann meist in Form eines Drehschwindels kombiniert mit Übelkeit und Sensationen in der Magengegend.

Ein 47jähriger Mann (Fall 18) gibt an, daß er seit einiger Zeit immer, wenn er sich niederlegt, auch tagsüber, von einem Drehschwindel mit Übelkeit befallen wird. Es fiel ihm dabei auf, daß dieser Schwindel ausbleibt, wenn er sich aufregt. So konnte er diesen Schwindel in der Sprechstunde nicht hervorrufen. Objektiv Gewichtszunahme um 15 kg, Puls 60, RR 100/60.

In diesem Zusammenhang muß auf die wechselseitige Beeinflussung vestibulärer und parasympathischer Regulationen hingewiesen werden. E. A. Spiegel und Demetriades, ferner De Crinis und Unterberger konnten die Ausstrahlung vestibulärer Erregungen in das gesamte parasympathische System demonstrieren. R. Exner wies darauf hin, daß nach vestibulärem Drehreiz eine Drosselung des Sauerstoffverbrauches auftritt. Klinisch sieht man dieses Überspringen vestibulärer Erregungen auf den parasympathischen Funktionskreis in bunter Fülle, was bei den engen topischen Beziehungen zwischen vestibulärem und Vagus-Kerngebiet nicht verwunderlich ist. *Eine uns besonders wichtig erscheinende gegenseitige Induktion besteht zwischen horizontaler Körperlage und Einschaltung des trophotropen Arbeitsganges.* Am instruktivsten ist diese Korrelation beim Schlaf. Therapeutisch wird dies bei den bekannten Liegekuren verwendet.

3. Direkte *Sehbeschwerden* werden selten angegeben, hingegen verstärkter Tränenfluß und Neigung zu Bindehautkatarrhen.

4. *Nasen-Rachenraum.* Vermehrter Speichelfluß wird manchmal als lästiges Symptom angegeben. Anfallsweise auftretender, rasch vorübergehender Schnupfen mit erschwerter Nasenatmung (Rhinitis vasomotoria).

5. *Atembeschwerden.* Die Patienten klagen über anfallsweise auftretende Atemnot, wobei besonders die Ausatmung erschwert ist. Anfallsweise Erstickungsanfälle (Asthma bronchiale). Es besteht eine vermehrte Neigung zu flüchtigen Katarrhen der Luftwege.

6. *Herzbeschwerden.* Dumpfes Beklemmungsgefühl in der Herzgegend, vorübergehendes Aussetzen des Pulsschlages mit Unregelmäßigkeiten. Die Beschwerden treten häufig im Liegen, besonders nachts oder nach den Mahlzeiten auf.

7. *Magen-Darm-Beschwerden.* Die Beschwerden von seiten des Magen-Darm-Traktes stehen bei vielen Patienten im Vordergrund, während man die Beschwerden der übrigen Organe erst nach systematischem Befragen entdeckt. Der Appetit ist gut. Wenn ein auftretendes Hungergefühl nicht befriedigt wird, kommt es häufig zu Magenbrennen, Sodbrennen, saurem Aufstoßen oder zu krampfartigen Sensationen in der Magengegend. Ferner wird häufig ein morgendlicher Brechreiz angegeben, der schon durch das Aufstehen oder Zähneputzen ausgelöst werden kann. Eine erhöhte Bereitschaft zu Übelkeit und Erbrechen, die durch geringe Veränderungen der Körperhaltung wie durch seelische und mechanische Erschütterungen verstärkt werden, gehört zu den oft geäußerten Beschwerden. Krampfbereitschaft und Krämpfe im gesamten Magen-Darm-Trakt werden häufig angeführt. Sie können vor oder nach dem Essen verstärkt auftreten oder auch gänzlich unabhängig davon sein. Besonders leicht treten sie auf psychische Reize (Ärger) auf. Ihre Lokalisation und Intensität ist stark wechselnd. Konstante Lokalisation und typische Zusammenhänge zur Nahrungsaufnahme sprechen hingegen für das Vorliegen anatomischer Strukturveränderungen. Hieher gehören auch die Krämpfe in der Gallenblasengegend. Häufig wird über vermehrten Stuhldrang geklagt; der entleerte Stuhl kann weich oder flüssig sein. Andererseits gibt es Patienten mit hartnäckiger Stuhlverstopfung, wobei der ohne Abführmittel entleerte Stuhl ziegenkotartig beschrieben wird. Die Patienten mit parasympathischer Hypertonie klagen über diese Magen-Darm-Beschwerden besonders, weil sie normalerweise langsame, genießende Esser sind und auf pünktlichen Stuhlgang achten.

8. *Urogenitaltrakt.* Fallweise klagen die Patienten darüber, daß sie beim Harnlassen längere Zeit pressen müssen. Gegenüber organischen Erkrankungen der harnabführenden Wege ist jedoch hier das sprunghafte Auftreten und Verschwinden der Beschwerden charakteristisch. Potenzstörungen werden im allgemeinen selten angegeben, hingegen gibt es Fälle, die über eine rasche Samenentleerung klagen, bis zur typischen ejaculatio praecox.

Analoge Störungen kommen auch bei Frauen vor, wie folgender Fall zeigt.

Fall 19. Eine 50jährige Bäuerin gibt an, daß sie keinerlei Beschwerden hat, wenn sie auf dem Feld arbeitet (sympathische Aktion). Bleibt sie aber zu Hause, ist sie dauernd schläfrig und muß sich niederlegen. Sie verfällt dann in Schlaf und erlebt sofort einen Orgasmus. Wenn sie weiterschläft, wiederholt sich dieses Ereignis noch einige Male. Seit 5 Jahren ist sie in der Menopause und hat seit der Zeit stark an Gewicht zugenommen.

9. *Beschwerden von seiten der Extremitäten.* Relativ häufig klagen die Patienten über Anschwellen der Beine, besonders in der Wärme. Eine typische Angabe ist ferner, „die Füße sind wie mit Bleigewichten beschwert".

B. Klinische Symptome.

I. Allgemeine Symptome.

1. *Alter.* In unserem Krankengut ist das Alter zwischen 45 und 55 Jahren bevorzugt, wobei Männer und Frauen ungefähr gleich beteiligt sind. Das Körpergewicht ist überwiegend höher als der Durchschnitt, wobei die Fettverteilung allgemein ist, Bauch- und Hüftgegend jedoch bevorzugt sind. Körpertemperatur meist normal.

2. *Haut und Anhangsgebilde.* Die Hautfarbe ist oft rosig bis rot, besonders im Gesicht. Der Hautturgor ist eher gesteigert, die Haut meist trocken. Vasomotorische Störungen fehlen. Es besteht eine allgemeine Ödemneigung. Auf mechanische Reize kommt es zur Quaddelbildung (Dermographismus albus). Auch urticarielle Ödeme treten gehäuft auf. Diese Patienten leiden besonders unter Insektenstichen (Mücken, Flöhe, Wanzen), es kommt zu heftigem Juckreiz und starken Schwellungen an der Stichstelle. Unserer Erfahrung nach bevorzugen Insekten auch solche Typen. Abends klagen sie sehr häufig über Juckreiz. Haare und Nägel zeigen keinerlei trophische Störungen.

3. *Fettverteilung.* Abgesehen von der allgemeinen Fettansammlung gehören Formen höhergradiger Fettsucht hieher. Es ist nicht Aufgabe unserer Ausführungen, auf die Differentialdiagnose der verschiedenen endokrin bedingten Fettsuchtformen einzugehen, obwohl sie nahe Beziehungen zum parasympathischen Symptomenkreis aufweisen.

4. *Muskulatur.* Die Muskulatur ist gut durchblutet, der Turgor ist normal, der Tonus eher herabgesetzt.

5. *Psychische Symptome.* Die Patienten sind gleichgültig, phlegmatisch, mit einer Neigung zur Introvertiertheit. Sie zeigen im allgemeinen eine ruhige, ausgeglichene psychische Haltung. In krankhaften Fällen besteht eine Lethargie und Apathie. Besonders charakteristisch ist eine Antriebslosigkeit und der Mangel an Initiative. Das Lebenstempo ist verlangsamt, es fließt ruhig ohne besondere Akzente dahin. Auch eine allgemeine Bewegungsarmut und Amimie des Gesichtsausdruckes gehört hieher. *Es kommt zu einer Einengung des gesamten persönlichen Wirkfeldes.*

6. *Geistige Symptome.* Verlangsamte Reaktionsfähigkeit, träger Gedankenablauf, Interesselosigkeit, Schwierigkeiten bei der Wortfindung und beim exakten Definieren. Die Intelligenz an sich ist nicht reduziert, es fehlen nur die aktiven Akzente. Das Arbeitstempo ist langsam und gleichmäßig. Eine rasche Konzentrations- und Entschlußfähigkeit fehlt.

II. Lokalsymptome.

1. *Augensymptome* sind wenig hervortretend. Fallweise vermehrte Tränensekretion.

2. *Mund-, Nasen-, Rachenraum.* Gut durchblutet, gut durchfeuchtete Schleimhäute. Zunge nicht belegt.

3. *Gesichtsausdruck.* Volles, rundes, faltenloses Gesicht, rote Färbung, mitunter leichte Lidödeme, reduzierte mimische Ausdrucksfähigkeit.

4. *Hals.* Charakteristische Veränderungen der Schilddrüse fehlen, manchmal findet sich eine polsterartige Vorwölbung der Supraclaviculargruben.

5. *Brustorgane.*

a) *Lunge.* Der Brustkorb ist meist ausgeweitet; ist die Lunge am Symptomenbild beteiligt, dann finden sich Zeichen einer spastischen Bronchitis, die durch eine Verschärfung des Atemgeräusches mit verlängertem Exspirium und das Vorliegen giemender bronchitischer Geräusche charakterisiert ist. Die Atemexkursion des Zwerchfells ist gering, es besteht eine Neigung zu Asthmaanfällen.

b) *Herz.* Der Puls ist langsam, 56 bis 60, kräftig, und zeigt häufig eine stärker ausgeprägte respiratorische Arrythmie. Mitunter bestehen Extrasystolen. Der Blutdruck ist meist an der unteren Grenze der Norm.

6. *Bauchorgane.* Die Bauchdecken sind fettreich, häufig ist ein spastisch kontrahierter Dickdarm zu tasten. Druckpunkte fehlen. Die Säurewerte des Magens sind erhöht, sowohl die Nüchternwerte als insbesondere nach Nahrungs-

zufuhr, wobei die Säureproduktion die Zeit der Nahrungszufuhr überdauert. Die Röntgenuntersuchung zeigt einen hochgelagerten, meist stierhornartigen Magen mit erhöhtem Tonus, lebhafter Peristaltik und Neigung zu Spasmen, wodurch die Entleerung des Magens verzögert ist. Das Schleimhautrelief ist häufig verbreitert. Ein starker Wechsel dieser Befunde ist charakteristisch. Im Colon findet sich eine starke, durch Spasmen hervorgerufene Haustrierung.

7. *Urogenitalsystem.* Keine besonderen Befunde.

8. *Extremitäten.* Die Haut der Extremitäten ist meist gut durchblutet und warm. Die Sehnenreflexe sind normal bis herabgesetzt, an den unteren Extremitäten finden sich manchmal leichte Ödeme, oft in Form von prall elastischen, diffusen Schwellungen, bei denen der Fingerdruck keine Delle hinterläßt. In schweren Fällen sind die müden langsamen Bewegungen sehr charakteristisch.

C. Laboratoriumsbefunde.

Von den für die parasympathische Hypertonie charakteristischen Verschiebungen der chemisch-physikalischen Reaktionen seien folgende hervorgehoben: Die Alkalireserve ist relativ hoch, es besteht eine Neigung zur Alkalose. Der Kaliumwert ist erhöht, der Kalium / Calcium - Quotient ist über zwei. Die Jodwerte im Blut sind nieder. Die Blutsenkungsgeschwindigkeit ist in unkomplizierten Fällen normal, bzw. leicht verzögert. Der Albumin/ Globulin-Quotient ist zugunsten der Albumine verschoben. Das Weltmannsche Koagulationsband ist normal bis verlängert. Die Blutzuckerwerte sind niedrig, der Grundumsatz liegt meist an der unteren Grenze der Norm. Die spezifisch dynamische Eiweißwirkung ist normal, meist jedoch gering. Der Wasserhaushalt ist verzögert. Die Flüssigkeits-

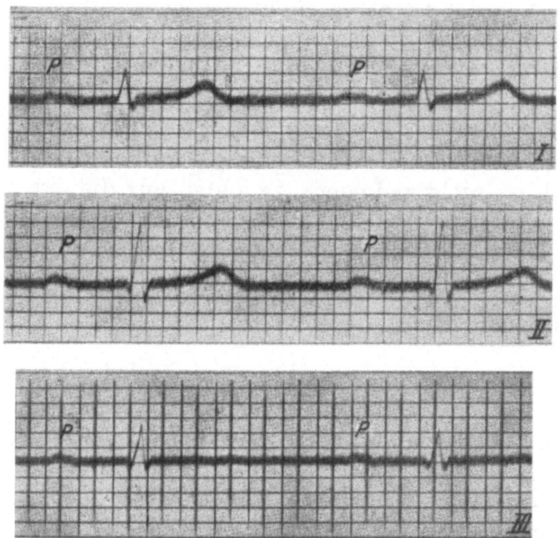

Abb. 32a.   Auf 0,25 Sekunden verlängerte Überleitungszeit (P — Qu Distanz) bei parasympathischer Hypertonie.

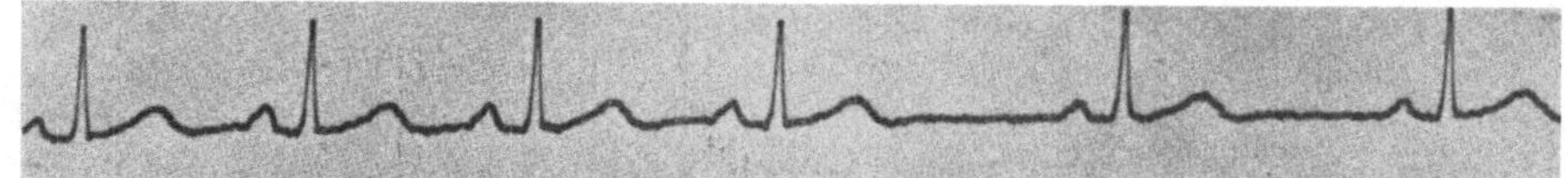

Abb. 32b.   Ausgeprägte respiratorische Arrhythmie im Rahmen einer parasympathischen Hypertonie.

abgabe ist gering, eine Wasseranreicherung im Gewebe ist häufig vorhanden. Das EKG weist die Zeichen einer Sinusbradycardie auf mit verlängerter PQ-

Distanz. Deutliche respiratorische Arrythmie. Änderungen des ST-Stückes und der Nachschwankungen fehlen (Abb. 32).

Der Blutbefund ist durch niedrige absolute Leukozytenwerte charakterisiert. In der Differentialzählung finden sich relativ hohe Lymphozytenwerte, *besonders charakteristisch ist jedoch eine Vermehrung der eosinophilen Zellen,* wodurch sich der Blutbefund von dem der sympathischen Hypotonie unterscheidet. Dieses Zusammentreffen von Eosinophilie und Vagusreizsymptomen war schon um 1900 bekannt. Neubauer und Stäubli beschrieben ein Syndrom von Vagusreizung mit Darmkatarrh, spastischer Obstipation und Eosinophilie. Neusser konnte schon 1893 zeigen, daß nach Pilokarpin eine Eosinophilie auftrat.

Fall 20. 51jährige Fürsorgerin machte mit 20 Jahren eine fieberhafte Erkrankung durch und fühlte sich seit dieser Zeit ständig sehr müde und matt. Seither schläft sie sehr viel, nachts zehn Stunden und tagsüber auch noch einige Stunden. Seit den letzten fünf Jahren könne sie Tag und Nacht schlafen. Tagsüber müde und matt. In letzter Zeit Gewichtszunahme um 5 kg. Reduzierte Leistungsfähigkeit. Sie liegt meist herum, kann nur im Liegen denken, wenn sie dann aufsteht und etwas ausführen will, was sie sich im Liegen vorgenommen hat, kommt sie nur dazu, einen Vorsatz auszuführen, dann kann sie nicht mehr weiter. Sie kann nicht einmal mit jemandem sprechen, weil sie sofort das Interesse verliert. Sie kann oft nicht einmal sprachlich ausdrücken, was ihr fehlt. Sehr oft dumpfen Druck im Kopf mit Benommenheit. Sie hat oft das Gefühl, daß das Herz aussetzt und daß sie keine Luft bekommt. Der Appetit ist gut, manchmal besteht Heißhunger. Zeitweise bestehen Magen- und Darmkrämpfe. Mit dem Stuhl hat sie ihre Schwierigkeiten. Die Menstruation war bis vor fünf Jahren regelmäßig. Während der Menstruation fühlte sie sich noch schlechter; sie schlief fast Tag und Nacht. Weit gehen kann sie nicht, die Füße werden so schwer. Ausflüge machen und Tanzen konnte sie auch früher nicht.

Objektiv: Gemischter Körperbau, Haut normal durchblutet, Fettpolster etwas vermehrt. Psychisch sehr ruhig, apathisch, gleichgültig. Geistig nicht konzentrationsfähig, wenig präzise sprachliche Formulierung. Die Sprache ist monoton gleichförmig, ohne besondere Akzentuierung. Leichte Lidoedeme. Unbewegtes, wenig ausdrucksfähiges Gesicht. Puls 60, RR 100/60. Bauchorgane und Urogenitaltrakt o. B. Die Extremitäten zeigen einen leicht pastösen Turgor mit Oedemneigung an den Füßen. Der GU war −16%. Die spezifisch dynamische Eiweißwirkung nach 30 Minuten plus 9%, nach 60 Min. plus 8%, nach 90 Min. plus 5%, nach 120 Min. plus 1%, nach 150 Min. 0. Der Blutbefund: Hb 87%, 4,300.000 Erythrozyten, F. I. 1, Leukozyten 6100, Stabkernige 3%, Polymorphkernige 45%, *eosinophile Zellen* 9%, Lymphozyten 38%, Monozyten 5%.

Auf eine gezielte sympathomimetische Therapie änderten sich die Befunde nach sechs Monaten weitgehend. Der GU stieg auf plus 16% an, die Beschwerden der Patientin besserten sich wesentlich. Sie ist leistungsfähiger, kann jetzt erst sprachlich genau angeben, worunter sie früher gelitten hatte. Sie ist jetzt wieder arbeitsfähig.

Tabelle 4.

Blutzuckerkurve mit 10 E Insugerman:	Vorwert	120
	15 Min.	135
	30 ,,	—
	60 ,,	142
	120 ,,	100
Blutzuckerkurve mit 15 E Insugerman:	Vorwert	99
	15 Min.	116
	30 ,,	102
	60 ,,	111
	120 ,,	104

Bei der Arbeitsbelastung zeigen Puls und Blutdruck auffallend geringe Schwankungen. Auf Adrenalinbelastungen zeigen diese Fälle ein verlangsamtes Ansprechen, wobei oft ziemlich hohe Blutzucker- und Blutdruckwerte mit darauffolgender starker gegenregulatorischer Senkung erreicht werden. Auf Insulinbelastung reagieren diese Patienten entweder gering oder sie zeigen ein paradoxes Verhalten (Tab. 4). Bei Traubenzuckerbelastung sieht man oft geringes Ansprechen und eine starke hypoglykämische Nachphase, wie folgender Fall zeigt.

Fall 21. 52jähriger Mann, der seit einigen Jahren über zunehmende Müdigkeit und Leistungsunfähigkeit klagt. Außerdem treten abends, wenn er längere Zeit keine Nahrung zu sich genommen hat, Anfälle von Schwäche, Schwindel und Schweißausbruch auf, die er nur durch rasche Nahrungsaufnahme beseitigen kann und die sich so als hypoglykämische Anfälle charakterisieren. Daneben besteht eine Allergie gegen Pyramidon. Der Zustand hat sich in den letzten Monaten so verschlechtert, daß der Patient zwischen 20 und 24 Uhr mehrmals essen muß.

Objektiv: Ziemlich fettleibiger Mann von gedrungenem Körperbau. Puls 56, RR 110/80, Blutsenkungsgeschwindigkeit Mittelwert 6 mm. Innere Organe o. B. PSR und ASR herabgesetzt. Die Blutzuckerkurve nach Belastung mit 100 g Traubenzucker zeigt folgendes: Nüchternwert 110 mg, nach 30 Min. 152, nach 60 Min. 148, nach 90 Min. 125, nach 120 Min. 81, nach 180 Min. 65 mg%, auf dieser Höhe bleiben die Blutzuckerwerte lange Zeit.

Bei Flüssigkeitsbelastungen kommt es zu mehr oder weniger stark ausgeprägten Retenz, die sich bei dazwischengeschalteter körperlicher Belastung besonders deutlich ausprägt. Dementsprechend ist der Konzentrationsversuch, wenn er anschließend an den Wasserstoß vorgenommen wird, meist verzögert und ungenügend. Wenn er jedoch an einem anderen Tag, am besten vor dem Wasserstoß vorgenommen wird, werden meist normale Werte erzielt.

Fassen wir die aufgezählten Beschwerden und Symptome der parasympathischen Hypertonie zusammen, so können wir als Generalfaktor eine Drosselung des gesamten Energiestoffwechsels feststellen, wie er für den trophotropen Arbeitsgang charakteristisch ist. Die allgemeine Reizschwelle ist dabei erhöht, die gesamte Psychomotorik ist herabgesetzt, das gesamte Persönlichkeitsniveau ist im Sinne einer Verlangsamung, Monotonisierung und Reduktion der gesamten Aktivität verändert. Daraus resultiert die psychische Lethargie und Apathie, die Introvertiertheit, die körperliche Bewegungsarmut, die Unfähigkeit zu raschen und aktiven Denkvorgängen und im engeren vegetativen Bereich die Verlangsamung des Blutkreislaufes und der dissimilatorischen Stoffwechselvorgänge. Lediglich der Verdauungsapparat ist in diese Hemmung nicht einbezogen, sondern erfährt eine Steigerung seiner dynamischen Funktionen. Dadurch entsteht meist eine Gewichtszunahme.

Diese Einschaltung eines ökonomischen Sparganges stellt, wie schon mehrfach erwähnt, einen Schutzreflex gegen die vermehrte Energieabgabe im Sinne einer reflektorischen Gegenregulation dar. Sie erfolgt nach jeder Infektionskrankheit, nach operativen Eingriffen und nach akuten psychischen Belastungen der sympathischen Hyperreflexie, bzw. der Kampfphase oder Notfallreaktion. Sie entspricht im gesamten vegetativen Verhalten der B-Stellung von F. Hoff oder der Heilphase Heilmeyers. Da diese Phase der trophotropen Gegenregulation normal einen passageren Charakter aufweist, wollen wir hiefür den Begriff der *parasympathischen Hyperreflexie* prägen. Durch Koppelung verschiedener Faktoren kann dieser passagere Reizzustand des parasympathischen Systems in eine dauernde Hypertonie übergehen. Welche Faktoren spielen hiebei eine kausale Rolle? Als erstes Moment müssen wir den konstitutionellen Faktor anführen. Es gibt, wie wir schon angedeutet haben, nicht Sympathikotoniker und Vagotoniker als statische Konstitutionstypen schlechthin, sondern es gibt Veranlagungen, bei denen ein auf das parasympathische System wirkender Reiz zu einer Dauerspannung desselben führt. In ausgesprochenen Fällen hat diese konstitutionelle Veranlagung auch charakteristische morphologische Ausdrucksformen. Hieher gehört der Status thymico lymphathicus, bei dem schon Hedinger eine Schwäche des chromaffinen Systems für das Entstehen der Vagotonie verantwortlich gemacht hat. Bei einer solchen Veranlagung genügen oft relativ geringe Reize auf das parasympathische System, um eine dauernde Hypertonie zu intendieren. Diese Reize können aus dem hormonalen Sektor stammen. Weitere derartige intendierende Reize stellen bestimmte Ernährungsformen, klimatische Faktoren, seelische Beeinflussung und schließlich die physiologischen regenerierenden Faktoren nach akuten Infekten dar.

Unter den hormonalen Faktoren überwiegen die gonadotropen und Keimdrüsenhormone. Die Schwangerschaft allein führt durch die hormonale Umstimmung zu einer Verschiebung des gesamten Stoffwechsels im Sinne einer parasympathischen Hypertonie. Nach Seitz kommt es zu einer Steigerung des „anoxydativen Baustoffwechsels" und Verminderung des „oxydativen Energiestoffwechsels". Sie stellt damit eine physiologische Form einer trophotropen Leistungssteigerung dar, die in besonderen konstitutionell gelagerten Fällen zu einer pathologischen Spannungserhöhung im parasympathischen System mit den charakteristischen Beschwerden führt. Bekannt ist, daß Frauen, die an leichten Formen einer sympathischen Hypertonie leiden, während der Schwangerschaft beschwerdefrei sind, sie verlieren ihre Kopfschmerzen, ihre Nervosität nimmt ab, sie schlafen besser und nehmen endlich an Gewicht zu. Anderseits bekommen Frauen, die eher zu parasympathischen Reizerscheinungen neigen, während der Schwangerschaft fast stets die Beschwerden einer ausgesprochenen parasympathischen Hypertonie, mit dauernder Hyperemesis, geschwollenen Beinen, hochgradiger Müdigkeit und Schläfrigkeit, Unfähigkeit zu aktiver Denkarbeit, enormer Gewichtszunahme. Diese durch die Schwangerschaft ausgelösten Beschwerden können nach Beendigung derselben weiterhin als parasympathische Hypertonie bestehen bleiben.

Über die Fortpflanzungsfunktion hinaus haben die Keimdrüsenhormone eine parasympathiko-mimetische Wirkung, die u. a. daraus hervorgeht, daß Follikelhormon die blutzuckersenkende Wirkung des Insulins verstärken kann (Vogt, Czepai-Fornet und St. Pellat). Die Keimdrüsen stellen im parasympathischen System einen analogen Dauertonisator dar, wie die Schilddrüse im sympathischen System. Auch ihre Beziehungen zu den cholinergischen Wirkstoffen sind analog denen der Schilddrüse zum adrenergischen System, wobei die Beziehungen entsprechend der dezentralisierten parasynpathischen Organisationsform nicht so einheitlich sind wie im sympathischen System. Während im sympathischen System das Adrenalin eine generalisiernde Verschiebung der vegetativen Reaktionslage bewirkt, steht im parasympathischen System die Stoffwechselwirkung des Insulins im Vordergrund.

Daneben bewirkt es Blutdrucksenkung (Klemperer, Strisower), Pulsverlangsamung mit respiratorischer Arrythmie, Extrasystolie sowie im EKG. Abplattung der T-Zacke (A. Heinrich — H. Sußner), ferner Steigerung der Magen-Darmmotilität (W. Brühl, Bulatao und Carlson) und der Magensaftsekretion (Roholm und Heller). In Fällen krankhafter Überproduktion von Insulin oder besonderer Überempfindlichkeit des Organismus gegenüber demselben können dadurch parasympathische Reizzustände entstehen, im besonderen paroxysmale Irritationen.

Ein anderes Hormon des parasympathischen Systems scheint das von Frey und Kraut dargestellte Kalikrein (Padutin) zu sein, das ebenfalls im Pankreas gebildet wird und erweiternd auf die Präkapillaren wirkt. Dieser Stoff ist noch zu wenig experimentell und klinisch erforscht, um seine Bedeutung etwa für das Zustandekommen der Kollapsneigung der parasympathischen Hypertonie abschätzen zu können. Von den weiteren Hormondrüsen spielt zweifellos der Thymus eine allerdings noch nicht genügend klargestellte Rolle, als Daueraktivator des parasympathischen Systems, worauf schon F. Glaser hingewiesen hat. Bekannt ist die Wachstumsförderung, die Gudernatsch an Kaulquappen feststellte, ferner die Gewichtszunahme bei verschiedenen Jungtieren nach Thymusverfütterung (R. Demel, E. Glanzmann). Die wasseranreichernde Funktion des Thymus gehört ebenfalls in diesen parasympathischen Wirkungsmechanismus

(H. Seckel, P. Robots). Eine Korrelation besteht auch zwischen Thymus und Insulin, insofern, als es nach Thymektomie zur Volumszunahme des Pankreas mit Vermehrung des Inselapparates kommt (H. Klose, H. Matti). Daneben konnte gezeigt werden, daß Thymusextrakte die Insulinwirkung verstärken (Messini). Es wirkt also ebenso quellungsfördernd, stoffansetzend und vasodilatierend wie das Insulin (H. Seckel). Diese trophotrope Funktion des Thymus scheint zeitlich begrenzt zu sein und wird in der Zeit der Geschlechtsreife von anderen Drüsen abgelöst. Bemerkenswert scheint uns die Tatsache, daß der Thymus anscheinend weitgehend selbständig ohne hypophysäre Steuerung seine Funktion ausübt. Eine pathologisch vermehrte Hormonproduktion oder ein Persistieren über das physiologische Zeitmaß hinaus führen zu Krankheitsbildern, die gewisse Züge der parasympathischen Hypertonie aufweisen.

Die chemische Differenzierung der parasympathischen Wirkstoffe ist unserer Ansicht nach eine Ursache für das lokalisierte Vorkommen parasympathischer Irritationszustände.

Die Hypophyse als zentrales Regulationsorgan des hormonalen Systems kann naturgemäß auf mehrfache Weise die Entstehung einer parasympathischen Hypertonie begünstigen. Hieher gehören die verschiedenen Formen der generalisierten oder regionären Fettsucht, die nicht nur im Stoffwechselbereich, sondern im gesamten vegetativen Verhalten die Symptome der parasympathischen Hypertonie aufweisen (Abgestumpftheit, Apathie, Antriebsmangel, geistige Interesselosigkeit usw.). Desgleichen kann eine parasympathische Hypertonie vom Zwischenhirn intendiert werden, wie wir aus zahlreichen Fällen von Tumoren, Encephalitiden und Hirnstammverletzungen wissen.

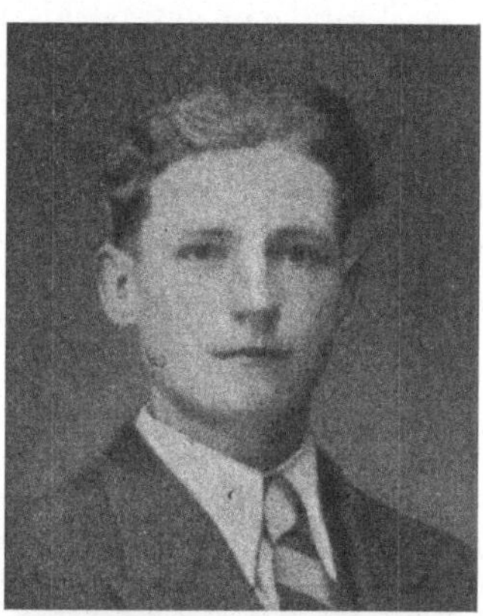

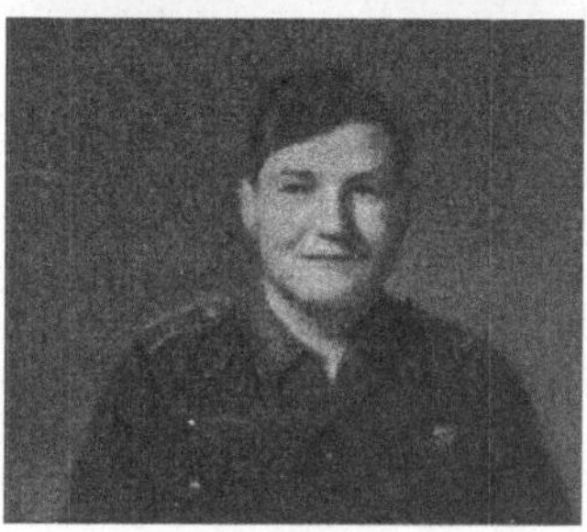

Abb. 33.

Fall 22. 25jähriger Mann, Jänner 1942 Granatsplitterverletzung in der rechten Scheitelgegend. Es bestand eine offene Hirnverletzung. Mehrtägige Bewußtlosigkeit. Der Patient war nach dem Bericht des Krankenblattes sehr somnolent und apathisch. Der Röntgenbefund: Fingerbreit hinter der Kranznaht und fingerbreit von der Medianlinie ein quer ovaler Defekt von Pflaumengröße im rechten Scheitelbein. Keine restlichen Geschoß- und Knochensplitter. Im Dezember 1942 kam Patient an das Wiener Hirnverletzten-Lazarett und zeigte eine Gewichtszunahme von 70 auf 100 kg (Abb. 33). Ferner Konvergenzlähmung, linksseitige Hemiparese. Psychisch unauffällig, nur zeitweise affektinkontinent. Seine Sprache war dadurch charakterisiert, daß er monoton in gleicher Tonhöhe und in gleicher Metrik sprach, ohne jegliche Akzentuierung. Die vegetativen Befunde: Sahli 94%, F. I. 1, Ery 4,760.000, Leuko 6.780, Eo 4%, Stab. 2%, Sgementk. 50%, Lympho 40%, Mono 4%. RR im Liegen 135/90, im Stehen 155/100, nach Steigen in den nächsten Stock 150/105. Die Magensaftuntersuchung ergab 60 Min. nach dem Probetrunk 20 freie und 44 Gesamtacidität. Bei der Widalschen Probe stiegen die Leukozyten von 6700 auf 7200, die Eosinophilen von 180 auf 240. Beim Wasserversuch schied er in den ersten vier Stunden nach dem Genuß von 1500 cm³ Flüssigkeit 750 cm³ aus. Nach 1 cm³ Pituisan s. c. in den ersten vier Stunden 400 cm³. Die Blutzuckerkurve zeigt nach Belastung mit 50 g Glukose nach einer Stunde einen normalen Anstieg von 77 auf 149 mg% und einen verzögerten Abbau. Erst nach dreieinhalb Stunden war der Ausgangswert erreicht. Die Belastungskurve nach Insulin zeigte keine wesentliche Verschiebung (Abb. 34). Die Adrenalinbelastung zeigte normalen Anstieg mit verzögerter Gegenregulation. Die Leukozyten zeigten eine leichte Vermehrung mit geringer Linksverschiebung. Blutdruck, Puls und Temperatur zeigten typischen Verlauf mit kleinen Ausschlägen. Das EKG zeigte hohe T_1 und T_2 und Bradycardie. Der Grundumsatz war um 3% verringert. Die spezifisch-dynamische Eiweißwirkung betrug −21%.

Klinisch bestand bei diesem Patienten eine Fettsucht nach Hirnverletzung mit Konvergenzlähmung und Verlangsamung und

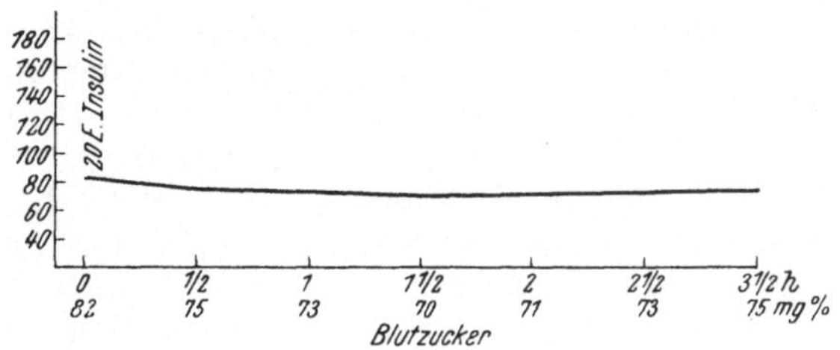

Abb. 34. Insulinbelastungskurve.

Monotonisierung des psychischen Tempos. Keine Einbuße der geistigen Leistungsfähigkeit. Vegetativ bestand eine Areflexie auf Insulin und herabgesetzter Grundumsatz, fehlende spezifisch-dynamische und im EKG Zeichen von parasympathischen Reizzuständen. Insgesamt bietet dieser Fall eine fast reine Form einer diencephal ausgelösten parasympathischen Hypertonie.

Je höher die Noxe ansetzt, desto generalisierter ist auch die parasympathische Hypertonie.

Die länger dauernde Einschaltung einer trophotropen Sparphase und damit die Entstehung einer parasympathischen Hypertonie kann auch durch Einflüsse der Ernährung erfolgen. Reichliche Nahrungszufuhr intendiert durch Aktivierung des Verdauungstraktes im Sinne der permanenten Induktion den gesamten trophotropen Arbeitsgang. Jores berichtet, daß nach jahrelanger übermäßiger Wasserzufuhr ein Diabetes insipidus entstehen kann. Allerdings wird dies bei genügender Eiweißzufuhr durch Steigerung der Oxydationsvorgänge zum Teil wettgemacht. Wenn jedoch die Nahrung vorwiegend aus Kohlehydraten und Fetten besteht, dann kommt es vorwiegend zur Assimilation. Aber auch Mangelernährung (hauptsächlich Eiweißmangel) führt zur Umschaltung in eine parasympathische Sparphase, damit der Organismus das Auslangen seiner Energiebilanz findet. Bleibt dieser Zustand längere Zeit bestehen, dann führt eine reichlichere Nahrung zu einer gesteigerten Assimilation in Form von Fettanlagerung, wie wir sie in der heutigen Zeit in großem Maßstab beobachten können. Ein hochgradiger Eiweißmangel in der Ernährung führt, wie wir im vorigen Kapitel ausgeführt haben, zur sympathischen Hypotonie, die nach Besserung der Lebensbedingungen zunächst ebenfalls in eine parasympathische Hypertonie übergeht.

Unter den klimatischen Bedingungen, die zum Auftreten einer parasympathischen Hypertonie führen, steht in erster Linie ein längerdauernder Aufenthalt in kaltem Klima. Menschen, die dauernd in kaltem Klima leben (Eskimo) oder die dauernd in kaltem Milieu beschäftigt sind, zeigen häufig charakteristische Züge der parasympathischen Hypertonie.

Durch bestimmte psychische Dauereinflüsse kann ebenfalls eine parasympathische Hypertonie aktiviert werden. In diesen Zusammenhang gehört die beschauliche Ruhe des klösterlichen Lebens oder der besinnliche Lebensabend des Pensionisten. Der Mangel an seelischen Wechselbeziehungen, das Fehlen psychischer irritativer Noxen, die abgeschiedene, in sich gekehrte psychische Grundeinstellung, die Monotonie der Umwelteinflüsse, das Fehlen geistiger Anregungen, stellen kausale Faktoren des psychischen Bereiches dar, die das Entstehen einer parasympathischen Hypertonie begünstigen können.

Eine besondere Gruppe von auslösenden Faktoren stellen morphologisch nachweisbare Organveränderungen im Versorgungsgebiet des Nervus vagus dar, z. B.

peptische Ulcera oder Gallensteine, die nicht nur lokale Reiz- und Krampferscheinungen verursachen, sondern auf dem Wege der vom Vagus gesteuerten Organreflexe parasympathische Reizerscheinungen in anderen Organen auslösen. Hieher gehört der reflektorische Magenkrampf, der von einem Gallenstein ausgelöst wird. Durch Summation und Induktion auf andere Organsysteme kann es dadurch im Lauf der Zeit zu einer parasympathischen Hypertonie kommen.

Entsprechend den von uns dargestellten Grundzügen des trophotropen Arbeitsganges ist auch der Ablauf der parasympathischen Hypertonie nicht so stürmisch wie der der sympathischen Reizzustände und entbehrt meist der dramatischen Züge. Die Dauer dieser Zustandsbilder kann Jahre bis Jahrzehnte anhalten, obwohl fallweise gegenregulatorische sympathische Aktionen als Kompensationsversuche feststellbar sind. Hieher gehören Fettsuchtformen, bei denen im Verlauf deutliche Zeichen einer Schilddrüsenüberfunktion auftreten, die durch Pulsbeschleunigung, Hypertonie, Grundumsatzsteigerung und allgemeine Nervosität charakterisiert sind. Auf diese kompensatorischen Gegenregulationen werden wir später ausführlicher eingehen.

Analog den paroxysmalen Entladungsvorgängen bei der sympathischen Hypertonie (sympathische Anfälle) sieht man auch bei der parasympathischen Hypertonie fallweise auftretende Anfälle. Versucht man diese zu analysieren, so ergibt sich folgendes Bild: Die Patienten klagen über unbestimmtes Schwindelgefühl, manchmal kommt es bei Lageveränderungen des Kopfes oder des Körpers besonders im Liegen zu Drehschwindelsensationen. Es besteht Übelkeit vom Magen bis Brechreiz, ein heißes Aufsteigen wie bei Wallungen, manchmal kommt es zum Gähnen. Es besteht sehr oft Druckgefühl in der Herzgegend oder das Gefühl, „daß das Herz aussetzt". Häufig wird ein starkes, langsames Herzklopfen empfunden. Angst- und Kältegefühle fehlen. Sie empfinden ein unbestimmtes allgemeines Unbehagen und ein Schweregefühl in den Gliedern. Im weiteren Verlauf kommt es zu Schweißausbruch; im Liegen ist es schlechter als im Sitzen. Alkohol wird nicht vertragen, hingegen pflegt eine Schale Kaffee diese Zustände zu bessern. Hat man Gelegenheit, so einen Anfall zu beobachten, dann sieht man eine leichte Blässe, eine warme Haut, oft diffusen Schweißausbruch, das Bewußtsein ist getrübt bis fehlend. Die psychische Reaktionsfähigkeit ist wesentlich herabgesetzt, die Patienten sitzen teilnahmslos da.

Lokal besteht eine Hypaesthesie der Rachenschleimhaut, fallweise Speichelfluß. Die Atmung ist meist verlangsamt, oft unregelmäßig, wobei eine Reihe oberflächlicher Atemzüge mit einem oder mehreren tiefen abwechseln, so daß Bilder entstehen, die dem Cheyne-Stokesschen Syndrom ähneln. Der Puls ist langsam und zeigt deutliche respiratorische Unregelmäßigkeiten und Extrasystolen mit kompensatorischer Pause. Der Blutdruck ist normal oder leicht herabgesetzt. Die Sehnenreflexe sind herabgesetzt, der Muskeltonus ist schlaff. Schreitet dieser Zustand bis zum Bewußtseinsverlust fort, dann kann man vereinzelte konvulsive Zuckungen sehen. Die Dauer dieser Anfälle schwankt von fünf bis zehn Minuten, dann allmähliche Aufhellung, die Patienten fühlen sich bald nachher vollkommen beschwerdefrei.

Bei zusammenfassender Betrachtung dieser Symptomatik läßt sich dieses klinische Bild unschwer als Reizzustand des parasympathischen Systems erkennen, weshalb wir diese Anfälle zweckmäßig als *parasympathische Anfälle* bezeichnen. Entsprechend der mehrfach erwähnten dezentralisierten Organisation des parasympathischen Systems sieht man das Hervortreten bestimmter Organsymptome im Rahmen dieses Anfallsgeschehens. Besonders drei bevorzugte Typen kommen zur Beobachtung:

1. vorwiegend cerebrale Typen mit Schwindel, Übelkeit und Bewußtlosigkeit;

2. die cardiovasculären Formen, deren Symptomatologie von Polzer und Schober aus der Gruppe der vegetativen Herzanfälle herausgearbeitet wurde. Hieher gehört auch der Entspannungskollaps von Duesberg und Schroeder;

3. abdominelle Formen, bei denen einmal Magensymptome, Krampfzustände des Gallensystems, das andere Mal Darmspasmen im Vordergrund stehen.

Diese durch Vagusreizung entstandenen Anfälle wurden schon von Rosenbach, von Noorden, Gowers und Eppinger beschrieben. Rosenbach beschrieb 1897 Reizzustände des Vagus als digestive Reflexneurose, wo es anfallsartig zu Übelkeit, Erbrechen, Harn- und Stuhldrang und Erstickungsfällen kam. C. v. Noorden beschrieb im Rahmen einer Vagusneurose „hysteriforme Anfälle". 1907 schilderte Gowers Fälle von vasovagalen Anfällen, bei denen eigenartige Bewußtseinsstörung mit verlangsamter Assoziation auftraten. Er charakterisierte dieses Krankheitsbild als hysteriforme Reaktionsform, bei der es zu Reizerscheinungen des Vagus kommt. Ungefähr zur gleichen Zeit beschrieb Zülzer paroysmal auftretende Bradycardie mit Darmstörung als Ausdruck einer Vagusneurose. Pette machte 1939 aufmerksam auf Anfälle vegetativen Charakters (vegetative Anfälle), ohne allerdings sympathische und parasympathische Reizzustände klinisch zu trennen. W. Schulte hat 1943 in einer Monographie über die syncopalen vasomotorischen Anfälle den Versuch gemacht, eine Abgrenzung insbesonders gegenüber dem epileptischen Formenkreis durchzuführen. Seine bewußte Ablehung einer Trennung des sympathischen und parasympathischen Sektors bei einem Thema, bei dem die vegetativen Regulationsvorgänge im Vordergrund stehen, führte ihn zur Aufstellung verschiedener Anfallstypen, die ihre inneren Zusammenhänge vermissen lassen. Polzer und Schober haben in jüngster Zeit den Beweis erbracht, daß sich vegetative Anfälle vorwiegend im Bereich des Herzens sowohl pathogenetisch wie klinisch in Reizformen des sympathischen (Bainbridge) sowie parasympathischen (Jarisch-Bezold) Arbeitsganges differenzieren lassen. Auf diese Weise gelang es ihnen, aus dem kunterbunten Sammeltopf der Herzneurose definierte vegetative Krankheitsbilder herauszustellen, deren Zweckmäßigkeit sich durch den Erfolg einer gezielten vegetativen Therapie erwiesen hat. Die von Polzer und Schober herausgearbeiteten Erfahrungen im Bereich des Herzens lassen sich aber bei Beachtung des entsprechenden Krankengutes auf den gesamten vegetativen Bereich der Persönlichkeit übertragen. Wir bringen nun einige Beispiele für die verschiedenen Anfallstypen.

Fall 23. 31jährige Frau, klagt, daß sie seit Jahren an saurem Aufstoßen leidet. Es wurden wiederholt erhöhte Magensäurewerte festgestellt. Sie ist ständig energielos und kann sich zu keinem Entschluß aufraffen. Sie klagt über vermehrten Schlaf. In den letzten Monaten stellten sich nach sportlichen Betätigungen, nach Alkoholgenuß und während der Menstruation Anfälle ein, die sie folgendermaßen beschreibt: Schwarzwerden vor den Augen, Schwindel mit Unsicherheitsgefühl, ein plötzliches Schweregefühl in den Gliedern, Übelkeit mit Schweißausbruch, das Gefühl, daß das Herz aussetzt. Manchmal führen diese Zustände bis zur vollen Bewußtlosigkeit. Nach zehn Minuten wacht sie auf und fühlt sich beschwerdefrei. Objektiv bietet sie außer einer relativen Hypotonie von RR 105/60, einer Bradycardie von 60 nichts außergewöhnliches. Körpergewicht 68 kg, GU plus 8%. Durch i. v. Verabreichung von Dibenamin (sympathikolytisches Mittel) konnte nach dem Hinlegen ein solcher Anfall ausgelöst werden. Der Puls zeigte eine Verlangsamung auf 50, der Blutdruck blieb gleich, die Bewußtlosigkeit dauerte 10 Minuten.

Als Beispiel für einen Anfall, bei dem das cardiale Bild im Vordergrund steht, sei ein Fall aus der Publikation von Polzer und Schober angeführt.

Fall 24. Ein 32jähriger Mann, leidet seit Jahren an Anfällen von Benommenheit, Schwindel und Beklemmungsgefühl in der Herzgegend. Nach Anstrengungen zeitweise Ohnmachtsanfälle. Einige Minuten dauernde Pulsverlangsamung. Die Untersuchung ergab in Ruhe vollkommen normale Kreislaufbefunde, Puls 70, RR 130/80. Nach 20 Kniebeugen Puls 88, RR 150/85. Eine halbe Minute nach dem Niederlegen trat ein Anfall auf.

der Puls sank auf 46, der Blutdruck auf 100/70; im EKG zeigte sich eine Bradycardie, leichte Sinusarrhythmie mit Einspringen von Ersatzschlägen. Nach dem Aufsetzen verschwand der Anfall sofort. Atropin ließ die Ausbildung des Anfalls verhindern. Analoge Anfälle im Sinne eines Jarisch-Bezold-Reflexes konnte K. Eckel nach Einatmen eines $N_2 O_2$-Gemisches demonstrieren.

Ein Fall aus dem eigenen Krankengut, der 14 Jahre hindurch beobachtet wurde, zeigt das Gemeinsame und den Organwandel dieser Anfälle.

Fall 25. Ein 1936 33jähriger Patient klagte seit einem Jahr über anfallsartig auftretende, krampfartige Sensationen im Oberbauch, die manchmal durch Nahrungsaufnahme ausgelöst wurden, oft jedoch, und zwar besonders nachts, ohne ersichtlichen Grund auftraten.

Es handelt sich um einen typisch pyknischen Körperbau, guten Ernährungszustand. Ruhepuls 60, RR 110/85. Die Röntgenuntersuchung des Magens ergab einen kleinen hypertonen stierhornförmigen Magen mit lebhafter, im Antrum spastisch vertiefter Peristaltik, ohne wesentliche Veränderung des Schleimhautbildes. Der Pylorus zeigt ebenfalls spastische Veränderungen, ist jedoch nach verzögerter Anfangsentleerung gut durchgängig. Auch das Duodenum ist klein, aber regelmäßig konfiguriert. Säurewerte des Magens 30 Min. nach E. B. Probefrühstück 46/60. Nach Belladonna-Papaverin schwanden diese Beschwerden im Verlauf von sechs Wochen.

Sechs Monate später klagte er über Eingenommensein im Kopf mit dumpfem Druckgefühl, Müdigkeit, Schlafneigung und Anfällen von Schwindel, Unsicherheit, die manchmal bis zur Bewußtlosigkeit führten. Die Magenbeschwerden waren zu dieser Zeit gänzlich geschwunden. Nach sechs Kurzwellenbestrahlungen des Kopfes verschwanden diese Beschwerden. Drei Monate später anfallsartige Schmerzen im rechten Unterbauch. Die Untersuchung ergab bei fehlender Temperatursteigerung, normalem Blutbild und Blutsenkung eine mäßige Druckempfindlichkeit in der Appendixgegend. Das Colon ascendens war als spastisch kontrahierter Strang deutlich zu tasten. Auf Dunstumschläge schwanden die Beschwerden ziemlich rasch.

Ein Jahr später gab der Patient krampfartige Beschwerden in der Gallenblasengegend an. Zwei bis drei Stunden nach der Nahrungsaufnahme, insbesondere wenn er sich nach dem Essen niederlegte. Der Puls 56, RR 120/80. Die Kontrastdarstellung der Gallenblase ergab einen normal begrenzten Füllungsschatten mit guter Kontraktion. Nach Atropaverin schwanden diese Beschwerden nicht vollständig, erst zusätzliche intensive Diathermiebehandlung der Gallenblasengegend brachte sie zum Abklingen.

Ein Jahr später klagte der Patient über anfallsweise auftretende, durch fünf bis sechs Tage andauernde Stuhlverstopfung. Der Stuhl war ziegenkotartig. Erst die Beimengung kleiner Atropinmengen zum Abführmittel brachte rasche Besserung. In der Folgezeit traten die oben geschilderten Anfälle in Abständen von mehreren Monaten immer wieder auf, ohne jedoch gleichzeitig vorhanden zu sein.

Sieben Jahre später kam der Patient mit folgenden Beschwerden: Seit einigen Wochen wacht er nachts mit einem Druckgefühl in der Herzgegend auf, dabei ist die Herztätigkeit langsam und setzt manchmal aus. Wenn er aufsteht und einige Schritte umhergeht, schwindet der Anfall und er kann wieder einschlafen. Die gleichen Anfälle treten nach körperlicher Belastung auf, aber nicht sofort, sondern erst in der Mittagspause.

Untersuchungsbefunde: Puls 56, RR 110/90, deutlich ausgeprägte respiratorische Arrhythmie, vereinzelte ventrikuläre Extrasystolen. Nach Theobromin, Belladonna, Luminal schwanden diese Beschwerden. Wenige Monate später aber kam eine Periode mit Gallenkoliken. Während dieser Zeit war er von Seiten des Herzens völlig beschwerdefrei. Auch diesmal ergab die Röntgenuntersuchung keinen Anhaltspunkt für Konkremente. 1947 traten heftige Attaken seiner Magenbeschwerden auf. Er hatte manchmal das Gefühl, daß die Speisen in der Speiseröhre steckenbleiben. Die Röntgenuntersuchung ergab oberhalb der Cardia einen Oesuphygusspasmus, der bei einer Kontrolluntersuchung nach drei Tagen nach Medikation von Atropaverin verschwunden war.

Der Generalnenner dieser reichhaltigen Symtomatologie besteht in einer besonderen Erregung des parasympathischen Systems, das in rhythmischer Folge zu anfallsartigen Irritationen führte. In der ärztlichen Praxis sind ähnliche Anfälle nicht selten, wobei häufig eine Reihe von chirurgischen Eingriffen erfolgen. Einen besonders markanten Fall teilte kürzlich Haberer mit.

Es handelt sich um eine 39jährige Krankenschwester, die seit ihrem 17. Lebensjahr oftmals operiert wurde. 1927 Strumektomie mit consekutiver Tetanie. 1929 Appendektomie wegen Bauchbeschwerden (Appendix normal), 1932 im 22. Lebensjahr neuerliche Laparotomie wegen intensiver Bauchbeschwerden unter der Annahme einer Pancreasnekrose, die nicht vorhanden war. 1938 Extraktion aller Zähne, um durch die Entfernung der Foci das Krankheitsbild zu beeinflussen, auch dieser Eingriff blieb ohne Erfolg. 1946 Colecystektomie unter der Annahme von Gallengrieß, der nicht vorhanden war. Gallenblase war intakt. 1947 wurde ein Magengeschwür angenommen und, da die interne Kur keine Besserung brachte, 1948 eine Gastroenterostomie mit Enteroanastomose gemacht. Seither anhaltendes Erbrechen. August 1948, nachdem die Patientin fünf Monate hindurch erbrochen hatte, neuerliche Laparotomie und Anlegen einer zweiten Gastroenterostomie präpylorisch. April 1949 starke Menorrhagien, so daß das Haemoglobin auf 23% absank. Die Curettage ergab normale Verhältnisse. Seit Anfang 1949 täglich massives Erbrechen, verstärkte Anfälle von Tetanie (Calciumspiegel 6 mg%). Der Hauptschmerz war im rechten Mittelbauch. Mai 1949 neuerliche Laparotomie unter dem Verdacht einer inneren Incarceration. Die Patientin war stark abgemagert, wegen des schlechten Allgemeinzustandes konnte die Operation nicht zu Ende geführt werden. Wegen andauernder weiterer Beschwerden, insbesondere dem ständigen Erbrechen, entschloß sich H. September 1949 zur Resektion des Magens mit beiden Gastroenterostomien und ihren Enteroanastomosen bis ins Duodenum. „Das Deprimierende war der Mangel jedweder pathologischen Veränderung im exstirpierten Magen-Darm-Stück". Trotzdem trat völlige Heilung ein und die Patientin nahm in der Folgezeit 18 kg an Körpergewicht zu.

Bei diesem Fall scheint uns durch die Entfernung der Schilddrüse und eines Teils der Nebenschilddrüse eine Reaktionslage geschaffen worden zu sein, die durch Reizsymptome des parasympathischen Systems an verschiedenen abdominalen Organen (Magen, Gallenblase, Appendix, Uterus) charakterisiert war. Eine gezielte vegetative Therapie hätte zweifellos einen besseren Heilerfolg gebracht als die Unsumme der chirurgischen Eingriffe.

Unter den auslösenden Faktoren dieser parasympathischen Anfälle scheint uns der Coitus interruptus eine häufig vernachlässigte aetiologische Rolle zu spielen. Wir verfügen über zahlreiche Fälle, bei denen fallweise unter der Diagnose Angina pectoris vergeblich behandelt wurde und die das typische Bild der parasympathischen Anfälle boten. Als aetiologischer Faktor konnte sehr oft ein Coitus interruptus aufgezeigt werden. Eine entsprechende Abstellung brachte die anfallsartigen Sensationen zum Verschwinden und ergab damit den Beweis des aetiologischen Zusammenhanges. Wenn wir den Versuch machen, die ätiologische Wirkung des Coitus interruptus zu analysieren, so könnte man sich vorstellen, daß durch das abrupte Unterbrechen eines physiologischen Reizgeschehens im parasympathischen System die nicht normal abgeklungene Erregung sich in anderen Organen oder Organsystemen auswirkt. Diese Organ-„Konversion" ist bei einer gewissen vegetativen Reaktionslage und bei bestimmten Konstitutionstypen ein häufiges Phänomen. Der brüske Abbruch eines physiologischen Erregungsablaufes führt zu einer Erregungsstauung und zu einer Irradiation. Diese Irradiation der Erregung in andere Organe stellt eine pathologische Reaktionsform der physiologischen Regel der permanenten Induktion dar.

Wie schon oben ausgeführt, können auch morphologische Organveränderungen des parasympathischen Systems eine permanente Übertonisierung desselben verursachen. Ebenso können solche Organveränderungen auch zu anfallsartigen Reizzuständen im Bereich des parasympathischen Systems führen, wobei meist die Irradiation in bestimmten Organgebieten lokalisiert bleibt und sich nur in seltenen Fällen zu einem generalisierten parasympathischen Anfall ausbreitet. Der durch einen Gallenstein ausgelöste Krampf des Sphincter Oddi kann reflektorisch zu einem Magenkrampf, zu Darmspasmen, zu Angina-pectoris-ähnlichen Anfällen führen. Das fast immer vorhandene Erbrechen, die Nausea, der Schweißausbruch, sind als cerebrale Reizsymptome des parasympathischen Systems aufzufassen. Umgekehrt kann ein Angina-pectoris-Anfall zu ausgesprochenen Reizerscheinungen in den abdominellen Organen führen, die so massiv sind, daß sie nicht selten unter den Verdacht eines perforierten Ulcus zur Operation kommen. In diesem Zusammenhang kann die typisch zusammengekrümmte Haltung der schweren Gallenkolik oder des perforierten Ulcus als Irradiation in den motorischen Sektor als zentral intendierte parasympathische Schutzstellung aufgefaßt werden. Für diese Auffassung der zentralen Vagusschutzstellung spricht die introvertierte Einstellung zur Umwelt und die generalisierte Abschaltung von Umweltreizen (Lärm und Licht).

Die vielfältigen reflektorischen Wechselbeziehungen der vom Nervus vagus versorgten Organe, die in großer Fülle von Rein, Roemheld, Diettrich und Schwiegk, Scherf und Schönbrunner, W. R. Hess u. a. beschrieben wurden, scheinen in der klinischen Symtomatologie der parasympathischen Anfälle auf. Eine weitere Form lokaler parasympathischer Anfälle stellen die verschiedenen Organkrisen (Magen, Urethra, Klitoris usw.) dar, die im Verlaufe einer Tabes dorsalis zur Beobachtung kommen können. Bei ihnen stellt eine spinale Affektion das morphologische Substrat der Auslösung dar.

Ferner spielen klimatische und psychische Einflüsse als unmittelbar auslösende Faktoren eine Rolle. Bekannt sind die durch den Föhn ausgelösten parasympathischen Anfälle. Aber auch die verschiedenen Formen des Entspannungskollaps sowohl nach psychischem Reiz wie nach plötzlichen körperlichen Traumen (Kollaps nach schwerer Verwundung) sowie der Vasomotorenkollaps in der Rekonvaleszenz, die ja die trophotrope Phase der Infektionskrankheit darstellt, gehören hieher.

Wie bei jedem Anfallsgeschehen gilt auch hier die Regel, daß mit zunehmender Anfallshäufigkeit ein immer geringerer Reiz zu dessen Auslösung führt. Gewohnheiten im vegetativen Betrieb werden zum Zwang (R. Siebeck). Abschließend soll noch einmal die besondere Organanfälligkeit im parasympathischen System betont werden, die als ein Charakteristikum der dezentralisierten morphologischen Struktur dieses Systems im Gegensatz zur Generalisationstendenz im sympathischen Bereich angesehen werden muß.

Die parasympathische Hypertonie darf schon aus Gründen der Behandlung keineswegs mit der sympathischen Hypotonie, mit der sie einzelne Züge gemeinsam hat, verwechselt werden. Deshalb gehen wir auf die Differentialdiagnose dieser beiden Zustandsbilder noch einmal ein.

Die Patienten mit sympathischer Hypertonie (SHo) können Tag und Nacht aus Erschöpfung schlafen. Die Patienten mit parasympathischer Hypertonie (PHr) schlafen ausgiebig und gut. Die tägliche Leistungsphase der SHo beschränkt sich auf die ersten Morgenstunden, bei PHr ist die morgendliche Anlaufszeit besonders lang, sie erreichen erst am späten Vormittag ihr Leistungsmaximum. Patienten mit SHo haben ein dauerndes Kältegefühl mit Frösteln, solche mit PHr stets ein angenehmes Wärmegefühl. Während erstere appetitlos sind, ist der Appetit bei der PHr sehr gut. Die Empfindlichkeit gegen Reize jeglicher Art ist bei der SHo erhöht, bei der PHr herabgesetzt. Bei SHo besteht ein dauernder Gewichtsverlust, bei PHr eine Tendenz zur Gewichtszunahme. Kaffee vermag die Leistungsfähigkeit bei SHo nur vorübergehend aufzupeitschen, bei der PHr wird er stets anregend empfunden, jedoch im Magen oft schlecht vertragen. Nikotin bewirkt bei SHo schon in geringen Mengen Schwindel und Kopfschmerz, bei PHr reagieren nur einzelne Fälle mit Organspasmen. Bei SHo steht die Angst vor einer Bewährungssituation im Vordergrund, fallweise Depersonalisationsideen und fast immer eine besondere psychische Empfindlichkeit; bei der PHr besteht Abgestumpftheit, Gleichgültigkeit, lethargisches Dahindämmern. Geistig steht bei der SHo das Nachlassen der Spannkraft, die Unfähigkeit zur Konzentration und der Gedächtnisschwund im Vordergrund, bei der PHr hingegen eine gewisse Ideenarmut, eine Unfähigkeit zu plötzlichen Entschlüssen, aber eine gute Potenz zur konsequenten Durcharbeitung einmal gefaßter Entschlüsse.

Beide können an Kopfschmerzen leiden, die schwer zu differenzieren sind, genau so wie der allgemeine Schwindel. Bei der PHr besteht darüber hinaus eine besondere Neigung zum Drehschwindel. Während bei der SHo die Trockenheit im Munde Beschwerden im Nasen-Rachen-Raum verursacht, besteht bei der PHr eher vermehrter Speichelfluß. Bei der PHr besteht im Magen-Darm-Trakt eine vermehrte Neigung zu Krampferscheinungen, die bei der SHo völlig fehlt. Während die Potenz und Libido bei der SHo meist völlig erloschen sind, bestehen bei der PHr keine wesentlichen Störungen.

Bei den objektiven Symptomen fällt bei der SHo schon an der Körperoberfläche eine blasse kühle Haut mit Cyanose an den Akren und einem herabgesetzten Turgor auf, wogegen die Haut bei der PHr meist rosig bis rot ist, der Turgor ist eher gesteigert, zudem besteht eine Neigung zu Quaddelbildung und Ödemen. Bei SHo besteht eine Reduktion des Fettpolsters, bei PHr eine besondere Vermehrung desselben. Das Gesicht zeigt bei der SHo schlaffe, faltenreiche Wangen mit müdem Ausdruck, bei der PHr runde volle Formen mit gutem Turgor. Bei der SHo besteht meist ein eingefallener Brustkorb mit flacher Atmung, bei der PHr ein gut gewölbter. Der Ruhepuls bei SHo ist normal, steigt jedoch bei geringen Belastungen rasch an. Demgegenüber überwiegt bei PHr eine Bradycardie mit respiratorischer Arrhythmie. Der Blutdruck ist bei beiden an der unteren Grenze der Norm. Dem schlaffen Bauch bei der SHo entsprechen fettreiche, eher vorgewölbte Bauchdecken bei der PHr. Die Extremitäten bei der SHo sind kühl und zeigen schon bei leichten Kältereizen cyanotische Verfärbung. Bei der PHr sind sie gut durchblutet und weisen eine Ödemneigung auf.

Die normalen Laboratoriumsbefunde ergeben keine wesentlichen Differenzen, dies ist unserer Meinung nach der Hauptgrund, weshalb diese beiden Syndrome so wenig herausgearbeitet wurden, da auf die klinische Beobachtung heute zu wenig Wert gelegt wird. Lediglich Belastungsproben decken die weitgehenden Funktionsunterschiede auf. So zeigt der Sauerstoffverbrauch bei der SHo eine besondere Labilität, während bei der PHr konstante Werte aufscheinen. Im EKG. finden sich bei der SHo entweder spitze T-Zacken oder Zeichen coronarer Durchblutungsstörungen, besonders nach Belastung. Bei der PHr besteht eine Sinusbradycardie, oft eine Verlängerung der Überleitungszeit, deutliche respiratorische Arrythmie und Neigung zu Extrasystolen. Im morphologischen Blutbefund ist die SHo durch das Fehlen der eosiniphilen Zellen bei Vorhandensein einer Lymphocytose charakterisiert, während bei der PHr stets eine deutliche Neigung zur Eosinophilie vorliegt. Abschließend möchten wir noch einmal hervorheben, daß die Differentialdiagnose dieser beiden Bilder, die für die Therapie von entscheidender Bedeutung ist, relativ leicht durch die klinischen Untersuchungen ermöglicht wird.

Literatur.

Brühl, W.: Z. f. klin. Med. **135**, 1. (1938).
Bulatao u. Carlson: American. J. physiol. **69**, 107 (1924).
de Crinis, M.-Unterberger, S.: Das veg. System. Leipzig: G. Thieme, 1943.
Czepai, Fornet u. St. Pellat: Endocrinologia. **3** (1929).
Demel, R.: Mitteilg. Grenzgeb. Med. u. Chir. **437** (1922).
Demetriades-Spiegel: Pflüg. Archiv **196** (1922), **205** (1924).
Dittrich, A.-Schwiegk, H.: Klin. Wschr. **12**, 135 (1933).
Duesberg u. Schroeder: Pathophysiol. u. Klin. d. Kollapszustände. Leipzig, 1944.
Eckel, K.: Wr. Z. f. Nervenheilk., H. 1 (1948).
Eppinger, H.-Heß, L.: Z. f. klin. Med. **67**, H. 5—6 (1909).
Exner, R.: Spirometrische Analytik. Wien, 1948.
Frey u. Kraut: Z. physiol. Chem. **189**, 87 (1930).
Glaser, F.: Med. Klin. u. Ther. d. Gegenw. **27** (1923).

Glanzmann, E.: Jahrb. Kinderheilk. **101**, 1 (1923).
Gowers, R. W.: Lancet 15, 51 (1907).
Grosch, H.: Dtsch. med. Wschr., Nr. **3**, 44 (1948).
Gudernatsch, F.: Arch. Entw. Mech. **35**, 457 (1912).
Hedinger: Frankfurt. Z. f. Pathol., Bd. I, H. 3—4.
Heilmeyer, L.: Lehrbuch d. spez. pathol. Physiologie. Jena, 1942.
Heinrich, A.-Sußner, H.: Z. f. klin. Med., **133**, 208 (1938).
Heß, W. R.: Die funktionelle Organisation des vegetativen Nervensystems. Basel, 1948.
Hoff, F.: Lehrbuch d. spez. pathol. Physiologie. Jena, 1942.
Jarisch: Arch. Kreislaufforschg. **7**, 260 (1940).
Jores, A.: Tagung für veg. Forschung, Burg, 1950. Acta neuroveg. **4** (1951).
Klemperer-Strisower: Wr. klin. Wschr. **38**, 672 (1923).
Klose, H.: Arch. f. klin. Chir. **92**, 1125 (1910).
Matti, H.: Erg. inn. Med. **10**, 1 (1913).
Messini: Arch. f. exp. Pathol. **161**, 247 (1931).
Neubauer u. Stäubli: Münch. med. Wschr., Nr. 49 (1900).
Neusser: Wr. klin. Wschr., H. 3—4 (1893).
v. Noorden: Charite Annal., Bd. **18**, S. 249.
Pette, H.: Z. Neur. **165**, 320 (1939).
Polzer, K. u. Schober, W.: Die vegetativen Anfälle des Herzens. Wien, 1948.
Rein, H.: Z. Biol. **92**, 101 (1931).
Roboz, P.: Jahrb. Kinderheilk. **144**, 240 (1935).
Roemheld: Verh. d. dtsch. Ges. inn. Med. 1931.
Roholm u. Heller: Acta. med. scand. **472** (1930).
Rosenbach: Krankheiten d. Herzens. Wien-Leipzig, 1897.
Scherf u. Schönbrunner: Z. f. klin. Med., H. 5, 128.
— — Klin. Wschr., Nr. 10 (1937).
Schulte, W.: Die synkopalen vasomotorischen Anfälle. Leipzig: Verl. G. Thieme, 1943.
Seckel, H.: Z. Kinderheilk. **44**, 473 (1927).
Seitz: Dtsch. med. Wschr., Nr. 33/34 (1949).
Siebeck, R.: Dtsch. med. Wschr. **543** (1944).
Vogt: Dtsch. med. Wschr. 1928.
Zülzer: Zbl. f. Stoffwechselerkrankungen. 1908.

Achtes Kapitel.

Die vegetative Ataxie.

In den vorigen Kapiteln waren wir bemüht, pathologische Spannungsänderungen im einzelnen vegetativen Sektor mit ihren charakteristischen Symptomen darzustellen. Aus einem großen klinischen Beobachtungsmaterial haben wir zunächst drei Typen der häufig vorkommenden Krankheitsbilder der sympathischen Hypertonie, der sympathischen Hypotonie und der parasympathischen Hypertonie beschrieben. Die Symptomatik dieser Bilder ist bei den typischen Fällen eine sehr einheitliche und wir haben aus heuristischen Gründen die Schilderung dieser Formen an den Anfang gestellt. Da jeder Organismus das Bestreben hat, Abweichungen aus der Mittellage auszugleichen, findet man neben den typischen Symtomenbildern bei längerem Bestehen des Krankheitsgeschehens auch Symptome, die schon Ausdruck einer überschießenden Gegenregulation sind. Bei einer einmaligen Querschnittsbetrachtung scheinen solche Symptomkoppelungen das einheitliche Bild zu verwischen, was Bergmann veranlaßt hat, vor dem Begriff der Vagotonie und Sympathikotonie zu warnen und lediglich eine Registrierung der Reaktionsbereitschaft an den einzelnen Erfolgsorganen empfohlen hat. Bei der von uns immer betonten Längsschnittbetrachtung lassen sich diese zum Teil widersprechenden Symptome in einen Wechsel von krankhaften Reaktionen mit überschießenden Gegenregulationen auflösen. Bei dieser quasi historischen Betrachtungsweise läßt sich das Erbrechen nach einem schweren Migräneanfall leicht als überschießende parasympathische Gegenregulation auf den primären sympathischen Angiospasmus erklären. Analog läßt sich über längere Zeitstrecken hinaus das Auftreten sympathischer Reizsymptome wie Tachycardie und Grundumsatzsteigerung bei einer allgemeinen Fettsucht als Versuch einer sympathischen Gegenregulation auf die vorherrschende parasympathische Assimilationstendenz deuten. Auf diese Weise gelingt es fast stets, uneinheitliche Symptomenbilder zu ordnen und das dynamische Geschehen herauszuschälen, was besonders für die therapeutischen Gesichtspunkte äußerst fruchtbar ist.

Darüber hinaus gibt es aber auch Betriebsstörungen der vegetativen Regulationen, bei denen nicht nur die Zusammenarbeit der beiden vegetativen Arbeitsgänge gestört ist, sondern auch die einheitliche Zusammenfassung der einzelnen Funktionen innerhalb des ergotropen und trophotropen Systems auseinanderfällt. Das Auseinanderfallen einer einheitlich sympathischen, bzw. parasympathischen Aktion haben wir als vegetative Dissoziation bezeichnet (Birkmayer). Wenn z. B. bei einer Adrenalinbelastung die Leukozyten und die Temperatur in typischer Weise ansteigen, Blutdruck, Puls und Grundumsatz jedoch keine Verschiebungen oder sogar einen Abfall zeigen, dann liegt eine solche *vegetative Dissoziation* vor, die eben die einheitliche Zusammenfassung der sympathischen Einzelaktionen vermissen läßt. Diese uneinheitliche sympathische Aktion tritt naturgemäß im Leistungs- oder Beschwerdebild des Patienten in Erscheinung. Außerdem gibt es aber auch Krankheitsbilder, die im wesentlichen durch eine Störung der rhythmischen Aufeinanderfolge von sympathischer Aktion und parasympathischer Gegenregulation charakterisiert sind. Daraus resultieren Koordinationsstörungen der vegetativen Funktionen, die wir in ihrer Gesamtheit als *vegetative Ataxie* zusammengefaßt haben. Wie wir im ersten Kapitel erwähnt haben, erfolgt die zusammenfassende Steuerung vegetativer Vorgänge im wesentlichen vom Zwischenhirn aus. Es ist daher verständlich, daß die verschiedensten morphologischen Läsionen im Zwischenhirn vegetative Betriebsstörungen nach sich ziehen. Die Ursachen solcher Läsionen können im wesentlichen sein: 1. mechanische Traumen, 2. lokale Entzündungsherde, 3. Intoxikationen, 4. vasculäre Prozesse, 5. Ernährungsmangelschäden.

1. *Mechanische Traumen.* Wie wir an anderer Stelle ausgeführt haben (Birkmayer), pflanzt sich die kinetische Energie, die den Schädel an einer Stelle trifft, in Form potentieller Energie nach allen Richtungen des Raumes fort. An Stellen physikalischer Differenziertheit des Gewebes kommt es zum Freiwerden der potentiellen in kinetische Energie und damit zur Substanzschädigung. Solche Stellen sind im Schädel: 1. die Trennungsfläche zwischen Gehirnsubstanz und umspülender Flüssigkeit des Liquors, 2. die Grenzfläche zwischen Gehirnparenchym und Gefäßsystem, 3. die Trennungsfläche zwischen Ganglienzellenhaufen und Markstrahlen. An allen diesen Stellen kommt es bei Einwirkung traumatischer Wellen zum Freiwerden der Energie und zu Substanzschäden. Die histologischen Untersuchungen von Voß, Spatz, Peters, Zülch u. a. zeigten, daß gerade an diesen Stellen gehäuft pathologische Veränderungen nach Schädeltraumen zu sehen sind. Die doppelte Einbettung des Hypothalamus zwischen die Flüssigkeitsschichten des dritten Ventrikels und die basalen Zisternen bewirkt zwar für die normalen kleinen Erschütterungen und Druckschwankungen des täglichen Lebens einen guten Schutz, treten jedoch massive Erschütterungen auf, dann bedeutet sie eine erhöhte Gefährdung. Wir sehen daher bei allen Gehirnerschütterungen und Verletzungen Koordinationsstörungen der vegetativen Funktionen, die bei Hirnstammverletzungen besonders massiv in Erscheinung treten. R. Wanke hat sich besonders mit den vegetativen Regulationsstörungen bei unkomplizierten Fällen von Commotio cerebri befaßt und konnte stets Störungen der gesamten vegetativen

Regulationen feststellen, womit ein chemisch-physikalisches Substrat der verschiedenen subjektiven Beschwerden dieser Patienten sichergestellt scheint. Die morphologische Schädigung kann in leichten Fällen in einem Hirnödem, bzw. einer Hirnschwellung bestehen, in schweren Fällen in Blutungen per dia-pedesim oder per rhexim. Neben den akuten Traumen können auch chronisch-mechanische Einwirkungen, etwa von Tumoren des dritten Ventrikels oder ein Hydrocephalus occlusus das Zwischenhirn schädigen (Gagel, Gamper, Stertz u. a.).

2. Von entzündlichen Erkrankungen des Zwischenhirns muß in erster Linie die Encephalitis lethargica Economo erwähnt werden, ferner die Fleckfieberencephalitis und die einzelnen cerebralen Formen der Poliomyelitis. Hiebei verursachen die perivasculären Infiltrate und das begleitende Hirnödem Schäden am spezifischen Parenchym des Zwischenhirns.

3. Zu den Intoxikationen, die speziell das Zwischenhirn irritieren, gehören Schwermetallvergiftungen, besonders Blei und Thallium, Zink (Sturm), Barbitursäurederivate, ferner Alkohol, besonders die höherwertigen Alkohole, Botulismustoxine und zweifellos auch die Toxine des Bauchtyphus, aber auch jede andere Infektionskrankheit setzt den Abwehrmechanismus des Zwischenhirnsystems in Gang. Unter bestimmten Verhältnissen kommt es zu einer Überbeanspruchung, die in der Folgezeit ebenfalls Zeichen einer Steuerungsstörung zutage treten läßt. Hieher gehören gerade die banalen und häufigen Infekte wie Grippe, Angina und bestimmte Tbc-Formen.

4. Von den vasculären Ursachen der Zwischenhirnschädigung gehört in erster Linie die Arteriosklerose der Hirnstammgefäße, bzw. die verschiedenen Endangitiden (Lues, Bürger-Winiwarter) erwähnt.

5. Auch die hochgradigen Ernährungsmangelschäden der Nachkriegszeit führen, wie A. Sturm eindringlich gezeigt hat, zu Koordinationsstörungen der vegetativen Regulationen.

Auf solche Weise entstandene morphologische Schäden der Zwischenhirnsubstanz bewirken einen Funktionswandel der normalen Funktion. Diese kommt im wesentlichen zustande durch eine Verschiebung der Reizschwelle und durch eine zeitliche Verschiebung der Erregungsgeschwindigkeit. Klinisch sieht man bei solchen diencephalen Koordinationsstörungen folgendes Verhalten: Auf einen Reiz, der normalerweise zu einer Hypoglykämie führt, kommt es zu keinerlei Verschiebung der Blutzuckerwerte. Diese Reaktion haben wir als *vegetative Areflexie* bezeichnet. Das heißt der das vegetative System treffende Reiz, im speziellen Fall das Insulin, ist nicht imstande, reflektorisch eine hypoglykämische Reaktion auszulösen. Ein analoges Beispiel einer vegetativen Areflexie sahen wir wiederholt bei der Untersuchung des Wasserhaushaltes nach Hirnstammverletzungen. Der übliche Vollhardsche Wasserversuch ergab nach Belastung mit 1500 Kubikzentimeter Flüssigkeit eine überschießende Ausscheidung mit maximaler Verdünnung bis zu 1001. Das heißt der Reiz des zugeführten Wassers war nicht imstande, das Hypophysenhinterlappenhormon reflektorisch zu mobilisieren. Diese überschießende Wasserausscheidung, in ihrem Mechanismus dem Diabetes insipidus vergleichbar, konnten wir häufig in den Frühphasen nach Hirnverletzungen beobachten, während in den späteren Heil-, bzw. Reparationsphasen eine diencephale Retention als Ausdruck einer *vegetativen Hyperreflexie* vorherrschte (Tab. 5). Eine Hyperreflexie im Kohlehydratstoffwechsel stellt z. B. das Ansteigen des Blutzuckers von 100 auf 220 mg-Prozent oder eine Vermehrung der Leukozyten von 6000 auf 18.000 nach 1 mg Adrenalin dar. Das heißt auf den Adrenalinreiz tritt eine enorme, weit überschießende Reaktion auf.

K. Oberdisse und E. Rauser konnten aus dem Krankengut von Tönnis bei sichergestellten anatomischen Läsionen im Hypophysenzwischenhirnsystem

mit Insulinbelastung paradoxe Kurven darstellen (Abb. 35). Sie erklären diese
paradoxe Reaktion folgendermaßen: durch die diencephale Läsion ist die Haft-
fähigkeit des Leberglykogens stark herabgesetzt, weshalb durch den Insulinreiz

Tabelle 5. *Wasserbelastung nach diencephaler Läsion.*

7 h	1500 cm³	Flüssigkeit
	Menge	Konzentration
7 h 30	20	1018
8 h	40	1022
8 h 30	35	1020
9 h	70	1013
9 h 30	20	1021
10 h	30	1018
10 h 30	10	1025
11 h	10	1027
	235 cm³	

eine Mobilisierung ungewöhnlich großer Mengen von Glykogen stattfindet, was
den Anstieg des Blutzuckers bewirkt. Diese Gedankengänge entsprechen unserer
Modellvorstellung der vegetativen Hyperreflexie auf Insulin vollkommen.

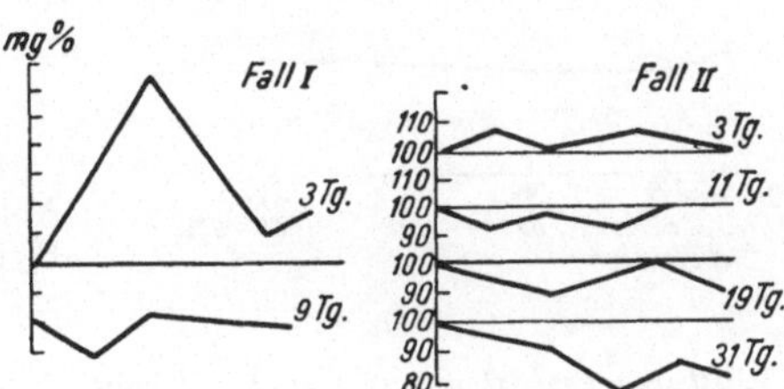

Abb. 35.   Paradoxe Insulinkurven nach Oberdisse-Rauser.

Zwischen diesen beiden Extremen der vegetativen Hyperreflexie und Areflexie
gibt es naturgemäß das Phänomen der *vegetativen Hyporeflexie* (Tab. 6 u. Abb. 36).
Sie ist gekennzeichnet durch eine unter der Norm liegende Reaktionsbreite. Neben
diesen pathologischen Reaktionen der vegetativen Areflexie, bzw. Hypo- und
Hyperreflexie, die durch eine Verschiebung der Reizschwelle zustandekommen
(Schwellenlabilität), sieht man noch andere Formen der diencephalen Fehlsteuerung. Die Niveauverschiebung auf einen Reiz ist bei diesen Formen wohl
normal, jedoch zeitlich stark verfrüht oder verspätet (Tab. 7 u. Abb. 37). Diese
Form des Funktionswandels ist auf eine Veränderung der Zeiterregbarkeit zurückzuführen und kommt möglicherweise durch Läsion der vegetativen Leitungsbahnen zustande.

Diese hier aufgezeigten Phänomene des Nicht-Ansprechens auf einen Reiz.
bzw. die verstärkte oder verminderte Reaktion haben alle Forscher, die auf
diesem Gebiet tätig waren, gesehen. So teilten A. Sturm, G. Harrer und
R. Frowein, v. Wawersik derartige Reaktionsabläufe nach Hirnstammverletzungen und Encephalitis mit und bezeichneten diese Störung als Regulations-
starre (Areflexie), hyperregulatorischen Typ (Hypereflexie). Uns scheinen für die
abgeschwächten, bzw. verstärkten Reaktionen die Ausdrücke Hypo- und Hyperreflexie zweckmäßiger, da sie den in der normalen Neurologie geläufigen Gedankengängen entsprechend anzeigen, daß auf einen Reiz keine reflektorische Reaktion
erfolgt, bzw. eine überstarke. Regulare heißt ordnen, eine Hyperregulation hieße
übermäßige Ordnung, was dem tatsächlichen Geschehen nicht entsprechend er-

Die vegetative Ataxie.

Tabelle 6. *Blutzuckerbestimmung nach Adrenalinbelastung.*

nüchtern	¾ h	1¾ h nach der Injektion

Blut-Bild		**Blut-Bild**		**Blut-Bild**	
Sahli:	— %	Sahli:	— %	Sahli:	— %
F. J.:	—	F. J.:	—	F. J.:	—
Erythrozytn:	—	Erythrozytn:	—	Erythrozytn:	—
Leukozytn:	7300	Leukozytn:	7100	Leukozytn:	6940
Eosynoph:	2%	Eosynohp:	1%	Eosynoph:	2%
Batoph:	—%	Batoph:	—%	Batoph:	—%
Stabkernige:	5%	Stabkernige:	6%	Stabkernige:	6%
Segment:	64%	Segment:	63%	Segment:	66%
Lymphozytn:	26%	Lymphozytn:	26%	Lymphozytn:	25%
Monozytn:	3%	Monozytn:	4%	Monozytn:	1%

RR	95/70	104/62	104/62	104/64	100/65	100/65	104/72	92/60	94/64	100/72	98/62
Puls	64	72	66	66	66	66	72	64	64	64	64
Temp.		36^3		37		37^1		36^8		36^8	

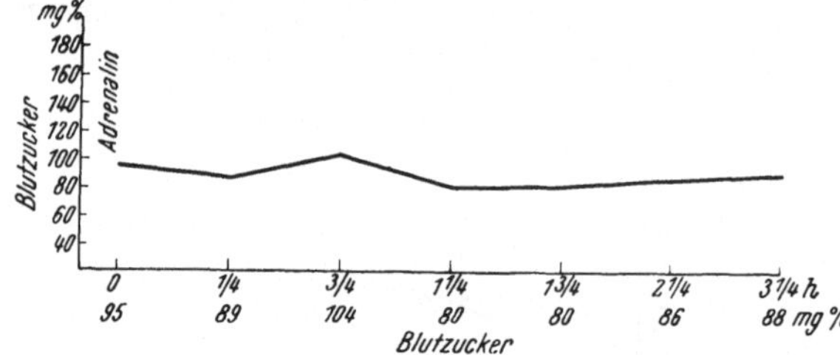

Abb. 36. Vegetative Hyporeflexie.

Tabelle 7. *Blutzuckerbestimmung nach Adrenalinbelastung.*

nüchtern	¾ h	1¾ h

Blut-Bild		**Blut-Bild**		**Blut-Bild**	
Sahli:	—%	Sahli:	—%	Sahli:	—%
F. J.:	—	F. J.:	—	F. J.:	—
Erythrozytn:	—	Erythrozytn:	—	Erythrozytn:	—
Leukozytn:	7820	Leukozytn:	8980	Leukozytn:	10380
Eosynoph:	4%	Eosynoph:	3%	Eosynoph:	2%
Batoph:	—%	Batoph:	—%	Batoph:	—%
Stabkernige:	4%	Stabkernige:	3%	Stabkernige:	5%
Segment:	53%	Segment:	51%	Segment:	60%
Lymphozytn:	34%	Lymphozytn:	36%	Lymphozytn:	29%
Monozytn:	5%	Monozytn:	7%	Monozytn:	4%

RR	110/70	126/70	126/70	118/60	120/78	118/69	120/72	117/80	110/65	117/73
Puls	70	78	77	74	75	73	75	76	70	73
Temp.		36^0		36^3		36^1		35^9		

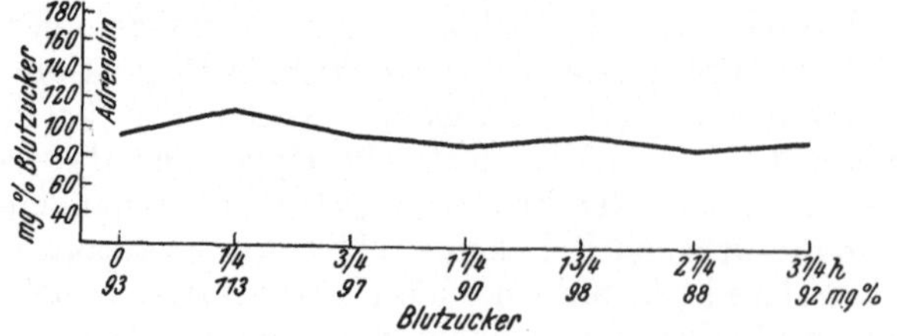

Abb. 37. Zeitlich ver-
frühte Hyperglykämie.
Zeitlich verspätete Leuko-
zythenreaktion.

scheint. Wesentlich für diese Vorgänge ist aber nicht die Nomenclatur, sondern die Tatsache, daß von verschiedenster Seite die gleichen Phänomene beobachtet werden konnten. Das Resultat dieser Veränderung der Reizschwelle wie der Zeiterregbarkeit und der Zerfall der einheitlichen sympathischen wie parasympathischen Reaktionsrichtung (veg. Dissoziation) ist dann eine Koordinationsstörung der vegetativen Regulationen, die zum Krankheitsbild der *vegetativen Ataxie* führt.

Die Tatsache, daß solche Krankheitsbilder zuerst von Veil und Sturm nach Hirnstammverletzungen beschrieben wurden, ist erklärlich, da hiebei zunächtst völlig gesunde Menschen nach dem Trauma massive vegetative Regulationsstörungen aufzeigten. Wenn man aber seine Aufmerksamkeit auf solche Zusammenhänge richtet, dann wird man auch bei den anderen von uns aufgezählten aetiologischen Faktoren Krankheitsbilder der vegetativen Ataxie finden können. Ein Fall aus einer schon mitgeteilten Reihe (Birkmayer).

Fall 26. Granatsplitterverletzung rechts parietal 1941, mehrere Tage bewußtlos. Zwei Monate nach seiner Verletzung Aufnahme in Wiener Lazarett. Es bestand eine Konvergenzlähmung, Lähmung des rechten Musc. rectus internus und linksseitiger Hemiplegie und Hypaesthesie. Der Patient war sehr mürrisch, sprach weder mit Kameraden noch mit dem Pflegepersonal, ließ sich nicht waschen, verunreinigte das Bett mit Kot und Harn, ohne darüber bedrückt zu sein. Das Essen verweigerte er fast stets. Am liebsten lag er im Bett und döste den ganzen Tag vor sich hin. Für seine Umgebung zeigte er überhaupt kein Interesse. Gelegentlich wurde er gegen Schwestern, die ihn reinigen wollten, handgreiflich, versank jedoch alsbald wieder in seine Apathie. Das Bild erinnerte am ehesten an einen katatonen Stupor. Er zeigte ein Salbengesicht, das mit zahlreichen Comedonen bespickt war. Dieser introvertierte apathische Zustand dauerte ca. zwei Monate an und hellte sich allmählich wieder auf. Er wurde wieder gesellig und ging seinen Vergnügungen nach und zeigte ein ausgeglichenes Verhalten. Die Untersuchung des vegetativen Systems, die während seiner abnormen Phase vorgenommen wurde, ergab folgende Befunde: Sahli 90%, Ery 4,300.000, F. I. 1, Leuko 4700, Eo 1%, Jugend 1%, Stab 5%, Segment 47%, Lympho 33%, Mono 7%. Blutsenkungsgeschwindigkeit und Weltmannsches Koagulationsband waren normal. RR im Liegen 115/60, Puls 76, stehend 125/85, Puls 92. Nach Steigen in den nächsten Stock 115/75, Puls 74. Die Säurewerte des Magens zeigten einen Abfall der Sekretion von 50 auf 20 mit anschließendem Anstieg auf 70 Gesamtazidität. Die Vidalsche Probe (Leukozythenzahl vor und nach Milchfrühstück, wobei die Verschiebung der eosinophylen Zellen besonders berücksichtigt wird) zeigte ein Sinken der Leukozyten von 5500 auf 4300, die Eosinophylen Zellen stiegen von 120 auf 500. Beim Wasserversuch schied er von 1500 cm³ nach vier Stunden 1264 aus (spez. Gewicht 1001), nach Pituisan schied er nach vier Stunden nur 266 cm³ aus. Die Blutzuckerkurve nach Traubenzuckerbelastung zeigte einen Anstieg nach 30 Min. von 83 auf 168 mg%, dann einen allmählichen Abfall auf 56 und langsamen Wiederanstieg. Die Insulinbelastung nach 20 Einh. Insulin zeigte einen pathologischen Verlauf (Abb. 38). Es kam innerhalb dreier Stunden nur zu unwesentlichen Schwankungen des Blutzuckerniveaus. Nach Belastung mit 1 mg Adrenalin kam es zu einem normalen Anstieg des Blutzuckers mit besonders verzögertem Abfall,

Blutdruck und Temperatur sanken ab. Die Leukozytenwerte zeigten einen Anstieg mit typischer Linksverschiebung. Das EKG zeigte hohe T-Zacken in 1 und 2. Der Grundumsatz war um 21% gesteigert.

Zusammenfassend sehen wir ein passageres katotones Zustandsbild nach Hirnverletzung mit Introvertiertheit, Apathie und Schlafsucht und gelegentlichen Raptusausbrüchen, Salbengesicht und Hemiplegie links und folgende Befunde: 1. Hyperazidität des Magens, 2. Leukozytenabfall nach Milchgenuß haemoclasische Krise nach (Vidal), 3. fehlende Blutzuckerreaktionen auf Insu-

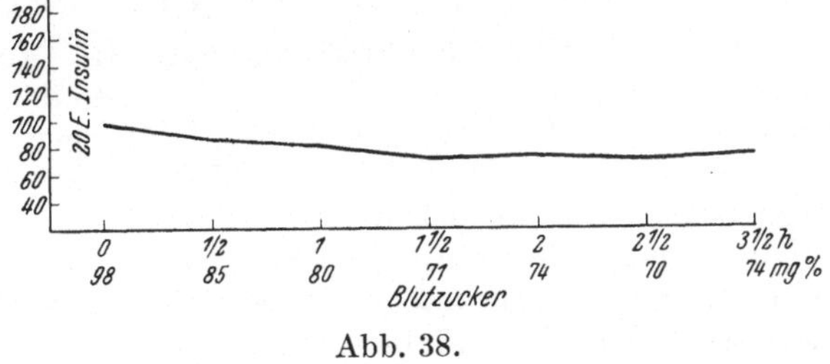

Abb. 38.

lin (vegetative Areflexie), 4. dissoziierte Adrenalinwirkung (Blutzucker und Leukozytenkurve annähernd normal, Blutdruck und Temperaturkurve zeigen eine Senkung. Aus letzter Zeit liegen Beschreibungen ähnlicher Syndrome bei Zwischenhirnläsionen von *K. Zülch* vor.

Fall 27. 43jähriger Mann, 1937 Unfall mit fünftägiger Bewußtlosigkeit. Ein Jahr später bemerkte Patient ein Größerwerden der Hände und Füße und des ganzen Körpers. In dieser Zeit trank er täglich 5 l Flüssigkeit und bekam hie und da Anfälle von Heißhunger, bei denen er einen Laib Brot „auf einen Sitz aufaß". Bei seiner Lazarettaufnahme bot er folgendes Bild: Größe 189 cm (früher 176), Kopfumfang 62 cm (früher 56), Schädel vergrößert mit besonderem Hervortreten der Augenbrauenwülste. Auch Hände und Füße sind vergrößert. Die Stimme ist tief und rauh. Normale Behaarung und Pigmentierung. Rö-Befunde des Schädels, insbesondere der Sella-Gegend normal. Normaler Kalkgehalt im übrigen Skelett. Potenz und Libido erloschen. Er gibt an, daß er im Verlauf der letzten Jahre wegen eines rezidivierenden Ausschlages, der als Erysipel angesehen wurde, wiederholt in ärztlicher Behandlung gestanden sei. Überhaupt sei er gegen Erkältungen und Infekte sehr anfällig.

Klinisch-neurologisch normaler Befund. Augenhintergrund und Gesichtsfeld normal. Blutbefund: Sahli 98%, Ery 5,200.000, F. I. 0,9, Leuko 5,600, Eo 3%, Stab 4%, Segment 51%, Lympho 38%, Mono 2%. Blutsenkung 3/6. RR liegend 130/90, Puls 90, stehend 136/95, Puls 90, nach Steigen in den nächsten Stock 140/105, Puls 108. Der Magensaft zeigte nach dem Probefrühstück einen steilen Anstieg und nach 30 Min. 60 freie und 76 Gesamtazidität. Die Vidalsche Probe ergab ein Absinken der Leuko von 6400 auf 5300. Die Eos. stiegen von 180 auf über 700 an. Der Wasserversuch zeigte in den ersten vier Stunden eine Ausscheidung von 232 cm³, in den anschließenden 20 Stunden schied er 198 cm³ aus. Nach Pituisan betrug der Vier-Stundenwert 155 cm³. Die Blutzuckerkurve nach Glukose zeigte normalen Anstieg von 79 auf 145 mg%, blieb dann längere Zeit auf diesem Niveau, um allmählich abzusinken und erst nach zweieinhalb Stunden den Wert von 100 mg% zu erreichen. Die Belastung mit 20 E. Insulin zeigt eine geringe Verschiebung; erst nach zwei Stunden sinkt der Blutzucker von 80 auf 68 mg%. Die Adrenalinbelastung ergibt 30 Minuten nach der Injektion einen Anstieg des Blutzuckers von 95 auf 118 mg% und einen sehr verzögerten Abfall. Der Blutdruck fällt hiebei von 115 auf 101. Die Leukozytenwerte steigen an und zeigen eine deutliche Linksverschiebung (Anstieg der Stabk. von 5 auf 11%). Während sonst die Leukozytenverschiebung nach eineinhalb Stunden bereits einen Rückgang zum Ausgangswert zeigen, kam es hier nach eineinhalb Stunden noch zu einer Steigerung. Kalium 21,16, Ca 10,11 mg%, $\frac{Ka}{Ca}$ Quotient 2,09. Grundumsatz plus 18%, spezifisch dynamische Eiweißwirkung 30 Min. nach dem Essen plus 13%, 60 Min. 21%, 90 Min. plus 23%. Das EKG zeigte gehobene ST-Stücke in Abl. 2 und 3. Nach Arbeit senkt sich das ST-Stück in das Niveau der 0-Linie.

Der Patient zeigte im klinischen Bild den Symptomenkomplex einer Akromegalie, wobei die Zunahme der Körpergröße in so spätem Alter nach Abschluß des Längenwachstums auffallend ist. Anamnestische Symptome eines Diabetes insipidus, ferner Potenzund Libidostörung. Bei Erhebung des vegetativen Status zeigte er eine Hyperazidität, eine haemoclasische Krise mit starker Eosinophilie, eine Hyporeflexie auf Insulin, nach Adrenalinbelastung eine negative Blutdruckschwankung bei stark verzögerter Blutzuckerreaktion (vegetative Dissoziation und Verlangsamung des Erregungsablaufes). Während anamnestisch das Bild eines Diabetes insipidus vorlag, ergab die Belastung des Wasserstoffwechsels bei der Untersuchung das Bild einer zentralen Retention.

Zusammenfassend handelt es sich demnach um eine als Folge eines Hirntraumes vom Zwischenhirn ausgelöste Akromegalie mit den Symptomen einer zentralen Retention, insulinären Hyporeflexie und dissoziierter Adrenalinreaktion.

Bei Fleckfieberencephalitis konnte K. H. Pfeffer aus der Klinik Siebeck analoge Befunde der vegetativen Regulationen demonstrieren. Die verschiedenen Formen der vegetativen Koordinationsstörungen zeigten ein ähnliches Bild wie nach Schädeltraumen. Bekannt und besonders massiv sind die ataktischen Regulationsstörungen des Kreislaufs, die dadurch charakterisiert sind, daß sie auf die normalen Kreislaufmittel kaum ansprechen (Areflexie). Als einziges Mittel, um die persistente Hypotonie zu heben, erwies sich uns die lumbale Applikation kleinster Luftmengen (5 bis 10 cm³) wie bei der Encephalographie. Dadurch gelang es, den Blutdruck tagelang auf Höhen bis 130/90 zu heben, was auch mit einer Besserung des gesamten Zustandes einherging. Schmieder konnte den guten Erfolg der Luftfüllung bei Folgezuständen nach Fleckfieberencephalitis aufzeigen. Als solche vegetative Ataxien sind auch die Reaktionen aufzufassen, die Falkenhausen und Gaida bei Encephalitis, bei Typhus abdominalis beschrieben haben. Die paradoxen Insulinkurven sind Ausdruck einer vegetativen Hyperreflexie (Abb. 39). Frowein und Harrer beschrieben einen Fall, bei dem nach Fleckfieberencephalitis eine hochgradige Steigerung des Grundumsatzes um 126 Prozent, des Pulses auf 120 und des RR auf 160/90 als Ausdruck einer diencephalen Reaktionsstörung bestand.

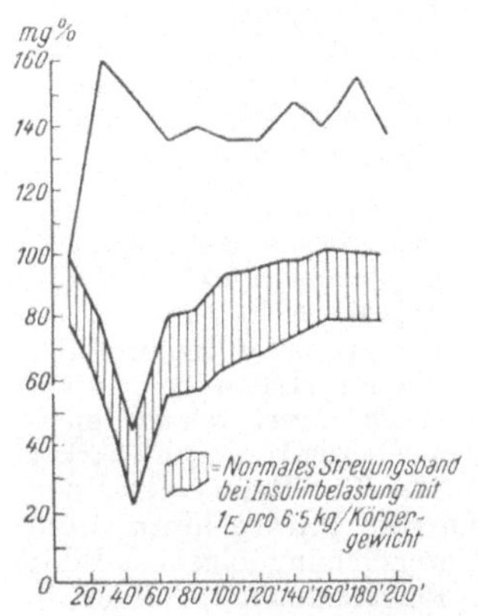

Abb. 39. Paradoxe Blutzuckerkurve nach Falkenhausen-Gaida.

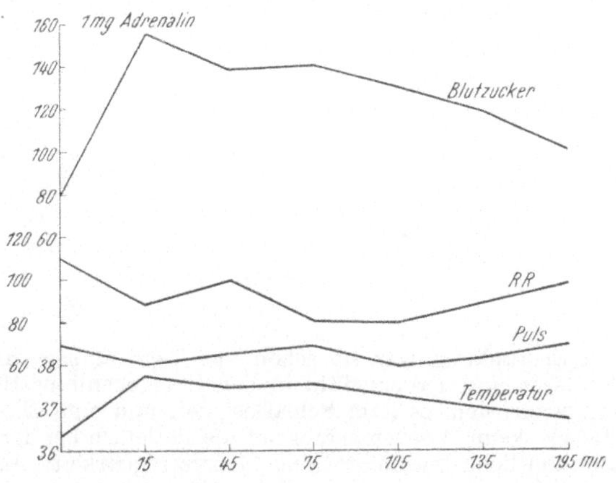

Abb. 40.

Ein Fall (Fall 28) mit vermutlicher cerebraler Form einer Poliomyelitis bot im Anschluß eine massive vegetative Ataxie. Eine 25jährige Frau hatte im Juli 1947 eine fieberhafte Erkrankung mit Kopfschmerzen, starkem Brechreiz und Stuhlverstopfung. Sie lag damals in keinem Krankenhaus, bemerkte aber zehn Tage nach dem Abfiebern, als sie zum ersten Mal aufstand, eine Schwäche im linken Bein, die ihr beim Gehen und besonders beim Stiegensteigen hinderlich war. Seit dieser Zeit „ist sie eigentlich nie|mehr ganz gesund gewesen". Von Zeit zu Zeit hat sie erhöhte Temperaturen, die Kopfschmerzen haben nie aufgehört, es setzt eine Gewichtszunahme um 20 kg ein, die Menstruation ist seit dieser Zeit unregelmäßig mit starken Krämpfen. Außerdem klagt sie über Herzkrämpfe mit Atemnot, dabei Herzklopfen und Angstgefühl. Es läuft ihr dabei auch kalt über den Rücken und sie bekommt einen Schüttelfrost. Der Schlaf ist sehr schlecht, Appetit ist wechselnd, meist schlecht. Es besteht dauernd ein trockenes Würgegefühl im Hals, kalte Füße und Hände. Seelisch sehr aufgeregt und empfindlich. Weint wegen jeder Kleinigkeit. Sie hat Angstzustände und „weiß eigentlich nicht, warum". Fallweise überkommt sie ein Übelkeitsgefühl vom Magen mit Brechreiz und „einem warmen Aufsteigen bis in den Kopf". Sie ist dann sehr müde und muß sich hinlegen.

Objektiv: Weite Pupillen, Glanzaugen, weite Lidspalten, starker Lidtremor. Im Fundus sehr enge Gefäße. Deutliche Behaarung an der Oberlippe und am Kinn (nach ihrer Angabe erst jetzt aufgetreten). Gespannte Gesichtsfalten, ängstlicher Ausdruck. Schleimhäute des Halses trocken, Schilddrüse diffus vergrößert, von weicher Konsistenz. Haut rosig und feucht. In den Händen starke Hyperhydrose. Fettpolster stark ausgeprägt, besondere Fettansammlung im Bereich des Abdomens und in der Hüftgegend. RR 150/80, Puls 84. In der linken unteren Extremität ist die Kraft in allen Muskelgruppen, besonders jedoch im Peronäusgebiet herabgesetzt. Muskeltonus herabgesetzt, PSR und ASR links minimal auslösbar.

Von den vegetativen Befunden: Ery 4,300.000, Leuko 5,600. Der Vollhardsche Wasserversuch zeigt in den ersten vier Stunden eine Ausscheidung von 375 cm³. Der Blutzucker 98 mg%. Der Grundumsatz ist um 24% vermindert. Nach Adrenalinbelastung steigt der Blutzucker typisch von 89 auf 155 mit stark verzögertem Abfall (Abb. 40). Die Temperatur steigt an. RR und Puls sinkt ab. Die Leukozyten zeigen einen Anstieg mit geringer Linksverschiebung. Die Insulinbelastung zeigt eine paradoxe Kurve (Abb. 41).

Zusammenfassend muß bei diesem Fall eine leichte Poliomyelitis und eine spezifische Zwischenhirnschädigung angenommen werden. Die subjektiven Beschwerden, der klinische Befund und der vegetative Querschnitt zeigen Reizsymptome sowohl des sympathischen wie parasympathischen Systems. Es besteht eine vegetative Dissoziation auf Adrenalin, eine paradoxe Reaktion auf Insulin und eine starke Wasserretenz. Insgesamt handelt es sich um eine typische vegetative Ataxie als Folge einer cerebralen Form von Poliomyelitis.

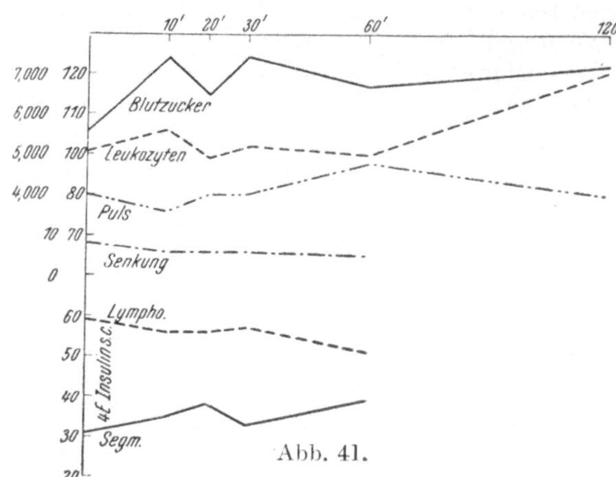

Abb. 41.

Ein Fall von vegetativer Ataxie nach banalem grippalem Infekt (Fall 29). 38jährige Frau machte einen grippösen Katarrh der oberen Luftwege durch. Nach dieser relativ leichten Erkrankung war sie schon vier Tage aufgestanden, als sie abermals wegen starker Übelkeit und Druckgefühl in der Herzgegend bettlägerig wurde. Die Herzbeschwerden steigerten sich, es kam Schlaflosigkeit und eine allgemeine nervöse Unruhe hinzu. Kein Fieber. Neun Wochen später bot die Patientin bei der ersten Untersuchung folgendes Bild: Beträchtliche vasomotorische Übererregbarkeit, Lid- und Fingertremor. Schilddrüse deutlich vergrößert, weich. Puls außerordentlich schwankend. Zur Zeit einer Bradycardie beträchtliche respiratorische Arrhythmie, damit abwechselnd Anfälle mit erregter frequenter Herzaktion von 92 bis 100. Grundumsatz um 37,6% gesteigert. Kein Anhaltspunkt für eine entzündliche Erkrankung des Herzens (Senkung 2/4). Auch die elektrokardiographische Untersuchung ergab, daß es sich lediglich um Schwankungen der nervösen Steuerung des Herzens handle (Abb. 42).

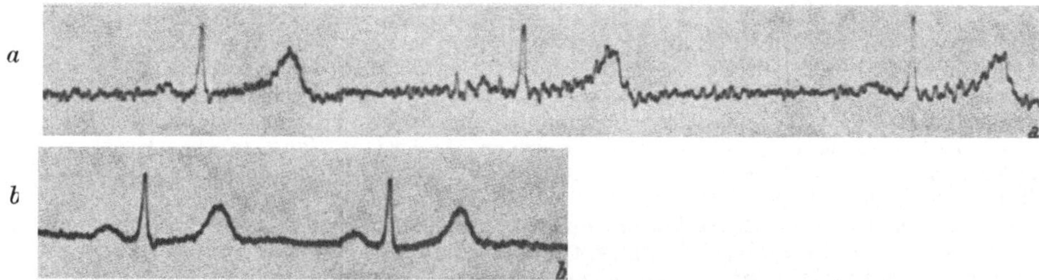

Abb. 42.   *a*) Sinnesbradycardie. Unregelmäßiger Tremor der Skelettmuskulatur; *b*) normalisiertes Kurvenbild nach 8wöchiger Therapie.

Im weiteren Verlauf kam es unter entsprechender Therapie innerhalb von acht Wochen zu einem vollkommenen Schwinden der Symptome, während der erhöhte Grundumsatz zur Norm abklang (plus 2%), schwanden die bradycarden Perioden, der Puls stabilisierte sich bei einer Minutenfrequenz von 66, die Schilddrüsenschwellung ging zurück.

Bei diesem Fall kam es nach einem banalen Infekt durch zu frühes Aufstehen zu einer Störung der vegetativen Gesamtsteuerung; einerseits traten sympathische Reizzustände mit Beteiligung der Schilddrüse auf, anderseits parasympathische Reizsymptome (Erbrechen, Kopfdruck, Bradycardie). Auch hier sieht man wieder das charakteristische Auseinanderfallen der einheitlichen vegetativen Richtungstendenz, d. h. Grundumsatzsteigerung mit Bradycardie. Mit der Normalisierung des GU. wird auch der Puls frequenter.

Als Beispiel einer Zwischenhirnschädigung durch Intoxikation sei auszugsweise ein Fall von Thalliumvergiftung von Wawersik angeführt.

Fall 30. 25jähriger Patient, der seit dem 15. Lebensjahr an genuiner Epilepsie leidet, nahm in suizidaler Absicht den Inhalt von drei Tuben Celiopaste (entsprechend 1,2 bis 1,8 g Thallium). Er erkrankte in unmittelbarem Anschluß mit Erbrechen und Übelkeit, Magenkolik und brennenden Schmerzen in den Füßen. Bei der Aufnahme besteht ein getrübtes Sensorium, dranghafte, unbestimmte Hyperkinesen und heftigste Beinschmerzen. Haarausfall am Kopf. Neurologisch: ASR fehlend, PSR schwach. Stärkste Druckempfindlichkeit beider Unterschenkel mit Hauthyperaesthesie. In den folgenden drei Wochen bot er eine gegen alle Schlafmittel refraktäre Schlaflosigkeit. Haut völlig anhydrotisch bei normaler Körpertemperatur. Anhaltende Tachycardie um 120, an den Füßen starke Hyperkeratose mit grob lamellöser Schuppung. Reichliche Pyodermien.

Laboratoriumsbefunde: Blutbild: Sahli 105%, Ery 5,600.000, Leuko 5100, Stab 8%, Segment 54%, Lympho 27%, Mono 11%. Blutsenkung 7/12. Die Blutzuckerkurve nach Adrenalin zeigte einen Anstieg von 120 auf 160 mg. Dieser Wert wurde erst 90 Min. nach der Injektion erreicht. Bei einer Wiederholung nach zehn Wochen zeigte er ein abnormes Absinken von 136 auf 75 mg%. Weitere zwei Monate später war die Blutzuckerkurve nach Adrenalinbelastung annähernd normal geworden (Abb. 43). Die zur gleichen Zeit vorgenommenen Leukozytenbewegungen nach Adrenalin ergaben zunächst sehr hohe Werte (Anstieg von 19.000 auf 35.000) (Abb. 44). Nach 120 Min. betrug der Leukozytenwert noch immer 26.000. Dies bedeutet nach unserer Nomenclatur eine ausgesprochene Hyperreflexie auf Adrenalin. Zehn Wochen später bot er im Gegensatz hiezu eine nahezu völlige Areflexie, während die letzte Kurve wieder annähernd normales Verhalten zeigt. Die Insulinbelastung zeigt bei der ersten Untersuchung einen paradoxen Kurvenverlauf (Abb. 45). Der Blutzucker steigt von 100 auf 125 mg% nach 30 Min. an und hat nach 120 Min. noch immer nicht den Ausgangswert erreicht. Zehn Wochen später jedoch deutliche Senkung von 100 auf 40 mg% innerhalb 40 Minuten, auf welchem Niveau er unter geringen Schwankungen verharrt. Bei der abschließenden Untersuchung wieder normaler Kurvenverlauf.

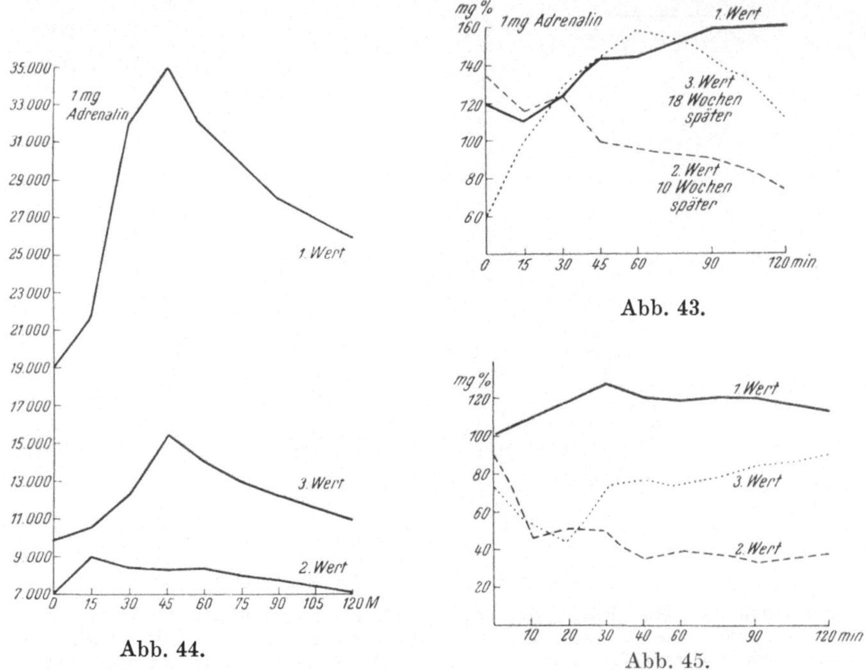

Abb. 44.

Abb. 43.

Abb. 45.

Auch dieser Fall, der von ganz anderer Seite vegetativ untersucht wurde, zeigte die von uns und allen Autoren gefundenen Kriterien der vegetativen Hyperreflexie und Areflexie im Verlauf einer diencephalen Intoxikation.

Von den vasculären Formen einer Diencephalose (vegetative Ataxie) haben wir bei allgemeinen arteriosklerotischen Veränderungen und bei Lues cerebrospinalis ähnliche Formen eines vegetativen Funktionswandels gesehen.

Fall 31. Unmittelbar nach dem Krieg äußerst mangelhafte Ernährung, besonders Mangel an Eiweiß. Dabei große Sorgen um den Mann, von dem sie keinerlei Nachricht hatte, und beträchtliche körperliche Arbeitsleistungen zur Erhaltung ihrer Kinder. Einige Zeit darauf traten verschiedene Beschwerden auf: Krämpfe im Bauch, Nachlassen des Appetits, schlechter Schlaf, Kopfschmerzen, Schwindel, fallweise bis zur Bewußtlosigkeit, fallweise Brechreiz, starkes Trockenheitsgefühl im Hals, großer Durst, sehr unregelmäßige Periode. Psychisch sehr aufgeregt und empfindlich, weint bei jeder Kleinigkeit, ist sehr deprimiert, kann sich über nichts mehr freuen, ist vollkommen abgestumpft.

Objektiv: Starker Gewichtsverlust von 55 auf 37 kg, Blutsenkung 4/9, RR 110/80, Ery 4,200.000, Sali 82, F. I. 0,9, Leuko 7200, Stab 8%, Segmentkern. 62, Lympho 26, Mono 4.

Traubenzuckerbelastung mit 100 g Blutzuckerwerte 78, 101, 137, 133, 157, 130, 101, 107 (Versuchsdauer drei Stunden). Vollhardscher Wasserversuch: von 1500 cm³ scheidet sie nach vier Stunden 1325 aus. Die Insulinbelastungskurve (Abb. 46) zeigt eine Areflexie, die spezifisch-dynamische Eiweißwirkung zeigt eine paradoxe Reaktion (Abb. 47), die Adrenalinbelastung (Abb. 48) zeigt eine paradoxe Blutdruckkurve, ein normaler Leukozytenanstieg mit paradoxer Vermehrung der Lymphozyten, Blutzuckerkurve normal (vegetative Dissoziation).

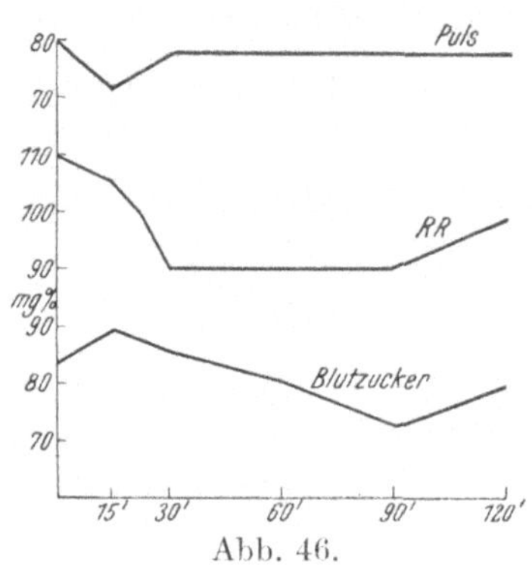

Abb. 46.

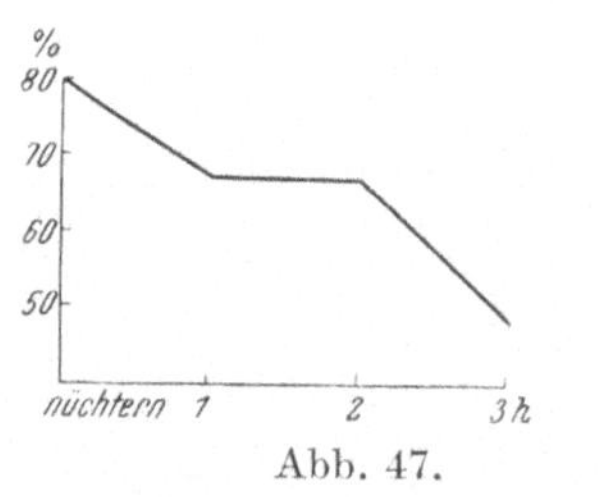

Abb. 47.

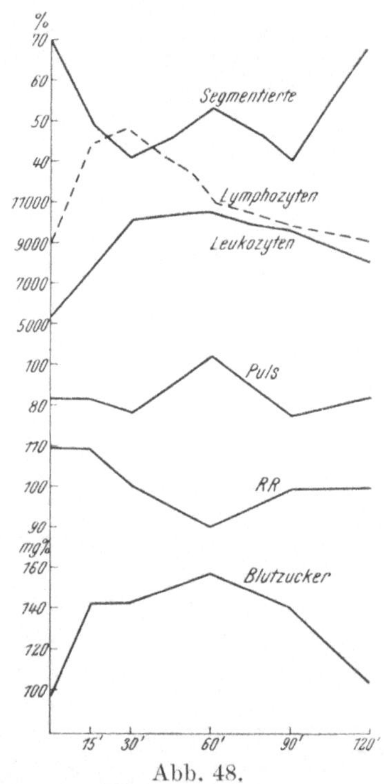

Abb. 48.

Es handelt sich bei dieser Frau um eine durch Eiweißmangelernährung ausgelöste vegetative Ataxie, wie sie auch von Sturm beschrieben wurde (für die Überlassung der Krankengeschichte und der Befunde sind wir Herrn Doz. Dr. H. Fleischhacker zu Dank verpflichtet).

Die subjektiven Beschwerden wie die objektiven klinischen Befunde der vegetativen Ataxie zeigen eine ungeordnete Kombination aus den Symptomenbildern, die wir in den vorigen Kapiteln zusammengefaßt haben. Diese Beschwerden reichen von den Kopfschmerzen und der Schlaflosigkeit bis zur Leistungsunfähigkeit und Suizidtendenz. Sie sind jedem Kliniker und Praktiker als Spätfolge nach Hirntraumen (hieher gehört auch die einfache Commotio cerebri) und als Folgezustände der verschiedenen Encephalitisformen bekannt.

Laboratoriumsbefunde der vegetativen Ataxie: Von den Laboratoriumsbefunden der vegetativen Ataxie gilt das Gleiche wie für die Beschwerden und klinischen Symptome. Wir haben bei einer Reihe von Hirnverletzten den gesamten vegetativen Querschnitt untersucht und haben die Ergebnisse an anderer Stelle ausführlich niedergelegt (W. Birkmayer). Unabhängig von uns haben auch A. Sturm, Wawersik und Frowein und Harrer solche Untersuchungen durchgeführt und im wesentlichen die gleichen Befunde erheben können. Die Funktionsprüfungen des Wasserhaushaltes ergaben nach Belastungen Störungen sowohl im Sinne einer überschießenden Ausscheidung wie auch im Sinne einer mangelhaften, was einerseits als Areflexie, bzw. Hyperreflexie bezeichnet wurde. Fortlaufende Untersuchungen an gleichen Patienten zeigten einen Übergang der einen Form in die andere, wobei kurz nach der Verletzung eine Areflexie, später eine Hyperreflexie feststellbar war. Das heißt längere Zeit nach der Hirnverletzung konnten wir häufiger Formen von zentraler Retenz beobachten. A. Sturm zeigte bei ähnlichen Fällen vor allem paradoxe Ausscheidungsformen nach Zwischenhirndurchflutung mit Kurzwellen. E. Pichler fand bei Zwischenhirnläsionen eine Umkehr des Harnausscheidungsrhythmus (Nycturie) als Sonderform eines vegetativen Funktionswandels.

Der Mineralstoffwechsel, untersucht am K/Ca-Quotienten, zeigte bei 66 Prozent der untersuchten Fälle eine definierte Verschiebung sowohl in sympathischer wie parasympathischer Richtung. Harrer und Loibl konnten nach frischen Hirnverletzungen ebenfalls eindeutige pathalogische Verschiebungen des Mineralstoffwechsels aufzeigen; Wanke das gleiche nach Commotionen.

Bei Untersuchungen des Kohlehydratstoffwechsels durch Belastungen mit Traubenzucker, Adrenalin und Insulin ergaben sich analoge Abweichungen vom normalen Verhalten. Wir fanden häufig Areflexie gegenüber dem Insulinreiz, analog den Ergebnissen von A. Sturm, Wawersik, Falkenhausen und Gaida, Oberdisse und Rauser. Neben der Verschiebung der normalen Reizschwelle, die zur Verschiebung der Blutzukkerwerte führen sollte, kam es oft zur Verlangsamung und Verlänge-

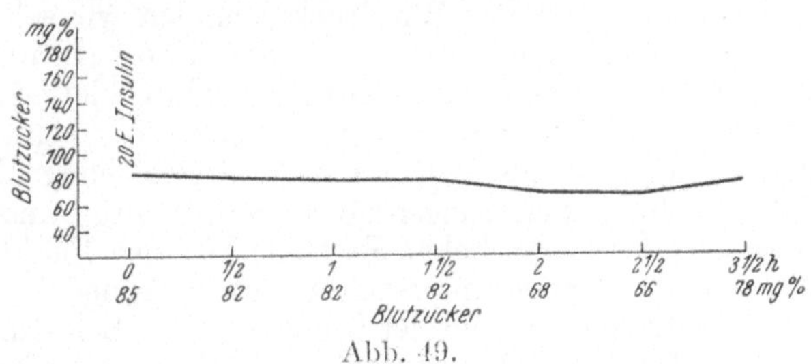

Abb. 49.

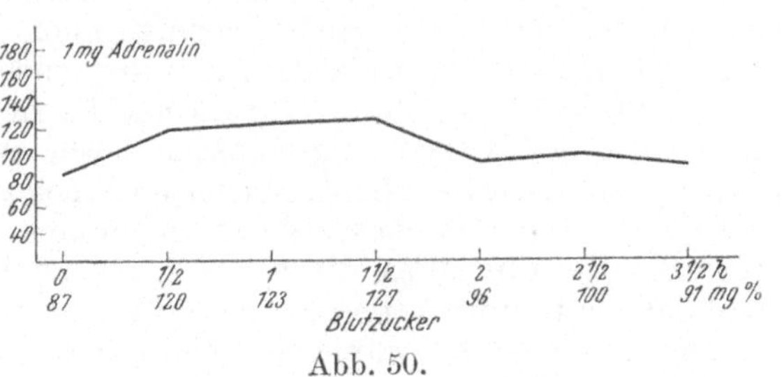

Abb. 50.

rung der gesamten Reaktion. Das heißt die Senkung des Blutzuckers nach Insulin setzte erst zwei Stunden nach der Applikation ein und war drei bis vier Stunden noch nicht zum Ausgangswert zurückgekehrt (Abb. 49). Neben den mannigfachsten Formen von Plateaubildung (Abb. 50) als Ausdruck einer mangelhaften Gegenregulation kamen auch zweigipfelige Kurven als Ausdruck einer vorzeitigen

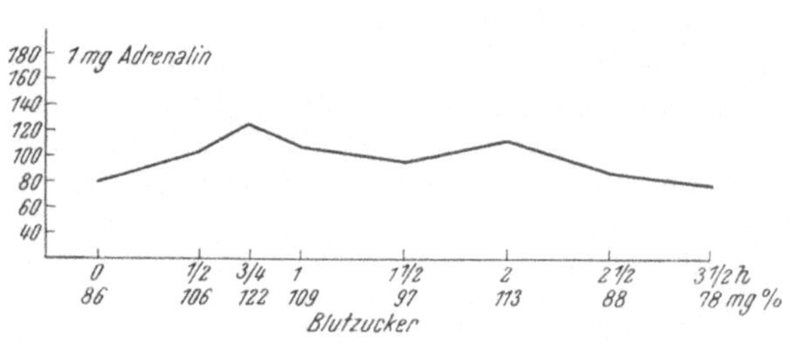

Abb. 51.

Gegenregulation zur Beobachtung (Abb. 51). Besonders auffallend waren die paradoxen Insulinreaktionen, bei denen es nach Applikation von 20 Einheiten Insulin zur Blutzuckersteigerung kam. Es war naheliegend, die Koordinationsstörungen im Kohlehydratstoffwechsel für die vielen subjektiven Beschwerden wie Heißhunger, Appetitlosigkeit, abnorme Ermüdbarkeit und zum Teil auch für die cerebrale Fettsucht verantwortlich zu machen.

Bei einer großen Reihe von Fällen fanden wir zentral bedingte Steigerungen des Grundumsatzes, die wir hauptsächlich auf eine Steigerung des Eiweißstoffwechsels bezogen haben, da bei diesen Fällen stets eine vermehrte Ausscheidung von Aminosäuren als den Endprodukten des Eiweißstoffwechsels gefunden werden konnte. Dworacek und Fink zeigten dies am Krankengut von Tönnis ebenfalls auf. Frowein und Harrer fanden, daß diese Stoffwechselsteigerung bei Fällen mit langer Bewußtlosigkeit und mit encephalographisch nachgewiesenen pathologischen Erweiterungen des dritten Ventrikels besonders langdauernd und besonders ausgeprägt waren. Daß solche diencephal bedingte Grundumsatzsteigerungen ohne Beteiligung der Schilddrüse auch auf rein vasculärer Genese entstehen können, zeigte W. Winkler schon 1938.

Die Ruhewerte des Blutdruckes fanden wir selten verändert, was mit den Untersuchungen Bodechtels, Sacks, Frowein und Harrers übereinstimmt. Wenn jedoch die ersteren daraus den Schluß ableiten wollen, daß es keine zentrale Steuerungsstörung des Blutdruckes gibt, so scheint uns die Untersuchung der statischen Verhältnisse nicht aufschlußreich genug. Ergänzt man diese statischen Befunde durch Belastungsproben (Schellong- und Adrenalinbelastung), dann kann man bei einem hohen Prozentsatz einen Funktionswandel aufzeigen. Frowein und Harrer untersuchten die Störungen der Kreislaufregulation nach Hirnverletzungen mittels der Schellongschen Belastungsprobe mit der Raabschen Prüfung der Vasomotorenzentren und mit der Kreislaufanalyse nach Wezler. Sie fanden dabei hypo- und hyperregulatorische Zustandsbilder als definierte Abweichungen von der Norm. Hieher gehören auch die bei Sauerstoffmangelbelastung nach Hirnverletzung frühzeitig auftretenden Störungen der Kreislaufregulation (Frühkollaps), die K. Dussik und K. Eckel herausgearbeitet haben. Auch in unserem Untersuchungsmaterial ließen sich Fälle von hypotonischer und hypodynamischer Reaktionsform bei der Schellongschen Belastungsprobe finden. Die Adrenalinbelastungsversuche an unseren Patienten ergaben, daß die Reizschwelle des Adrenalins, die zur Blutzuckersteigerung führte, heraufgesetzt war und daß die Blutdrucksteigerungen zeitlich viel später als normal eingetreten waren. Der Ausgangswert wurde erst sehr spät wieder erreicht. Dieses Verhalten entspricht ebenfalls dem von uns geprägten Begriff der vegetativen Hyporeflexie.

Die Thermoregulation weist einen analogen Funktionswandel auf, das heißt die statischen Temperaturmessungen ergeben fast nie dauernde pathologische Abweichungen. Bei Belastung mit Adrenalin oder durch Luftfüllung zeigte sich

nun wieder folgendes: Der normale Adrenalinreiz bewirkte nur eine geringe und
verspätet einsetzende Temperatursteigerung (Hyporeflexie). Die Luftfüllung
führte manchmal zu keiner Temperatursteigerung, in manchen Fällen zu über-
stürzter Steigerung mit besonders langer Dauer. Normale Reize bewirkten noch
keine Verschiebung der Körpertemperatur, stärkere Reize jedoch verursachen
maximale Reaktionen, die nur mangelhaft und sehr langsam kompensiert werden
können.

Die statischen Blutbefunde zeigten keine besonderen Abweichungen; Sahli,
Erythrozyten und Leukozytenzahlen waren bei unkomplizierten Fällen innerhalb
der normalen Streuungsbreite. Die Blutsenkungsgeschwindigkeit zeigte ebenfalls
keine Besonderheiten. Die Untersuchung des Weltmannschen Koagulationsbandes
ergab hingegen, daß in den Frühphasen der Hirnverletzung stets eine Verkürzung
anzutreffen war als Ausdruck einer nekrotischen und exsudativen Reaktionslage,
während später mit zunehmender Reparationstendenz eine eindeutige Verlängerung aufschien (Birkmayer-Huber). Nach Harrer und Loibl geht diese
Verlängerung des Koagulationsbandes nach Jahren wieder zurück. Die Belastungsproben mit Adrenalin und Insulin zeigten zum Teil keine Reaktionen (Areflé-
xie), zum Teil überschießende Reaktionen (Hyperreflexie). Z. B. bei Zufuhr von
1 mg Adrenalin s. c. eine Steigerung der Leukozyten von 8.000 auf 20.000. Die
häufigeren Reaktionen bestanden jedoch darin, daß auf ein mg Adrenalin kaum
eine Vermehrung der Leukozyten eintrat. Auch paradoxe Reaktionen im Sinne
eines Leukozytenabfalles auf Adrenalin konnten wir beobachten.

Zusammenfassend wollen wir festhalten, daß wir bei der Untersuchung der
vegetativen Regulation nach Hirnverletzungen folgendes gefunden haben:

1. ein Auseinanderfallen der gleichsinnigen Verschiebung der vegetativen
Reaktionslage nach Belastungen *(vegetative Dissoziation)*;

2. eine Schwellenlabilität der spezifischen Erregung, das heißt eine bestimmte
Menge Adrenalin (1 mg) verursacht entweder keine Reaktion *(vegetative Areflexie)*,
oder eine unausgiebige *(vegetative Hyporeflexie)*, oder eine überstarke *(vegetative
Hyperreflexie)* oder eine paradoxe Reaktion;

3. der zeitliche Ablauf der Reaktionen war meist bedeutend verlängert. Die
Gegenregulation setzt verspätet und unvollkommen ein (Plateaubildung);

4. die Folge dieser Störungen der einzelnen Akte der vegetativen Regulationen
ist eine Koordinationsstörung der diencephalen Steuerung, die wir als *vegetative
Ataxie* bezeichnet haben. E. Stransky hat schon 1903 eine Dissoziation zwischen
Thymopsyche (Hirnstamm) und Noopsyche (Cortex) als intrapsychische Ataxie
beschrieben. Diese Krankheitsbilder zeigen naturgemäß nicht nur auf psychischem,
sondern auch im vegetativen Bereich Störungen einer coordinierten Funktion.

Nach genauer Kenntnis dieser Bilder und längerer Beschäftigung mit deren
Klinik wird man eine große Zahl weniger ausgesprochener vegetativer Ataxien
auch nach verschiedenen Infektionskrankheiten und im Alter kombiniert mit
anderen Symptomen der Gefäßerkrankungen beobachten können. Vielfach werden
diese Beschwerden als traumatische Neurose, Rentenneurose, bzw. vegetative
Dystonie bezeichnet, womit diesen Kranken quasi ein Stempel „psychogene
Genese" eingeprägt wird. Wie wir an anderer Stelle zeigen konnten (Birkmayer),
sind die Klagen und Beschwerden wie das reduzierte Leistungsbild dieser Patienten
samt ihrer Persönlichkeitsveränderung fast regelmäßig als Ausdruck eines Funktionswandels ihrer vegetativen Leistung aufzufassen. Nach Waizsäcker ist das
Leistungsbild des Hirnverletzten das Äquivalent seiner vegetativen Kapazität.
Die diencephale Steuerungsstörung der vegetativen Regulationen bewirkt, daß
schon die Belastungen des täglichen Lebens insuffizient kompensiert werden,
womit eine Beinträchtigung ihres subjektiven Wohlbefindens und ihrer objektiven

Leistungsfähigkeit einhergeht. Zusätzliche Belastungen körperlicher, geistiger und seelischer Natur verursachen eine noch größere Insuffizienz der Bewältigung und rufen dadurch abnorme Reaktionen auf psychischem Gebiet hervor. Aber auch Infekte und Intoxikationen werden schlecht vertragen, da sie einen besonders gut koordinierten Abwehrapparat erfordern. Bekannt ist die starke Anfälligkeit dieser Patienten für Infekte banalster Art, wie die hieher gehörige Unverträglichkeit schon geringster Alkoholmengen. Eine genetische Betrachtungsweise der traumatischen Epilepsie förderte zutage, daß neben dem rein mechanischen Faktor der Fesselung des Gehirns durch die Hirnduranarbe (Tönnis) die mangelhafte vegetative Kompensationsfähigkeit als aetiologischer Faktor besondere Bedeutung hat (Birkmayer). Die unkoordinierten vegetativen Kompensationsmechanismen bewirken bei Belastungen der verschiedensten Genese keinen gleitenden Ausgleichsvorgang, sondern verursachen einen inadaequaten Kippvorgang, als dessen Resultat der cerebrale Krampfanfall anzusehen ist (Selbach).

Darüber hinaus ist aber die gesamte körperliche und geistige Leistungsfähigkeit vom Ausmaß der vegetativen Kapazität abhängig. Wir konnten an Untersuchungen von tausend Hirnverletzten zeigen, daß die Quantität und Qualität der körperlichen und geistigen Leistung vom Grad der vegetativen Schädigung abhängig ist.

Das Schwergewicht in der Aetiologie der vegetativen Ataxie liegt bei Hirnverletzungen zweifellos in der traumatischen Läsion des Zwischenhirns. Wie wir im vierten Kapitel ausgeführt haben, entstehen vegetative Betriebsstörungen meist durch Koppelung der verschiedensten Faktoren, die allerdings einen verschiedenen kausalen Stellenwert haben. Bei der vegetativen Ataxie nach Hirnverletzungen stellt das mechanische Trauma den Stellenwert 1 dar. Daneben spielen aber zweifellos die konstitutionellen Komponenten wie die soziale Lage, zusätzliche psychische Traumen eine unterstützende, bzw. unterhaltende Rolle. Wie weitgehend dies zutrifft, sieht man daran, daß durch die Verschlechterung der sozialen Lage in der Nachkriegszeit bei Hirnverletzten eine beträchtliche Zunahme ihrer gesamten Beschwerden, wie eine Abnahme ihrer allgemeinen Leistungsfähigkeit aufgetreten ist. Dieser Stellenwert der aetiologisch auslösenden Faktoren kann in anderen Fällen ergeben, daß der Schwerpunkt in einer anlagemäßig bedingten geringeren diencephalen Leistungskapazität liegt. Hieher gehören die Fälle, die ohne vorangegangenes Schädeltrauma bei geringen psychischen Traumen oder banalen Infekten eine permanente vegetative Ataxie zeigen. Eine andere Genese hat die von A. Sturm dargestellte Form diencephaler Regulationsstörung bei Mangelernährung (Dystrophie).

Wir wir in den vorigen Kapiteln wiederholt erwähnt haben, fordern die heutigen Lebensbedingungen eine stets steigende Leistung, die bei vielen Fällen über die diencephale vegetative Leistungsfähigkeit hinausreicht. Daher werden in der heutigen Zeit in zunehmendem Maße auch konstitutionell belastungsfähigere Typen erfaßt und reagieren auf diese übersteigerten Leistungsanforderungen mit einer diencephalen Koordinationsstörung, wie sie uns als vegetative Ataxie vor Augen tritt. Diese gehäuften Zustandsbilder werden, ob sie einheitlich gerichtete Krankheitssymptome zeigen oder ein Wirrwarr von Beschwerden und Symptomen wie bei der vegetativen Ataxie bieten, als vegetative Dystonie (Wichmann) bezeichnet. Unseren Gedankengängen von der dynamischen Funktion der gesamten vegetativen Regulationsvorgänge entspricht die Bezeichnung Dystonie insofern weniger, als sie lediglich die Beschreibung eines statischen Zustandes beinhaltet. Dem dynamischen Reaktionsgeschehen und seiner Koordinationsstörung wird der Begriff der vegetativen Ataxie als definierte Form eines Funktionswandels besser gerecht.

Literatur.

Bergmann, G.: Funktionelle Pathologie. Berlin, 1936.
Birkmayer, W.: Psychiatr. neurolog. Wschr., Nr. 44 (1944).
— Schweiz. Arch. f. Neurol. u. Psych., Bd. 63 (1949).
— Hirnverletzungen. Wien, 1950.
— Huber, K.: Zimmers Wehrmedizin, Bd. I. Wien, 1944.
Bodechtel, C.-Sack, H.: Med. Klin., 4 (1947).
Dussik, K. u. Eckel, K.: Sauerstoffmangelbelastung. Wien, 1948.
Dworatschek u. Fink: Vortrag im Hirnverletzten-Laz. Ischl, 1944.
Falkenhausen-Gaida: Med. Klin., Nr. 6 (1948).
Frowein, R.-Harrer, G.: Nervenarzt, H. 10, 444 (1947).
— — Klin. Wschr., H. 5/6 (1948).
— — Arch. Psych. 184 (1950).
Gagel, O.: Handb. Neurologie, Bd. V, S. 482.
Gamper: Med. Klin., Nr. 2 (1931).
Harrer, G.-Loibl, K.: Klin. Wschr., H. 55 (1947).
— — Wr. med. Wschr., Nr. 37/38 (1948).
Kölbl, H.: Österr. Z. f. Kinderheilk., Bd. V (1950).
Oberdisse, K.-Rauser, E.: Klin. Wschr., H. 17/18 (1949).
Peters, G.: Zbl. f. Neurochirurg., H. 1—5 (1943).
— Nervenarzt 463 (1939).
Pfeffer, K. H.: Dtsch. med. Wschr., Nr. 45/46 (1948).
Pichler, E.: Nervenarzt, H. 11 (1947).
Schönbrunner, E.: Wr. med. Wschr. 162 (1948).
Selbach, K.: Fortschr. d. Neurol. u. Psych., Nr. 2 (1949), 7 (1950).
Spatz, H.: Zbl. f. Neurochir., H. 3—6 (1942).
Stertz: Arch. Psych., 88, H. 5 (1929).
Stransky, E.: Jhrb. Psych. 1907.
Sturm, A.: Klin. Wschr. 114 (1944).
— Ärztl. Wschr. 353 (1948).
— Med. Klin., Nr. 2 (1949).
— Wawersik, F.: Med. Klin., Nr. 40 (1949).
Schellong: Regulationsprüfung des Kreislaufs. Dresden, 1938.
Schmieder, F.: Klin. Wschr., H. 1/2 (1948).
Tönnis, W.: Kirschner-Nordmann, Bd. 3. Wien, 1946.
Veil, W. u. Sturm, A.: Die Pathologie des Stammhirns. Jena, 1942.
Voß: Münchn. med. Wschr., Bd. 68 (1921).
Weizsäcker, V.: Ref. d. Wr. wehrneurolog. Abende, 1943.
Wanke, R.: Pathologische Physiologie der frischen geschlossenen Hirnverletzungen.
     Leipzig, 1948.
Wawersik, F.: Nervenarzt, H. 3 (1949).
Wezler: Wr. Arch. f. inn. Med. 257 (1943).
Winkler, W.: Wr. Arch. f. inn. Med. 32 (1938).
Zülch, K.: Zbl. f. Neurochirurg., H. 3/4 (1950).

Neuntes Kapitel.

Amphotone Spannungsstörungen.

Da jeder Organismus eine Abweichung von der normalen Mittellage auszugleichen trachtet, entstehen bei einseitigen Verschiebungen der vegetativen Reaktionslage Kompensationsvorgänge. Einer Verschiebung der vegetativen Reaktionslage stellen sich nach der Verwornschen Regel Kräfte entgegen; das heißt die Folge eines einwirkenden Reizes führt zu einer Abschwächung, bzw. zu einer Beseitigung der entstandenen Folgen. Diese Selbststeuerung der vegetativen Regulationen bewegt sich in einem bipolaren Feld, in dem fallweise Spannungserhöhungen in einem Sektor des vegetativen Systems in rhythmischer Folge von Spannungserhöhungen im antagonistischen Bereich abgelöst werden.

Diese rhythmischen Schwankungen der vegetativen Regulationen vollziehen sich im physiologischen Bereich mittels gleitender Schaltung (Selbach). Spannungserhöhungen im sympathischen System lösen reflektorisch eine gleitende Gegenregulation des parasympathischen Systems aus und vice versa. Diese Gegenregulation (Falta, Gremels, F. Hoff, Wezler) verhindert eine einseitige Überspannung in einem vegetativen Sektor und bewirkt in vielen Fällen einen Ausgleich. Bei den von uns beschriebenen Krankheitsbildern kommt es infolge der spezifischen Richtungswirkung einzelner kausaler Faktoren zu einer mangelhaften Gegenregulation. Diese Insuffizienz der Gegenregulation läßt das Krankheitsbild erst in Erscheinung treten. Damit ist nicht gesagt, daß in einzelnen Organen eine solche Gegenregulation nicht nachweisbar ist. So findet man z. B. bei einer sympathischen Hypertonie häufig einzelne Befunde einer Gegenregulation. Beim Überblicken eines großen klinischen Materials sieht man jedoch immer wieder hervorstechende Beschwerden und Symptome, die sich zwanglos als Reizerscheinungen eines einzelnen vegetativen Sektors erkennen lassen. Den Begriff des vegetativ Stigmatisierten von Bergmann wollen wir auf jene Fälle beschränken, bei denen konstitutionsmäßig oder durch vorangegangene Schädigung auf neuerliche physiologische Reize eine pathologische Reaktion entsteht. Das heißt es gibt Patienten, die auf einen geringen Reiz sowohl im sympathischen wie im parasympathischen Reiz mit einer pathologischen Reaktion antworten. So sehen wir z. B. bei Frühgeburten, bei denen die diencephalen Regulationssysteme mangelhaft ausgereift sind, auf geringste Reize, die das vegetative System treffen, pathologische Reaktionen (A. Reuß). Entscheidend für die Reaktion wie auch für die Gegenregulation wird seit Wilder die sogenannte Ausgangslage angenommen. Diese stellt die Reaktionslage des vegetativen Systems zum Zeitpunkt der Reizeinwirkung dar. Wir müssen uns bei dieser Betrachtung im klaren sein, daß die Erfassung der Ausgangslage uns nur einen Querschnitt im zeitlichen Moment liefert, der allzu oft als statischer Punkt angesehen wurde. Wie wir im ersten Kapitel schon betont haben, *ist die Reaktionslage ein stets im dynamischen Fluß befindliches Geschehen.* Dieser Gesichtspunkt der beweglichen Ordnung kann unserer Meinung nach nicht stark genug hervorgehoben werden. Wenn wir gedanklich mit statischen Phänomen operieren, können wir die Fülle der Reaktionsmöglichkeiten auf einen Reiz schwer erfassen. Stellen wir jedoch die bewegliche Ordnung der vegetativen Reaktionslage in den Vordergrund unserer Betrachtung, dann können wir die verschiedenen Reaktionsmöglichkeiten auf einen Reiz analysieren. Wir können, wie schon eingangs erläutert, eine physiologische Rhythmik unterscheiden, die dadurch gekennzeichnet ist, daß eine sympathische Spannungserhöhung mit gleitender Schaltung in eine parasympathische Phase übergeht (gedämpfte Schwingung, Selbach). Neben diesen physiologischen Vorgängen der vegetativen Selbststeuerung, die am Beispiel der Blutzuckerreaktion von Falta ausführlich klargestellt wurde, gibt es aber pathologische Verhaltensweisen des Organismus, bei denen die reflektorische Gegenregulation abnorm abläuft. Es kann durch einen dauernd in bestimmter Richtung wirksamen Reiz die Gegenregulation überhaupt verhindert werden oder nur verzögert oder in einzelnen Organsystemen zur Auswirkung kommen. Dies trifft bei den meisten Fällen der reinen sympathischen Hypertonie, bzw. parasympathischen Hypertonie zu. Es kann aber die Gegenregulation auch abrupt als krisenhaftes Ereignis in Erscheinung treten, was nach Selbach einem biologischen Kippvorgang entspricht. Solche Kippvorgänge können in der experimentellen Forschung und klinischen Beobachtung als sogenannte paradoxe Reaktionen in Erscheinung treten. Als paradox wird ein Phänomen bezeichnet, wenn die Reaktion der Erwartung widerspricht.

Wenn z. B. bei einem hohen Blutzuckerwert auf Adrenalin keine Steigerung, sondern ein Absinken des Blutzuckers beobachtet wird, wird dies als paradoxe Reaktion bezeichnet. Solche Phänomene wurden wiederholt beobachtet und als Wirkungsumkehr (Dale, Pick, Bauer und Fröhlich) oder als Wirkungswandel (Asher) bezeichnet. Entscheidend dafür, ob eine physiologische Gegenregulation in gleitender Schaltung oder als pathologischer Kippvorgang erfolgt, ist die Ausgangslage. Wir haben auf Grund vielfältiger Analysen unseres klinischen Materials *1. eine Zone der adaequaten Reaktionstendenz* herausgestellt (Birkmayer). Innerhalb dieser Zone (physiologische Mittellage) wird der Organismus auf einen sympathomimetischen oder parasympathomimetischen Reiz adaequat mit einer dissimilatorischen, bzw. assimilatorischen Reaktion antworten und mit gleitender Schaltung eine Gegenregulation intendieren. In dieser Zone der adaequaten Reaktionstendenz spielen sich alle physiologischen Reaktionen ab, in ihr hat das Wildersche Ausgangswertgesetz Gültigkeit.

2. *Die Zone der unbestimmten Reaktionstendenz.* In dieser Zone besteht ein erhöhter Erregungszustand des sympathischen, bzw. parasympathischen Systems. Sie ist durch eine Schwellenlabilität der vegetativen Erregbarkeit charakterisiert. Hieher gehört die von Eichholz aufgezeigte Überempfindlichkeit gegen Adrenalin bei Morbus Basedow, aber auch die paradoxe Adrenalinwirkung nach Zwischenhirnläsionen (De Crinis) und nach Halssympathikusdurchschneidungen (Glaß). Auch die Reaktion, die beim chronisch Hungernden zu einem insuffizienten Adrenalineffekt bezüglich der Blutzuckerverschiebung führt (Gülzow), erfolgt aus dieser Zone. Die Tatsache, daß bei der Tetanie, die durch ihre Hypocalcaemie und Alkalose als parasympathische Reaktionslage gekennzeichnet ist, durch zusätzliche parasympathische Reize wie Hyperventilation und Nahrungsaufnahme eine Auslösung des tetanischen Krampfes erfolgt (Kehler), spricht dafür, daß dieses Ereignis in der Zone de unbestimmten Reaktionstendenz erfolgt. Scheidt zeigte ferner, daß im postakuten parasympathischen Stadium der Diphterie der Organismus auf sympathomimetische Kreislaufmittel nicht anspricht. Auch diese inadaequate Reaktion erklärt sich aus der Ausgangslage mit unbestimmter Reaktionstendenz. Schließlich zeigt die in letzter Zeit von Curry angeführte Tatsache, daß sympathikotone W-Typen auf sympathikomimetische Einflüsse empfindlicher reagieren können, daß die Ausgangslage in der Zone der unbestimmten Reaktionstendenz liegt. Wir sehen, daß in dieser Zone das Wildersche Ausgangswertgesetz nicht gilt, denn sonst müßte bei parasympathischer Ausgangslage ein sympathischer Reiz eine erhöhte Wirkung und ein parasympathischer Reiz keine Wirkung haben und umgekehrt. Daß dies jedoch nicht zutrifft, kann jeder aus der klinischen Erfahrung bestätigen, und auch die oben angeführten Ergebnisse zeigen dies. Als einzige Konstanz in dieser Zone fanden Lennox und Cobb die Inkonstanz aller biologischen Reaktionen. Befindet sich z. B. ein Fall von essentieller Hypertonie in dieser Erregungslage, dann kann ein einwirkender Reiz zu einer Blutdrucksteigerung bis in die Zone der Maximalspannung führen, oder es kommt zu einer krisenhaften Gegenregulation mit Umkippen in einen Entspannungskollaps, der mit Erschlaffen des arteriellen Gefäßnetzes, Bradycardie, Übelkeit und Brechreiz einhergeht (Duesberg-Schroeder). Eine in ängstlicher Erregung befindliche Melancholie kann durch einen zusätzlichen Reiz in einen Raptus ausbrechen oder in einen Stupor umkippen. Physiologisch nähern wir uns dieser Zone der unbestimmten Reaktionstendenz in der Ermüdung. Liegen wir z. B. ermüdet im Bett und versuchen uns in die trophotrope Phase des Schlafes gleiten zu lassen, dann kann die Erinnerung an ein Tagesereignis uns schlagartig so wach machen, daß wir stundenlang keinen Schlaf finden. Der Erinnerungsreiz bewirkt in dieser Situation der unbestimmten

Reaktionstendenz ein Umkippen in einen hellwachen Zustand. In dieser Zone der unbestimmten Reaktionstendenz mit vegetativer Schwellenlabilität kann ein Individuum pathologischerweise längere Zeit verweilen.

3. *Die Zone der Maximalspannung.* In dieser Zone kann der Organismus nur kurze Zeit verweilen. Die Cannonsche Notfallreaktion kann vom Organismus nur kurze Zeit intendiert werden. Es kommt alsbald zum gegenregulatorischen Umkippen in die antagonistische Reaktionslage und zum Ausschwingen um physiologische Mittelwerte. In dieser Zone der Maximalspannung hat das Wildersche Ausgangswertgesetz volle Gültigkeit. Das heißt befindet sich ein Organismus in einem maximalen sympathischen Erregungszustand, dann hat ein zusätzlich sympathischer Reiz keine fördernde Wirkung, sondern verursacht ein gegenregulatorisches Umkippen in parasympathischer Richtung. So bewirkt z. B. bei Grundumsatzsteigerungen von 60 Prozent Thyroxin keine weitere Steigerung, sondern eine Senkung (Falta, Högler, Chvostek). Sowohl für das Erkennen eines akuten Zustandes wie zur Einleitung einer zweckmäßigen Therapie ist das Wissen um diese Zonen notwendig. Die Schwierigkeit besteht darin, daß es zu deren Erkennung keine von vornherein festgelegten Normwerte gibt. Besonders die Zone der unbestimmten Reaktionstendenz zeigt von Fall zu Fall, wie bei ein und demselben Individuum zu verschiedenen Zeiten ein differentes Niveau. Entscheidend für die Richtungstendenz, in der auf einen Reiz hin eine Reaktion erfolgt, ist die Ausgangslage in den von uns schematisch postulierten Zonen der adaequaten Reaktionstendenz, der unbestimmten Reaktionstendenz und der Zone der maximalen Spannung.

Als zusätzlicher Faktor des vegetativen Funktionswandels kommt hinzu, daß durch die Schwellenlabilität eine zusätzliche Modifikation zustande kommt. Sie äußert sich z. B. darin, daß ein normal unterschwelliger Adrenalinreiz schon zu einer Reaktion führt, ein Normalreiz eine überschießende Reaktion verursacht. Die Form der Erregungsübertragung kann zeitlich verlangsamt oder beschleunigt sein; durch die Summe dieser Faktoren der vegetativen Schwellenlabilität kommt es zu einer Inkohärenz der vegetativen Regulationen. Ein sympathomimetischer Reiz wird dann nicht in gleitender Schaltung eine Verschiebung der Reaktionslage nach der sympathischen Seite hin bewirken, die gleichfalls mit gleitender Schaltung in die kompensatorische parasympathische Gegenregulation übergeht, sondern es kommt zu einem überstürzten Richtungsimpuls in sympathischer Richtung, dem ein gegenregulatorischer Kippvorgang in antagonistischer Richtung folgt. Dadurch ist das zeitlich abgestimmte Pendeln um eine Mittellage aufgehoben und das Resultat eine Koordinationsstörung, die wir als vegetative Ataxie herausgestellt haben. Die Vielfalt der möglichen Reaktionsformen führt nun klinisch fallweise zu Bildern, bei denen Beschwerden und Symptome von Seiten des sympathischen wie parasympathischen Bereiches nebeneinander zur Beobachtung kommen. Dieses Nebeneinander-Bestehen sozusagen antagonistischer Symptome ist das Resultat einer zeitlichen Verschiebung der Gegenregulation. Es ist eine *Interferenz der vegetativen Rhythmik.* Daneben gibt es zweifellos Reizkomplexe die beide vegetativen Systeme gleichzeitig erregen. Auch dadurch kommt es zu pathologischen Spannungserhöhungen in beiden vegetativen Sektoren. Klinisch sieht man in der Symptomatik Reizzustände beider vegetativer Sektoren. Beschränkt man die klinische Betrachtung auf den jeweils erhebbaren Querschnitt der vegetativen Reaktionslage, dann wird man eine bestimmte Anzahl von Patienten finden, die einen amphotonen Spannungszustand (Danielopolu) erkennen lassen.

Fall 32. 50jähriger Staatsangestellter aus Bern klagt seit ein paar Jahren über Kopfchmerzen, die besonders in der Früh oder in der Nacht auftreten, und bis mittags andauern.

Er hat Früh bis Vormittag immer ein schlaffes, müdes Gefühl, ist arbeitsunlustig, ohne jegliche Initiative, abgestumpft, gleichgültig. Morgens, wenn er aufsteht, wird ihm auf einmal schwarz vor den Augen. Er wird schwindlig und hat das Gefühl, bewußtlos zu werden. Bei Föhn verstärken sich diese Beschwerden besonders, so daß er bis zu sechs Träupeltabletten nehmen muß. Seit der gleichen Zeit bemerkt er eine gewisse Zunahme des Gewichts, der Schlaf ist gut, er geht schon um 21 Uhr zu Bett und schläft gleich ein. Wird er aus irgend einem Grund nachts munter, dann hat er sofort starke dumpfe Kopfschmerzen. Gewicht 114 kg. Seit einem halben Jahr hat er ein jodhältiges Schilddrüsenpräparat genommen und bekam darauf starkes Herzklopfen und Angstzustände. Er wurde auch leicht erregbar. Gewicht hat er nicht abgenommen.

Die objektiven Befunde zeigen einen mittelgroßen, gedrungenen, pyknischen Habitus, leichte Ödemneigung im Gesicht, an Händen und Beinen. Die Hautfarbe ist blaß. Die Schilddrüse zeigt eine diffuse Schwellung. Der Puls schwankt zwischen 64 und 85. RR 115/90 bis 190/110. GU plus 28%. Die spezifisch dynamische Eiweißbelastung mit gleichzeitiger Reduzierung der Leukozyten, Blutdruck und Blutzuckerverschiebung (Tab. 8) zeigt eine verminderte Eiweißwirkung und eine generalisierte Assimilationstendenz der Stoffwechsellage. Die starken Schwankungen des Blutdruckes und des Pulses deuten einen sympathischen Reizzustand an, der zweifellos durch das Schilddrüsenmittel ausgelöst wurde und monatelang nach Absetzen des Mittels weiter bestehen blieb.

Wenn man die Beschwerden und die Symptomatik dieses Falles im Sinne von Bergmann lediglich registrieren würde, so würde man das typische Bild einer vegetativen Stigmatisation oder Amphotonie nach Danielopolu erhalten. Entscheidend ist aber unserer Ansicht nach, daß man bei diesen Bildern nicht nur den *vegetativen Querschnitt*, sondern den historischen *vegetativen Längsschnitt* analysiert. Dabei lassen sich in diesem Fall die therapeutisch ausgelösten Reizzustände eindeutig als überschießende Gegenregulation auf die primär vorhandene erhöhte Assimilationstendenz deuten.

Ein anderer Fall (Fall 33). Ein 26jähriger Komponist klagt seit zwei Jahren über erhöhte Reizbarkeit, Einschlafstörungen, Appetitlosigkeit, stärkere Gewichtsabnahme, Herzklopfen, Überempfindlichkeit gegen Hitze, Angstgefühle, Schweißausbrüche, in warmen überfüllten Räumen muß er sich den Halskragen aufmachen, da er sonst keine Luft bekommt. Seit einem halben Jahr hat er Magenkrämpfe, häufig Brechreiz, besonders morgens, saures Aufstoßen und Sodbrennen. Seit dieser Zeit hat er diffuse Schweißausbrüche, „in zwei Minuten ist das Hemd völlig durchnäßt". Über die Ursachen dieser Beschwerden befragt, gibt er an, persönliche Konflikte, insbesondere unlösbare Berufskonflikte zu haben. Befunde: Glanzaugen, feuchte Haut, starker Dermographismus, Schilddrüse gering vergrößert, weich. Der Puls ist labil, schwankt zwischen 60 und 100. Auf geringe körperliche Belastungen oder psychische Erregung tritt sofort Beschleunigung auf. RR 130/90. Die Grundumsatzwerte sind bei mehreren Untersuchungen stark schwankend, zwischen plus 15 bis plus 38%. Im Oberbauch besteht eine diffuse Druckempfindlichkeit ohne bevorzugte Druckstellen. Der Rö-Befund des Magens zeigt einen hochgelegenen hypertonen Stierhornmagen mit verbreitertem Faltenrelief. Der Pylorus ist spastisch verschlossen. Auf geringe mechanische Reizung des Magens während der Untersuchung setzt eine vertiefte Peristaltik ein, so daß der Kontrastbrei in einzelne Teile zerschnitten wird.

Bei diesem Fall war primär durch psychische Faktoren eine sympathische Hypertonie ausgelöst worden, die Beschwerden verschwanden vorübergehend durch therapeutische Beeinflussung. Bei erneutem Einsetzen der Konflikte treten die sympathischen Reizerscheinungen wieder hervor, gleichzeitig jedoch standen offensichtlich parasympathische Reizsymptome des Magen-Darm-Traktes im Vordergrund.

Solche Phänomene kommen vielfach zur Beobachtung. Man sieht dann, daß primär sympathische Reizzustände durch die autochtone Gegenregulation des Körpers kompensiert werden. Bei Persistieren oder Wiederaufflackern der aetiologischen Faktoren der sympathischen Hypertonie kommt es nun in dieser Phase der kompensatorischen Gegenregulation auch zu Reizerscheinungen des parasympathischen Systems, wobei naturgemäß Erscheinungen im Magen-Darm-Trakt im Vordergrund stehen.

Weitere Beispiele solcher amphotonen Spannungszustände sieht man relativ häufig im Klimakterium. Wir haben schon ausgeführt, daß mit dem Nachlassen der Hormonproduktion im Ovarium ein Reizzustand des sympathischen Systems entsteht, bei dem unserer Erfahrung nach sehr oft die thyreogene Komponente im Vordergrund steht. Subjektiv klagen diese Patienten über sämtliche Beschwerden der sympathischen Hypertonie. Sie bieten auch klinisch von den Glanzaugen, der diffusen Vergrößerung der Schilddrüse mit Tachycardie, Blutdrucksteigerung,

Tabelle 8. *Eiweißbelastungsmahlzeit und Verschiebung der Reaktionslage.*

	Datum	2. Juni	3. Juni	3. Juni	3. Juni 30 Min.	3. Juni 60 Min.	3. Juni 90 Min.	3. Juni 120 Min.	3. Juni 150 Min.
Gesamt-Sauerstoffverbrauch		Nüchternwert I. K. 29% II. K. 27%	Nüchternwerte I + 29%	Nüchternwerte II + 28%	V. K. + 38%	Dyn$_1$ + 31%	Dyn$_2$ + 27%	Dyn$_3$ + 24%	Dyn$_4$ + 22%
	Gesamtzahl der Leukozyten	5100	5900		7100	7400	7000	5700	5700
Differentialzählung der Leukozyten									
Neutrophile Granulozyten	Polimorphkernige (Polinucleäre)	63%	47%		69%	60%	68%	70%	57%
	Stobkernige	2%	6%		2%	3%	1%	1%	—
	Jugendformen	2%	1%		2%	1%	1%	—	—
	Summe:	67%	54%		73%	64%	70%	71%	57%
	Eosinophile Zellen	4%	3%		4%	3%	2%	1%	2%
	Lymphocyten	24%	38%		22%	28%	26%	22%	30%
	Mononucleäre Bluthistiocyten	6%	4%		1%	5%	2%	5%	11%
	Türksche Reizungsform	—	groß 1%		—	—	—	klein 1%	—
	Gesamt-Summe:	100%	100%		100%	100%	100%	100%	100%
	Blutdruck	morgens heftiger Kopfschmerz 190/110	175/110		180/110	170/100	165/105	165/105	160/105
	Blutzuckerwerte	—	125 mg%		118 mg%		129 mg%	**146 mg%**	121 mg%

Tremor und Grundumsatzsteigerung bis zu den psychischen Erregungszuständen das Syndrom der sympathischen Hypertonie. Daneben bestehen aber häufig Fettsucht der unteren Körperregionen, Ödemneigung an den Beinen, Kollapsneigung und Hitzewallungen als Ausdruck eines parasympathischen Reizzustandes. Der Organismus versucht die durch den ovariellen Hormonausfall intendierte sympathische Hypertonie zu kompensieren, was aber nicht generalisiert, sondern nur in einzelnen Bereichen gelingt. Schon J. Bauer hat solche Bilder von Basedow der oberen Körperregionen und Myxödem der unteren beschrieben.

Da im Organismus jede Verschiebung der vegetativen Reaktionslage nach der sympathischen Richtung eine kompensatorische Gegenregulation nach der parasympathischen Richtung auslöst, kommt es bei Insuffizienz des morphologischen Substrates des vegetativen Systems zu einer Schwellenlabilität mit einer Verschiebung des zeitlichen Reaktionsablaufes. Dadurch sieht man bei der Querschnittsbetrachtung amphotone Spannungszustände. Aufgabe der Diagnostik vegetativer Betriebsstörungen ist es aber, nicht nur den status praesens mit einer verwirrenden Fülle von unzusammenhängenden Einzelbefunden zu erfassen, sondern die *dynamische Richtungstendenz* des Krankheitsgeschehens zu analysieren. Erst durch diese *vegetative Skelettierung* gelingt es, eine zielgerichtete Therapie zu veranlassen. Der ideale Biotonus (Ewald) eines Individuums ist unserer Meinung nach nicht etwas statisch Feststehendes, sondern eine dynamische Wellenbewegung, bei der der zeitliche Ablauf der einzelnen rhythmischen Frequenzen wie das Verhältnis der Amplitudenausschläge in harmonischer Beziehung stehen sollen. Diese im Idealfall reine Sinuskurve ist das Integral der einzelnen vegetativen Teilfunktionen (wie auch aus der symbolischen Darstellung des Ynn-Yang-Prinzipes am Titelblatt hervorgeht).

Literatur.

Asher, L.: Med. Klinik **747** (1931).
Bauer, J.: Die konstitutionelle Disposition zu inn. Krankheiten. Berlin, 1927.
Bauer-Fröhlich: Arch. exper. Pathol. u. Pharm. **84**, 331 (1918).
v. Bergmann, G.: Funktionelle Pathologie des vegetativen Nervensystems. Handb. d. inn. Med.. Berlin, 1925.
Birkmayer, W.: Klin. Med. 1950. Nr. 9.
Chvostek, F.: Morbus Basedowi u. d. Hyperthyreosen. Berlin, 1917.
de Crinis: Das vegetative System. Leipzig, 1944.
Curry: Bioklimatik. Riederau, Ammersee (1946).
Dale, H.: J. Physiol **34**, 163 (1906).
Danielopolu: Dtsch. med. Wschr. **214** (1944).
Duesberg-Schroeder: Pathophysiologie u. Klinik d. Kollapszustände. Leipzig, 1944.
Eichholz: Lehrbuch der Pharmakologie.
Ewald: Konstitution n. Charakter. Berlin, 1924.
Falta: Die Blutdrüsen. Berlin, 1927.
— Högler, F.: Klin. Wschr. 1895 (1929).
Gagel, O.: Klin. Wschr. 389 (1947).
Glaß: Arch. exp. Pathol. 316 (1928).
Gremels, H.-Zinnitz, F.: Arch. exp. Pathol. **188** (1938).
Gülzow: Z. ges. inn. Med. 91 (1947).
Hoff, F.: Steuerungseinrichtung des Organismus. Leipzig: G. Thieme, 1943.
Kehler: Med. Klin., Nr. 24 (1949).
Lennox-Cobb: Epilepsy. London, 1928.
Pick, E.: Dtsch. med. Wschr. (1931).
Reuß, A.: Wr. med. Wschr. (1949).
Scheidt: Das vegetative System. Hamburg, 1947.
Selbach, H.: Fortschr. d. Neur. u. Psych., H. 4 (1949).
Wezler: Wr. Arch. f. inn. Med. **57** (1943).
Wilder, J.: Z. Neur. 137 (1931).

Zweiter Teil

Therapie.

Zehntes Kapitel.

Allgemeine Richtlinien.

*In der weisen Benützung der Hilfe
des vegetativen Systems besteht der
größte Teil der ärztlichen Kunst.*
E. Hering.

Die Grundlage jeder erfolgreichen Therapie ist eine exakte Diagnose. Dieser
Satz, der in der gesamten Medizin souveräne Geltung haben sollte, muß auch
bei der Behandlung der vegetativen Betriebsstörungen als Leitgedanke gefordert
werden. Nun fehlte aber bisher die Prämisse hiezu, denn sämtliche von uns aufgezeigten Krankheitsbilder von vegetativen Betriebsstörungen wurden bisher als
vegetative Dystonie bezeichnet. Dieser Sammeltopf diagnostischer Insuffizienz
verhindert in den meisten Fällen eine richtige Therapie. Die vegetative Dystonie
ist heute genau so ein allgemeiner Begriff wie etwa Ikterus, Herzfehler, Atemnot,
Psychose und ähnliches. So wenig z. B. die Diagnose „Augenleiden" oder „Haut-
erkrankung" Grundlage für eine Therapie sein kann, so wenig darf dies auch
die Diagnose vegetative Dystonie sein. Wir waren im klinischen Teil bemüht,
einzelne Syndrome von vegetativen Betriebsstörungen zu differenzieren, und zwar
nach ihrem subjektiven Beschwerdebild, wie nach ihrer klinischen Symptomatik,
um vor allem dem praktischen Arzt, der ja von diesen Krankheitsbildern geradezu
überschwemmt wird, eine Handhabe zu einer gerichteten Therapie zu geben.
Warum gehört aber trotz dieser Erkenntnisse die Therapie der vegetativen Betriebsstörungen zu den allerschwierigsten ärztlichen Maßnahmen? Das liegt daran,
daß die vegetativen Regulationen und daher auch die Therapie der Betriebsstörungen nicht nur nach kausal gesetzlichen Gesichtspunkten gesteuert werden.
An der kausal genetischen Formulierung: wenn wir die Gegenwart genau kennen,
können wir die Zukunft berechnen, stimmt schon die Prämisse nicht. Wir können
nach Heisenberg „die Gegenwart in allen Bestimmungsstufen prinzipiell nicht
kennenlernen, daher ist ein Einzelvorgang durch die Unbestimmtheitsrelation
gekennzeichnet, hier herrscht das elementare Chaos". Diese aus der modernen
Physik stammenden Sätze können völlig für die vegetativen Regulationen übernommen werden. Auch bei diesen gibt es keine absolut sicheren Vorausberech-
nungen. Trotz aller Methoden zur Erfassung der vegetativen Reaktionslage
sind wir heute nicht imstande, zu sagen, wie ein bestimmtes Individuum auf
bestimmte Reizmittel, z. B. Adrenalin, reagieren wird. Nur die große Zahl ergibt
statistisch eine Ordnung, die aber für den Einzelfall nur eine bedingte Gültigkeit
hat. Diese Ungewißheit der Reaktionsfähigkeit macht eine dogmatisch festgelegte
Therapie unmöglich. Wir können höchstens aus der Summe der Symptome eine
Richtungstendenz ablesen und dementsprechend den Versuch einer Korrektur
machen. Bei vielen Fällen werden wir aber im Verlauf der Behandlung immer

wieder zu Korrekturen und Anpassungen an die spezielle Reaktionsart des jeweiligen Individuums gezwungen sein.

Der Funktionswandel der vegetativen Regulationen läßt sich schematisch auf zwei Grundformen reduzieren:

1. die Vergrößerung oder Verkleinerung der Amplitudenspannung eines einzelnen vegetativen Arbeitsganges:

2. eine Koordinationsstörung in der zeitlichen Aufeinanderfolge der einzelnen rhythmischen Phasen.

Bei den ersten Formen (sympathische Hypertonie, sympathische Hypotonie, parasympathische Hypertonie) wird das Wesen der gezielten Therapie im Versuch bestehen, einen Spannungsausgleich, das heißt ein Gleichgewicht zwischen den einzelnen Amplituden wiederherzustellen. Bei den Koordinationsstörungen der vegetativen Regulationen (vegetative Ataxie, amphotone Spannungsstörungen) wird es im wesentlichen darauf ankommen, das allgemeine vegetative Getriebe mit Schongang laufen zu lassen, um durch Vereinfachung der Aufgaben das vegetative System in den Stand zu setzen, diesen eher gerecht zu werden.

Wenn man aus der Summe aller funktionellen Krankheitsbilder versucht, zu Symptomkoppelungen, als Unterformen, zu gelangen, dann darf sich dies nicht in der Addition zufällig gekoppelter Krankheitssymptome erschöpfen. Eine Unterteilung der sogenannten vegetativen Neurosen in Herz-, Gefäß-, Sexual-Neurosen usw. bringt noch keinen für die Therapie fruchtbaren Gesichtspunkt. Die Diagnostik vegetativer Betriebsstörungen hat die Aufgabe, aus den Symptomen und Symptomenkomplexen die spezielle Form des vegetativen Funktionswandels zu erschließen, der womöglich auf *einen* genetischen Gesichtspunkt zu beziehen ist. Die einzelnen Beschwerden der klinischen Symptome ergeben bei entsprechender Betrachtungsweise fast immer die Möglichkeit, die Form der pathologischen Abweichung vom normalen vegetativen Rhythmus zu erkennen. Wenn man als Grundformel der vegetativen Regulationen im Organ und im Gesamtorganismus den rhythmischen Wechsel zwischen Assimilation und Dissimilation erkannt hat, dann lassen sich alle Symptome auf Störungen dieser vegetativen Rhythmik zurückführen. Die in dem Syndrom der sympathischen Hypertonie geschilderten Beschwerden und Symptome lassen sich generell auf eine erhöhte Spannung im sympathischen Schenkel beziehen. Man wird daher bestrebt sein müssen, eine Dämpfung, das heißt Verkleinerung dieser sympathischen Spannungserhöhung zu erzielen. Unterstützt kann dies auch durch Anregung des Gegenspielers werden.

Grundsätzlich kann man 1. symptomatisch behandeln, das heißt das einzelne Symptom, oder 2. die aetiologischen Faktoren zu beseitigen trachten. Die reifste Form der Therapie wird darin bestehen, das pathologische Reaktionsgeschehen zu korrigieren; denn nach Beseitigung der aetiologischen Faktoren müssen die Krankheitssymptome nicht absolut zurückgehen, vor allem dann nicht, wenn sie schon längere Zeit bestanden und dadurch einen pathologischen Reaktionsablauf fixiert haben, der nun weiterläuft. Der Einsatz einer dieser drei therapeutischen Handlungen erfolgt nicht nach dem *Entweder-Oder-Prinzip*, sondern der gute Therapeut muß erkennen, ob nach Beseitigung eines krankhaften Symptoms, z. B. einer Tachycardie, auch die darauf basierenden anderen Krankheitssymptome verschwunden sind, oder ob die Beseitigung eines allgemeinen Faktors des gesamten Organismus das lokale Herzsymptom automatisch zum Verschwinden bringen würde.

Die einzelnen therapeutischen Bemühungen, wie symptomatische Bekämpfung, wie die Beseitigung der aetiologischen Faktoren, wie die Korrektur des pathologischen Reaktionsablaufes, müssen praktisch Hand in Hand gehen. Von Fall zu Fall wird der Schwerpunkt auf eine Form verlegt werden müssen.

Wie wir im klinischen Teil ausgeführt haben, kommt es fast regelmäßig durch Koppelung verschiedener aetiologischer Faktoren zum Manifestwerden eines vegetativen Funktionswandels, wobei die einzelnen kausalen Faktoren einen verschiedenen Stellenwert bei der Auslösung und bei der Unterhaltung des pathologischen Geschehens haben. So hat z. B. bei einer klimakterischen Frau durch den Ausfall der Ovarialhormone das Schilddrüsenhormon das Übergewicht. Dadurch wird ein sympathischer Reizzustand verursacht. Zu dieser Grundstimmung kommt nun etwa als psychisches Trauma ein Ehebruch des Mannes hinzu, der als auslösender Faktor mit dem Stellenwert 1 das vollkommene Bild einer sympathischen Hypertonie intendiert, während die thyreogene Komponente die Fortdauer der Erkrankung unterhält.

Jeder Organismus hat, wie schon wiederholt erwähnt, das Bestreben, ein Abweichen von der Mittellage durch Kompensationsvorgänge auszugleichen (Gegenregulation). Dies gilt im besonderen Maße bei den vegetativen Betriebsstörungen. Dieses Kompensationsbestreben des Organismus läßt sich im einzelnen Fall an verschiedenen Symptomen aufzeigen. Wir haben mehrfach darauf hingewiesen, wie wichtig es ist, diese Kompensationssymptome als dynamische Gegenregulation zu erkennen, weil sie aus einem gerichteten Symptomenbild herausfallen. In der Phase der vegetativen Diagnostik, die nur mit dem Bilde der vegetativen Dystonie arbeitet, kann es leicht passieren, daß diese Symptome der Gegenregulation fälschlich für Krankheitssymptome gehalten und unterdrückt werden, was das natürliche Ausgleichsbestreben des Organismus schwer behindert. Wenn man in der Diagnostik der vegetativen Betriebsstörungen unsere dynamischen Krankheitsbilder hervorhebt, dann werden die kompensatorischen Gegenregulationen anzeigen, in welcher Richtung der Organismus bestrebt ist, einen Ausgleich zu finden. Der Therapeut muß dann dieses Bestreben wirkungsvoll unterstützen. Diese Gedankengänge soll folgendes Beispiel erläutern:

Ein Patient kommt zum Arzt und klagt über eine besondere Müdigkeit nachmittags, die ihn schwer beim Arbeiten behindert. Der Arzt verordnet die verschiedensten Tonika, die im wesentlichen Strychnin, Coffein und sogar Benzedrin enthalten. Der Patient kommt wieder und sagt, daß er wohl vorübergehend aufgeputscht wurde, daß er aber jetzt unter Schlafstörungen und Kopfschmerzen leide. Die exakte vegetative Skelettierung ergab nun folgendes: Der Patient hatte viel Arbeit zu leisten und große Aufregungen. Dies verursachte eine starke „Nervosität", die sich in Zittern der Hände, leichtem Aufbrausen, Kopfschmerzen, Herzbeschwerden, „bei der geringsten Aufregung starkes Herzklopfen" und Appetitlosigkeit äußerte. Einige Zeit später bemerkte er, daß er nach dem Mittagessen müde war und nur schwer weiterarbeiten konnte. In der dynamischen Funktionsanalyse muß diese Müdigkeit nach dem Essen als Kompensationsvorgang für die sympathisch übererregte Leistungsphase des Vormittags aufgefaßt werden. Die zweckmäßige Therapie wäre daher gewesen, einen Mittagsschlaf zu verordnen und nicht durch die verschiedenen Tonica die vom Organismus selbst intendierte Assimilationstendenz zu verhindern.

Da das Wirkfeld des vegetativen Systems von den Verschiebungen des Ionenmilieus in der einzelnen Zelle bis zur Beeinflussung der höchsten psychischen Funktionen reicht, muß sich auch die vegetative Therapie aller Hilfsmittel von der Pharmakotherapie bis zur Psycho- und physikalischen Therapie bedienen. Die zunehmende Differenzierung der Medizin hat auch auf therapeutischem Gebiet zu einer Zergliederung der Gesamtbehandlung in einzelne zum Teil unabhängig voneinander tätige Sektoren geführt. So versuchen die Psychotherapie, die physikalische Therapie und die Pharmakotherapie meist unabhängig voneinander die gleichen Krankheitsbilder zu beeinflussen. Es entspricht den therapeutischen Gepflogenheiten, z. B. einen Patienten mit funktionellen Herzbeschwerden zunächst medikamentös zu behandeln. Ist das nicht von Erfolg begleitet, dann wird der Patient an einen Physikotherapeuten weitergegeben. Dieser versucht nun seinerseits mit seinen begrenzten Mitteln die Funktionsstörung auszugleichen. Meist nützt auch dies nichts und der Patient wird schließlich zum Nervenarzt zu einer seelischen Behandlung geschickt, da seinen subjektiven Beschwerden kein ausreichender organpathologischer Befund gegenübersteht. Bringt auch die eingeleitete Psychotherapie keinen genügenden Erfolg, so gelangen der Patient und die behandelnden Ärzte zur irrtümlichen Anschauung daß sämtliche angewandten Methoden erfolglos gewesen seien. Der Patient wendet sich nun meist einem Kurpfuscher zu, der nicht selten durch relativ einfache Maßnahmen das Krankheitsbild zu bessern vermag.

Wie wir gezeigt haben, ist das vegetative System das Schaltwerk des Lebens. Seine Störungen betreffen meist den gesamten Organismus (Regel der permanenten Induktion), was allerdings erst durch genaue Anamnese und klinische Untersuchung erfaßt werden kann. Ein solches Krankheitsbild läßt sich nicht durch einseitige Maßnahmen, sondern nur durch Zusammenfassung aller therapeutischen Möglichkeiten wirksam bekämpfen. *Die Kunst der Therapie der vegetativen Betriebsstörungen besteht in der sinnvollen Verknüpfung der notwendigen Methoden.* Das heißt, Pharmako-, Physiko-, Psycho-, Klimatherapie, Diät und allgemeine Lebensvorschriften müssen von einer Hand in sinnvollem gleichzeitigen Einsatz angewandt werden, wobei fallweise der Schwerpunkt im Verlauf der Behandlung wechseln kann.

Wir konnten aufzeigen, daß ein großer Prozentsatz von vegetativen Betriebsstörungen durch die abnormen Lebensanforderungen und Lebensgewohnheiten der heutigen Zeit verursacht ist. Es gehört daher auch zur Therapie, das Leistungsmaß der Kapazität des Einzelnen anzupassen. Darüber hinaus wird es heute notwendig sein, den Patienten vor den Auswirkungen der *Superzivilisation* zu schützen.

Über den zeitlichen Einsatz der Therapie wäre folgendes zu sagen: der Funktionswandel der vegetativen Betriebsstörungen ist meist nicht von heute auf morgen entstanden, man darf daher nicht erwarten, ihn innerhalb kurzer Zeit zu beseitigen. Krankheit ist nach Aschoff Leben unter geänderten Bedingungen das heißt, auch die Krankheit ist ein den Erfordernissen angepaßter Gleichgewichtszustand. Jeder therapeutische Eingriff stört dieses bestehende Gleichgewicht, indem der kranke Organismus zu beharren trachtet. Wird beispielsweise ein chronischer Angiospasmus durch krampflösende Mittel behoben, dann tritt er nach Sistieren der therapeutischen Wirkung eines Medikamentes erneut und meist sogar verstärkt auf. Daraus folgt, daß die therapeutischen Bemühungen in der Regel *einschleichend* erfolgen müssen, um eine langsame und allmähliche Verschiebung des pathologischen Spannungszustandes zu bewirken. Die therapeutischen Maßnahmen der vegetativen Betriebsstörungen haben sich an natürliche Vorgänge wie Ebbe und Flut, bzw. wie den Übergang zwischen Winter und Sommer anzupassen. Jeder Versuch einer brüsken Korrektur endet meist mit einer noch stärkeren Versteifung in der primären Reaktionslage.

Auf diesem komplizierten Weg der Heilung soll der Patient stets von einem Arzt geführt werden. Das individuelle Eingehen auf den speziellen Fall, die individuelle Dosierung, die Variierung innerhalb des Behandlungsverlaufes, die Steuerung der Therapie unter möglichster Berücksichtigung und Wertung der

subjektiven Beschwerden des Patienten schaffen ein Vertrauensverhältnis, das
gerade bei der Behandlung der vegetativen Betriebsstörungen eine wesentliche
Voraussetzung des Erfolges ist. So wie eine vegetative Betriebsstörung fast
immer durch Koppelung mehrfacher Faktoren zustande kommt, muß auch die
Therapie dieser Störung durch planmäßige Kombination verschiedenster Maßnahmen gesteuert werden. Das erstrebenswerte Ziel ist die Wiederherstellung
des harmonischen Biotonus, dessen graphische Darstellung einer Sinuskurve,
analog der symbolischen Darstellung des Ynn-Yang-Prinzips am Beginn unseres
Buches, entspricht.

F. Hoff schließt sein Buch „Behandlung innerer Krankheiten" mit dem Satz:
„Je mehr der Arzt in seinem Denken und Handeln von den Symptomen und
örtlichen Störungen der Organerkrankungen zu einer ganzheitlichen Erfassung
der seelisch-körperlichen Einheit des kranken Menschen vordringt, desto mehr
wird aus dem medizinischen Handwerk die ärztliche Kunst. Dies gilt unserer
Meinung nach in ganz besonderem Maß für die Therapie der vegetativen Betriebsstörungen.

Elftes Kapitel.

Pharmakotherapie.

A. Allgemeines.

Bei der Rolle, die dem vegetativen System bei der Regulation der gesamten
Lebensvorgänge zukommt, ist es nicht verwunderlich, daß die Rhythmik der
vegetativen Regulationen durch die verschiedensten Faktoren beeinflußt
wird. Diese Faktoren, die in übermäßiger Dosierung Schaden verursachen,
können in adaequater Dosierung einen fördernden oder hemmenden Einfluß auf
die vegetativen Funktionen ausüben. Im speziellen können die verschiedensten
chemischen Stoffe eine anregende, bzw. hemmende Wirkung auf einen einzelnen
vegetativen Arbeitsgang ausüben. Die subjektiven Beschwerden und klinischen
Symptome zeigen meist eine erhöhte Irritation oder Hypertonie eines isolierten
vegetativen Sektors an. Die Pharmakotherapie hat nun die Aufgabe, unter Beachtung der allgemeinen Grundsätze der richtigen zeitlichen, örtlichen und
mengenmäßigen Verabreichung der einzelnen Mittel die veränderte Amplituden-
schwingung eines vegetativen Sektors zu normalisieren. Sie soll in diesem Bestreben nie isoliert eingesetzt werden, sondern wie schon ausgeführt wurde, stets
in Kombination mit anderen therapeutischen Methoden, da durch den gekoppelten Einsatz eine gegenseitig fördernde Wechselwirkung entsteht, das heißt
ein auf das vegetative System wirkendes Pharmakon kann in seiner Wirksamkeit
durch entsprechende Psychotherapie, bzw. physikalische Therapie weitgehendst
gefördert werden.

Da die Aufgabe des vegetativen Systems einen permanenten Einsatz erfordert,
muß es dauernd funktionsbereit sein, was nur unter Aufrechterhaltung eines
permanenten Tonus möglich ist, wobei je nach der Aufgabe die Spannung im
einzelnen vegetativen Sektor wechselt. Faßt man die neuen Forschungsergebnisse zusammen, so kann man sagen, daß der Tonus des sympathischen Systems
proportional der Summe der im Moment wirksamen sympathomimetischen
Wirkstoffe ist. Diese Wirkstoffe sind sowohl im sympathischen wie im parasympathischen System flüchtiger Natur. Sie werden ständig aus inaktiven Vorstufen
synthetisiert und durch Fermente wieder unwirksam gemacht. Die aktuell wirksame Konzentration ist bestimmt durch das Verhältnis zwischen gebildetem

cholin. In sämtlichen Organen findet sich ein Vorrat des sogenannten Acetylcholin-Precursors (Abdon-Hammarskjöld), einer inaktiven labilen komplexen Verbindung, aus der das Acetylcholin durch Vaguserregung frei wird. Durch die gleichfalls in allen Geweben vorhandene Acetylcholinesterase wird es nahezu ebenso schnell abgebaut, wie es gebildet wird. Ein Teil wird wieder zum inaktiven Precursor aufgebaut (Abdon). Der Tonus des parasympathischen Systems im aktuellen Augenblick hängt daher von der wirksamen Acetylcholinkonzentration in der Zelle ab. Analoge Vorgänge müssen für die sympathischen Wirkstoffe angenommen werden, die wahrscheinlich durch eine Aminooxydase abgebaut werden (Cannon-Rosenblüth). Die einzelne Zelle wird somit zu einer aktuellen Aufgabe durch den adaequaten Wirkstoff befähigt (s. Schema Abb. 52). Diese Vorgänge werden durch eine Reihe von zusätzlichen Faktoren beeinflußt. So ist z. B. die Synthese des Acetylcholins von der Zufuhr von Glukose, bzw. Brenztraubensäure abhängig, wobei dem Vitamin B_1 (Aneurin) eine wesentliche Rolle zukommt (Mac Intosh-Kahlson). Hiebei ist die Konzentration von Kaliumionen von Bedeutung (Zondek). Das Vitamin B_1 stellt als wesentlicher Bestandteil der Cocarboxylase eine Voraussetzung zur Acetylcholinbildung dar und wurde daher von Muralt als zweiter Betriebsstoff des cholinergischen Systems bezeichnet. In analoger Weise spielt das Vitamin C und das Calcium-Ion bei der sympathischen Aktion eine Rolle. Dazu kommt, daß der sympathischen Wirkung eine saure Reaktionslage korrelliert ist, der parasympathischen eine alkalische. Der gesamte vegetative Tonus entsteht aus der Summation dieser zellulären Teilvorgänge.

Darüber hinaus gibt es eine Reihe von Stoffen, die in diesen Mechanismus fördernd oder hemmend eingreifen. So stellen die Keimdrüsenhormone, die Hormone der Bauchspeicheldrüse und zeitweise die des Thymus sensibilisierende Faktorenen des parasympathischen Systems dar. Diese Wirkung ist aus einer großen Reihe experimenteller und klinischer Arbeiten über den Wirkungsmechanismus speziell des Follikelhormons bekannt. Reynolds folgerte aus seinen Untersuchungen, daß nach Follikelhormonverabreichung der Acetylcholingehalt steigt. Die Senkung des Grundumsatzes nach Follikelhormon (Collett, Sherwood, Oberdisse), die Senkung des Blutzuckers (Thaddea-Hamps, Geßler, Schöne), die Förderung des Knochenwachstums (Clavert), ferner die gefäßdilatierende Wirkung (Ratschow-Klostermann, Fröhlich, Franke, Herrmann-Mac Grath), die Senkung des Vitamin-C-Spiegels (Mogileff), schließlich die Erhöhung der allgemeinen Reizschwelle (Cauchard) sprechen für die obige Annahme. Gleichfalls wurde schon erwähnt, daß dem Insulin neben seiner Hauptwirkung im Kohlehydratstoffwechsel zusätzliche parasympathisch-sensibilisierende Wirkungen zukommen. Auch die parasympathikomimetische Wirkung des Thymus in bestimmten Lebensaltern wurde schon ausgeführt. Analog sensibilisiert das Thyroxin das gesamte adrenergische System (Glaubach-Pick). Bei der Nebenniere sind die Verhältnisse insofern kompliziert, als die Beziehungen zwischen Nebennierenrinde und

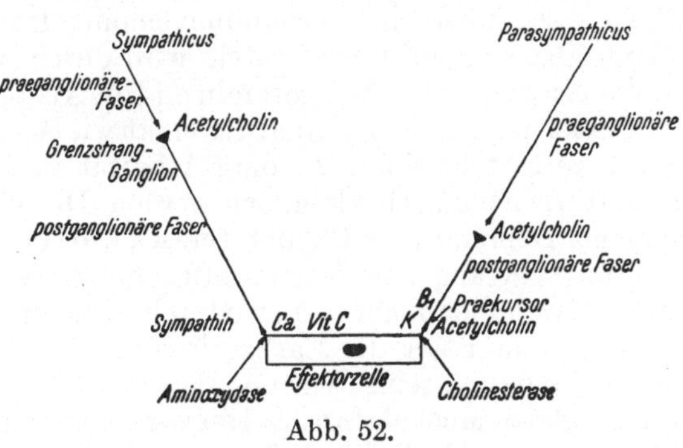

Abb. 52.

Mark noch nicht restlos geklärt sind. Als sicher kann man bisher annehmen, daß das Mark die Hauptproduktionsstätte der Vorstufen des sympathischen Wirkstoffes ist. Wir glauben, daß die Aufrechterhaltung des normalen Tonus des adrenergischen Systems vorwiegend durch die in den verschiedenen Organen gebildeten sympathischen Wirkstoffe zustandekommt, daß jedoch jene zahlreichen Gemeinschaftsaufgaben, insbesondere die Abwehrreaktion in akuten Notzuständen des Organismus durch fallweise Ausschüttung der im Nebennierenmark gebildeten Wirkstoffe bewältigt werden. Daneben spielen bei Hypotonien des sympathischen Systems, wie wir sie aus der Klinik der Addison-Bilder und in der experimentellen Forschung bei nebennierenentfernten Tieren kennen, die in der Nebennierenrinde gebildeten Wirkstoffe eine tonisierende Rolle. Man kann allerdings nicht allen in der Nebenniere gebildeten Stoffen (von Reichstein wurden bis jetzt 27 kristallische Steroide isoliert) eine sympathomimetische Funktion zuschreiben. So stellt die Gruppe der androgenen Wirkstoffe eine Komponente dar, die durch ihre Zusammenarbeit mit den Keimdrüsen vorwiegend in den parasympathischen Funktionskreis eingeschaltet ist. Hingegen wirkt die Gruppe des Desoxycorticosterons ($C_{21}H_{30}O$) durch ihren Einfluß auf das Elektrolytsystem vorwiegend sympathomimetisch, was schon aus der Steigerung der Kaliumausscheidung und der blutdrucksteigernden Wirkung hervorgeht. Eine weitere Gruppe von Nebennierenrindenwirkstoffen hat eine blutzuckersteigernde und fettmobilisierende Wirkung, was ebenfalls einem sympathomimetischen Effekt gleichkommt. In dieser Gruppe ist in letzter Zeit das 11 Dehydro, 17 Hydrooxycorticosteron ($C_{21}H_{28}O_5$) genannt, Compound E, Cortison (Mason, Myers, Kendall) durch seine Wirkung auf den chronischen Gelenkrheumatismus bekannt geworden. Seine senkende Wirkung auf die Lymphozyten und die eosinophilen Zellen (Thorn, Forsham und Mitarbeiter) sowie die Steigerung der Widerstandsfähigkeit gegen Infektionen und Belastungen aller Art unterstreichen ebenfalls seine sympathomimetische Wirkung. Das von der Hypophyse produzierte adrenocorticotrope Hormon (ACTH) bewirkt eine Ausschüttung und vermehrte Produktion der Nebennierenrindenhormone und damit ebenfalls vorwiegend einen gesteigerten sympathomimetischen Effekt.

Wie schon mehrfach erwähnt, haben die Hormone die besondere Aufgabe einer dauerhaften Tonisierung, bzw. Sensibilisierung, was therapeutisch von besonderer Wichtigkeit ist.

Neben diesen physiologischen Wirkstoffen gibt es eine Reihe von toxischen Substanzen, die eine definierte Wirkung auf den einzelnen vegetativen Sektor ausüben. Das parasympathische System wird durch Pilokarpin, Physostigmin, Cholinester, Muskarin, Carbaminoylcholin, Doryl erregt und durch Atropin gelähmt. Das sympathische System wird durch Adrenalin, Ephedrin und ähnliche Amine erregt und durch Ergotamin und die Alkaloide der Ergotoxingruppe gelähmt.

Pilokarpin hat seinen Angriffspunkt wie Acetylcholin in der reagierenden Zelle selbst, es besteht eine besondere Affinität zu den Speichel- und Schweißdrüsen, worauf wir noch zurückkommen werden. Die Wirkung des Physostigmins beruht auf einer Hemmung der Cholinesterase (Loewi-Navratil). Im oben dargestellten Wirkungsvorgang des Vagusstoffes greift es also im Sinne einer Hemmung des Acetylcholinabbaues ein, wodurch es zu einer Anreicherung desselben kommt. Doryl ist ein Ester der Carbaminsäure und des Cholins. Es wirkt stärker als Acetylcholin und seine Wirkung dauert wesentlich länger an. Es wirkt besonders auf die glatte Muskulatur des Darmtraktes und der Harnblase. Die Wirkung des Atropins besteht darin, daß es die Zelle gegenüber der Acetylcholinwirkung unempfindlich macht. Es wirkt demnach auf die Zelle selbst und hat keinen Einfluß auf die Acetylcholinbildung.

Das sympathische System wird durch Adrenalin und Noradrenalin in der gleichen Weise erregt wie durch Reizung der adrenergischen Nervenfasern selbst. Man nimmt heute an, daß adrenalinähnliche Substanzen das humorale Zwischenglied zwischen adrenergischer Nervenfaser und Effektorzelle darstellen. Die Wirkung des Adrenalins findet daher auf die Zelle selbst statt. Für die vegetative Therapie hat Adrenalin zwei Nachteile. Erstens ist es peroral unwirksam, zweitens ist die Wirkung der Injektion sehr flüchtig. Diese stoßartige Wirkung ist bei vereinzelten Fällen mit akutem Versagen notwendig (Asthmaanfall, peripherer Kreislaufkollaps). In der allgemeinen vegetativen Therapie ist jedoch eine stoßartige Wirkung sehr schädlich, da sie das gesamte Gefüge plötzlich verändert. Es war daher naheliegend, nach Stoffen zu suchen, die eine protrahierte Wirkung haben. Barger und Dale haben eine Reihe von Aminen, die in ihrer Wirkung dem Adrenalin ähnlich sind, studiert. Diese Stoffe leiten sich vom β-Phenylalanin ab. Ein solcher Stoff, der klinisch und experimentell weitgehend durchforscht ist, ist das Sympatol. Es unterscheidet sich vom Adrenalin nur dadurch, daß es eine Hydroxylgruppe weniger enthält. Die vasopressorische Wirkung ist wesentlich schwächer als die des Adrenalins, dauert aber länger an. Es ist peroral, subcutan und intravenös anwendbar. Eine ähnliche Zusammensetzung und Wirkung hat das Suprifen. Eine noch protrahiertere Wirkung besitzt das Veritol. Ephedrin hat ebenfalls eine schwächere, aber dafür anhaltendere Wirkung. Von Bedeutung ist, daß es die Aminooxydase hemmt, die das Adrenalin normalerweise abbaut (Blaschko, Schloßmann, Richter). Es hat also eine analoge Stellung wie das Physostigmin gegenüber dem Acetylcholin (Gaddum). Es sensibilisiert den Organismus für die Adrenalinwirkung (Schaumann, Burn). Während die sympathomimetische Wirkung der Sympatolgruppe mehr den Gefäßapparat betrifft, ist die Anwendung von Ephedrin zur Lösung von Spasmen der glatten Muskulatur (z. B. Bronchospasmus), sowie zur Tonusherabsetzung derselben angezeigt. Insbesonders wird der Tonus des Verdauungstraktes vermindert und die Entleerungszeit des Magens verlängert. Durch 0,06 g Ephedrin per os 20 Minuten vor einer Mahlzeit verabreicht wird die Entleerung des Magens auf das Doppelte erhöht (Liere-Lough-Sleeth). Daneben hat es eine zentral tonisierende Wirkung auf das sympathische System, da es zur Steigerung der Erregbarkeit mit Tremor, Angst und Schlaflosigkeit führt. Das natürlich vorkommende Alkaloid ist linksdrehend und wirkt wesentlich stärker als die rechtsdrehende Verbindung. Das synthetisch hergestellte Ephetonin ist optisch inaktiv und wirkt schwächer als das linksdrehende Ephedrin. Wird die Methylgruppe des Adrenalins durch einfache aliphatische Radikale ersetzt, so tritt die bronchiolytische Wirkung noch stärker in den Vordergrund (Konzett). Hieher gehört das Isopropylnoradrenalin, Aludrin und Novasthmon.

Bei einer anderen Gruppe von Substanzen, deren Allgemeinwirkung weitgehend der des Adrenalins gleich ist, steht die zentralerregende Wirkung im Vordergrund. Hieher gehört das Benzedrin (Amphetamin). 5 bis 20 mg führen zu einer leicht euphorischen Stimmung, gesteigerter Arbeitslust, gesteigertem Rededrang, die Schläfrigkeit verschwindet. Es steigert die sympathische Aktionsfähigkeit. Das Arbeitstempo wird beschleunigt, die Fehler nehmen ab, es führt zur Blutdrucksteigerung, Diurese, Atemtiefe und Atemvolumen steigen an. Die Motorik des Magens wird gehemmt. Es wird nicht nur die Chronaxie im sympathomimetischen Sinne verändert, sondern auch das Elektroencephalogramm zeigt eine Funktionssteigerung der Hirnrinde (Grüttner-Ronkalo). Die Steigerung der gesamten Leistungsfähigkeit, bzw. die Hintanhaltung der Ermüdung zeigt, daß es sich um einen zentralen sympathomimetischen

Erregungsstoff handelt. Die gleiche Wirkung haben eine Reihe ähnlicher Substanzen wie Pervitin, Isophen, Maxiton, Adipex, wobei Fellinger besonders die entfettende Wirkung der Weckamine therapeutisch ausgewertet hat. F. Brücke erwähnte die interessante historische Tatsache, daß die Araber seit Jahrhunderten aus den Zweigspitzen eines Baumes, den sie Cat nennen, einen Tee bereiten, der die gleiche Wirkung hat wie das Benzedrin. Die individuelle Ansprechbarkeit auf diese Substanzen ist wie bei allen zentral angreifenden Mitteln eine variable. Die verschiedene Wirkung betrifft sowohl die Grenze der wirksamen wie der toxischen Dosis. Anderseits ist auch die Organwirkung bei verschiedenen Personen sehr wechselnd. Bei Einem steht die psychische Stimulation im Vordergrund, beim Anderen Kreislaufsymptome, beim Dritten die Appetitlosigkeit oder die Gewichtsabnahme. Das gleiche gilt für die toxische Nebenwirkung, bzw. auch für die Gewöhnung und Süchtigkeit. So wertvoll diese Mittel bei vorübergehender Anwendung sind, so bedenklich ist ihr ständiger Gebrauch. Es kommt zum Auftreten von Unruhe, Angstgefühl, Druck in der Herzgegend, Herzklopfen und allen weiteren Symptomen der sympathischen Hypertonie. Insbesondere in Fällen von Süchtigkeit, bei denen die Tagesdosis ständig erhöht wird, kann es zu Kreislaufkollaps im Sinne eines Kippvorganges kommen. Möller warnt besonders von der kombinierten Anwendung von Narkotika und Benzedrin, die beide eine euphorisierende Wirkung haben, wobei die unangenehmen Nachwirkungen (Katzenjammer) aufgehoben werden. Das Benzedrin wird als Weckmittel nach dem Narkotikum genommen und das Narkotikum, um die Schlafhemmung des Benzedrin aufzuheben.

Eine ebenfalls zentrale Wirkung kommt dem Koffein und den etwas schwächer erregenden übrigen Purinderivaten zu. Die zentral erregende Wirkung äußert sich vorwiegend in einer Steigerung des ergotrop-sympathischen Arbeitsganges. Als Ausdruck hiefür sieht man gesteigerte psychische und geistige Leistungsfähigkeit, erhöhte Kreislauftätigkeit und Wasserausscheidung, sowie Unterdrückung der Ermüdung. Ähnlich wirkt Strychnin, das durch Herabsetzung der allgemeinen Reizschwelle eine Reflexsteigerung, insbesondere der spinalen und medullären Reflexe, verursacht. Die Folge davon ist ebenfalls eine Aktivierung des sympathischen Arbeitsganges.

Im Gegensatz zu diesen sympathomimetischen Substanzen gibt es auch eine Reihe sympathikolytischer Stoffe. Hieher gehört in erster Linie die Gruppe der Sekalealkaloide, denen als Grundsubstanz die Lysergsäure gemeinsam ist. Es handelt sich hiebei um eine große Gruppe von Stoffen, deren verfeinerte Pharmakologie durch jahrzehntelange Arbeit von Stoll, Rothlin und ihrer Schule erforscht wurde. Ohne auf zu viel Details einzugehen, sei zunächst festgehalten, daß nach Verabreichung von relativ großen Dosen von Stoffen der Ergotoxin- und Ergotamingruppe die Wirkung der elektrischen Reizung des sympathischen Nerven gehemmt oder aufgehoben wird. Auch diese Wirkung greift nicht an den Nervenenden an, da die Sympathinwirkung nicht beeinträchtigt wird (Navratil). Es wird angenommen, daß die Rezeptorzellen durch die Alkaloide für das Sympathin unempfindlich gemacht werden. Diese Mittel verhindern die gefäßkontrahierende Wirkung des Sympathins (Pearce). Ebenso wird die Erschlaffung der Darmmuskulatur hintangehalten (Rothlin). Wichtig scheint uns die Feststellung, daß bei erhöhtem Erregungszustand des sympathischen Systems schon kleine Dosen einen sympathikolytischen Effekt haben (Nordenfeldt). Dem Ergobasin fehlt jede sympathikolytische Wirkung. Einen wesentlichen therapeutischen Fortschritt brachte die Einführung von Dihydroderivaten der verschiedenen Sekalealkaloide (Rothlin, Stoll-Hoffmann), da bei diesen Präparaten die Toxizität wesentlich herabgesetzt und die Uterus- und Gefäßkontrahierende Wirkung aufgehoben ist. Die sympathikolytische Wirkung hingegen ist verstärkt (Abb. 53). Hieher gehören das Dihydroergotamin (D. H. E.) und das Hydergin (C. C. K. 179).

Hydergin ist eine Kombination der Dihydroderivate von drei Mutterkornalkaloiden und vereinigt die peripher sympathikolytische mit einer zentralen gefäßtonussenkenden Wirkung. Hiedurch ist sein besonderes Anwendungsgebiet bei der Hypertonie und bei allen Störungen der peripheren Durchblutung gegeben. Einschleichende Dosierung von dreimal 5 bis dreimal 30 Tropfen täglich (Stoll A.-Hoffmann A., Rothlin E., Kappert und Mitarbeiter).

Außer diesen Stoffen, deren exquisite Wirkung auf das vegetative System bekannt ist, gibt es noch eine große Zahl von Substanzen, die die vegetative Reaktionslage ebenfalls beeinflussen können. So bewirkt eine Acidose eine Verschiebung zur sympathischen und eine Alkalose eine solche zur parasympathischen Seite.

Das wichtigste Mittel zur Ansäuerung des Organismus stellt das Ammoniumchlorid dar, wobei durch die Verwandlung in Harnstoff innerhalb des Organismus ein Überschuß an Säureäquivalenten entsteht. $2\ NH_4Cl + CO_2 = (NH_2)\ CO + 2\ HCl + H_2O$ (Haldane). Während bisher dieser Wirkungsmechanismus lediglich zur Ansäuerung des Harnes oder zur Unterstützung der Diurese verwendet wurde, sind wir der Ansicht, daß dadurch eine wesentliche Unterstützung einer sympathisch gerichteten Therapie stattfindet. An Präparaten sind bekannt die Compressi Ammonnii chlorati comp. in der Schweiz, die Mixtura solvens, Ammonium chloratum cristallisatum in Deutschland und das Gelamon in Österreich. Die Dosierung schwankt von 5 bis 15 g täglich mit reichlich Wasserzusatz.

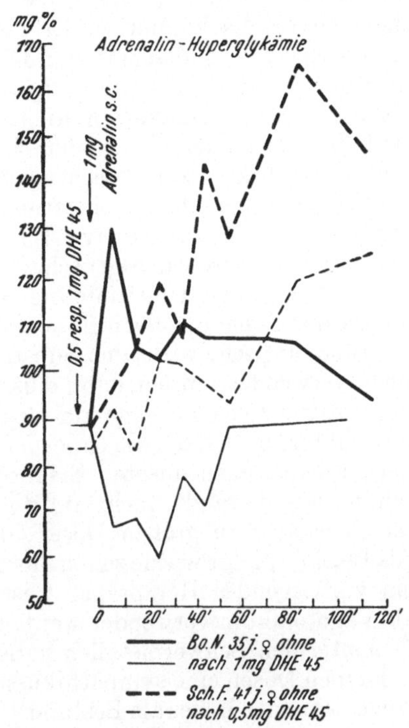

Abb. 53. Nach: O. Spühler. Durch DHE kommt es bei Sch. F. zur Abschwächung bei Bo. N. zur Senkung des Blutzuckers.

Eine allgemeine Alkalose geht mit Verschiebung der vegetativen Reaktionslage nach der parasympathischen Seite einher. Therapeutisch kann dies am besten durch Zufuhr von 5 bis 15 g Natrium bicarbonatum durchgeführt werden. Während bisher die Alkalisierung nur beim Diabetischen Coma, bzw. anderen schweren acidotischen Zuständen verwendet wurde, möchten wir gleichfalls darauf hinweisen, daß diese Alkalisierung eine gerichtete vegetative Therapie darstellt, die geeignet ist, die übrige Medikation wirkungsvoll zu unterstützen.

Es muß hier grundsätzlich erwähnt werden, daß man bei fast allen pharmakologisch wirksamen Substanzen eine Hauptwirkung und eine Nebenwirkung unterscheiden muß. Während die übliche Anwendung des Medikamentes nach der Hauptwirkung speziell auf ein Organ abgestimmt ist, wird die Nebenwirkung als Indikation selten beachtet. So wird Digitalis fast nur als Herzmittel verwendet, da es eine spezielle Affinität zum Herzmuskel hat. Der Herzmuskel bindet 7—10% der zugeführten Glykoside, während der Rest in der übrigen Muskulatur und anderen Organsystemen haftet. Darüber hinaus hat jedoch Digitalis zweifellos eine parasympathomimetische Wirkung. So wurde von Konzett gefunden, daß Digitalisglykoside die Wirkung des Acetylcholins auf das Halsganglion der Katze verstärken. In großen Dosen treten diese Reizwirkungen auf den Vagus besonders hervor. Es kommt zu Erbrechen und Durchfällen. (Nebenbei sei auf die chemische Verwandtschaft der Digitalisglykoside mit dem Follikelhormon verwiesen.) Man darf daher die Nebenwirkung eines Medikamentes auf das vegetative System bei der Indikation nicht vernachlässigen. Umso merkwürdiger ist es, daß dies bisher sowohl in der theoretischen Pharmakologie wie in der therapeutischen Praxis wenig berücksichtigt wurde.

Wir sind weit davon entfernt, die gesamte pharmakologische Wirkung ausschließlich auf das vegetative System zu beziehen, glauben aber doch, daß neben den organspezifischen Eigenschaften vieler Medikamente ihre Wirkung auch auf einer allgemeinen Umstimmung der vegetativen Reaktionslage beruht. Wenn wir in der Folge die Beeinflussung des vegetativen Systems durch verschiedene pharmakologische wirksame Substanzen anführen, die bisher in dieser Indikation nicht verwendet wurden, dann müssen wir erwähnen, daß wir die Umstimmung der vegetativen Reaktionslage auf Grund unserer klinischen Erfahrungen aufzeigen, obwohl hiefür vielfach die experimentellen Grundlagen noch ausstehen. Entscheidend scheint nach unseren Erfahrungen zu sein, daß kleine Dosen längere Zeit hindurch angewandt, mehr auf die allgemeine vegetative Reaktionslage wirken, im Gegensatz zu großen Dosen, die mehr organspezifische Wirkungen zeigen. Als Beispiel hiefür wurde schon das Digitalis angeführt, das in den normalen Dosen ein vorwiegendes Herzpräparat ist, in kleinen protrahierten Dosen mit Erfolg als Vagotonikum verwendet werden kann.

Unter den Schwermetallen haben Eisen, Gold, Silber und Quecksilber schon in kleinen Dosen eine sympathikussensibilisierende Wirkung. Vom Eisen ist schon lange bekannt, daß es als Bestandteil des Haemoglobins der wichtigste Sauerstoffüberträger und somit ein unentbehrlicher Bestandteil des sympathischen Arbeitsganges ist. Erst die Forschungen Heilmeyers und seiner Schule haben auf die große Bedeutung des übrigen Serumeisens aufmerksam gemacht, das insbesonders bei akuten Infektionen zur Aktivierung der Abwehrvorgänge benötigt wird. Auch die Schwankungen des Eisengehaltes im Rahmen des 24-Stunden-Rhythmus beweisen die engen funktionellen Beziehungen des Eisens zum ergotropen System (Thidering). Der klinischen Erfahrung nach kann man Eisen als einen sensibilisierenden, bzw. tonisierenden Faktor des ergotropen Arbeitsganges ansehen. Wesentlich bei der therapeutischen Anwendung von Eisenpräparaten ist, daß nur das zweiwertige Eisen resorbiert wird. Dazu ist die Anwesenheit von Salzsäure im Magen erforderlich. Fehlt diese, dann ist die Eisenresorption mangelhaft, sofern man nicht zusätzlich Redoxkörper (z. B. Vitamin C) zusetzt, die die Resorbierbarkeit wesentlich erhöhen (Thidering). In diesem Zusammenhang sei kurz darauf hingewiesen, daß die mit der sympathischen Hypertonie einhergehende Hypacidität im Magen die Eisenresorption erschwert, wodurch letzten Endes ein Eisenmangel entsteht. Dieser kann zu einem auslösenden Faktor der sympathischen Hypotonie werden, insbesondere bei Frauen, bei denen durch die Menstruation ein ständiger Verlust an Eisen eintritt. Bei der therapeutischen Anwendung von Eisenpräparaten muß daher darauf Bedacht genommen werden, daß das Eisen entsprechend resorbiert werden kann, wozu sich lösliche stabilisierte Ferrosalze am besten eignen.

Dies gilt in noch weitgehenderem Ausmaß für das Gold, welches per oral kaum resorbiert wird. Auch das Gold wird klinisch als Aktivator des ergotropen Systems angewandt. Nach Traxl wirkt Gold in colloidaler Lösung im Warburg-

Versuch außerordentlich anregend auf den Zellstoffwechsel. Gerade kleinste Mengen colloidaler Metallösungen, die auf die Zelle einwirken, rufen eine besondere Beschleunigung der Zellatmung hervor. Während es schon im Altertum und Mittelalter als Bestandteil belebender Elixiere bei gesunkener Lebenskraft verwendet wurde (Paracelsus, Roger-Bacon), dient es derzeit zur „unspezifischen Reiztherapie" zur Behandlung torpid verlaufender chronischer Infektionskrankheiten sowie gewisser Tuberculose- und Rheumatismusformen. Nach unserer Konzeption bedeutet Reizkörpertherapie Aktivierung des sympathischen Arbeitsganges. Während die übliche Reizkörperbehandlung mit Fieber eine plötzliche, jedoch nur auf Stunden begrenzte Verschiebung der vegetativen Reaktionslage bewirkt, ist die Goldtherapie geeignet, eine längerdauernde Umstimmung in sympathischer Richtung zu erzielen. Dies liegt in der geringen chemischen Aktivität des Goldes (Winkler), welches im Reticulo-endothel gespeichert wird, und nur langsam aus dem Organismus ausgeschieden wird. Nach Hausborg kann noch zwei Jahre nach einer Goldbehandlung eine Ausscheidung im Harn und Stuhl nachgewiesen werden. Während einer Ausbreitung der Goldtherapie die große Zahl von toxischen Nebenwirkungen in Haut, Schleimhäuten und in der Niere hinderlich waren, ist durch die Einführung colloidaler Goldlösungen, deren Dispersionsgrad durch Ultraschall erhöht wurde [Ultrachysol], die Möglichkeit gegeben, kleinste wirksame Golddosen ohne Gefahr irgendwelcher Nebenerscheinungen anzuwenden. Die Zerteilung des Goldes in feinste Substanzteilchen ermöglicht die Applikation kleinster Mengen, die infolge der geringen Dosierung keinerlei Gegenregulation im Organismus auslösen und daher ein brauchbares Dauertonikum zur Anregung des ergotropen Systems darstellen.

Das Silber hat ebenfalls einen aktivierenden Einfluß auf das sympathische System. Seine Anwendung ist vorwiegend lokal, wobei die adstringierende Wirkung im Vordergrund steht. Auch die Einreibung von Silber in Form einer Schmierkur wirkt entquellend und umstimmend auf die vegetative Reaktionslage. Auf dieser Erfahrung fußen die fallweisen Erfolge, z. B. bei rezidivierenden Entzündungen des Zentralnervensystems.

Quecksilber wird in den verschiedensten Verbindungen zur Anregung der Diurese, bzw. Entquellung verwendet. Darüber hinaus scheint die Applikation als Schmierkur ebenfalls das sympathische Abwehrsystem zu aktivieren, besonders gegen Spirochaeteninfektionen, worauf schon Finger hingewiesen hat. Das Antiviral von Zingerle (Hydrargyrum bijodatum rubum 1,0 auf 1000,0 absoluten Alkohol), das einige Tage hindurch in der Menge von 2 bis 15 Tropfen viertelstündig gegeben wird, stellt eine Methode zur Aktivierung des Abwehrapparates bei Virusinfektionen des Zentralnervensystems dar. Auch hiebei haben wir die Erfahrung gemacht, daß durch kleinste Dosen eine wirksame Umstimmung erzielt werden kann. Bei Anwendung großer Dosen, wie bei der antiluetischen Behandlung, überwiegt die direkte antiparasytäre Wirkung.

Die Wismutwirkung steht pharmakodynamisch dem Quecksilber sehr nahe. Neben seiner antiluetischen Indikation ist seine allgemeine Wirkung kaum erforscht. Es sei nur darauf hingewiesen, daß nach Hanzlik und Mitarbeitern auch Wismutverbindungen eine starke und anhaltende Steigerung der Diurese bewirken können.

Eine weitere Gruppe von Substanzen hat eine assimilationsfördernde Wirkung. Hieher gehört in erster Linie das Arsen. Bekannt ist seine fördernde Wirkung auf das Wachstum und den Fettansatz (Heffter-Keeser). Selbst in kleinen Dosen hemmt es die Oxydationsprozesse, wobei diese Hemmung über eine Blockierung von Enzymen geht (Möller). Die bekannte Verwendung von Arsen zu Mastkuren und auch in der veterinären Medizin bestätigen die assimilatorisch un parasympathisch wirksame Aktivierung. Früher wurden vielfach Arsenpräparate zur Behandlung verschiedener Anaemieformen, insbesondere der perniciösen Anaemie verwendet. Seit Einführung der Lebertherapie sind auch die übrigen Indikationen des Arsens zu Unrecht in Vergessenheit geraten.

Schwefel ist ein Element, das in fast allen vagomimetischen Substanzen vorkommt. So in den verschiedenen Aminosäuren wie Glutathion und Cystin, ferner im Insulin. Nach Kühnau steigert Schwefel die Alkalireserve, erhöht die Magensaftproduktion, senkt den Blutdruck und Blutzucker, was fallweise auch bei Schwefelbädern klinisch bestätigt werden kann. Der Bedarf nach Schwefel bei verschiedenen Reizzuständen des sympathischen Systems wird häufig vernachlässigt. So konnte A. Meier beobachten, daß sympathisch gereizte Kinder besonders häufig Nägelbeißen oder Zöpfe kauen, da in diesen Keratinsubstanzen viel Schwefel ist und solche Kinder ihren Mangel instinktiv dadurch zu decken trachten.

Während früher Phosphor und Phosphorverbindungen in reichlichem Ausmaß zur Kräftigung, das heißt Assimilation in Form verschiedener Tonikas verwendet wurden, bezweifelt die moderne Pharmakologie vielfach den therapeutischen Wert dieser Maßnahmen. Vom klinischen Standpunkt sieht man immer wieder, daß durch Phosphorverbindungen (Recresal, Acidi phosphorici diluti 3×15 Tropfen täglich) eine assimilationsfördernde Wirkung erzielt wird. Nach H. H. Meyer übt Phosphor in Mengen von $\frac{1}{2}$ bis 1 mg pro Tag einen fördernden Einfluß auf Wachstum und Neubildung von Geweben aus.

Eine ähnliche Diskrepanz zwischen experimenteller Forschung und klinischer Erfahrung besteht bezüglich des Calciums. Während Calcium nach den Ergebnissen von Zondeck, Pick u. a. das der sympathischen Aktion korrelierte Ion darstellt, besteht kein Zweifel, daß klinisch sympathische Erregungszustände mit Calcium wirksam gedämpft werden. Von Fall zu Fall sieht man immer wieder, daß nach Calciuminjektionen eine Zunahme des Appetits mit Gewichtszunahme, ferner eine allgemeine Beruhigung nervöser Erregungszustände und eine schlaffördernde Wirkung eintritt. Auch die entzündungshemmende Wirkung des Calciums spricht im Sinne einer Dämpfung eines sympathischen Reizzustandes. Nach Wichmann hat das Calcium eine Digitalis-ähnliche Wirkung am Herzen, wobei es die Systole verstärkt, die Coronardurchblutung und das Herzminutenvolumen steigert. Zweifellos setzt es auch die Erregbarkeit der Muskulatur herab. Auch das bei manchen Fällen auftretende Wärmegefühl und die Erweiterung der Hautgefäße könnte im Sinne einer vagomimetischen Wirkung gedeutet werden. Während unser Wissen über die pharmakodynamische Wirkung der Calcium-Ionen noch sehr unvollständig ist (Möller), kann nach der klinischen Erfahrung dem Calcium in manchen Fällen eine ausgesprochene assimilationsfördernde Wirkung zugesprochen werden. Die Applikationsart ist dabei nicht gleichgültig. Da Calcium per-oral schlecht resorbiert wird, und häufig Nebenerscheinungen von Seiten des Magen-Darmtraktes macht (Magenbeschwerden, Obstipation), ist eine parenterale Zufuhr zu bevorzugen. Der allgemein üblichen intravenösen Verabreichung ist die intramuskuläre Injektionsform vorzuziehen. Seit durch Einführung weitgehend gereinigter Calciumpräparate (zehnprozentige Lösung von Calciumgluconicum und Calciumlärunicum) diese Einverleibung nicht mehr schmerzhaft ist, bietet sie gegenüber der intravenösen zahlreiche Vorteile. Erstens die Vermeidung von Nebenerscheinungen wie Hitzegefühl, Kollapsneigung und Temperatursteigerung. Zweitens weniger brüsker Einsatz und längere Dauer der Wirkung. Während nach intravenöser Verabreichung von Calcium die Erhöhung des Calciumwertes im Blut nur zwei Stunden andauert, läßt sich nach intramusculärer Injektion von 5 cm³ einer zehnprozentigen Calcium-gluconicum-

Lösung durch fast 24 Stunden ein erhöhter Blutcalciumspiegel nachweisen (Hein). Da eine brüske Verschiebung bei der Therapie der vegetativen Betriebsstörungen wegen der dadurch induzierten Gegenregulation vermieden werden soll, ist der intramusculären Anwendung der Vorzug zu geben.

Dem Kalium als Gegenspieler des Calcium kommt bei der Übertragung parasympathischer Erregungen eine große Bedeutung zu. Seiner Anwendung in der Therapie stellen sich bei der Injektion große Schwierigkeiten entgegen, da unangenehme Nebenwirkungen auftreten können (Herzstillstand). Die perorale Behandlung ist noch zu wenig erforscht, obwohl die Mitteilung von Erfolgen bei der Behandlung paroxysmaler Lähmungen durch Kaliumchlorid per os (Lenz H.), die wir bestätigen können, eine breitere Anwendung bei vegetativen Betriebsstörungen rechtfertigen würden.

Eine Substanz, deren enge Beziehung zum vegetativen System außer Zweifel steht, ist das Jod. Seine sympathomimetische Wirkung beruht zum Teil darauf, daß es ein wesentlicher Bestandteil des Thyroxins ist. Wie wir schon erwähnt haben, ist nach Schittenhelm-Eisler und Fellinger auch eine Beziehung zum Zwischenhirn anzunehmen, so daß die sympathikusanregende Wirkung des Jod möglicherweise auch zentral zustande kommt. Klinisch sieht man nach protrahierter Verabreichung kleiner Jodmengen meist eine Sympathikuserregung, die häufig mit den Symptomen einer Schilddrüsenüberfunktion kombiniert ist, während große Dosen vorübergehend eine Sympathikushemmung auslösen (Plummer). Diese Therapie ist nur zur Vorbereitung einer Operation angezeigt und eignet sich nicht zur konservativen Behandlung sympathischer Reizzustände.

Dem Fluor kommt insofern eine therapeutische Wirkung bei der Behandlung sympathischer Reizzustände zu, als es die Eigenschaft hat, Jod aus seinen Verbindungen zu verdrängen. Hierauf beruht die Wirkung des Pardinon, eines Monofluortyrosins.

Die Wirkung des Brom besteht in einer Hemmung des Zentralnervensystems mit besonderer Bevorzugung der Hirnrinde. Es dämpft die psychische Unruhe, erleichtert den Eintritt des Schlafes und setzt die Schwelle der Sinnesorgane für äußere Reize hinauf. Dadurch wird die Zahl der das sympathische System dauernd erregenden Umwelteinflüsse reduziert. Da, wie wir ausgeführt haben, eine Sympathikusreizung mit einer generellen Senkung der Reizschwelle einhergeht, was eine größere Erregbarkeit des Zentralnervensystems zur Folge hat, bewirkt die lokale Dämpfung der zentral-nervösen Erregbarkeit durch Brom eine Hemmung der sympathischen Irritation. Da normalerweise psychische Faktoren das sympathische System in Erregung versetzen, wird durch die dämpfende Bromwirkung der dauernde psychische Erregungsstrom gehemmt. Wesentlich dabei ist, daß Brom sehr langsam ausgeschieden wird und daher eine Kummulation eintreten kann. Durch Zufuhr von Chlorjonen wird die Bromwirkung wieder aufgehoben. Aus diesen Ausführungen geht hervor, daß die Bromwirkung in einem wesentlichen Teilgebiet die pathologische Erregung des sympathischen Systems zu beeinflussen vermag. Unserer Meinung nach wurde die Brommedikation bei der Behandlung vegetativer Betriebsstörung in letzter Zeit durch andere Medikamente zu Unrecht verdrängt. Ein Vorteil ist die perorale Anwendbarkeit. In geeigneten Fällen kann eine Kombination mit Calcium als Calcibronat, bzw. Bromcalcilin auch in Injektionsform angewendet werden.

Gleichfalls eine dämpfende Wirkung auf das Zentralnervensystem haben die verschiedenen Schlafmittel. Durch ihre schlaffördernde Beeinflussung bewirken sie auch eine Assimilationssteigerung und damit eine Verschiebung in parasympathischer Richtung. Nach E. Pick sind entsprechend ihrem verschiedenen Angriffspunkt zwei Gruppen von Schlafmitteln zu unterscheiden. Zur Gruppe, die vorwiegend cortical angreift, gehört Paraldehyd, Amylenhydrat, Chloralhydrat. Zur Gruppe der hypothalamischen Schlafmittel gehören Scopolamin, Baldrian und die verschiedenen Barbitursäurederivate, besonders das Luminal. Grundsätzlich ist von allen diesen Mitteln zu sagen, daß sie in geringer Dosierung, bei der noch kein Schlaf eintritt, hemmend auf den gesamten sympathischen Arbeitsgang wirken. Besonders Prominal hat eine spezifische Fähigkeit, sympathische Erregungszustände zu dämpfen. Es senkt den erhöhten Grundumsatz und den erhöhten Blutjodspiegel und erhöht die Blutcholesterinwerte (E. Fenz).

Schließlich muß noch die Gruppe der Opiumalkaloide (Phenanthren- und Isochinolingruppe) wegen ihrer zentral dämpfenden Wirkung erwähnt werden. Ohne auf den Wirkungsmechanismus derselben näher einzugehen, wollen wir hervorheben, daß Opium fallweise ein souveränes Mittel zur Bekämpfung sympathischer Irritationszustände, die besonders mit Angst gekoppelt sind, darstellt. Die Verengung der Pupille, das Erbrechen, die spastische Obstipation, Pulsverlangsamung und Herabsetzung der Atmung, die nach Opium und Morphium auftreten, können als zentral parasympathicomimetische Wirkung aufgefaßt werden (van Egmont). Auch die zentrale Schmerzdämpfung dieser Mittel geht mit einer Verschiebung der vegetativen Reaktionslage nach der parasympathischen Richtung einher. Einen geradezu kippartigen Vagusreflex kann man mit Apomorphin erzielen. Es kommt neben dem Erbrechen zur Nausea mit vermehrter Speichelsekretion und Kollapsneigung. Anschließend an diesen akuten Vagusreizzustand beobachtet man eine Neigung zur Schläfrigkeit. Es führt dadurch zur Beruhigung bei psychischen Aufregungszuständen und kann vor allem zur brüsken Blockade eines sympathischen Reizzustandes (Migräne) verwendet werden. Der ausgelöste akute Vagusreiz klingt wohl auch rasch ab, eine vorherrschende Assimilationstendenz bleibt jedoch längere Zeit bestehen.

Das wichtigste Mittel der Isochinolingruppe stellt das Papaverin dar, dessen Angriffspunkt in der glatten Muskulatur liegt, auf die es spasmolytisch wirkt. Dem Ausgangswertgesetz von Wilder entsprechend zeigt es seine lösende Wirkung am spastisch kontrahierten Muskel. Besonders ausgeprägt ist diese Wirkung in der Muskulatur des Magen-Darm-Traktes und der Harnwege. Weniger eingreifend ist sie an der Muskulatur der Gefäße. Daraus geht hervor, daß Papaverin die Folgen eines gesteigerten parasympathischen Tonus beseitigt. Durch seinen Angriffspunkt in der glatten Muskulatur ist es andererseits am Gefäßsystem ein Antagonist des Adrenalins. Unserer Ansicht nach ist gerade diese isolierte Wirkungsweise imstande, dem Papaverin in der Behandlung vegetativer Betriebsstörungen eine wesentlichere Rolle zuzuweisen, als dies bisher geschah. Durch eine Kombination von Atropin und Papaverin kann man bei gleicher Wirksamkeit die Atropin-Dosis wesentlich herabsetzen und damit die Nebenwirkungen des Atropins, die gerade bei vegetativ leicht irritierbaren Patienten oft unangenehm in Erscheinung treten, verhindern. Andererseits vermag die Kombination mit Körpern der Ergotamingruppe, diese sympathikusdämpfende Wirkung auf den Gefäßtonus zu verstärken. So wie die Barbitursäurederivate zentral dämpfend auf beide vegetativen Sektoren wirken, so kommt dem Papaverin durch seinen peripheren Angriffspunkt direkt am Erfolgsorgan ebenfalls eine amphotone Wirkung zu.

Gleichfalls eine krampflösende Wirkung auf die Gefäßmuskulatur haben nach neuen Untersuchungen die Gallensäuren. Bekanntlich kommt es bei gewissen Ikterusformen, bei denen Gallensäuren vermehrt im Blut kreisen, zur Hypotonie, Bradycardie, Juckreiz und Brechreiz. Diese parasympathicomimetische Wirkung kann therapeutisch zur Bekämpfung angiospastischer Zustände ausgenützt werden. Klima und Wengraf berichten über gute Erfolge bei Krämpfen der Coronargefäße. Wir konnten diese krampflösende Wirkung bei Migräne und anderen Krampfzuständen der Hirngefäße bestätigen. Die fördernde Wirkung auf die Darmperistaltik, insbesonders nach Mikroklysmen von Ochsengalle zeigt ergänzend den parasympathicomimetischen Effekt dieser Stoffe. Neben dieser Wirkung beobachtet man bei geringerer Dosierung eine allgemeine Umstimmung in vagotoner Richtung, die sich in psychischer Ruhigstellung und Gewichtszunahme zeigt, wobei sich die fettresorptionsfördernde Wirkung der Gallensäure unterstützend auswirkt.

Dem Novocain kommt neben der anästhetischen Wirkung auch eine Beeinflussung vegetativer Regulationen zu. In letzter Zeit hat sich die intravenöse Verabreichung zur sofortigen Lösung von Gefäßkrämpfen und ihren Folgezuständen eingebürgert (Ameuille, Dercums, Courty, Strotzka). Insbesonders französische Autoren verwenden diese Methode zur Behandlung verschiedenster sympathischer Reizzustände und Hypertonien. Auch D. Gross konnte langdauernde Blutdrucksenkung nach intravenöser Novocainapplikation erzielen. Bei rascher Injektion kommt es zu Kollapszuständen, was auf den Mechanismus der Einwirkung schließen läßt. Auch die Hypertrophie der Muskulatur nach wiederholten Novacaininjektionen (Tschmarke) läßt mit den anderen Behandlungserfolgen den Schluß zu, daß dem Novocain neben anderen Eigenschaften auch eine parasympathicomimetische Wirkung zukommt.

In diesem Zusammenhang muß auch die sogenannte Reizkörpertherapie Erwähnung finden. Sie stellt unserer Konzeption nach eine exquisite Aktivierung des sympathischen Systems dar. Sie ist somit ein allgemeines Prinzip, das mit pharmakologischen, psychischen, physikalischen und klimatischen Reizen aktiviert werden kann. Die verschiedenen fiebererzeugenden Mittel stellen die pharmakologischen Aktivatoren dar. Hieher gehören in erster Linie die verschiedenen körperfremden Eiweißkörper, z. B. Fremdblut, Milch, Aolan u. a., ferner Bakterientoxine und abgetötete Keime, wie Tuberkulin, Typhusvaccine, Vaccineurin und Pyrifer. Schließlich die künstliche Übertragung von Infektionen wie Malaria, Rekurrensfieber u. ä. Die bei jeder Infektionskrankheit auftretende Allgemeinreaktion, die wir als sympathische Hyperreflexie bezeichnet haben und die mit einer generellen Verschiebung der vegetativen Reaktionslage nach der sympathischen Seite einhergeht, ist Ausdruck einer gesteigerten Abwehr des Organismus. Es gibt nun im Verlauf zahlreicher Erkrankungen Situationen, bei denen aus therapeutischen Gründen die künstliche Hervorrufung einer solchen gesteigerten sympathischen Reaktion wünschenswert ist. Bisher wurde die Reizkörpertherapie überwiegend im Verlauf chronisch torpid verlaufender Infektionskrankheiten und bei Folgezuständen derselben angewendet. Wir sind der Ansicht, daß es auch vegetative Betriebsstörungen gibt, bei denen diese Methode mit gutem Erfolg verwendet werden kann. Sie stellt unserer Meinung nach ein Mittel dar, chronische Reizzustände des parasympathischen Systems (z. B. Fettsucht) zu durchbrechen.

Wie wir zeigen konnten, kann auch die durch eine Luftfüllung der Hirnkammern erzielte diencephale sympathische Reaktion zu analogen therapeutischen Effekten führen (Birkmayer). Tönnis konnte mit Mikroluftfüllungen die Abwehrkraft bei Meningitis steigern, wir konnten bei Fleckfieberencephalitis eine zentrale Aktivierung der Kreislaufregulation erzielen und F. Schmieder berichtete über gute Erfolge bei Folgezuständen nach Fleckfieberencephalitis. Die Lumbalpumpe Speranzkys scheint uns auf mechanischem Wege eine ähnliche diencephale Reizung zu bewirken. Bekanntlich wird dabei durch Lumbalpunktion Liquor mehrmals angesaugt und sofort wieder zurückgepumpt. Durch das Ansaugen entsteht unserer Meinung nach ein Vakuumreiz auf die diencephalen Regionen, durch das Hineinpumpen ein mechanischer Druck. Durch diese Liquormassage der diencephalen Regionen hat Speranzky bei chronisch-torpiden Erkrankungen Erfolge erzielt.

Überschießende oder lang anhaltende Fieberreaktionen als Ausdruck eines sympathischen Reizzustandes werden durch verschiedene Mittel der Antipyringruppe gedämpft. Besonders das Pyramidon hat hiebei eine souveräne Bedeutung. Zur fiebersenkenden Reaktion kommt auch die schmerzstillende Wirkung. Da wie wir schon ausgeführt haben, die besondere Schmerzhaftigkeit ein Symptom des sympathischen Reizzustandes ist, kommt diesen Mitteln gerade durch die schmerzstillende Wirkung auch eine sympathikolytische Funktion zu.

Auch das Chinin besitzt eine fiebersenkende und schmerzstillende Wirkung. Es unterscheidet sich von der Antipyringruppe dadurch, daß es daneben eine allgemeine Zellwirkung hat. Es hemmt eine Reihe von encymatischen Prozessen in der Zelle, wodurch der Eiweißstoffwechsel gehemmt wird. Während der normale Grundumsatz wenig beeinflußt wird, wird ein gesteigerter beträchtlich reduziert. Es wirkt als Antagonist des Thyroxins und damit sympathikolytisch. Durch seine besonders hemmende Wirkung auf das Reizleitungssystem des Herzens vermag es die bei der sympathischen Hypertonie auftretenden cardialen Symptome günstig zu beeinflussen.

In letzter Zeit wurde ein Stoff entdeckt, der durch Sperrung der Zelle für adrenergische Wirkstoffe stark und länger andauernd sympathikolytisch wirkt (Goodman, Nickerson). Dieser Stoff ist das sogenannte Dibenamin (Dichlorbenzylaethylamin). Es wurde damit nicht nur bei Gefäßspasmen, sondern auch bei sympathisch verursachten Schmerzzuständen wie Kausalgie, lang anhaltende Senkung des sympathischen Tonus erzielt (Eichler, Klar, Linder). Wie wir zeigen konnten, bleibt nach hohen Dibenamindosen (5 mg pro kg Körpergewicht) auch am nächsten Tag der gesamte Adrenalineffekt aus (Birkmayer-Kölbl). Sowohl Blutzucker wie Blutdruck, Puls, Temperatur und Leukozytenverschiebung verhalten sich dem Adrenalinreiz gegenüber refraktär (Abb. 54). In letzter Zeit wird dem Tetraäthylammoniumbromid eine sympathicolytische Wirkung zugesprochen. Die klinische Wirkung ist bei i. v. oder i. m. Applikation prompt zu sehen. Zur dauernden Niederhaltung eines erhöhten sympathischen Reizzustandes bewähren sich kleine Dosen i. m. gegeben.

Wie schon eingangs erwähnt, stehen die Vitamine in innigen Wechselbeziehungen zu den vegetativen Regulationen. Als sicherstehend kann angenommen werden, daß das Vitamin C eine wichtige Rolle im Chemismus des sympathischen Arbeitsganges darstellt, da es als Redoxkörper maßgeblich an der Zellatmung beteiligt ist. Im Gegensatz hiezu ist, wie wir schon ausgeführt haben, das Aneurin (B$_1$) neben dem Acetylcholin ein wesentlicher Bestandteil bei der nervösen Erregungsübertragung der Endstrecke des Parasympathicus (Muralt). Darüber hinaus entspricht es der klinischen Erfahrung, daß es bei therapeutischer Anwendung schmerzlindernd, ferner

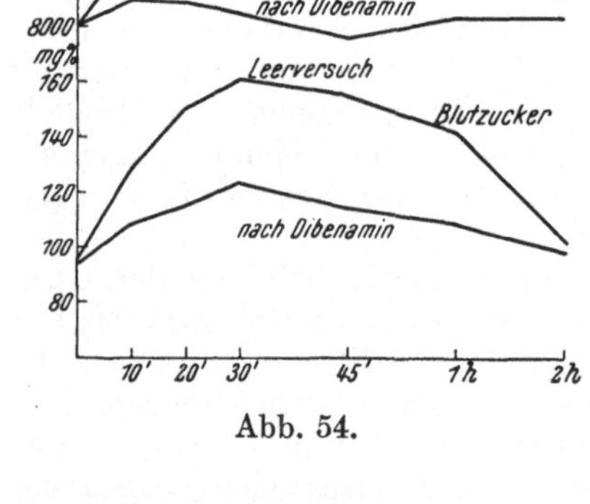

Abb. 54.

appetitanregend, die Magensäurebildung steigernd wirkt, alles Vorgänge, die durch
Erregung des parasympathisch-trophotropen Arbeitsganges zustande kommen.
Bezüglich der anderen Bestandteile des Vitamin B-Komplexes liegen noch
wenig Experimente und Beobachtungen vor, die die Zusammenarbeit mit
dem vegetativen System klarstellen. Allgemein kann gesagt werden, daß sämtliche Vitamine der B-Gruppe in der Natur meist gemeinsam vorkommen
(Weizenkeimling) und die meisten Aufgaben gemeinsam durchführen, unter
denen z. B. die Anregung der Wachstums- oder Regenerationsvorgänge (Blutbil-
dung) ausgesprochen trophotrope Leistungen darstellen. In neuerer Zeit wurde
dem Pyridoxin (B_6) laut klinischer Erfahrung eine besonders das Zentralnervensystem betreffende regenerationsfördernde Funktion zugeschrieben (Schwartzmann, Bodian, Patton, Birkmayer-Schmid). Die Pantothensäure, die
ebenfalls dem B-Komplex angehört, hat einen vorwiegend auf die Haut und
ihre Anhangsgebilde regenerationsfördernden Einfluß. Die bewährtesten Präparate des gesamten B-Komplexes sind Becozym (Roche) und Multovit.

Von den fettlöslichen Vitaminen steht das Vitamin A dem trophotropen
Arbeitsgang nahe, was aus dem Antagonismus gegenüber Thyroxin zu erschließen
ist. Daneben hat es einen ausgesprochen trophotropen Einfluß auf die Regeneration zerstörter Schleimhäute. Das Vitamin D teilt durch seine Beziehungen
zum Calciumstoffwechsel jene eigenartige Zwischenstellung, über die wir bereits
bei Besprechung der Calciumtherapie gesprochen haben. Es fördert die Calcium-
und Phosphatresorption. Eine verwandte Substanz, das Dihydrotachysterin
(AT 10, Calciferol) hebt in eindeutiger Weise den Calciumspiegel des Blutes.
Klinisch ist bekannt, daß AT 10 Reizzustände des sympathischen Systems günstig
beeinflussen kann (Venzmer, Nowotny). Dies entspricht vermutlich einer
protrahierten Calciumwirkung.

Die Beziehungen des Vitamin E (Alpha-Tocopherol) zum vegetativen System
sind durch die Forschungen der letzten Jahre übersichtlicher geworden. Eine Zu-
gchörigkeit zum trophotropen Funktionskreis ist durch die funktionelle Verknüpfung des Vitamin E mit den Keimdrüsen naheliegend. Es spielt eine wesentliche Rolle bei der normalen Entwicklung des Keimdrüsenepithels bei beiden
Geschlechtern. Die Entwicklung des Foetus wird durch das Vitamin E gefördert.
Fehlen desselben führt zu Abortus, Sterilität und Degeneration des männlichen
und weiblichen Keimdrüsenepithels. Neben der Keimdrüsenwirkung zeigten
Butturini und Bagni, daß Vitamin E zur Blutzuckersenkung und Glykogen-
anreicherung in Leber und Herz führt. Durch Vitamin E-Mangel kommt es zur
Senkung des Glykogengehalts der Leber (Bomskov und Kaulla). Bei Grundumsatzsteigerung und pathologisch gesteigerter Diurese und abnormem Kohlehydratstoffwechsel konnten Heinsen und Massenbach nach längerer Applikation einen normalisierenden Effekt demonstrieren, was auch mit einer klinischen Besserung einherging.

Auch den Hormonen als humoralen Reizüberträgern vegetativer Erregung
kommt in der Therapie eine große Bedeutung zu. Die funktionelle Bedeutung
der Schilddrüse im Rahmen des sympathisch-ergotropen Arbeitsganges wurde
schon mehrfach ausgeführt. So wie wir gezeigt haben, daß die erhöhte Thyroxinproduktion bei der dauernden Unterhaltung sympathischer Reizzustände (sympathische Hypertonie) eine große Rolle spielt, müssen wir bei der Therapie mit
Schilddrüsenhormon darauf hinweisen, daß die Wirkung relativ spät einsetzt
und lang anhaltend ist, was im Behandlungsplan entsprechend berücksichtigt
werden muß. In diesem Zusammenhang müssen die thyreostatischen Medikamente
erwähnt werden. Astwood konnte zeigen, daß Thioharnstoff die Synthese von

Dijodtyrosin zu Thyroxin hemmt. Von dieser Erkenntnis ausgehend wurde in den letzten Jahren eine Reihe von Präparaten entwickelt, denen eine thyreostatische Wirkung zukommt, die jedoch darüber hinaus auch bei den mannigfachen Reizzuständen des sympathischen Arbeitsganges Verwendung finden können (Thiomidil, Prothicil u. v. a.). Die Funktionsspirale erhöhter Sympathikustonus — vermehrte Schilddrüsentätigkeit — gesteigerte Sensibilisierung des gesamten sympathischen Systems wird durch Blockade an der Schilddrüse zum Teil unterbrochen, was entsprechend der Regel der permanenten Induktion mit einer Herabsetzung des gesamten sympathischen Tonus einhergeht. Diese allgemein sympathikolytische Wirkung wird nur bei jenen Fällen besonders erfolgreich sein, wo die Schilddrüse als kausaler Faktor eine wesentliche Rolle spielt. Wie wir gezeigt haben, ist dies jedoch nicht bei allen Formen der sympathischen Hypertonie der Fall. Bei diesen hat nach unseren Erfahrungen die Anwendung dieser thyreostatischer Medikamente keinen wesentlichen Erfolg. Thyreocordon scheint nach der klinischen Erfahrung eine mehr zentrale sympathicolytische Wirkung zu entfalten. Die derzeit gebräuchliche Anwendung dieser Präparate bei allen Fällen mit Grundumsatzsteigerung ist daher unserer Meinung nach abzulehnen. Besonders wenn man bedenkt, daß es durch die Drosselung der Thyroxinproduktion zu einem vermehrten Ausschütten von thyreotropem Hormon kommt, was zu einer Vergrößerung der Schilddrüse führen kann, die oft sehr unangenehm empfunden wird. In besonders krassen Fällen können Myxödemsymptome auftreten. Auch die Schädigung des Blutbildes sei erwähnt. Wir geben bei geeigneten Fällen anfangs dreimal täglich zwei Tabletten (0,15 g) und reduzieren die Tagesdosis bei eingetretener Wirkung auf die Hälfte. Nach Ablauf von ca. vier Wochen wird die Behandlung beendet und als kleine Erhaltungsdosis täglich oder jeden zweiten Tag eine Tablette (0,025 g) gegeben.

Nebennierenexstirpation oder Zerstörung der Nebennieren durch eine Krankheit führt unweigerlich zum Tode. Geringere Grade von Zerstörung führen zum bekannten Krankheitsbild des Morbus Addison. Wie wir schon im klinischen Teil gezeigt haben, kommt es als Erschöpfungsstadium bei längerdauernder sympathischer Überbeanspruchung zu Zustandsbildern, die viele Züge einer Nebenniereninsuffizienz aufweisen. Seit Swingle und Pfiffner ist bekannt, daß durch das Hormon der Nebennierenrinde, dem Cortin, diese Symptome beseitigt, bzw. gebessert werden können. Später wurden eine Reihe von wirksamen Substanzen hergestellt, unter denen das Corrticosteron und Desoxycorticosteron die wirksamsten sind (Reichstein). Nach Thorn haben diese Substanzen einen regulierenden Einfluß auf die gestörte Elektrolyt- und Wasserbilanz, auf den Kreislauf und Kohlehydratstoffwechsel. Die Steigerung des Blutdruckes, die Vermehrung des Minutenvolumens, die Besserung der allgemeinen adynamischen Beschwerden und Symptome geben Veranlassung, diese Stoffe als sympathotrope Stoffe anzusprechen. Ihre Anwendung bei Erschöpfungszuständen des sympathischen Systems ist notwendig und wirksam. An Präparaten sind am bekanntesten Nebennierenrindenextrakt (Cortin, Cortigen, Pancortex, i. m. oder i. v. injizierbar), Desoxycorticosteronpräparate: Cortenil, Cortiron, Percorten, Doca, 5 bis 10 mg i. m. injizierbar. Zur Dauerbehandlung eignen sich die Implantation von Kristalltabletten in der Dosierung von 100 mg, deren Wirkungsdauer sechs bis zwölf Monate beträgt, und die Injektion von Kristallampullen (Percorten) à 50 mg.

Von den im parasympathischen Arbeitsgang eingeschalteten Hormonen wurde schon die Wirkung des Insulins angeführt. Über die blutzuckersenkende und glykogenanlagernde Wirkung hinaus kommt es bei therapeutischer Zufuhr zur Wasserretention, Gewichtszunahme, Blutdrucksenkung und psychischer Beruhigung. Es wirkt somit auch generell parasympathicomimetisch, wobei der Erfolg häufig vorübergehend ist und nur gelegentlich Dauerumstimmungen beobachtet werden.

Zur dauerhaften Tonisierung, bzw. Umstimmung des parasympathischen Systems verwendet man am zweckmäßigsten Keimdrüsenhormone (Follikelhormon. Testosteron). Bekannt ist die blutgefäßerweiternde und blutdrucksenkende Wirkung dieser Stoffe (Baruk-Racine-Leuret, Ratschow-Klostermann, Birkmayer-Rolleder). Sowohl die akuten Gefäßkrämpfe bei Migräne (Venzmer) und Angina pectoris (Scherf), wie die mehr chronischen bei Claudicatio intermittens (Hitzenberger) und Hypertonie (Feuchtinger) werden günstig beeinflußt. Neben den reinen Kreislaufwirkungen haben diese hormonalen Wirkstoffe auch auf den Stoffwechsel einen Einfluß. Veil-Lipproß, Thaddea-Hamps, Bartelheimer u. a. haben fallweise eine blutzuckersenkende, bzw. eine fördernde Wirkung auf Insulin festgestellt. Auch die Senkung eines erhöhten Grundumsatzes wurde mehrfach aufgezeigt. Sherwood konnte an Ratten mit experimentell erzeugter Überfunktion der Schilddrüse durch Follikelhormon eine Senkung erzielen. Auch beim Menschen kann man nach Follikelhormonverabreichung Senkung eines erhöhten Grundumsatzes feststellen (Collett, Geßler, Lederer-Oberdisse, Birkmayer-Rolleder, Marx). Bekannt ist ferner eine Steigerung der Wasserretention (Marx). Auch psychische Erregungszustände wie Schlaflosigkeit, Gedächtnis- und Konzentrationsschwäche werden durch Follikelhormon günstig beeinflußt (Venzmer). In bezug auf den Fettansatz sind die Ergebnisse von Fall zu Fall verschieden. Wie Feuchtinger hervorhebt, gibt es Frauen, die auf Follikelhormon dicker werden, und solche die abnehmen, was zweifellos von der Ausgangslage und der Konstitution abhängig ist. Die Therapie mit Follikelhormon ist grundsätzlich auf beide Geschlechter anwendbar. Zur Vermeidung von Nebenwirkungen durch das antagonistische Geschlechtshormon (Brustschwellung, Impotenz) soll die Follikelhormontherapie beim Mann mit Testosteron kombiniert werden. Zur Vermeidung von Störungen des Menstruationszyklus muß natürlich, wie Schröder besonders betont hat, ein zyklusentsprechender Applikationsrhythmus eingehalten werden. Auch das männliche Keimdrüsenhormon hat ähnliche, wenn auch schwächere Wirkung. Mitunter jedoch kann man bei männlichen Hypertonien besonders des höheren Alters schöne Erfolge erzielen. Darüber hinaus läßt sich das Testosteron auch bei Frauen zu Mastkuren und damit zur Vagotonisierung verwenden (E. Bock). Die bevorzugte Anwendungszeit dieser Hormontherapie liegt naturgemäß in den vegetativen Krisen der Pubertät und des Klimakteriums (Feuchtinger).

Abschließend sollen noch Erfahrungen über die Behandlung von vegetativen Betriebsstörungen mit organspezifischen Lipoidextrakten (Epstein) angeführt werden. Ein ausgesprochen sympathikolytischer Effekt läßt sich mitunter mit subcutanen Injektionen von Lipoidextrakten aus dem Gehirn erzielen (Xipoid cerebrale), wogegen Xipoid diencephale sympathicotrop wirkt (Drobec-Tschabitscher, Birkmayer). Durch eine Koppelung von Lipoidextrakten von parasympathisch, bzw. sympathisch wirkenden Organen konnte eine Wirkungssteigerung erzielt werden. Neurotonin P (Epstein) enthält Lipoidextrakte aus der Medulla oblongata, Sakralmark, Pankreas, Ovar und Thymus. Neurotonin S (Firma Kwizda, Wien) Lipoidextrakte aus dem Zwischenhirn, Grenzstrang, Thyreoidea und Nebenniere.

Diese hier allgemein gegebenen Richtlinien sind nicht so zu verstehen, daß jedes Mittel und in jedem Falle mit absoluter Sicherheit den angegebenen Effekt bewirkt. Das wäre nur dann möglich, wenn die pharmakologische Beeinflussung vegetativer Regulationen lediglich nach causalgesetzlichen Regeln erfolgen würde. Dies ist jedoch nicht immer der Fall. Wie wir eingangs aufgezeigt haben, umschließt das vegetative System als Schaltwerk des Lebens sowohl den somatischen wie den psychischen und den geistigen Funktionskreis. Kauders spricht von einer Zwischenschicht des vegetativen Systems (zwischen Körper und Psyche). Man darf deshalb bei einem kranken Menschen nicht die gleiche Gesetzmäßigkeit erwarten wie an einem Herz-Lungen-Präparat. Die ständige wechselseitige Beeinflussung (permanente Induktion) von Psyche, Geist und Körper schafft eine Vielfalt von Konditionen, die nicht streng determinierbar sind. Die Wirkung eines Arzneimittels hängt unserer Meinung nach sowohl von der generellen wie von der lokalen Organreaktionslage ab. Nachdem wir trotz vieler Bemühungen bis heute nicht imstande sind, diese Reaktionslage exakt zu erfassen, können wir auch nicht regelmäßig eine vorausberechenbare Wirkung eines Medikamentes erwarten. Mit der Methode der vegetativen Skelettierung (Anamnese, Klinik, Laboratoriumsbefunde, Belastungsproben) können wir meist nur eine allgemeine Richtungstendenz erschließen, die wohl eine allgemein statistische, aber keine unbedingte Gültigkeit im einzelnen Fall hat. Die im Bereich der Mikrophysik gefundene Unbestimmtheitsrelation (Bohr, Heisenberg), die einen Einzelvorgang als nicht determinierbar deklariert, hat auch für den biologischen Bereich Gültigkeit (Pascual-Jordan). Erst diese allgemeinen Regeln können die vielen aus der Reihe der statistischen Gesetzmäßigkeit fallenden Effekte der Pharmakotherapie erklären. Diese relative Unbestimmtheit der pharmakologischen Reaktion bei vegetativen Betriebsstörungen soll den Praktiker keineswegs zu einer Resignation führen, sondern nur aufzeigen, daß mit der Pharmakotherapie allein nur in seltenen Fällen ein voller Erfolg erzielt werden kann. Mit der Verschreibung eines Rezeptes, und sei es eine noch so kostbare Spezialität, darf sich die Behandlung der vegetativen Betriebsstörungen nicht erschöpfen.

Auch der Faktor der physiologischen Rhythmik der vegetativen Regulationen muß bei der Pharmakotherapie so wie die Modifikation durch seelische Komponenten, wie die bei vielen Fällen vorhandene Ausgangslage in der Zone der unbestimmten Reaktionstendenz, wie die allgemeine individuelle Ansprechbarkeit auf Medikamente, fortlaufend berücksichtigt werden. Es kommt also nicht nur auf das Medikament an, sondern vor allem auch auf den richtigen zeitlichen Einsatz und auf die richtige individuelle Dosierung. Alle diese Faktoren müssen durch wiederholte Kontrollen und dauernde Anpassung in Betracht gezogen werden. Unserer Meinung nach wurde bisher die vegetative Rhythmik bei der Therapie fast gar nicht berücksichtigt. Ein parasympathicomimetisches Medikament wird z. B. während oder nach der Menstruation anders als prämenstruell wirken. Für gewöhnlich wird ein Sedativum, das bei einer Frau post menstruationem zu allzu großer Müdigkeit geführt hat, abgesetzt, obwohl es gerade prämenstruell einen guten Erfolg haben würde. Daraus ergibt sich, daß sedative Mittel bei Frauen postmenstruell in geringerer Dosierung verabreicht werden müssen als prämenstruell. Wie weit sogar die jahreszeitlichen Schwankungen der vegetativen Rhythmik die therapeutische Wirksamkeit und Toxizität eines Medikamentes beeinflussen, zeigt nachstehende Kurve von Rothlin (Abb. 55). Auch der 24-Stunden-Rhythmus muß bei der Verabreichung und Dosierung berücksichtigt werden. Es ist unzweckmäßig, parasympathicomimetische Mittel am Morgen und sympathikusanregende am Abend zu geben. Trotzdem ist es bisher die Regel gewesen, dreimal täglich zwei Luminaletten zu verordnen. Richtig ist eine Medikation von morgens einer, mittags zwei und abends drei Luminaletten. Diese geringfügige Modifikation der Verabreichung vermag häufig einen seit Monaten ohne Erfolg behandelten Fall mit der gleichen Medikation günstig zu beeinflussen.

Auch die seelische Einstellung des Patienten gegen eine bestimmte Applikationsform muß beachtet werden. Es gibt Fälle, die Injektionen wünschen und denen
daher nur Injektionen helfen, wie es andererseits Patienten gibt, bei denen die
Furcht vor dem Injektionsstich die günstige Wirkung des Medikaments von
vornherein beeinträchtigt.

Von ganz besonderer Be-
deutung ist die Dosierungs-
frage. Grundsätzlich wollen
wir festhalten, daß bei chronischen Prozessen kleine Mengen oft wirksamer sind als
große, bei akuten Prozessen
andererseits müssen große
Dosierungen verwendet werden. Die kleine Dosierung ist
bei dem Versuch, eine chronische Betriebsstörung zu normalisieren notwendig, weil dadurch die störende Gegenregulation gegen die Medikament-
wirkung hintangehalten wird.
Dieses Prinzip verfolgt die *einschleichende Dosierung*. Fallweise ist jedoch die abweichen-
de Reaktionslage derart fixiert, daß nur ein brüsker therapeutischer Stoß geeignet
ist, durch Auslösung eines Kippvorganges eine Verschiebung der Reaktionslage zu
erzwingen. So wird es fallweise notwendig sein, beim akuten Migräneanfall eine
Injektion von Gynergen, DHE, Follikelhormon oder Apomorphin zu geben, um
den fixierten sympathischen Erregungszustand kippartig abzubrechen. Anschließend wird man jedoch eine dauernde Medikation der gleichen Substanz
mit kleinen Dosen verfolgen.

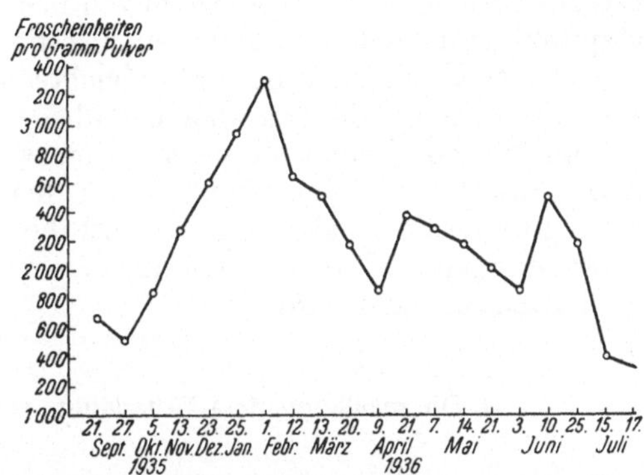

Abb. 55.   Jahreszeitliche Schwankungen der
Wirksamkeit des Standard-Digitalispulver
(nach Rothlin).

B. Die spezielle medikamentöse Behandlung der einzelnen Formen der vegetativen Betriebsstörungen.

Unsere Ausführungen über die Ätiologie der sympathischen Hypertonie haben
gezeigt, daß dieses Krankheitsbild fast immer durch eine Koppelung von Faktoren (psychisch, Überlastung, hormonal, infektiös-toxisch) zustandekommt. Es
wird nun in der Praxis häufig eine Konstellation vorliegen, die es dem Arzt unmöglich macht, alle ursächlichen Faktoren der sympathischen Hypertonie zu
beseitigen. So wird es in der heutigen Zeit schwer sein, jedem derartigen Patienten
eine Schonung in bezug auf seine Arbeitsleistung aufzuerlegen oder die Lösung
eines zunächst unlösbaren psychischen Konfliktes zustandezubringen. So sehr
es dem Ideal einer Krankheitstherapie entsprechen würde, alle kausalen Faktoren
zu beseitigen, wird man sich in der Praxis sehr häufig mit einer Kompromiß-
lösung begnügen müssen. Die Einleitung einer Pharmokotherapie kann kausal
keinen psychischen Konflikt lösen, aber es gelingt dadurch nicht selten, eine
Umstimmung der vegetativen Reaktionslage, wodurch der Patient den psychischen Insulten gegenüber weniger empfindlich wird. Ein durch den Tod
des Mannes ausgelöster sympathischer Reizzustand bei der Frau mit Angstzuständen, Schlaflosigkeit, Grundumsatzsteigerung usw. kann durch verschiedene

Medikamente wesentlich beruhigt werden, wodurch diese Frau in den Stand versetzt wird, ihren Schicksalsschlag leichter zu ertragen und in kürzester Zeit zu überwinden. Das heißt, eine therapeutisch herbeigeführte Erhöhung des parasympathischen Spannungszustandes bewirkt, daß der Patient für sämtliche Reizeinflüsse, auch psychische, weniger empfindlich wird. Es kommt in der gesamten vegetativen Therapie darauf an, einen Ansatzpunkt zu finden, von dem aus die gestörte Gleichgewichtslage erfolgreich beeinflußt werden kann. Ein solcher Ansatzpunkt wird von Fall zu Fall in einem differenten Bereich liegen. Der eine Patient wird vom seelischen Sektor her am leichtesten korrigierbar sein, ein anderer vom hormonalen. Man soll sich aber bemühen, alle Faktoren im Auge zu behalten, da man von vornherein nie sagen kann, welche therapeutische Behandlung den ersten Ansatz zur Heilung gibt. Unter den verschiedenen Behandlungsmöglichkeiten gibt die Pharmakotherapie meist die sichersten Erfolge, wobei das Resultat in der heutigen zeitknappen Ära mit dem geringsten zeitlichen Aufwand für Arzt und Patient erreicht wird.

I. Die medikamentöse Behandlung der sympathischen Hypertonie.

Da die sympathische Hypertonie durch einen erhöhten Spannungszustand des gesamten sympathischen Systems charakterisiert ist, wird man zunächst versuchen, diese Spannungserhöhung durch sympathikolytische Mittel zu dämpfen. Hieher gehört in erster Linie die Gruppe der Sekalealkaloide. Da das Extractum Secalis cornutum nur beschränkt haltbar ist, und sehr stark variable Zusammensetzungen besitzt, verwendet man am besten reine Präparate (Ergotamintartrat, Gynergen), per os dreimal täglich ein Drageé zu 1 mg. Da es aber durch seine konstriktorische Wirkung auf die Gefäße und tonisierende Wirkung auf die glatte Muskulatur unerwünschte Nebenwirkungen hat, verwendet man heute zweckmäßiger das Dihydroergotamin (DHE.), bei dem die ausgesprochen sympathikolytische, bzw. adrenalinhemmende Wirkung im Vordergrund steht. Wie beginnen in der Regel mit dreimal täglich drei Tropfen und steigen innerhalb einer Woche auf dreimal sechs Tropfen. Dabei hat es sich als zweckmäßig erwiesen, die Einzeldosis fallweise zu variieren. Morgens nur drei Tropfen, mittags sechs Tropfen, abends neun Tropfen; damit der besonders in den späten Nachmittagsstunden erhöhte Sympathikustonus stärker gedrosselt und ein Übergleiten in die assimilatorische Phase erleichtert wird. Die Steigerung ist ganz individuell und richtet sich rein empirisch nach den subjektiven Angaben des Patienten, bzw. nach den klinischen Symptomen, die der Arzt feststellt. Auf eine höhere Dosierung als 60 Tropfen täglich sind wir nie gekommen, da bei dieser Dosierung fast alle Fälle schon Zeichen einer störenden Gegenregulation zeigen. Auch die Erfahrung, daß bei Frauen mit sympathischer Hypertonie prämenstruell eine höhere Dosierung notwendig ist als während und nach der Menstruation, muß beachtet werden. Die Injektion von DHE (1 mg i. m. oder 0,5 i. v.) beschränken wir auf Fälle, mit anfallsartigen sympathischen Reizzuständen, das heißt beim akuten Migräneanfall, bei der akut auftretenden Tachycardie mit Blutdrucksteigerung, und bei akuten Angstzuständen (sympathische Anfälle). Wichtig ist jedoch, daß sich an die Beseitigung eines solchen akuten Reizzustandes eine perorale Dauermedikation anschließen muß. Eine Dauerinjektionsbehandlung bringt die Gefahr einer brüsken kippartigen Verschiebung der Reaktionslage mit sich, die im akuten Reizzustand erwünscht, in der chronischen, weniger ausgeprägten Spannungserhöhung jedoch fast stets störende Gegenregulation auslöst. In neuerer Zeit hat sich in gleicher Indikation das Hydergin (Sandoz) bewährt.

In neuester Zeit wurde wie schon erwähnt das Dibenamin als energisches sympathikolytisches Mittel versucht. Abgesehen davon, daß es noch nicht frei erhältlich ist, daß es ferner streng intravenös anwendbar ist, steht dem Vorzug einer plötzlichen sympathikolytischen Wirkung der Nachteil der kippartigen Reaktion gegenüber, die bisher eine Verwendung als Dauermittel nicht zweckmäßig erscheinen ließ. Es muß jedoch in diesem Zusammenhang erwähnt werden, da fallweise exquisite sympathische Reizzustände wie z. B. die Kausalgie und Blutdruckkrisen, prompt auf diese Behandlung ansprechen. Eine dauernde Umstimmung wird erst durch Erforschung einer besseren Applikationsform möglich sein.

Mit dieser rein sympathikolytischen Behandlung kombinieren wir regelmäßig eine zentrale Dämpfung mit Hilfe von Barbitursäurederivaten, von denen das Prominal an erster Stelle zu nennen ist, da bei ihm die hirnstammdämpfende Wirkung nicht durch die hypnotische beeinträchtigt wird. Wir beginnen morgens mit 0,01, mittags 0,02, abends 0,03, wobei abends fallweise ein Zusatz von 0,02 Luminal günstig ist. Steht Prominal nicht zur Verfügung, dann empfiehlt sich die Anwendung von Acidum phenylaethylbarbituricum in der gleichen Dosierung. Es ist unter den verschiedensten Namen im Handel (Luminaletten, Spasepiletten, Agrypnaletten usw.). Somnifen hat für manche Patienten den Vorteil der flüssigen Anwendungsform, da die Tropfendosis weitgehender variiert werden kann (5 bis 20 Tropfen pro Dosis). Zur intensiven Wirkung kann es auch i. m. injiziert werden. Ein weiteres hirnstammdämpfendes Mittel stellt Baldrian dar. Es erfreut sich als Tinctura Valeriana (dreimal täglich 10 bis 20 Tropfen) großer Beliebtheit und scheint besonders auf die in den cardialen Symptomenkomplex projizierten Beschwerden beruhigend zu wirken. Auch Horaletten gehören hier in gleicher Indikation erwähnt. Scopolamin hat eine stark dämpfende Wirkung auf die Hirnstammregulationen und wird daher bei akuten Erregungszuständen in der Dosierung von $\frac{1}{4}$ bis zu 1 mg oral oder subcutan angewendet. Steht das Angstsyndrom bei der sympathischen Hypertonie im Vordergrund, dann soll vorübergehend Opium verwendet werden (Extractum Opii aquosi 0,01, 3 bis 6 Pillen täglich).

Es wurde schon erwähnt, daß jede Dämpfung, bzw. Abschaltung von Umweltreizen eine Hemmung des sympathischen Arbeitsganges bewirkt. In diesem Sinne wirken natürlich sämtliche Schlafmittel. Bei der Dosierung ist darauf zu achten, daß nach dem Wilderschen Ausgangswertgesetz bei sympathischer Maximalspannung ein Umkippen in den paradoxen Effekt schon durch relativ geringe Mengen von Schlafmitteln erzielt werden kann. Anderseits sieht man immer wieder, daß nach Sistieren der Schlafmittelwirkung der frühere sympathische Reizzustand verstärkt in Erscheinung tritt. Zur Vermeidung dieser starken Pendelausschläge empfiehlt sich stets eine geringe Dosierung, die nur allmählich und langsam eine Korrektur des gesteigerten Spannungszustandes anstrebt und die Wahrscheinlichkeit einer überschießenden Gegenregulation hintanhält. Unter diesen Gesichtspunkten kann auch eine länger dauernde Brommedikation angewendet werden, die allerdings unserer Erfahrung nach 0,5 g pro Tag nicht überschreiten soll. Die Kombination von Luminal und Brom im Verhältnis 1:10 hat sich klinisch seit langem bewährt, sie wird im Lubrocal verwendet. Auch hiebei soll auf den Tagesrhythmus Bedacht genommen werden und nachmittags eine höhere Dosierung erfolgen als morgens. Besteht wie so häufig bei sympathischer Hypertonie eine allgemeine Schmerzüberempfindlichkeit, ist ein Zusatz von dreimal täglich 0,1 Pyramidon empfehlenswert. Da, wie schon erwähnt, Chinin neben seiner zentral dämpfenden außerdem noch eine peripher stoffwechselhemmende Wirkung besitzt, wird fallweise seine zusätzliche Anwendung erforderlich sein (Dosierung dreimal täglich 0,05 bis 0,1 Chininum hydrochloricum), besonders bei jenen Formen von sympathischer Hypertonie, bei denen subjektive Sensationen am Herzen und objektiv Tachycardie im Vordergrund steht.

In diesem Zusammenhang möchten wir auch ein fast vergessenes Medikament erwähnen, das Aqua amygdalarum amararum, bzw. Aqua laurocerasi, das in früheren Zeiten als Vehikel für beruhigende Mixturen verwendet wurde. Wenn man bedenkt, daß die geringe Menge von Blausäure, die es enthält, direkt hemmend auf die Oxydationsvorgänge in der Zelle einwirkt, scheint auch vom heutigen Gesichtspunkt aus die Anwendung bei der sympathischen Hypertonie indiziert. Wir verwenden es gleichfalls als Vehikel in der Dosierung von dreimal täglich 5 bis 10 Tropfen. So wie diese Medikation auf den gesamten Zellkomplex und nicht nur auf das nervöse Substrat wirkt, so stellt auch eine allgemeine Alkalisierung des Ionen-Milieus eine Maßnahme zur Dämpfung eines vermehrten sympathischen Spannungszustandes dar. Zu diesem Zweck geben wir dreimal täglich einen Kaffeelöffel Natrium bicarbonicum. In der Praxis wird man aus den angegebenen Medikationen eine dem Einzelfall angepaßte Auswahl treffen. Folgende Kombination hat sich uns besonders bewährt:

Rp.	Gynergen	0,01
	Chininum hydrochloricum	1,5
	Dimapyrin	1,0
	Luminali	0,3
	Extr. Valerian. sicci	
	Qu. s. ut f. pil. Nr. XXX	

D. S. morgens 1, mittags 2, abends 3 Tabletten.

Man kann auch 0,1 Kalium bromatum zusetzen, wodurch jedoch die Haltbarkeit der Pillen sehr verschlechtert ist.

Nicht immer gelingt es durch Dämpfung des sympathischen Spannungszustandes ein physiologisches Gleichgewicht herzustellen, sondern fallweise erweist es sich als notwendig, den Gegenspieler anzuregen. Dies haben wir meist in Form von Calcium + Vitamin B_1-Injektionen angewandt. Die intravenöse Verabreichung eignet sich wieder nur für akute Reizzustände, während die intramuskuläre Injektion eine protrahierte Wirkung garantiert. Wir beginnen mit 3 cm³ zehnprozentiger Calcium gluc.-Lösung + 25—100 mg B_1, dreimal wöchentlich eine Injektion. Diese Calciumtherapie kann wirksam durch Zufuhr des Calcinosefaktors (AT 10, Calcamin) unterstützt werden. Wir geben dreimal täglich 3 bis 5 Tropefn bei Kontrolle des Calciumspiegels. Gute Erfolge sieht man auch bei Anwendung kombinierter Brom-Calcium-Präparate (Calcibronat, Bromcalcilin). Als Dosierung wählen wir meist 5 cm³ tief intramuskulär dreimal wöchentlich, per oral dreimal täglich 1 bis 2 Tabletten.

Stellt die hormonale Dysfunktion einen kausalen Faktor der sympathischen Hypertonie dar, dann ist eine Applikation von Follikelhormon + Vitamin E, bzw. Testosteron + E angezeigt. Es muß nochmals erwähnt werden, daß die Dosierung einschleichend und zyklusgerecht erfolgen soll. Menformon 1000 bis 3000 E. pro Tag, Progynon in der gleichen Dosierung, Ovocyclin 0,1 mg dreimal täglich, Cyren B-Tabletten dreimal täglich 0,1 mg oder Retalon-Linguetten zweimal täglich, ein- bis dreimal täglich 2 Tabletten. Vitamin E (Ephynal, Evion, Vitamin E von Ebewe u. a.), 0,02 g dreimal wöchentlich (Gesamtmenge bis zu 5 g). Neben diesen peroralen Anwendungen ist bei schweren Reizzuständen die Injektionsform vorzuziehen. Dies gilt besonders für die Anwendung der männlichen Hormone (Testoviron, Perandren, Telipex u. a.), 10 bis 25 mg dreimal wöchentlich intramuskulär, ebenfalls mit Vitamin E kombiniert. Eine Gesamtdosis von 100 mg Oestradiol, bzw. 50 mg Oestrostilben und 500 mg Testosteron soll im allgemeinen nicht überschritten werden, da sonst von seiten der Hypophyse gegenregulatorische Störungseffekte zu erwarten sind. Die angeführte Medikation gilt nicht als starres Schema, sondern besonders hiebei muß die individuelle Empfindlichkeit weitgehend berücksichtigt werden.

Diese Medikationen stellen Kombinationen gegen die allgemeinen Beschwerden der sympathischen Hypertonie dar. Daneben muß man fallweise die im Vordergrund stehenden Lokalbeschwerden zusätzlich behandeln. Stehen im Beschwerdebild die Trockenheit der Schleimhäute im Vordergrund (Zungenbrennen, Trockenheit im Rachen, Würgegefühl im Hals), dann empfiehlt sich die Anwendung vorwiegend lokal wirkender Parasympathicomimetica. Solche sind: Pilocarpin hydrochlor. 0,3, auf 30 Pillen, dreimal täglich eine Pille, ferner Prostigmin zwei- bis dreimal täglich eine halbe Tablette (0,015 g). Mitunter genügt das Verordnen von Kaugummi, wodurch auf mechanischem Wege reflektorisch die Trockenheit im Munde gebessert wird. Wenn im Symptomenkomplex der sympathischen Hypertonie eine Überfunktion der Schilddrüse im Vordergrund steht, bzw. in der Genese eine wesentliche Rolle spielt, ist die Anwendung thyreostatischer Medikamente angezeigt. Wir beginnen meist mit dreimal täglich einer Tablette Methylthiourazil und steigern auf maximal dreimal drei Tabletten täglich. Auch hier soll abends die Dosis höher sein, damit auch nachts ein wirksamer Blutspiegel an Methylthiourazil gewährleistet ist. Diese Dosierung soll maximal vier Wochen eingehalten werden und kann dann fallweise mit einer Tablette täglich als Erhaltungsdosis bis zu sechs Monaten fortgesetzt werden. Wesentlich scheint uns, darauf hinzuweisen, daß nicht die Höhe des Grundumsatzes wie üblich die Indikationsstellung angibt, sondern das gesamte Verhalten und die Symptomatik des Patienten. Zeigt eine Kontrolle des Blutbefundes, daß die Granulozyten absinken, dann muß die Behandlung abgebrochen werden. In diesem Fall kann man zweckmäßig mit Pardinon fortsetzen (zweimal täglich eine Tablette). Als wesentlich wirksamer hat sich uns das Prothicil (Propylthiouracyl) erwiesen. Die Dosierung beginnen wir mit 6 Tabletten (0,2 g) täglich bis zur sichtbaren Beeinflussung der Symptome, dann allmählich Abbau auf vier bis eine Tablette täglich.

Die Behandlung der vordringlichen cardialen Symptome besteht in einer Rationalisierung der Herzaktion durch Beeinflussung der Tachycardie. Es muß hervorgehoben werden, daß die bei sympathischer Hypertonie bestehende Sinustachycardie außerordentlich therapieresistent ist. Trotzdem soll zunächst der Versuch mit kleinen Digitalis-Chinin-Dosen gemacht werden, z. B. Pulv. fol. Versuch mit Digitalis-Chinin-Dosen gemacht werden, z. B. Pulv. fol. digit. titr. 0,5, Chinin. hydrochlor. 1,5, Luminali 0,3 pil. No. XXX. D. S. 3 bis 4 Pillen täglich. Fallweise, insbesonders wenn die Ausstrahlung in die Headschen Zonen des Herzens im subjektiven Bild im Vordergrund steht, haben wir gute Erfolge mit Xipoid coreale gesehen (Injektion in die Headschen Zonen).

Stehen Beschwerden von seiten des Gefäßapparates im Vordergrund (Kopfschmerzen, Schwindel, kalte Füße, dauerndes Kältegefühl, blasse Gesichtsfarbe), dann haben wir teilweise von Gallensäurepräparaten (Decholin, Cholimed, Felocardin gute Erfolge gesehen. Ferner mit verschiedenen Cholinderivaten (Pacyl, C. C. C. von Ebewe, Hypotrit,), dreimal täglich ein bis zwei Tabletten. Die Wirkung dieser Präparate ist leider eine flüchtige und hält nur wenige Stunden an, so daß sich diese Präparate zur Dauerumstimmung nicht eignen. Wir haben den Eindruck, daß dem Padutin vielleicht wegen seines hormonartigen Charakter seine protrahiertere Wirkung zukommt. Es wird in der Dosierung von dreimal täglich ein Dragee oder dreimal täglich zehn Tropfen verwendet.

Wenn die Appetitlosigkeit, Verdauungsstörungen und Gewichtsabnahme im Vordergrund stehen, scheint die Zufuhr von Säureersatzmitteln wirksam. Eine

Zufuhr von Vitamin B_1 und A intensivieren diese Wirkung (dreimal wöchentlich intramuskulär). Doryl und Prostigmin, die von chirurgischer Seite zur Bekämpfung akuter postoperativer Darmatonien angewendet werden, sind in der internen und neurologischen Therapie zu wenig bekannt. Wir möchten darauf hinweisen, daß auch bei weniger ausgeprägten Darmatonien chronischer Genese, wie sie im Symptomenbild der sympathischen Hypertonie vorkommen, mit Doryl und Prostigmin schöne Erfolge zu erzielen sind. Zweckmäßigerweise gibt man mehrmals täglich kleine Dosen, dreimal täglich eine halbe Tablette. Es wäre naheliegend, bei der Behandlung der sympathischen Hypertonie sympathikolytische mit parasympathicomimetischen Mitteln zu kombinieren. Merkwürdigerweise haben wir die Erfahrung gemacht, daß solche Kombinationen, zur gleichen Zeit verabreicht, keine besondere Wirkung zeigen. Dagegen ist es erfolgreicher, morgens sympathikolytische Mittel und abends vagomimetische zu geben.

II. Die spezielle Behandlung der sympathischen Hypotonie.

Da bei der sympathischen Hypotonie eine Insuffizienz der adrenergischen Substanzen vorliegt, wollen wir vorwegnehmend darauf hinweisen, daß gerade bei dieser Form der vegetativen Betriebsstörungen eine Umschaltung der Lebensbedingungen mit Einschränkung der allgemeinen Leistung und Einschaltung eines Schonganges dringend notwendig ist. Medikamentös ist zunächst eine Zufuhr von sympathomimetischen Substanzen (Sympatol, Suprifen, Veritol, Ephedrin) notwendig, besonders, wenn die Hypotonie von seiten des Kreislaufes im Vordergrund steht. Dosierung und Tagesverteilung der einzelnen Dosen richten sich hier mehr als anderswo nach dem subjektiven Beschwerdebild. Da die meisten Patienten angeben, vormittags halbwegs leistungsfähig zu sein, und erst mittags und nachmittags unter Erschöpfungszuständen zu leiden, soll man zweckmäßig mittags und nachmittags die erwähnten Präparate nehmen lassen. Wenn Müdigkeit und geistige Erschöpfung im Vordergrund stehen, hat sich uns die vorübergehende vorsichtige Dosierung von benzedrinhältigen Medikamenten bewährt. Wir geben allerdings diese Tabletten nicht erst zum Zeitpunkt des Eintrittes der subjektiven Ermüdung, sondern lassen das entsprechende Präparat stets morgens einnehmen. Dadurch wird zunächst die Morgenleistung gesteigert, die morgendliche Depression eingedämmt und der Leistungsabfall in die Nachmittagsstunden hinausgeschoben, ohne ein allmähliches Hineingleiten in die assimilatorische Schlafphase zu verhindern. Gibt man diese Medikamente erst zum Zeitpunkt der aufgetretenen Müdigkeit, dann werden die Patienten wohl vorübergehend aufgepeitscht, bleiben aber, wohl durch die unphysiologische Irritation, lange Zeit erregt und können abends nicht einschlafen. Meist genügt eine Tablette morgens, nur in schweren Fällen vor allem mit psychischer Depression geben wir morgens zwei, mittags eine Tablette. Diese Medikation eignet sich nur für kurze Zeit (ein bis zwei Monate), bis durch die allgemeine Lebensumstellung mehr Energie verfügbar ist und die künstliche Aufpeitschung des sympathischen Spannungszustandes nicht mehr nötig ist. Bei dieser Art der Darreichung sahen wir nie ungünstige Nebenerscheinungen oder Süchtigkeiten auftreten. Instinktiv nehmen solche Patienten viel Coffein in Form von Kaffee, der sie wenigstens vorübergehend leistungsfähig macht. Auch therapeutisch haben wir morgens und mittags eine kleine Schale Bohnenkaffee mit Milch verordnet.

Das Kernstück der medikamentösen Behandlung stellt aber bei diesen Formen stets eine ausgiebige Hormonzufuhr in Form von Nebennierenpräparaten dar. Bei den akuten Erschöpfungszuständen des sympathischen Apparates, z. B. auch im Rahmen einer Infektion, hat sich das Pan-cortex wegen seiner stoßartigen Wirkung sehr bewährt. Hingegen zeigen die öllöslichen Präparate wie Cortiron, Cortenil, Doca und Percorten bessere Dauererfolge. Dosierung: Täglich oder dreimal wöchentlich 5 bis 10 mg Desoxycorticosteron. Die beste Verabreichungszeit ist morgens. Implantationskristalle oder Kristallampullen sind oft imstande, eine durchgreifende Wendung im Krankheitsbild hervorzurufen. Ebenfalls gute Erfolge erzielten wir mit Hypophysenimplantationen, was zum Großteil auf das darin enthaltene ACTH zurückzuführen ist. Diese Behandlung soll immer durch zusätzliche Zufuhr von Vitamin C ergänzt werden. Da die sympathische Hypotonie häufig mit Anacidität einhergeht, empfiehlt sich die parenterale Zufuhr von Ascorbinsäure, da bei der peroralen Behandlung häufig eine ungenügende Resorption stattfindet. Mit Zufuhr von Eisen in zweiwertiger Form kann man oft eine rasche Hebung des Allgemeinzustandes und Besserung der Ermüdungserscheinungen erzielen. Auch hier ist die intravenöse Zufuhr anderen Applikationen gegenüber zu bevorzugen.

In nicht zu schweren, aber besonders torpid verlaufenden Krankheitsfällen empfehlen wir die Durchführung einer leichten Reizkörpertherapie, z. B. Eigenblutinjektionen (zweimal wöchentlich 5 cm³), ferner Gold in kleinsten Dosen (z. B. Auromeol, Ultrachysol, ¼ cm³ zweimal wöchentlich intramuskulär).

Ist durch diese Stützung der akuten sympathischen Hypotonie und durch die Umstellung der Lebensbedingungen wieder halbwegs ein Gleichgewichtszustand erreicht, dann muß zusätzlich eine leichte parasympathicomimetische Medikation als Ergänzung und vor allem zur Stabilisierung des erreichten Gleichgewichtes angewendet werden. Hieher gehört eine Zufuhr von Arsen in Form von Tinctura arsenicalis Fowleri dreimal täglich 5 bis 10 Tropfen und Phosphor (in Form von Recresal oder ähnlichen Präparaten). Zusätzlich erweisen sich laue Schwefelbäder als anregend für den Appetit und Stoffwechsel. Man kann hiedurch Gewichtszunahme und Steigerung des Allgemeinbefindens erzielen. Da sich eine sympathische Hypotonie häufig aus einer sympathischen Hypertonie entwickelt, hat man naturgemäß Gelegenheit, zahlreiche Mischzustände zu beobachten. Die Behandlung dieser Formen ist besonders schwierig und erfordert große Erfahrung. Bei diesen Formen kann man von vornherein nicht sagen, auf welches Medikament die Patienten gut ansprechen werden. Sieht man z. B. auf sympathikolytische Medikation eine Zunahme der Müdigkeit und der subjektiven Beschwerden, die auch in Reizsymptomen wie hochgradige Erregbarkeit bestehen können, dann liegt zweifellos eine sympathische Hypotonie vor, die zunächst eine Tonisierung des gesunkenen sympathischen Spannungszustandes erfordert.

III. Die spezielle Behandlung der parasympathischen Hypertonie.

Je langsamer sich eine Abweichung vom normalen vegetativen Rhythmus entwickelt, umso langsamer muß auch die Korrektur zur normalen Schwingung sein. Dieser allgemeine Grundsatz trifft besonders für die Behandlung der parasympathischen Hypertonie zu. Diese Sonderform des vegetativen Funktionswandels stellt sich selten akut ein, sondern es dauert Monate lang, bis sie als richtige Krankheit in Erscheinung tritt. Eine erfolgreiche Therapie wird dieses langsame Abweichen durch eine langsame Korrektur zu erzielen haben. Ist z. B. eine Fettsucht innerhalb eines Jahres entstanden, dann ist es therapeutisch nicht zweckmäßig, sie in vier Wochen zum Verschwinden zu bringen, da sie dann mit großer Wahrscheinlichkeit nach Aussetzen der medikamentösen Therapie in Kürze wieder auftritt.

Der dezentralisierten Organisation des parasympathischen Systems entspricht, daß gerade bei dieser Form der vegetativen Betriebsstörungen häufiger lokale Maßnahmen im Vordergrund stehen werden. Unter den generalisierten parasympathicolytischen Medikamenten steht in erster Linie das Atropin, bzw. die verschiedenen Belladonna-Extrakte (Bellafolin). Auch bei dieser Form ist es zweckmäßig, die peripher hemmende Wirkung der Belladonna-Extrakte mit zentral dämpfenden Barbituraten zu kombinieren, wie es in ausgezeichneter Form im Belladenal geschehen ist. Es enthält pro Tablette 0,25 mg Bellafolin und 0,05 g Phenobarbital. Wenn Spasmen der glatten Muskulatur im Vordergrund stehen, fügen wir dieser Kombination noch Papaverin hinzu und verordnen:

  Extr. Belladonnae 0,3

  Papaverin. hydrochlor. 0,6

  Luminali   0,3

  D. S.: 3 bis 6 Pillen täglich

  Pil. Nr. XXX

Auch hier soll die Verabreichung dem Tagesrhythmus angepaßt werden. Die vorherrschende parasympathische Phase ist die Nacht und erfahrungsgemäß pflegen viele Reizzustände des Vagus (Bronchiospasmen u. a. m.) nachts aufzutreten. Tagsüber treten solche Symptome häufig in den physiologischen Vagusphasen während der Verdauung auf. Diese Pillen sollen daher nach den Mahlzeiten genommen werden, bei Auftreten nächtlicher Beschwerden eine größere Dosis vor dem Einschlafen.

Zur Umstimmung der Stoffwechsellage, die sich entsprechend der Regel der permanenten Induktion bis in den seelischen Bereich auswirkt, verwenden wir eine ansäuernde Medikation, z. B. Ammonium chloratum. Diese Medikation soll zweckmäßigerweise durch eine Kostumstellung vervollständigt werden. Auch in diesen Fällen ist häufig eine Aktivierung des sympathischen Gegenspielers angezeigt. Für die akuten Reizzustände der parasympathischen Hypertonie (Asthmaanfall, Kollaps) eignet sich die einmalige Verabreichung von Adrenalin ($\frac{1}{2}$ bis 1 mg), wie seiner verschiedenen Derivate. Das Ephedrin kann auch längere Zeit gegeben werden und hat eine größere Dauerwirkung als Adrenalin. Wir verwenden es in der Dosierung von 0,02 pro Tablette, morgens eine Tablette, bei schweren Fällen morgens zwei, mittags eine Tablette. Zur längerdauernden Stabilisierung des sympathischen Systems kann man bei diesen Patienten auch Benzedrin geben. Eigenartigerweise treten bei solchen Patienten auch bei monatelanger Verabreichung keine Süchtigkeit oder Zeichen von Überreiztheit auf. Im Gegenteil, Patienten mit parasympathischer Hypertonie fühlen sich in ihrer Leistungsfähigkeit und ihrem Wohlbefinden durch solche Mittel wesentlich gestärkt. So wie es sympathische Konstitutionstypen gibt, die zu ihrer optimalen Leistungsfähigkeit geringe Mengen von Luminal brauchen, so gibt es parasympathische Konstitutionstypen, die fallweise eine bestimmte Menge Benzedrin benötigen, um ihr Leistungsoptimum zu entfalten.

Auch Thyreoidea-Präparate sind imstande, eine langdauernde Umstimmung von der parasympathischen zur sympathischen Tendenz zu aktivieren. Auch hier empfehlen wir bei längerer Anwendung eine vorsichtige Dosierung und geben nie mehr als 1 bis 3 Tabletten zu 0,5 g glandul, Thyreodo ricc. Entsprechende Grundumsatzkontrolle ist dabei empfehlenswert. Wir haben jedoch den Eindruck, daß Erfolge einer sympathischen Umstimmung mit Thyreoidea nur bei wenigen Fällen aufscheinen und häufiger amphotone Reizzustände entstehen. Das heißt, die Patienten bekommen wohl eine Grundumsatzsteigerung und zeigen eine Steigerung der allgemeinen Erregbarkeit, sie bleiben aber zum Beispiel fett. Dies gilt besonders für die klimakterischen Fettsuchtformen, da in dieser Phase, wie wir schon erwähnt haben, besonders viel thyreotropes Hormon ausgeschüttet wird. Hingegen empfehlen wir eine Kombination von Thyreoidea mit Benzedrin und parasympathicolytischenMedikamenten (etwa die oben angeführten Pillen). Wenn es trotzdem nicht gelingt, hartnäckig fixierte parasympathische Reizzustände zu beseitigen, dann kann eine parenterale Reizkörpertherapie mit Erfolg verwendet werden. Entscheidend für den Erfolg ist eine einschleichende Dosierung und eine längere Applikation. Eine regelrechte Fieberkur mit Pyrifer vermag eine Reaktionslage einzuleiten, die z. B. das Auftreten von Asthma bronchiale-Anfällen verhindert. Nach Absetzen dieser Behandlung gleitet der Organismus alsbald wieder in die alte Reaktionslage zurück und die Anfälle treten erneut auf. Hingegen haben sich uns die milderen Formen der Reizkörpertherapie, etwa mit Frauenmilch zweimal wöchentlich 2 bis 5 cm³ oder Omnadin, Stormin u. ä. Präparate, die man allerdings Monate hindurch verabreichen soll, zu einer dauerhaften Umstimmung besser bewährt.

Im Mirion (Hexamethylentetramindijodidgelatinat) haben wir ein Präparat zur Hand, bei dem eine milde Reizkörperwirkung mit der für viele Fälle angezeigten leichten Jodwirkung kombiniert ist.

Das Vitamin C als Sympathikusaktivator kann bei diesen Fällen mit zahlreichen anderen Medikationen kombiniert werden. Bei Vorliegen einer Ödemneigung ist eine Entwässerung durch Ansäuerung und Quecksilberpräparate (Novurit, Esidron, Salyrgan) empfehlenswert, die als Nebenwirkung eine leichte Sympathikotonisierung erreicht.

IV. Die spezielle Behandlung der amphotonen Spannungszustände und der vegetativen Ataxie.

Bei diesen Formen stellt das Zentrum der medikamentösen Behandlung das Bellergal und seine vielfachen Nachahmungen dar. Eine volle Wirkung dieser Medikamente sieht man aber nur, wenn man daneben Lebensbedingungen herbeiführen kann, die mit einem sogenannten Schongang des vegetativen Getriebes einhergehen. Bleiben die Lebensbedingungen, die zur Entstehung dieser Formen des vegetativen Funktionswandels geführt haben, aufrecht, dann kann man naturgemäß von der Pharmakotherapie allein keinen Dauererfolg erwarten. Das Bellergal hat noch einen weiteren Vorzug. Die für diese Formen des vegetativen Funktionswandels eigenartige Neigung, auf alle vegetativen Beeinflussungen verstärkt mit Gegenregulationen und Kippvorgängen zu reagieren, wird durch die besonders günstige Equilibrierung der einzelnen Komponenten verhindert (Bellafolin 0,0001, Gynergen 0,0003, Phenylaethylbarbitursäure 0,02). Der Gedanke an den verschiedenen Sektoren des vegetativen Systems gleichzeitig einzugreifen hat sich bei diesen Formen als sehr fruchtbringend erwiesen (Rothlin, Wiechmann).

In manchen Fällen kann diese Wirkung durch zusätzliche Anwendung von Papaverin verstärkt werden, wodurch der Funktionskreis an allen wesentlichen Stellen gedämpft wird. Bei der Behandlung der amphotonen Reizzustände wie der vegetativen Ataxie wird zusätzlich das jeweils vordringliche Symptom eine gezielte Dämpfung erfahren müssen. Z. B. Angstzustände mit Opium, oder Schlaflosigkeit mit Kombination von Barbituraten und Brom, oder Grundumsatzsteigerung mit thyreostatischen Medikamenten, oder Herzirritationen mit Chinin und Digitalis. Stets wird man bei diesen gezielten Eingriffen die besondere Schwellenlabilität dieser Formen berücksichtigen müssen und in der Dosierung so einschleichend verfahren, daß Gegenregulationen, die den therapeutischen Effekt zunichte machen, vermieden werden. Bei Fällen, die durch eine gesteigerte Tendenz, auf Verschiebungen der vegetativen Reaktionslage mit Gegenregulationen zu reagieren ausgezeichnet sind, hat sich uns eine Kombination von

Medikamenten bewährt, bei denen die gerichtete Wirkung durch Hinzufügung antagonistisch wirksamer Medikamente in zehnfacher Verdünnung gesteuert wird. So haben wir beispielsweise bei angiospastischen Kopfschmerzen dem DHE minimale Mengen von Benzedrin (0,001) oder Ephedrin (0,002) zugesetzt. Außerdem haben wir bei Patienten, die auf Calcium mit einer Steigerung der allgemeinen Erregung wie Angst, Tachycardie, ja Fieber reagieren, Vitamin C beigefügt. Ist eine brüske, wenn auch passagere Wirkung auf Reizzustände beider vegetativer Sektoren notwendig, dann kann fallweise durch intravenöse Novocainzufuhr (halbprozentige Lösung 3 bis 5 cm³ langsam injiziert) Erfolg erzielt werden (Strotzka). Es gibt aber nicht nur amphotone Reizzustände, sondern auch amphotone Erschöpfungszustände. Ist in einem solche amphotonen Erschöpfungszustand eine maximale Aktivierung des gesamten vegetativen Systems notwendig, dann erweist sich eine Lumbalpunktion mit Einblasung geringer Luftmengen (5 bis 10 cm³) in die Ventrikel des Gehirns als sehr effektvoll. Diese Methode haben wir als vegetativen Schock bezeichnet und wollen seine Anwendung als Ultima ratio z. B. bei schweren amphotonen Hypotonien im Verlauf von Fleckfieber und anderen Encephalitiden, die keinerlei Abwehrreaktion zeigen, empfehlen (Birkmayer). Anschließend an diese diencephalen Irritationen wirkt sich eine Applikation von Vitamin C und Desoxycorticosteron besonders günstig aus.

Wie wir im klinischen Teil ausgeführt haben, sind amphotone Spannungszustände meist das Resultat längerdauernder Kompensationsversuche. Ein aus irgendeinem Grund entstandener erhöhter sympathischer Spannungszustand intendiert gegenregulatorisch einen erhöhten parasympathischen Spannungszustand. Dieser schlägt, gefördert durch äußere Einwirkungen, abermals in einen sympathischen Reizzustand um. Diese wechselseitig spiralartige Tonussteigerung geht mit einer variablen Reaktionstendenz der gesamten vegetativen Funktion einher. Man findet sonach gerade bei diesen Formen besonders häufig eine Ausgangslage, die wir als Zone der unbestimmten Reaktionstendenz bezeichnet haben. Ein analoger Vorgang kommt bei jenen Tuberkuloseformen vor, die mit zahlreichen, relativ gutartigen haematogenen Schüben einhergehen. Diese nicht vorausbestimmbare Reaktionstendenz macht es häufig notwendig, die Therapie ex juvantibus zu steuern. Das heißt, wenn bei einem jeweils vordringlich sympathischen Reizzustand eine sympathikolytische Medikation keinerlei Effekt bringt, wird man versuchen, durch Steigerung des sympathischen Arbeitsganges einen Kippvorgang mit gegenregulatorischem Ausgleich zu erzwingen. Als Beispiel ein Fall:

Fall 34. 27jährige Frau, Frühgeburt, ihr Leben lang sehr labil, klagt über Schlaflosigkeit, Kopfschmerzen, Gewichtsabnahme, Angstzustände. Für die besondere Form ihres sympathischen Reizzustandes charakteristisch war, daß sie auf 0.6 Luminal, bzw. 10 Tabletten Saridon keinerlei Veränderung ihres akuten Zustandes verspürte (vegetative Areflexie). Wir versuchten daher eine paradox gerichtete Therapie in Form einer Fieberkur und erhofften durch eine brüske Steigerung des sympathischen Spannungszustandes eine Gegenregulation zu erzielen. Tatsächlich trat schon nach 10 E. Pyrifer Fieber bis zu 40⁰ auf und nach fünfstündiger Dauer konnte die Patientin das erste Mal seit langer Zeit schlafen und hatte nachher keine Beschwerden, nur ein als angenehm empfundenes Müdigkeitsgefühl. Diese Fieberstöße wurden noch fünfmal wiederholt mit dem Erfolg, daß sie noch nach einem Jahr völlig beschwerdefrei war.

Wir könnten noch eine große Zahl von Einzelbeobachtungen anführen, bei denen durch Einleitung einer paradox gezielten Therapie ein solch günstiger Erfolg erreicht wurde. Es muß jedoch besonders betont werden, daß diese Erfolge keiner Regel gehorchen, sondern sich nur fallweise einstellen. Die verschiedenen Reaktionstendenzen der amphotonen Spannungszustände und vegetativen Ataxie erfordern ein Höchstmaß an individueller Einfühlung und Anpassung an den jeweiligen Reaktionsablauf des Patienten.

Literatur.

Abdon, N. O.: Acta pharmakol. 1, 169 (1945).
— Hammorskjöld, S. O.: Kungl. Fysiograf. Sällskap. Förh. Lund 9, 15 (1939).
Ameuille: Progr. med. 23 (1945).
Astwood, E. B.: J. amer. med. assoc. 122, 78 (1943).
Barger, C.-Dale, H. H.: J. physiol. 41, 19 (1910).
Bartelheimer: Klin. Wschr. 697 (1939).
Birkmayer, W.: Wr. med. Wschr., Nr. 21/22 (1949).
— Kölbl, H.: Med. Klin. Nr. (1950).
— Rolleder, A.: Wr. med. Wschr., Nr. 27/28 (1949).
— Schmid, S.: Klin. Med., Nr. 9 (1950).
Blaschko, H.-Schloßmann, A.: Biochem. J., 31, 2187 (1937).
Bock, E.: Z. klin. Med. 140 (1942).
Bonskov-Kaulla: Klin. Wschr. 334 (1941).
Brücke, F.: Münchn. med. Wschr. 544 (1941).
Burn, J. H.: J. pharmacol. 46, 75 (1932).
Butturini-Bagni: Klin. Wschr. 609 (1942).
Cannon, W. R.-Rosenblüth, A.: Anatomic. neuroeffector system New York, 1937.
Cauchard, P.: Ann. d. Endocrinol. 4 (1943).
Clavert, J.: C. r. seances Soc. Biol. Filiales 196 (1942).
Collett: Amer. J. obstetr. Gynäkol. 42 (1941).
Courty: Presse med. 6 (1947).
Descuns: Presse med. 5 (1947).
Drobec-Tschabitscher, H.: Wr. med. Wschr., Nr. 13/14 (1949).
van Egmont: Arch. f. exp. Pathol. 65, 197 (1911).
Epstein, E.-Lorenz, K.: Wr. med. Wschr., Nr. 6 (1940).
Fellinger, K.: Wr. klin. Wschr. 13 (1950).
— W. klin. Wschr., Nr. 27 (1950).
Fenz, E.: Behandlg. rheumat. Erkrankg. d. Anaesthesie. Dresden-Leipzig, 1943.
Feuchtinger, O.: Med. Klin., Nr. 1/2 (1948.
Franke, H.: Münchn. med. Wschr. 86 (1939).
Fröhlich, E.: Münchn. med. Wschr. 86 (1939).
Gaddum, J. H.: Brit. med. J., I, 713 (1938).
Geßler, C. J.: J. clin. invest. 18 (1939).
Glaubach-Pick: Arch. exp. Pathol. 131 (1927).
Goodman, L. S.-Nickerson, M.: Federation proceedings 5, 144 (1946).
Groß, D.: Acta neurovegetativa 143, 4 (1950).
Grüttner-Ronkalo: Arch. Psychiatr. 106, 771 (1940).
Haldane, J. B. S.: J. physiol. 55, 265 (1921).
Hanzlik, P. J.: J. americ. med. assoc. 92, 1413 (1929).
Hausborg, H.: Acta tbc. scand. 4, 124 (1929).
Heffter, A.-Keeser: Med. naturw. Arch. 1, 81 (1908).
Heilmeyer, L.: Die Eisentherapie usw. Leipzig, 1944.
Hein, J.: Beitr. klin. TBK. 73, 569 (1930).
Heinssen, H. A.: Dtsch. med. Wschr., Nr. 29/30 (1949).
— Massenbach: Klin. Wschr., Nr. 7/8 (1949).
Heisenberg: Wandlungen i. d. Grundlagen der Naturwissenschaft. Leipzig, 1935.
Herzmann, L.-Mc. Grath: Arch. Surgery 40 (1940).
Hitzenberger, F.: Wr. klin. Wschr. 465 (1937).
Mc. Intosh, F. C.-Kahlson, C.: J. physiol. 96, 277 (1939).
Jacobs, W.-Craig, L.: J. Biol. chem. 113, 767 (1936).
Kappert, A. u. Mitarb.: Helv. med. Acta 22 (1949).
Kauders, O.: Vegetative sNervensystem u. Seele. Wien. 1945.
Klima, R.-Wengraf: Wr. med. Wschr., Nr. 13/14 (1949).
— — Nr. 1/2 (1950).
Konzett, H.: Klin. Wschr. 19, 1303 (1940).
Kühnau: Lehrb. d. Bäder- u. Klimaheilk., Berlin, 1940.
Lenz, H.: Nervenarzt H 10 (1950).
Loewi, O.-Navratil, E.: Arch. physiol. 214, 678, 689, (1926).
Longh-Sleeth, C.: J. amer. med. assoc. 156, 535 (1936).
Marx: Handb. d. inn. Med. Berlin, 1941.
Mason: J. biol. Chem. 114, 613 (1936).
Meyer, H. H.: Pharmakologie. Wien, 1936.
Möller, K. O.: Pharmakologie. Basel, 1947.

v. Muralt, A.: Schweiz. med. Wschr. **73**, 1101 (1943).
Navratil, E.: Arch. physiol. **217**, 610 (1927).
Nordenfeldt: Z. Kreisl. Forschg. **31** (1939).
Nowotny, K.: Wr. klin. Wschr. **58**, Nr. 34 (1947).
Oberdisse: Klin. Wschr. **21** (1942).
Paracelsus: Zit. nach Slot C. Deville, P. Lancet **1**, 73 (1934).
Pascual, Jordan: Die Physik u. d. Geheimnis d. organ. Lebens. Braunschweig, 1941.
Pearce, B. C.: Z. Biol. **62**, 243 (1913).
Pick, E. P.: Wr. Klin. Wschr., Jahrg. 40.
— Dtsch. med. Wschr. (1931).
— Wr. Klin. Wschr. **35**, 546 (1949).
Plummer, H. S.: J. amer. med. assoc. **80**, 1955 (1923).
Ratschow-Klostermann: Z. klin. Med. **135** (1938).
Reichstein: Nature **139**, 26. (1937).
— Helv. chim. Acta **21**, 1197 (1938).
Reynolds: Science **87** (1938).
Richter, D.: J. physiol. **97**, 265 (1939).
Rothlin, E.: Klin. Wschr. **1** (1922).
— J. Pharmacol. **36** (1929).
— Schweiz. med. Wschr. **188** (1934).
— Helv. physiol. Acta **2** (1944.
— Schweiz. med. Wschr. **76** (1946).
— Pharm. Acta Helv. **22** (1947).
Schaumann, O.: Arch. exper. Pathol. **138**, 208 (1928).
Scherf, D.: Lehrb. d. Elektrokardiographie. Wien, 1937.
Schittenhelm-Eisler: Z. exp. Med. **86**, 275 (1933).
Schneider, F.: Klin. Wschr. H. 1/2 (1948).
Schöne, G.: Klin. Wschr. **10** (1940).
Schroeder: Dtsch. med. Wschr., Nr. 43/44 (1941).
Schwartzmann: Zit. n. Kost. Intern. Z. Vitaminf. **152** (1944).
Sherwood, T. C.: Endocrinology **29** (1940).
Speransky: The Theory of medecin. New York, 1935.
Spühler, O.: Schweiz. med. Wschr., Nr. 1/2 (1947).
Stoll, A.: Helv. chim. Acta **28** (1945).
— Hofmann: Helv. chim. Acta **26** (1943).
Strotzka, H.: Klin. Med., H. 8 (1949).
Swingle, W.-Pfiffner, J.: Science **71**, 489 (1930).
Tschmarke: Arch. klin. Chir. **159** (1930).
Thaddea-Hamps: Z. klin. Med. **137** (1940).
Thidering, F.: Dtsch. med. Wschr., Nr. 29/30 (1949).
Thorn-Forsham: J. A. M. A. **137**, 1005 (1949).
— C. W. u. Mitarb.: J. amer. med. assoc. **114**, 2517 (1940).
Tönnis, W.: Handb. d. Chirurg. (Kirschner Nordmann), Bd. III. Wien, 1946.
Traxl, W.: Biochem. Z. **273**, 109 (1934).
Veil, W.-Lippross: Klin. Wschr. **19** (1938).
Venzmer: Med. Welt **1278** (1948).
Wichmann, B.: Dtsch. med. Wschr. **60**, 1500 (1934).
Winkler, W.: Therapeut. Umschau, H. 3 (1948), H. 10 (1949).
Zondek, S. G.: Die Elektrolyte. Berlin, 1927.

Zwölftes Kapitel.

Die physikalische Therapie der vegetativen Betriebsstörungen.

Es gibt kaum eine Therapieform vegetativer Betriebsstörungen, die so alt ist und so häufig angewendet wurde wie die physikalische Therapie. Deshalb ist es verwunderlich, daß trotzdem recht wenig exakte Untersuchungsergebnisse über eine gezielte Beeinflussung vorliegen. Wenn wir im folgenden versuchen, die verschiedenen Formen der physikalischen Behandlungen gegen Spannungserhöhungen im einzelnen vegetativen Sektor zu besprechen, so liegen dem nur unsere umfangreichen empirischen Erfahrungen und weniger exakte experimentelle Unterlagen zugrunde. Dies scheint uns kein Mangel zu sein, da die experimentelle Forschung unter Ausschaltung möglichst vieler Nebenfaktoren eine isolierte Wirkung darzustellen bemüht ist, während in der ärztlichen Praxis gerade das Zusammenspiel vielfacher Faktoren die Regel und der Erfolg letztlich das Ausschlaggebende für die weitere Indikationsstellung ist. Obwohl gewisse Formen der physikalischen Therapie (Klima und Bäderbehandlung) den ganzen Organismus erfassen, ist es ein Charakteristikum der übrigen physikalischen Behandlung, eine örtliche Organwirkung zu erzielen.

Allgemein kann man sagen, daß die Wirkung der physikalischen Therapie auf das vegetative System nicht nur von der Art, sondern von der Dosis und Dauer der Reizeinwirkung abhängt. Dieser Grundsatz entspricht der Arndt-Schulzeschen Regel, nach der schwache Reize fördernd, starke Reize hemmend und stärkste Reize tötend wirken. Nach Ricker kommt dem „Terminalen Strombahngebiet" als letztem funktionellen Effektor eine entscheidende Rolle in der Pathogenese der verschiedenen Krankheiten zu. In dieser Funktionseinheit (Arteriole-Kapillare-Venula) wird durch schwache Reize eine Dilatation mit Beschleunigung der Durchblutung erzeugt, durch stärkere Reize eine Kontraktion und Ischämie, und durch stärkste Reize eine Aufhebung der Erregbarkeit hervorgerufen, wodurch eine peristatische Hyperaemie entsteht (seröse Entzündung). J. Riese hat dieses „Stufengesetz" zur allgemeinen Grundlage jeder Therapie gemacht. Zumindest für den Wirkungsmechanismus der physikalischen Therapie auf das vegetative System halten wir diese Gedanken für sehr fruchtbringend.

Wir beschränken uns im folgenden auf die Besprechung nachstehender Untergruppen:
A. Mechanotherapie.
B. Wärme- und Hydrotherapie.
C. Licht- und Strahlentherapie.
D. Elektrotherapie.
E. Klimatherapie.

A. Mechanotherapie.

Unter den mechanischen therapeutischen Einwirkungen steht an erster Stelle die Massage. Wir haben schon im ersten Kapitel angedeutet, in welcher Form die Massage auf das vegetative System wirkt. Seit Lewis wissen wir, daß durch mechanische Reizungen der Haut die sogenannten H-Substanzen frei werden, die zunächst lokal und dann über sogenannte Axonenreflexe gefäßdilatierend wirken. Über diese Hautwirkung hinaus kommt es über die Reflexe der Headschen Zone auch zu einer entsprechenden Tiefenwirkung. Diese Erregungsübertragung entspricht dem umgekehrten Weg eines viscerocutanen Reflexes. Die leichte Streichung und Reibung (Effleurage) wirkt sonach zunächst lokal parasympathikomimetisch. Durch die permanente Induktion wird diese lokale Vaguswirkung über die verschiedensten Vagusreflexmechanismen auf das gesamte vegetative System übertragen. Wir erwähnen in diesem Zusammenhange nochmals die quasi physiologische Streichmassage als Einleitung eines Sexualvorganges, bei der es zunächst nach Erregung der Headschen Zone zur Erregungssteigerung in den Sexualorganen kommt und induktiv zu einer Steigerung der psychischen Bereitschaft. Eine allgemeine Körpermassage wirkt naturgemäß stärker generell vagomimetisch. Nach einer solchen fühlen sich die Behandelten müde und schläfrig, was auch der objektiven Verschiebung der vegetativen Reaktionslage entspricht. Werden diese Streichungen und Reibungen als Heilmassage bei sympathischen Reizzuständen angewendet (Arthralgie, Neuralgie, Gefäßspasmen), dann bewirken sie durch Steigerung des parasympathischen Tonus reflektorische Abschwächung des sympathischen Reizzustandes, das heißt die Schmerzempfindlichkeit schwindet und eine bessere Durchblutung setzt ein. Bei mehrmaliger Wiederholung dieser Methode tritt die trophotrope regenerationsfördernde Wirkung des parasympathischen Systems zutage. Es kommt unter dem Einfluß desselben zu einer gesteigerten Regeneration von zerstörtem oder funktionsuntüchtigem Gewebe (atrophische Muskeln zeigen eine Volumszunahme). Diese Streichungen und Reibungen stellen nach dem Stufengesetz die niederste Reizdarbietung dar und führen demnach zu einer Hyperaemie mit ihren günstigen Folgen. Gesteigerte mechanische Reize, wie sie bei der Petrisage und dem Tapottement (Kneten und Walken, bzw. Schlagen) dargeboten werden, führen zu einer Steigerung der allgemeinen neuromuskulären Erregbarkeit und wirken damit letztlich sympathomimetisch. Physiologisch werden diese Formen in der sogenannten Sportmassage vor dem Einsatz zum Wettkampf durchgeführt. Dadurch kommt es zu einer Senkung der allgemeinen Reizschwelle. Der neuromuskuläre Apparat ist dadurch beschleunigt zu einem Leistungsmaximum befähigt. Es liegt in der Natur dieser Beeinflussung, daß man bei Kurzstreckenläufern durch eine solche Massage eine Leistungssteigerung erzielt, während bei einem Marathonläufer diese Vorbereitung unzweckmäßig ist.

Da eine harmonische Funktion des vegetativen Systems immer auf einem rhythmischen Wechsel der beiden Arbeitsgänge beruht, ist es fallweise Aufgabe der Therapie, diese gegenseitige wechselnde Beeinflussung der beiden Arbeitsgänge anzuregen. Das heißt auf eine rein vagomimetisch wirkende Streichmassage folgt eine sympathomimetische Klopf- und Knetmassage und umgekehrt. So stellt diese rhythmische Anwendung der Massage bei den atrophischen Zuständen nach Polyomyelitis und anderen Lähmungen eine geeignete Form dar, um die Aktivität des neuromuskulären Systems anzuregen.

Eine gesteigerte Form der mechanischen Beeinflussung ist die Bewegungstherapie. Die reichen Erfahrungen des letzten Krieges haben gezeigt, daß durch systematische Bewegungstherapie eine raschere und weitgehendere Restitution erzielt wird. Wesentlich dabei ist, daß diese Bewegungstherapie im richtigen Zeitpunkt einsetzt. Zu früh bewirkt sie ein Aufflackern der Entzündungsvorgänge und eine unnütze Beanspruchung des erholungsbedürftigen Organismus, zu spät sind die Kontrakturen und Atrophien schon weit fortgeschritten. Als Maßstab für den Einsatzpunkt kann neben der Körpertemperatur die Kontrolle der Blutsenkungsgeschwindigkeit, des Blutbildes und des Weltmannschen Koagulationsbandes herangezogen werden. Allgemein wird der zeitliche Ansatz mit der Umstellung von der sympathischen Abwehrphase, bzw. Einschmelzungsphase auf die trophotrope Regenerationsphase zusammenfallen. Auch hier ist eine einschleichende Dosierung notwendig. Treten nach dem Üben Schmerzen oder Temperatursteigerungen auf, dann war der Einsatz zu früh oder zu intensiv. Die Übungszeiten für Bewegungstherapie sind anfangs kurz zu wählen und später durch entsprechende Ruhepausen zu unterbrechen. Am Beginn wird zweckmäßig eine mehr passive Bewegungstherapie am Platz sein. Wir haben diese Erfahrungen aus der Heilmassage und Heilgymnastik hier angeführt, um zu zeigen, welche Rolle dem vegetativen System bei der normalen Restitution zukommt. Darüber hinaus bewirkt die Heilmassage und Heilgymnastik an sich neben dem örtlichen Erfolg eine Assimilationssteigerung des gesamten Organismus (erhöhter Appetit, guter Schlaf, Gewichtszunahme, seelische Ausgeglichenheit und Wohlbefinden).

Eine andere Form der mechanischen Beeinflussung des vegetativen Systems stellt die Entspannungsgymnastik dar. Die verschiedenen Gymnastikschulen fordern fast dogmatisch schwunghafte Bewegungen, die fast ohne Kraftanstrengung vollzogen werden (Birkmayer). Diese aktive Entspannungsgymnastik führt über die Relation des durch die Lebensbedingungen verkrampften neuromuskulären Apparates auch zu einer Lösung der sympathischen Überspannung, die sich über den organischen Bereich hinaus auf den seelischen erstreckt. Es entspricht unseren Erfahrungen, daß Patienten mit sympathischen Reizzuständen, wie Schlaflosigkeit, Überreiztheit, Angstzuständen, durch eine derartige Entspannungsgymnastik in eine trophotrope Assimilationsphase gebracht werden können. Sie fühlen sich nach solchen Gymnastikstunden gelöst, von ihren Beschwerden befreit, haben richtigen Appetit und schlafen. Diese Entspannungsgymnastik hilft naturgemäß nur Patienten mit sympathischer Hypertonie und ist absolut kontraindiziert bei solchen mit sympathischer Hypotonie. Die Indikationsstellung für die Weiterbehandlung ist leicht aus dem Erfolg abzuleiten. Das heißt, fühlen sich die Patienten nach einer Gymnastikstunde noch erschöpfter und müder, dann ist eine weitere Übung zu unterlassen. Auch hiebei ist die Beachtung des 24-Stunden-Rhythmus wichtig, das heißt eine Entspannungsgymnastik gehört in die Abendstunden und eine belebende, erfrischende Bewegungstherapie in die Morgenstunden verlegt.

Auch die verschiedenen Sportarten haben bei der Therapie vegetativer Betriebsstörungen bestimmte Indikationen. So wird man Patienten mit sympathischer Hypertonie Schwimmen, Wandern, Eislaufen, Bergsteigen, Fischen empfehlen, weil hiebei durch das ruhige Gleichmaß der Bewegung über die permanente Induktion ein sedativer Einfluß auf das gesamte vegetative System bis in den seelischen Bereich hinein erfolgt. Andererseits soll man Patienten mit parasympathischer Hypertonie Sportarten wie Tennis, Kampfspiele, Laufen, Springen, Reiten, Fechten, Boxen empfehlen, da bei diesen Sportarten durch den Leistungsgedanken über den psychischen Faktor eine allgemeine Aktivierung erzielt wird.

Diesen therapeutischen Anregungen sollen einige allgemeine Bemerkungen über den Sport als einen im heutigen Zivilisationsleben nicht wegzudenkenden Faktor angefügt werden. Als Reaktion auf eine lange Vernachlässigung jeglicher sportlicher Betätigung in früheren Zeiten erfolgte um die Jahrhundertwende eine steigende Propagierung der verschiedensten Sportarten, die heute einen kaum zu überbietenden Höhepunkt erreicht hat. Der allgemeinen sympathisch betonten Zeitphase entsprechend wurden die sportlichen Leistungen durch das Wettkampfprinzip steil in die Höhe geschraubt und dadurch das Leistungsmaß vieler Konstitutionstypen überschritten. Die primär gesundheitsfördernde Wirkung des Sports hat heute durch seine Leistungsübersteigerung oft eine gesundheitsschädliche Reaktion erreicht. Wir wollen uns keineswegs als Sportgegner deklarieren, müssen aber darauf hinweisen, daß in einer Zeit, die zur Aufrechterhaltung des primitiven Lebens fast alle Energien des Organismus konsumiert, ein Sport nur als Ausgleichssport zur beruflichen Arbeit angezeigt ist und nicht als weitere Leistungsabgabe den Organismus schwächen darf. Dieser Gesichtspunkt scheint vielleicht weniger wichtig für den Facharzt als für den Betriebsarzt, zu dem ja viele gesunde Menschen kommen und um Rat fragen, welchen Sport sie betreiben sollen. Der Grundgedanke des Ausgleichssportes beruht darauf, einen Ausgleich zur einseitigen beruflichen Arbeitsleistung zu bringen. Arbeiter, die den ganzen Tag stehen oder herumlaufen (Briefträger, Straßenbahnschaffner) werden kaum bei verschiedenen leichtathletischen Disziplinen eine Entspannung finden und sollen daher Schwimmen oder Turnen. Arbeiter hingegen, die tagsüber in überspannten Arbeitsstellungen tätig sind, wie Dreher, Fließenleger u. ä. sollen in der Freizeit einen lösenden Entspannungssport wie leichte Ballspiele, Laufen oder leichtathletische Disziplinen bevorzugen. Dem mehr sitzenden und geistigen Arbeiter wird man eine anregende Bewegungssportart empfehlen, wie Bewegungsspiele, Tennis, Fußball; bei geeignetem Körperbau Schwerathletik und Geräteturnen, um durch Kräftigung der Haltungsmuskeln, die bei diesen Menschen häufig auftretenden Haltungsfehler zu kompensieren. Auch hiebei ist der zeitliche Einsatz der Sportausübung für das vegetative Gleichgewicht von Bedeutung. So wird z. B. eine erregende Leistungssportart in den Abendstunden die notwendige trophotrope Erholungsphase abkürzen. Auch diese scheinbar nur den allgemeinen Zustand betreffenden ärztlichen Ratschläge und Empfehlungen haben eine gezielte Wirkung auf die vegetativen Funktionsabläufe. In bewußter und planmäßiger Anwendung hat man bei zahlreichen leichteren Fällen vegetativer Betriebsstörungen ausgezeichnete Erfolge.

B. Thermo- und Hydrotherapie.

Die Applikation von Wärme- und Kältereizen stellt zweifelsohne eine der ältesten Formen ärztlichen Handelns dar. Nach H. Schade stellt eine Temperatur von 32° Celsius an der Haut den physiologischen Nullpunkt dar. Optimale Kältereize reichen bis 18°, Wärmereize bis 40°. Bei der Indikation der Thermotherapie bei vegetativen Betriebsstörungen ist eine Reihe von Faktoren zu berücksichtigen. Vor allem Dauer und Ausmaß der Applikation. Kurzdauernde Kältereize bewirken:

1. Eine Verengung der Hautgefäße mit Erregung der Arrectores pilorum und Frösteln.
2. Acidose.
3. Blutzuckersteigerung.
4. Leukozytose, Milzkontraktion.
5. Steigerung des Minutenvolumens (Barcroft-Marshall).
6. Blutdrucksteigerung.
7. Vermehrte Diurese.
8. Herabgesetzter Tonus der Magen-Darm-Muskulatur und der Genitalorgane.
9. Grundumsatzsteigerung.
10. Herabsetzung der Reizschwelle mit Steigerung der neuromuskulären Erregbarkeit (Lampert, Laqueur, Schade, Holzer, Vogt).

Das alles sind Symptome eines sympathomimetischen Effektes. Bei längerer Dauer der Kälteeinwirkung, insbesonders jedoch nach Aussetzen des Kältereizes, treten Symptome einer parasympathischen Gegenregulation in Erscheinung. Die Haut wird rot, gleichzeitig tritt ein Wärmegefühl und eine allgemeine Beruhigung auf.

Umgekehrt führt eine Wärmeapplikation zu folgenden Symptomen:
1. Vermehrte Hautdurchblutung.
2. Alkalose.
3. Blutzuckersenkung.
4. Erschlaffung der Muskulatur.
5. Förderung der Peristaltik.
6. Blutdrucksenkung.
7. Steigerung der Reizschwelle und Herabsetzung der allgemeinen Erregbarkeit.

Diese Symptome lassen sich zwanglos als Vagusreizeffekt zusammenfassen. Protrahierte Wärmeapplikation bewirkt auf dem Umweg der Gegenregulation sympathische Reizung, die durch Stoffwechselsteigerung, Unruhe, Schlaflosigkeit gekennzeichnet sind. Es gelingt also mit relativ einfachen Mitteln, eine gezielte Beeinflussung der vegetativen Arbeitsgänge zu intendieren, wobei natürlich die jeweilige Ausgangslage von Bedeutung ist (Strasser). So sind bei sympathischer Hypertonie protrahierte kühle Bäder zweifellos von therapeutischem Gewinn, während bei der parasympathischen Hypertonie längerdauernde Überhitzungsbäder günstig wirken (Schwitzkuren, Sauna). Während der günstige Zeitpunkt für den sympathischen Reizzustand abends liegt, sollen die Überhitzungsbäder vorwiegend morgens genommen werden. Wechselbäder und Wechselduschen führen zur Anregung beider Arbeitsgänge und stellen daher das Hauptindikationsgebiet für amphotone Spannungserhöhungen sowie für die vegetative Ataxie dar, zumal durch dosierte Steigerung der Wechselbäder ein systematisches Training der vegetativen Kompensationsfähigkeit erreicht wird, was gerade bei diesen Formen der vegetativen Betriebsstörungen eine wesentliche Heilmethode darstellt.

Eine besonders intensiv tonisierende Wirkung auf beide Arbeitsgänge kommt auch der Sauna zu (Ott). Bekanntlich entsteht dabei durch Begießen heißer Steine ein Dampf von 60 bis 80°. Durch Schlagen der Haut mit Birken- oder Fichtenreisern wird eine zusätzliche Hautreizung mechanisch erzielt. Als zweiter Akt der rhythmischen Applikationen erfolgen Kaltwassergüsse oder das besonders in Finnland geübte Laufen im Schnee. Diese amphotone Reiztherapie stellt besonders für die leichteren Fälle vegetativer Betriebsstörungen eine steigerungsfähige Form eines vegetativen Trainings dar, die man allgemein als Abhärtung bezeichnet. Es muß jedoch betont werden, daß diese Methode in einem Land entstanden ist, das bestimmte konstitutionsmäßige und klimatische Besonderheiten aufweist und daß es unzweckmäßig erscheint, diese Sauna-Methode bedingungslos in andere Länder zu überpflanzen. Bekanntlich wird die Sauna von Sportlern zur Leistungssteigerung angewendet. Eine wahllose Anwendung anläßlich der Berliner Olympiade zeigte jedoch, daß die aus dem Süden stammenden Sportler durch die Sauna eher erschöpft und ermüdet wurden. Das scheint uns darin zu liegen, daß Individuen mit leichter und rascher erregbarem vegetativen System durch eine so drastische Methode aus ihrer vegetativen Gleichgewichtslage gebracht werden. Das eine Mal gleitet ein an sich schon gesteigerter sympathischer Spannungszustand in eine parasympathische Erschöpfung ab, während die an sich ruhigen vagotonen Typen (Finnen) eine sympathische Leistungssteigerung erfahren. Es erweist sich sonach als notwendig, vor der Anwendung der Sauna eine entsprechende Beurteilung der vegetativen Konstitution und Reaktionslage vorzunehmen und darnach eine individuelle Dosierung der heißen Dämpfe, bzw. der kalten Güsse anzuordnen.

Intensive und kurz dauernde thermische Reize führen zu einer Gegenregulation, die das angestrebte therapeutische Ziel sein kann. So können Gefäßspasmen im Kopf mit Kopfschmerzen oder an den Beinen (sympathische Reizzustände) durch kurze Kälteapplikationen behoben werden. Dieser Mechanismus einer sympathikolytischen Wirkung kommt über zusätzliche Reizung eines sympathischen Erregungszustandes, der dann in die Gegenregulation umkippt, zustande. Umgekehrt werden Magen- und Darmkrämpfe (parasympathische Reizzustände) durch Auflegen eines warmen Thermophors gegenregulatorisch gelöst. Dieser Mechanismus einer erwünschten Gegenregulation als therapeutischem Effekt gilt, wie wir gezeigt haben, sowohl bei der Pharmako- wie bei der Physiko-Therapie. Die Methode der lokalisierten „Kaltguß"-Behandlung wie sie von Kneipp, Prießnitz entwickelt wurde, stellt eine verfeinerte Methode dar, bei der das lokalisierte Symptomenbild über die Headsche Zone durch thermische Reize therapeutisch beeinflußt wird. Durch deren wiederholte Anwendung können gebahnte Organreflexe, die vielfach die Grundlage von sogenannten Organneurosen darstellen, unterbrochen werden.

Neben diesen drastischen Methoden der abwechselnden thermischen Reizsetzung führen auch mildere Formen zu einem Training der vegetativen Regulation, die man allgemein als Abhärtung bezeichnet. Das Ziel ist eine Erhöhung der Reizschwelle, durch die eine Störung des vegetativen Gleichgewichtes erschwert wird. Unsere Meinungr nach soll jede einzelne therapeutische Maßnahme organisch einem allgemeinen Behandlungsplan eingefügt sein. Wenn wir die günstigen Reaktionen örtlicher sympathischer Reizzustände durch die Kaltgußbehandlung erwähnt haben, so soll dies keineswegs eine kritiklose Ausbreitung dieser Methodik mit starrer dogmatischer Anwendung bei allen Fällen befürworten, denn wir sahen auch häufig, daß Patienten nach dieser Behandlung ihre Zirkulationsstörungen gegen Neuralgien eingetauscht haben. Auch hier ist der allgemeine Grundsatz der einschleichenden Dosierung wichtig und nicht jeder verweichlichte, zivilisationsgeschwächte Stadtmensch wird die psychische und körperliche Resistenz für diese drastische Behandlungsmethode aufbringen.

Abschließend noch einige allgemeine Bemerkungen über die Bedeutung des Badens. Durch die fast völlige Bedeckung unserer Körperoberfläche und durch die künstliche Aufrechterhaltung einer möglichst gleichmäßig warmen Umgebungstemperatur (Zentralheizung) ist die Haut als Regulationsorgan weitgehend ausgeschaltet worden. Dies führte in steigendem Maß zu einer zunehmenden Insuffizienz der Wärmeregulationsmechanismen, was seinerseits wieder zu einer Zunahme der Erkältungs- und „rheumatischen" Erkrankungen führt. Daher soll durch häufiges Baden die Haut erstens mechanisch und zweitens thermisch gereizt werden und durch allmählich gesteigerte Belastung im Sinne eines vegetativen Trainings die Leistungsfähigkeit der Hautregulationen gesteigert werden (Kapillartraining — Frank).

Ein Wort über das Training. Das sportliche Training besteht in einer wiederholten Übung der verschiedenen Bewegungsformen. Dadurch werden die Bewegungskoordinationen gebahnt und laufen mit immer geringerem Kraftaufwand unter Ausschaltung störender Fehlspannungen ab. Gleichzeitig damit geht eine Umstimmung in parasympathischer Richtung einher, das heißt durch das Training wird die Ökonomie des Energiehaushaltes erhöht, was dem bekannten Erfahrungssatz, daß der parasympathische Arbeitsgang ein Spargang ist, entspricht.

Das vegetative Training verwendet die Methode der allmählichen Belastungssteigerung verschiedener Reizapplikationen ebenfalls zu einer Umstimmung in trophotroper Richtung. Mit einer Verschiebung in die parasympathische Reaktionslage geht eine Erhöhung der allgemeinen Reizschwelle einher, die folglich bewirkt, daß der Organismus nicht durch jede kleinste Reizeinwirkung aus dem vegetativen Gleichgewicht geworfen wird. Es tritt nach einem vegetativen Training nicht auf jeden kühlen Luftzug eine Neuralgie auf, oder nach einem belanglosen psychischen Akzident eine langanhaltende erregte Stimmungslage. Das Ziel eines vegetativen Trainings besteht sonach darin. 1. durch steigernde Reizeinwirkung eine Adaptation, das heißt Gewöhnung zu erzielen, 2. die Kompensationsfähigkeit des vegetativen Systems auf einwirkende Reize zu erhöhen. Es liegt auf der Hand, daß diese Behandlungsmethode für die leicht irritierbaren und zu dauernden gegenregulatorischen Kippvorgängen neigenden Formen der vegetativen Betriebsstörungen, wie sie die amphotonen Spannungszustände und die vegetative Ataxie darstellen, besonders wertvoll ist.

Über die rein thermische Wirkung eines Kälte-, bzw. Warmwasserreizes hinaus kann man durch Zusatz von verschiedenen chemischen Stoffen eine Steigerung der Wirkung erzielen. So bewirkt z. B. Zusatz von Kohlensäure eine Erweiterung der Hautgefäße mit vermehrter Durchblutung, Senkung des Blutdruckes und Herabsetzung des peripheren Kreislaufwiderstandes. Durch Reizung der Hautnervenendigungen wird reflektorisch die Durchblutung der inneren Organe angeregt. In ihrer Gesamtheit stellen diese Reaktionen und die hiedurch erzielte erhöhte Ökonomie des Kreislaufs einen vagomimetischen Effekt dar. Gemäß dem Prinzip der einschleichenden Dosierung soll man mit einer indifferenten Temperatur von 33 bis 35° beginnen (Scholz-Klare), und die Dauer mit höchstens zehn Minuten ansetzen. Bei guter Verträglichkeit (subjektives Wohlbefinden) kann die Temperatur etwas gesenkt und die Dauer auf 20 Minuten erhöht werden. Nach dem Bade ist unbedingt eine Ruhe von 30 Minuten einzuhalten, um die vagotone Wirkung richtig zur Geltung zu bringen. Kontraindiziert sind neben Kreislaufdekompensationen und höhergradigen Hypertonien, wie Nierenleiden, vegetative Betriebsstörungen in Form der parasympathischen Hypertonie und besonders die sympathische Hypotonie. Hingegen reagieren oft leichtere Formen der vegetativen Ataxie und der sympathischen Hypertonie sehr günstig, vor allem weil die Reizeinwirkung und die Dauer der Reaktion eine allmähliche und protrahierte ist, wodurch eine allgemeine Beruhigung und ein behagliches Befinden entsteht. Besonders Fälle mit Schlaflosigkeit und peripheren Angiospasmen des Klimakteriums reagieren gut auf Kohlensäurebäder. Neben der reinen Hautwirkung ist auch durch Resorption der Kohlensäure in den Körper eine allgemeine Wirkung anzunehmen, die jedoch durch das rasche Ausscheiden aus dem Körper nur vorübergehender Natur ist.

Anhaltender wirkt sich diese Resorption bei Schwefelbädern aus. Die wirksame Komponente der Schwefelbäder ist das Hydrosulfid-Ion und der Schwefelwasserstoff. Auch freier Schwefel ist in den meisten Schwefelbädern enthalten. Häufig finden sich auch andere Mineralien beigemengt, was die Indikationsstellung bis zu einem gewissen Grad beeinflußt. Eine Reihe von Schwefelquellen tritt warm zutage (Schwefelthermen), was die Wirkung erhöht. Die geläufigsten Schwefelbäder sind: Baden bei Wien, Deutsch-Altenburg(schwefel- und jodhältig), Schallerbach (Schwefel und Kohlensäure), Goisern (Jod und Schwefel), Wörschach und Hohenems. Künstliche Schwefelbäder werden hergestellt surch 50 bis 100 g Kalium sulfuratum pro Bad in einem Badewasser von 36 bis 38 Grad. Daneben gibt es eine Reihe kolloidaler Badezusätze, z. B. Baltra Schwefelextrakt und noch mehr. Die Wirkung beruht auf der Resorption und Inhalation von Schwefelwasserstoff, wobei unserer Meinung nach der Inhalation durch die durchgängige Schleimhaut des Lungenendothels eine erhöhte Bedeutung zukommt. Der Schwefel wirkt, wie schon erwähnt, im wesentlichen vagomimetisch. Nach Schwefelbädern sieht man daher Senkung des Grundumsatzes, des Blutdruckes und Blutzuckers, Steigerung des Glutathiongehaltes und gesteigerte Tätigkeit der Verdauungsdrüsen. Bei Resorption großer Mengen, insbesonders bei höheren Wassertemperaturen, kann es zu Reizerscheinungen des sympathischen Arbeitsganges in Form von Fieberreaktionen kommen und zum Aufflackern entzündlicher Reaktionen, die bei vegetativen Betriebsstörungen eine unerwünschte Nebenwirkung darstellen. Deshalb sollen Schwefelbäder bei diesen Krankheiten immer in indifferenten Temperaturen und in kurzer Dauer verabreicht werden. Leichtere Formen von sympathischer Hypertonie und auch von sympathischer Hypotonie stellen das bevorzugte Indikationsgebiet dar, da durch Förderung des trophotropen Arbeitsganges eine größere Ökonomie des Körperhaushaltes mit Steigerung des Appetits und des Schlafbedürfnisses erzielt wird. Insbesondere kommen jene durch Herdinfekte ausgelösten vegetativen Betriebsstörungen in Frage, die häufig mit Neuralgien, Arthralgien und Myalgien kombiniert sind. Die allgemein günstigen Ergebnisse nach akuten rheumatischen Gelenkschüben unterstreichen unsere

Gedankengänge in dem Sinne, als durch die Schwefelapplikation eine Förderung der trophotropen Rekonvaleszenzphase erzielt wird.

Weniger durch ihre chemische Zusammensetzung als durch ihre physikalische Besonderheit wirken die verschiedenen Schlammbäder (Peloide). Als schlechte Wärmeleiter haben warme Schlammpackungen, bzw. Bäder eine besonders protrahierte Wirkung und sind indiziert bei lokalen Entzündungen und schmerzhaften Prozessen, bei denen bekanntlich ein sympathischer Reizzustand besteht. In manchen Peloiden scheint ein Zusatz von Follikelhormon (Franzensbad, Marienbad, Pystian) die vagomimetische Wirkung zu verstärken. Die Reaktionen dieser Bäder sind im allgemeinen besonders stark, was bei irritierbarer vegetativer Reaktionslage leicht zu unangenehmen gegenregulatorischen Kippvorgängen führt. Nicht allzu selten werden z. B. schmerzhafte Neuralgien durch Schlammpackungen außerordentlich verstärkt. Anderseits werden durch zu heiße und zu lang dauernde Schlammbäder leicht Kollapszustände als Zeichen einer überstarken Vagusreaktion ausgelöst.

Im Gegensatz zu den bisher aufgezählten Bädern enthalten Eisen-, Jod-, Radium- und Sole-Bäder vorwiegend sympathomimetisch wirkende Faktoren. Am mildesten wirken die Eisenbäder (Kitzbühel, Tatzmannsdorf, Pyrawarth, Einöd, Altheide, Elster), die im wesentlichen Ferro- und Ferrisulfat enthalten, und die Stahlbäder, die Eisenkarbonatwässer sind. Die Indikation ist durch die biologische Wirkung der Ferro-Ionen gegeben. Sympathische Hypotonien werden günstig beeinflußt, wobei die Nebenwirkung auf die meist vorliegenden hypochromen Anaemien mitspielt. Die Bäderkuren werden zweckmäßig durch Trinkkuren ergänzt.

Solebäder (Ischl, Aussee, Hallein, Reichenhall) wirken gleichfalls vorwiegend sympathomimetisch durch die Ionen der in ihnen enthaltenen Stoffe. Ihre besondere Indikation haben sie für sympathische Hypotonie zur Kräftigung des darniederliegenden Allgemeinzustandes, wie für katarrhalische Erkrankungen der oberen Luftwege, die mit Bronchospasmen (Vagusreizsymptome) einhergehen.

Das Jod ist ein den sympathischen Arbeitsgang sensibilisierender Stoff, daher haben die sogenannten Jodbäder, die allerdings häufig mit Brom kombiniert sind, eine sympathikustonisierende Wirkung (Hall, Goisern, Tölz). Hauptindikationsgebiet sind sklerotische und luetische Gefäßveränderungen sowie bestimmte Formen der Tuberkulose (Knochen- und Augenerkrankungen). Nicht selten sieht man jedoch, daß Patienten nach einem Kurgebrauch mit erhöhten sympathischen Reizzuständen zurückkehren, weshalb es angezeigt erscheint, vor der Indikationsstellung eines Jodbades die vegetative Konstitution und Reaktionslage zu überprüfen.

Unter den Radiumbädern sind Gastein und Joachimstal die bekanntesten. Die Wirkung beruht vor allem auf der Radiumemanation, die anregend und steigernd auf den sympathischen Arbeitsgang wirkt. Hierauf beruht die Steigerung der Diurese, die stoffwechselsteigernde und kreislaufanregende Wirkung. Nach unseren Erfahrungen erfolgt durch eine Kur in Gastein eine wesentliche Umstellung der vegetativen Tonuslage. Anregend, belebend, die geistige und körperliche Leistungsfähigkeit steigernd, wirkt sie besonders bei parasympathischer Hypertonie. Die Patienten fühlen sich wesentlich frischer, in ihrer Aktivität und Initiative gesteigert. Besonders wirkungsvoll ist die Gasteiner Kur bei Patienten, die sich am Übergang von der sympathischen Leistungsphase in die parasympathische Ruhephase des Alters befinden. Es kommt zu einer Anregung des sympathischen Spannungszustandes, der sich bei diesen alternden Menschen in einem gesteigerten Lebensgefühl auswirkt, wodurch die Bezeichnung „Gasteiner Jungbrunnen" für bestimmte Altersphasen eine Berechtigung hat. Günstige Wirkungen bei vorsichtiger Dosierung sahen wir auch bei sympathischer Hypotonie, wobei neben der Tonisierung des Sympathikus auch die durch den Kuraufenthalt bedingte Loslösung von den alltäglichen psychischen und körperlichen Belastungen sich günstig auswirkt. Hingegen reagieren Patienten mit stärkeren Graden von sympathischer Hypertonie mit einer Zunahme ihrer Beschwerden. wie allgemeine Unruhe und Schlaflosigkeit. Im Gegensatz zu diesen klinischen Erfahrungen stehen experimentelle Untersuchungen, nach denen das Gasteinerwasser den Adrenalinabbau in vitro und im lebenden Gewebe beschleunigt (Wense, Haslauer). Gerade bei vegetativen Betriebsstörungen können nach vorheriger exakter Diagnosestellung ausgezeichnete Ergebnisse von einer Gasteiner Kur erwartet werden. Im allgemeinen soll jedoch die Badekur nicht zu intensiv durchgeführt und insbesondere entsprechende Ruhetage eingeschaltet werden. Es muß ferner bedacht werden, daß schon der Aufenthalt in Bad Gastein durch die Einwirkung der Emanation Reaktionen auslöst. In dieser Hinsicht zeigt Hof-Gastein mildere Wirkung.

Auch durch Zusatz verschiedener Stoffe zu Wannenbädern können verschiedene Heilwirkungen erzielt werden (Medizinalbäder). Bezüglich der vegetativen Betriebsstörungen sind zu nennen: Kleie-, Fichtennadeln- und Kamillenbäder. Bei den Kleiebädern wird ½ bis 1 kg Weizenkleie in 5 Liter Wasser durch 30 Minuten gekocht, ausgepreßt und dann einem Vollbad von ca. 36º C zugesetzt. In dieser Form haben die Kleiebäder eine ausgesprochen vagolytische Wirkung, die sich vorwiegend zur Behandlung hartnäckiger Ekzeme und von Pruritus eignet.

Bei den Fichtennadelbädern werden 100 bis 200 g Fichtennadelextrakt einem Vollbad von 34 bis 36º C beigemischt. Eine besonders intensive Wirkung haben Extrakte von frisch ausgekochten Fichtennadeln und -Ästen. Die Wirkung ist eine komplexe, wobei insbesonders die ätherischen Öle eine Rolle spielen. Nach Jürgens und Mielke kommt es zur Erweiterung der Kapillaren. Bei leichten Formen von sympathischer Hypertonie als Folge von Überarbeitung kommt es zur Beruhigung. Der Vorteil dieser Bäder ist, daß man sie zu Hause anwenden und daher als günstigste Zeit die Abendstunden wählen kann. Auf diese Art können bestehende Einschlafstörungen durch Erzielung einer gleitenden Schaltung in die parasympathische Erholungsphase behoben werden. Ähnlich wirken Kamillen- und Baldrianbäder.

Der besondere Vorzug der Bäderbehandlung beruht unserer Meinung nach auf folgenden Faktoren:

1. die Ausschaltung störender Reizfaktoren aus dem gewohnten Milieu mit Sistieren der beruflichen Leistung.

2. Einschleichende Dosierung mit minimalen Reizmengen.

3. Der seelische Heilfaktor, der aus dem historischen Ruf des Badeortes gespeist wird.

Leider haben die Badekuren oft nicht den erwünschten Erfolg, wenn sie nicht sinnvoll in einen weitgespannten allgemeinen Bahandlungsplan eingebaut sind. Auf die exakte Diagnosestellung erfolgt in der Regel eine medikamentöse Behandlung. Diese darf bei Einschaltung einer Badekur nicht brüsk abgebrochen werden, was am besten durch einen entsprechenden Kontakt zwischen Hausarzt und Kurarzt erfolgt. Aber auch nach der Badekur soll der Patient weiterhin ärztlich geführt werden, da die Wiedereingliederung in das Berufsleben und in das alte Milieu mit krisenhaften Reaktionen verbunden ist.

C. Licht- und Strahlentherapie.

Unter Lichttherapie versteht man gewöhnlich die Behandlung mit sichtbaren, ultravioletten und ultraroten Strahlen. Ausgehend von unseren Ausführungen über den 24-Stunden-Rhythmus, bzw. Sommer-Winter-Rhythmus und deren Zusammenhänge mit Spannungserhöhungen im sympathischen, bzw. parasympathischen Arbeitsgang wollen wir wiederholen, daß Lichtzufuhr sympathomimetisch und Lichtentzug vagomimetisch wirkt. Wir wissen von vielen Patienten mit sympathischen Reizzuständen, daß die vermehrte Lichtkonsumation z. B. im Sommer mit einer Steigerung ihrer Beschwerden einhergeht. Anderseits fühlen sich solche Patienten an Tagen, an denen der Himmel bedeckt ist, wohler. Daß Lichtbestrahlung an sich die sympathische Aktivität anregt, ist eine allgemeine Erfahrung, ebenso wie durch Einschaltung von Dunkelheit das parasympathische System zu gesteigerter Assimilation angeregt wird. Wir haben auch darauf hingewiesen, daß die in unserer modernen Zeit gesteigerte Benützung starker künstlicher Lichtquellen eine bis in den krisenhaften Bereich gesteigerte Spannungserhöhung des sympathischen Systems hervorrufen kann. Es ist naheliegend, diese Erfahrungstatsachen auch therapeutisch auszuwerten. Bei der sympathischen Hypertonie muß sonach eine Beschränkung der Lichtreize gefordert werden und zwar sowohl der Lichtreize im Arbeitsraum wie der Lichtreize in der Freizeit. Das heißt, daß solche Patienten nach ihrer Arbeitszeit nicht Sonnenbäder oder Veranstaltungen mit zu grellem Licht aufsuchen sollen. Die mildeste Form, den Lichteinfluß zu drosseln, besteht im Tragen einer Sonnenbrille. Oft wird man von Patienten selbst dahin geführt, indem sie mitteilen, daß sie bei zu grellem Licht Augen- und Kopfschmerzen bekommen und sich eine allgemeine Nervosität einstellt. Wenn auch das optische System das Zentralorgan der Lichtaufnahme und Übertragung auf die vegetativen Zentren darstellt, kommt auch der Haut als lichtsensiblem Organ eine Bedeutung bei dieser Übertragung zu. Alle diese Umstände sind bei der Wahl eines Urlaubs-, bzw. Kuraufenthaltes zu berücksichtigen. Man wird bei Patienten mit sympathischer Hypertonie keine Orte wählen, die eine starke Lichtstrahlung haben (wolkenloser Himmel, Wasser und Schneeflächen), sondern eher waldreiche Gegenden, wo der Patient Schutz vor zu großer Lichtbestrahlung findet. Andererseits werden Patienten mit parasympathischer Hypertonie durch ausgiebige Lichtbestrahlungen anregend beeinflußt. Geeignet hiefür sind Kuraufenthalte am Meer, an Seen und in Schneelandschaften. Bei sympathischer Hypertonie, amphotonen Spannungszuständen und vegetativer Ataxie wird man eine Reduktion der Lichtbestrahlung empfehlen können.

Analysiert man die Wirksamkeit des Lichtes nach seiner Wellenlänge, so kann man feststellen, daß die sympathomimetische Wirkung mit Abnahme der Wellenlänge zunimmt. Besonders wirksam ist die Ultraviolettbestrahlung, bei der es zur Steigerung der Schilddrüsen- und Nebennierenfunktionen (Holzer) mit Acidose, Leukozytose, Glykogenolyse und Grundumsatzsteigerung kommt. Diese Indikation wird zur Steigerung des sympathischen Abwehrapparates bei gewissen chronischen Infektionskrankheiten benützt. Daneben bewirkt die Ultraviolettbestrahlung eine Umwandlung des in der Haut vorhandenen Ergosterins in Vitamin D, wodurch der Kalzium- und Phosphorstoffwechsel beeinflußt wird. Bei Patienten mit sympathischer Hypotonie, die besonders im Winter über allgemeine Mattigkeit und Leistungsunfähigkeit klagen, kann man mit dosierten Ultraviolettbestrahlungen gute Erfolge erzielen. Bei zunehmender Wellenlänge (Rot, Infrarot) überwiegt die vagomimetische Wirkung, auf deren vegetative Wirksamkeit wir schon im entsprechenden Abschnitt hingewiesen haben. Mit der lokalisierten Anwendung von Ultraviolettstrahlen einerseits und Infrarot-Strahlen andererseits hat man ein Mittel in der Hand, lokal gezielte Reaktionen hervorzurufen. Bekannt ist die Behandlung des Asthma bronchiale mit einer feldweisen Ultraviolettbestrahlung der Haut an Brust und Rücken. Bei bestehender sympathischer Reaktionslage kann durch Ultraviolettbestrahlung des Kopfes ein angiospastischer Zustand mit Migräne ausgelöst werden. Allgemein kann die Applikation von Licht und Ultraviolettbestrahlungen zur Hebung des sympathischen Tonus angewendet werden. Anderseits stellt aber auch der Entzug der natürlichen Lichtquellen eine therapeutische Maßnahme bei vegetativen Betriebsstörungen dar. Als hervorstechendstes Beispiel sei der Aufenthalt im abgedunkelten Zimmer bei Migräne oder Chorea erwähnt. Auch bei weniger massiven sympathischen Reizzuständen hat eine Reduktion der Lichteinwirkung einen gezielten Effekt.

Bei der Wirkung kurzwelliger Strahlen (Röntgen und Radium) steht die direkte Beeinflussung der Gewebszellen im Vordergrund, wobei im allgemeinen in Teilung begriffene Zellen besonders strahlenempfindlich sind. Das Nervengewebe im engeren Sinne ist daher relativ wenig strahlensensibel. Hingegen können durch Bestrahlungen der Schilddrüse, bzw. der Keimdrüsen sekundär Beeinflussungen des vegetativen Systems hervorgerufen werden, die in einem Fall eine Tonusherabsetzung im sympathischen, im anderen eine solche im parasympathischen System zur Folge haben. Wenn auch anzunehmen ist, daß kleine Reizdosen von Röntgen und Radium im allgemeinen sympathomimetische Effekte zeigen, so ist doch andererseits darauf hinzuweisen, daß der sogenannte Röntgenkater alle Zeichen eines parasympathischen Reizzustandes aufweist (Erbrechen, Nausea, Müdigkeit, Hypotonie, Leukopenie). Abschließend soll noch erwähnt werden, daß unserer Meinung nach der moderne intensive Sonnenbestrahlungs-Kult ebenso wie die schon erwähnte intensive Lichtanwendung zu einer Steigerung des sympathischen Arbeitsganges führt und damit eine der Ursachen der zunehmenden allgemeinen Nervosität darstellt. So förderlich und aktivierend die Sonnenbestrahlung und Lichtkonsumation bei Menschen ist, die zur parasympathischen Hypertonie neigen, so schädlich wirkt sie sich bei jenen Konstitutionstypen aus, bei denen eine sympathische Übertonisierung leicht in Gang gesetzt wird.

D. Elektrotherapie.

Die Tatsache, daß man durch elektrische Reizung eines Nerven eine physiologische Erregung weitgehend nachahmen kann, hat schon seit langem dazu geführt, bei Lähmungszuständen den elektrischen Strom zur Behandlung anzuwenden. Es werden im wesentlichen der galvanische Gleichstrom und der faradische Wechselstrom verwendet. Seit Kratzenstein 1741 in Halle als erster bewußt den elektrischen Strom zur Heilung verwendet hat, hat besonders durch Erb, Leduc, Pflüger und D'Arsonval in der zweiten Hälfte des 19. Jahrhunderts die elektrische Behandlung ein weites Anwendungsgebiet gefunden. Ihre Indikation war im wesentlichen auf das cortico-spinale System beschränkt, wie wir glauben, zu Unrecht. Im allgemeinen kann man sagen, daß es durch den elektrischen Strom zu einer Steigerung aller afferenten Erregungen kommt, wodurch beispielsweise eine Tonussteigerung der quergestreiften Muskulatur entsteht. Eine Elektrotherapie ist daher nur dort am Platz, wo eine Hypotonie der Muskulatur vorliegt, und nicht dort, wo, wie z. B. bei den zentralen Lähmungen, an sich schon Tonussteigerungen vorhanden sind. Durch diese Reizung der afferenten Bahnen kommt es zu einer Summation, die zweifellos auch auf den vegetativen Sektor wirkt. Auf diese Weise kann z. B. eine Hypotonie der Blase günstig beeinflußt werden, wogegen bei einer Reizblase (Urina spastica) eine Verstärkung der Beschwerden eintritt. Bei Anwendung absteigender galvanischer Ströme kommt es zur Herabsetzung der Erregbarkeit, die Schmerzempfindlichkeit wird gebessert. Es handelt sich somit um eine sympathikolytische Wirkung.

Andererseits bewirken faradische Ströme eine Blutdrucksteigerung und wirken sonach teilweise sympathikomimetisch. Darüber hinaus war eine gezielte therapeutische Wirkung auf einen einzelnen vegetativen Arbeitsgang nicht bekannt. In letzter Zeit wurde durch die Versuche von Gratzl gezeigt, daß Ströme mit niederer Frequenz das parasympathische System, und höherfrequente Ströme das sympathische System erregen. Dadurch ist eine gezielte vegetative Elektrotherapie in die Wege geleitet. Wie weit ihre therapeutische Indikation geht, läßt sich derzeit noch nicht absehen. Allgemein läßt sich sagen, daß die Anwendung genereller Faradisationen bei parasympathischer Hypertonie und sympathischer Hypotonie angezeigt ist, während sie bei der sympathischen Hypertonie zur Steigerung der Beschwerden führt.

Unter den hochfrequenten Wechselströmen nimmt die Darsonvalisation eine besondere Stellung ein. Es handelt sich um hochfrequente Wechselströme (500.000 pro Sek.) mit einer hohen Spannung von mehreren 100.000 Volt. Die Stromstärke beträgt einige 100 Mille-Ampère. Die biologische Wirkung dieser Ströme, die bisher zur elektrischen Hautreiztherapie verwendet wurden, ist noch wenig geklärt. Wegen der hohen Frequenz haben diese Ströme keine chemische Wirkung mehr. Wegen der geringen Stromstärke auch keine wesentliche Wärmewirkung. Nach Holzer kommt es bei d'Arsonvalisation zu Blutdrucksenkung, Gefäßdilatation, am Herzen zur Verlangsamung der Frequenz und Steigerung der Systole. Lokal an der Haut kommt es zu allgemeiner Hyperämie und Reizung der sensiblen Nervenfasern. Diese im wesentlichen amphotone Wirkung auf das vegetative System kann nach Mitteilungen Hauswirths, der sich seit Jahren diesem speziellen Gebiet zugewandt hat, durch bestimmte Applikationsformen in gezielte Effekte umgewandelt werden. So wirkt nach Hauswirth die Applikation von Hochfrequenzblitzen mit Funkenelektrode ausgesprochen sympathomimetisch, während die Anwendung von Hochfrequenzeffluvien mit Bürstenelektrode vagomimetische Reaktionen zeigt. Die Unsicherheit der Anwendung, die ungeklärte Wirkungsweise hat bis jetzt dazu geführt, daß viele Ärzte die Methode der d'Arsonvalisation als reelle Behandlungsmethode ablehnen und die fallweisen Erfolge auf suggestive Faktoren zurückführen. Andererseits muß es aber zu denken geben, daß es immer wieder Ärzte gibt, die durch jahrelange Beschäftigung mit dieser Methode bei Patienten, die lange Zeit vergeblich mit den verschiedensten Medikamenten und sonstigen Methoden behandelt wurden, verblüffende Erfolge erzielen.

Bei der Anwendung der übrigen hochfrequenten Ströme (Diathermie, Kurzwelle), steht zweifellos die Wärmewirkung im Vordergrund (Schliephake, Kowarschik, Klare-Scholz). Von den Wärmestrahlen und anderen äußeren Wärmequellen unterscheidet sich diese Behandlung dadurch, daß sie gestattet, große Energiemengen in den Körper zu bringen, wo sie durch den Widerstand des Organs in Wärme umgewandelt werden. Die Tiefenwirkung ist groß und es gelingt bei entsprechender Technik, jede Region im Inneren des Körpers zu erwärmen. Die Wirkung besteht in einer Gefäßerweiterung, Hyperaemie und Hyperlymphie. Dadurch wird die jeweilige Funktion des bestrahlten Organs gesteigert und vor allem in Gang befindliche Reparationsvorgänge gefördert. Auf die glatte Muskulatur hat die Kurzwellentherapie im allgemeinen spasmolytische Wirkung. Neben den sich hieraus ergebenden Indikationen bei entzündlichen und rheumathischen Erkrankungen ergibt sich für die spezielle Behandlung der vegetativen Betriebsstörungen die Möglichkeit, lokalisierte Funktionsstörungen zu beeinflussen. Man kann dadurch das Punktum majoris irritationis des vegetativen Funktionswandels gezielt treffen; und zwar sowohl sympathikotone Reizzustände, etwa durch Lösung von lokalen Gefäßspasmen, wie Migräne, Morbus Raynaud, Claudicatio intermittens, wie parasympathische Reizzustände durch Lösung von Krämpfen der glatten Muskulatur (Magen-Darm, Gallenblase, Bronchien, Harnwege). Nach unseren Erfahrungen kann man neben der allgemeinen Wirkung eines Medikamentes eine lokale Steigerung erzielen, wenn man die Injektionsbehandlung zeitlich mit der Diathermie- und Kurzwellenbestrahlung des gestörten Organes kombiniert. So haben wir z. B. bei Angiospasmen des Gehirns nach einer Kurzwellenbestrahlung Gallensäurepräparate gegeben oder bei einem Pförtnerkrampf unterstützen wir die kombinierte Belladonna-Papaverin-Behandlung mit gleichzeitiger Kurzwellenbestrahlung. Darüber hinaus gelingt es häufig, bei auf diese Weise durchgeführte Serienbehandlungen die ausgetretenen Wege gebahnter Organreflexe zu durchbrechen. Wir sind der Ansicht, daß eine mehrmalige Wiederholung eines Ereignisses, das zu einer vegetativen Organstörung führt, eine Bahnung der hiefür eingeschalteten Reflexwege bewirkt. Die Folge dieser Bahnung ist, daß nun auf verschiedenste auch sonst unterschwellige Reize dieser gebahnte Mechanismus in Erscheinung tritt. Über den Mechanismus der Bahnung bestimmter vegetativer Funktionen sind wir durch die Forschungen Pawlows, die in neuerer Zeit durch die Schule von Bykow wesentlich erweitert wurden, hinreichend unterrichtet. Ein Fall unserer Beobachtung zeigte folgendes:

Fall 35. Ein 50jähriger Mann war gewohnt, sein Mittagessen im Betrieb hastig einzunehmen. Eines Tages tritt auf ein besonders hastig hinuntergeschlungenes Essen ein Speiseröhrenkrampf auf, der sich seit dieser Zeit täglich wiederholte. Zu Hause hingegen konnte er alles ohne Beschwerden essen. Im Betrieb führten selbst breiige Speisen zu einem Oesuphaguskrampf. Durch die Koppelung der allgemeinen Hast mit der mangelhaften Zerkleinerung der Nahrung wurde ein bedingter Reflex ausgelöst, der so gebahnt wurde, daß er später auch nach Ausschaltung der mechanischen Komponente lediglich durch das Milieu zutage trat.

Gerade diese gebahnten vegetativen Organreflexe werden durch eine Serie von Kurzwellenbestrahlungen häufig blockiert. Unter Zugrundelegung dieser Gedankengänge haben wir die Kurzwellenbestrahlung auch auf das Zwischenhirn angewendet, besonders dann, wenn es sich um eine Blockierung diencephaler Reizzustände handelt. Die Dosierung muß dabei sehr vorsichtig und einschleichend sein (Dauer drei bis fünf Minuten, geringe Stärke). Sie ist richtig, wenn keinerlei Wärmegefühl auftritt. Es ist zweckmäßig, nur jeden zweiten Tag zu bestrahlen.

Eine gleichfalls zentral angreifende Elektrotherapie, die allerdings bis jetzt nur zur Behandlung von Psychosen verwendet wurde, stellt der sogenannte Elektro-Schock dar, der 1939 von Bini und Cerletti in die Therapie eingeführt wurde. Bekanntlich wird dabei ein Strom von 110 Volt und 100 Milli-Ampère Stärke, 0,6 bis 0,8 Sekunden durch den Kopf geleitet. Es kommt sofort nach dem Stromschluß zu Bewußtlosigkeit und zu einem generalisierten tonischen Krampf, der allmählich in klonische Zuckungen übergeht. Das Hauptindikationsgebiet stellen die verschiedenen Depressionszustände und Stupores dar. So unvorstellbar zunächst die therapeutischen Erfolge waren, so klar erscheint uns jetzt der Heileffekt als Resultat eines drastischen Eingriffes in die zentralen vegetativen Schaltstellen. Ewald-Haddenbrock wie Casteluzzi fanden kurz nach dem Anfall (sieben bis zehn Minuten) Blutzuckersteigerung sowie Leukozytenvermehrung mit Linksverschiebung (Packesch). Die gleichen Verschiebungen wurden im wesentlichen von amerikanischen Autoren gefunden (Gellhorn-Kessler, Karl Stern). Nach Delay, Bornschein und Auerswald kommt es unmittelbar nach dem Schock zu einer zentral bedingten Steigerung des Haemoglobinwertes. Nach diesen Untersuchungen entsteht unmittelbar nach dem Elektro-Schock eine Verschiebung der vegetativen Reaktionslage in sympathischer Richtung. Durch die elektroencephalographischen Untersuchungen von Jung wissen wir, daß längere Zeit nach dem Schock ein Elektroencephalogramm entsteht, das dem des Schlafes weitgehend ähnelt, unabhängig von der Regellosigkeit der Wellenform vor dem Anfall. Das würde heißen, daß der Elektroschock durch einen sympathischen Schock ein Kippvorgang in die trophotrope Phase erzwingt. Damit wollen wir nicht behaupten, daß die komplexe Wirkung des Elektroschocks erschöpfend erklärt ist, sondern wir wollen nur den uns hier interessierenden vegetativen Faktor besonders herausheben. Der therapeutische Effekt scheint nach Jung auch auf dieser maximalen Aktivität und der darauf folgenden Funktionsausschaltung zu beruhen. Die normalisierende Wirkung auf das Elektroencephalogramm ist unserer Meinung nach Ausdruck einer von der maximalen sympathischen Reizung ausgelösten parasympathischen Gegenregulation. Nach unseren Erfahrungen werden durch Elektroschock-Behandlung nicht nur Depressionen verschiedenster Genese praktisch geheilt, sondern es versetzt einen immer wieder in Erstaunen, wenn man solche Patienten nach Monaten wieder sieht und klinisch eine ausgesprochene Verjüngung feststellen kann, die besonders den Turgor und die Spannung der Haut und des Muskelgewebes betrifft und auch mit einer gesteigerten Lebenskraft einhergeht. Wir vermuten, daß dies ein Effekt einer diencephal ausgelösten parasympathischen Restitutionstendenz ist. Von diesen Beobachtungen ausgehend haben wir in ganz vereinzelten Fällen schwerster sympathischer Hypertonie, bei denen oft jahrelange Behandlungen mit Medikamenten und verschiedenen physikotherapeutischen Kuren wie psychotherapeutischen Beeinflussungen völlig erfolglos waren, einzelne Elektroschocks (maximal 4, ein- bis zweimal wöchentlich) verabreicht. Die Zahl der Patienten ist zu gering (fünf), um etwas Abschließendes über diese besondere Indikation aussagen zu können, bei den wenigen Patienten war jedoch der Erfolg ein prompter. Es stellte sich zunächst Appetit ein, die Schlaflosigkeit verschwand, die Angst wich völlig, es kam zu einer Gewichtszunahme und zu einer von den Patienten angenehm empfundenen Zunahme der Lebensfreude. Eine typische Bemerkung lautete immer wieder: „Jetzt weiß ich erst wieder, was leben heißt". Wir möchten natürlich besonders betonen, daß gerade bei den vegetativen Betriebsstörungen die Indikation zu dieser nicht ungefährlichen Methode äußerst zurückhaltend zu stellen ist, daß man aber als Ultima ratio bei vereinzelten Fällen zu dieser Methode greifen kann. Es gibt immer wieder Patienten, bei denen die jahrelang gebahnten vegetativen Fehlsteuerungen zwangshaft ablaufen und so massiv fixiert sind, daß erst eine so drastische und schockartige zentrale Blockade wie der Elektroschock diesen circulus vitiosus durchbricht.

E. Klimatherapie.

Es besteht kein Zweifel, daß das Klima in der Gesamtheit seiner Faktoren das vegetative System beeinflußt. Diese Irritation geht weniger vom konstanten Klima aus als von den Schwankungen der einzelnen meteorologischen Faktoren wie Temperatur, Luftdruck, Luftfeuchtigkeit, Ionisation der Luft, Ultraviolettbestrahlung, Winde und noch mehr. Die Narbenempfindlichkeit vor einem Wettersturz, die Kopfschmerzen vor Gewittern, die Müdigkeit oder Erregbarkeit bei Föhn, die Anfallshäufung von Krampfzuständen bei Wetterfronten (Rappert) sind sinnfällige Alltagsbeispiele dieser Zusammenhänge. Wie wir im zweiten Kapitel schon erwähnt haben, greifen die klimatischen Faktoren vielfältig in das vegetative Getriebe ein. Diese Beeinflussungen reichen vom psychischen

Sektor (Veränderung der Reaktionszeiten nach erhöhter Elektroneninvasion, B. Düll) bis zum Chemismus der einzelnen Zelle (Verschiebung des kolloidchemischen Verhaltens des Blutserums, Takata-Murasugi). Auch das gehäufte Auftreten von Infektionskrankheiten und Kreislaufstörungen im Zusammenhang mit klimatischen Schwankungen scheint allgemeines Erfahrungsgut zu sein. So sehr die Grundlagenforschungen von De Rudder, Hellpach, Ficker, B. u. T. Düll bemüht waren, einzelne klimatische Faktoren in ein definiertes Relationsverhältnis zu bestimmten Krankheitsformen zu bringen, so enttäuschend sind bisher die Ergebnisse. Lediglich die Föhnwirkung konnte im allgemeinen als parasympathikomimetisch angegeben werden. Es kommt dabei nach De Rudder und Hellpach zur Apathie, Übelkeit, Mattigkeit, Schläfrigkeit, Arbeitsunlust (Vagussymptome). Die gelegentlich beobachteten Erregungszustände stellen unserer Meinung nach Kippreaktionen in die sympathische Gegenregulation dar, die bei vegetativ irritierbaren Typen auftreten.

In den letzten Jahren versuchte M. Curry die wesentlichen Klimabeeinflussungen auf das gesamte Oxydationspotential, für das er den vorläufigen Namen Aran wählte, zurückzuführen. Er konstruierte einen Apparat, mit Hilfe dessen es möglich ist, fortlaufende Messungen des Oxydationswertes der Luft durchzuführen. Hohe Oxydationswerte, wie sie besonders im Verlauf einer Kaltfront auftreten, bewirken nach Curry eine vagotone Umstellung des Organismus mit Alkalose. Anderseits rufen niedrige Oxydationswerte, wie sie während einer Warmfront oder bei Föhn zu beobachten sind, eine Verschiebung der vegetativen Reaktionslage nach der sympathischen Seite mit Senkung der ph.-Werte hervor. Dies soll zu einer Steigerung aller entzündlichen und oxydativen Vorgänge wie zu einer Dämpfung spastischer Reaktionen führen. Tägliche rhythmische Untersuchungen des Aranwertes haben gezeigt, daß um 4 Uhr morgens der niedrigste Wert und um 17 Uhr abends der höchste Wert aufscheint. Setzt man diese Werte des Aran-Spiegels in Beziehung zu den von uns im zweiten Kapitel argeführten Verschiebungen einzelner vegetativer Reaktionen (Blutzucker, Blutdruck usw.), dann kommt man zu dem Schluß, daß das Aran-Maximum mit dem höchsten Punkt des sympathischen Tonus um 17 Uhr zusammenfällt. Ebenso fällt das Aran-Minimum um 4 Uhr früh mit den niedrigsten Blutzuckerwerten und den niedrigsten Temperaturen zusammen. Das kann man unserer Meinung nach nur so interpretieren, daß eben hohe Aranwerte mit gesteigertem Sympathikustonus einhergehen und umgekehrt, was mit den geläufigen Anschauungen insofern komform geht, als erhöhte Zufuhr vom aktivem Sauerstoff die Verbrennungsvorgänge und damit im Organismus den Stoffwechsel steigert. Diese Interpretation steht damit in gewissem Gegensatz zu den Angaben Currys, und es wird Aufgabe einer zukünftigen bioklimatischen Forschung sein, diese Gegensätze zu klären. Nach Curry ist das Verhalten des Oxydationswertes maßgebend für den Charakter eines Klimas, wobei als entscheidend die absolute Höhe, die Größe der Amplitudenschwankung und der steile Anstieg, bzw. Abfall derselben anzunehmen ist. Er stellt zwei Menschentypen auf, die verschieden auf den Arangehalt reagieren. Während der W-Typ empfindlich ist gegen niedrige Aranwerte, Beschwerden bekommt bei fallender Tendenz, ist der K-Typ auf hohe Aranwerte empfindlich. Er versucht ferner durch einen Fragentest diesen Typus zu bestimmen. Versucht man eine kritische Beurteilung dieser Typengliederung, dann stößt man wiederholt auf Schwierigkeiten, die kaum zu lösen sind. So wertvoll uns diese Fragen, die die gesamten Lebensgewohnheiten und die Beschwerden verursachenden Einflüsse umfassen, erscheinen, sehen wir innerhalb der K- und W-Typen Currys Eigenschaften und Befunde vereint, die unserer Erfahrung nach in dieser Kombination nicht anzutreffen sind. In diesem unserer

Meinung nach ungeklärten Fragenkomplex wird erst eine bioklimatisch-meidzinische Forschung mehr Klarheit bringen. Hiebei müssen nach neuesten noch nicht abgeschlossenen Untersuchungen von Stetter auch die Verschiebungen der Kohlensäurewerte mehr berücksichtigt werden. Unserer Meinung ist diese Tatsache sehr bedeutungsvoll, da ja die Kohlensäure einen besonderen Reizstoff für vegetative Funktionen (Atmung, Kreislauf) darstellt. Unabhängig davon scheinen die angeführten Tatsachen des Zusammenhanges zwischen dem Oxydationswert und den vegetativen Reaktionen sehr bedeutungsvoll, vor allem um eine bioklimatische Prophylaxe und Therapie einzuleiten. Sein Bestreben, exakte Aranwertbestimmungen einzelner Kurorte längere Zeit hindurch durchzuführen, wollen wir weitgehendst befürworten, weil in absehbarer Zeit dem Arzt dadurch die Möglichkeit gegeben ist, dem Patienten je nach seiner vegetativen Reaktionslage den geeignetsten klimatischen Kurort zu empfehlen. Vor allem werden die entsprechenden Jahreskurven einen guten Überblick über die optimale jahreszeitliche Indikation zu einer Klimakur geben. Voraussetzung für eine solche vegetative Prophylaxe wäre die Schaffung von bioklimatischen Stationen, wie sie in vorbildlicher Weise von Dr. F. Vering am Wiener Hygienischen Universitätsinstitut eingerichtet wurde. Es scheint uns wesentlich, möglichst viele klimatische Faktoren und ihre Beziehungen zum Krankheitsgeschehen zu erfassen. Die in Abb. 56 dargestellte Kurvenkombination schafft sicherlich eine weitgehende Voraussetzung zur Beurteilung klimatischer und medizinischer Zusammenhänge. Die durch diese Institution geschaffenen Voraussetzungen werden in Zukunft zweifellos auch praktische Erfolge in der Indikation der bioklimatischen Prophylaxe und Therapie liefern. Derzeit sind wir zum größten Teil noch auf klinische Erfahrungen angewiesen.

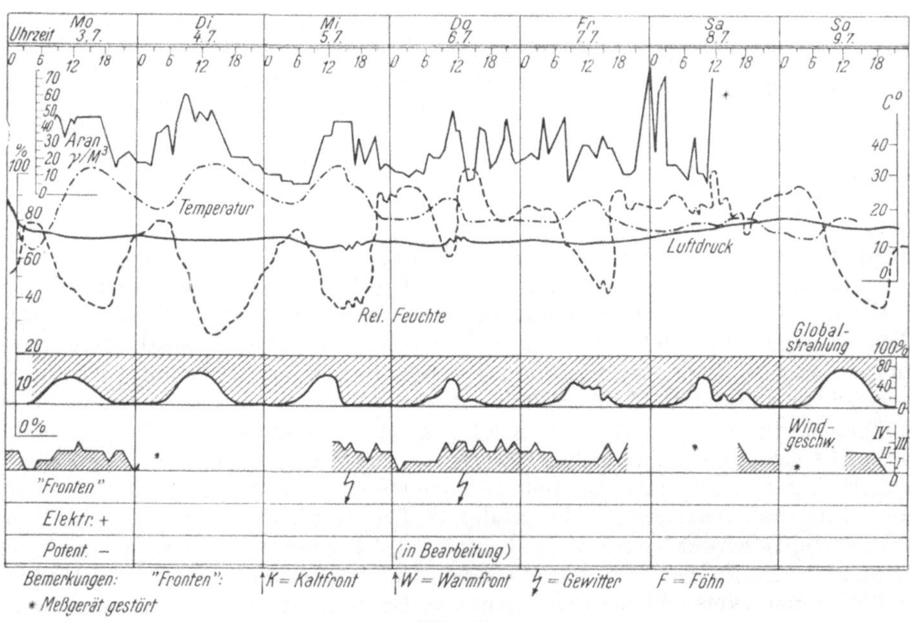

Abb. 56.

Für Patienten mit sympathischer Hypertonie kommt unserer Erfahrung nach als geeignetstes Klima das Höhenklima in Frage. Folgende Faktoren scheinen uns besonders berücksichtigungswert:

1. Auch hier ist die einschleichende Dosierung zu berücksichtigen, das heißt ein Patient mit sympathischer Hypertonie soll nicht sofort auf 2000 m Höhe gebracht werden, sondern wenn möglich zuerst in eine Mittelgebirgsgegend (800 bis 1000 m) und erst nach 14 Tagen höhere Lagen aufsuchen.

2. Darf dieser Höhenort nicht zu große Klimaschwankungen zeigen, vor allem nicht in seinem Arangehalt. Als Beispiel bringen wir eine Arankurve aus Arosa (Abb. 57). Auch starke Föhnschwankungen sind für solche Patienten denkbar ungünstig.

3. Muß bei der Wahl des Ortes auch darauf Bedacht genommen werden, daß zu große Sonnen- und aktinische Bestrahlungen vermieden werden. Man wird demnach waldreiche Gegenden auch wegen ihrer sonstigen Klimakonstanz bevorzugen. Im Gegensatz hiezu wird Seen- und Meerklima schlecht vertragen, was auf die starke reflektierte Strahlenintensität und auf das feuchte, warme Klima zurückzuführen ist.

Es muß auch darauf hingewiesen werden, daß ein zu kurzer Aufenthalt in solchen klimatischen Orten eher schädlich als nützlich ist. Vor allem Wochenendfahrten mit ihrem raschen Klimawechsel werden von solchen Patienten schlecht vertragen. Haben diese Patienten nicht die Möglichkeit eines längeren Aufenthaltes, dann ist es zweckmäßig, ihnen für das Wochenende eine völlige Ruhe in einem Garten oder in einer Waldgegend der Umgebung anzuraten, da die Arbeitsbelastung der Woche nicht durch eine Klimabelastung am Wochenende gesteigert werden soll. Für diese Patienten sind auch die üblichen mondänen Kurorte mit sogenanntem „Betrieb" kontraindiziert, weil statt der entsprechenden Ruhe und Zurückgezogenheit dauernde Vergnügungsprogramme und Zerstreuungen auf sie einwirken. Ruhige, abgeschiedene Bergdörfer mit der Möglichkeit ruhiger Spaziergänge und einem Minimum an menschlichem Kontakt sind vorzuziehen. Der Winter als an sich vagusfördernde Jahreszeit wird natürlich bei der sympathischen Hypertonie eine gesteigerte Heilwirkung erwarten lassen, was jedoch den Sommeraufenthalt nicht überflüssig macht, da gerade in dieser Jahreszeit der gesteigerten Sympathikuswirkung ein Aufenthalt in einem kühleren Klima beschwerdelindernd und dämpfend auf die sympathische Überspannung wirkt.

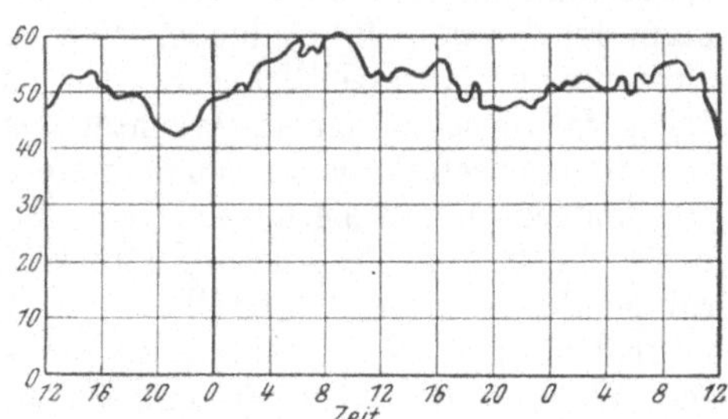

Abb. 57. Arankurve in Arosa. Hohe Werte, kleine Schwankungen (nach Curry).

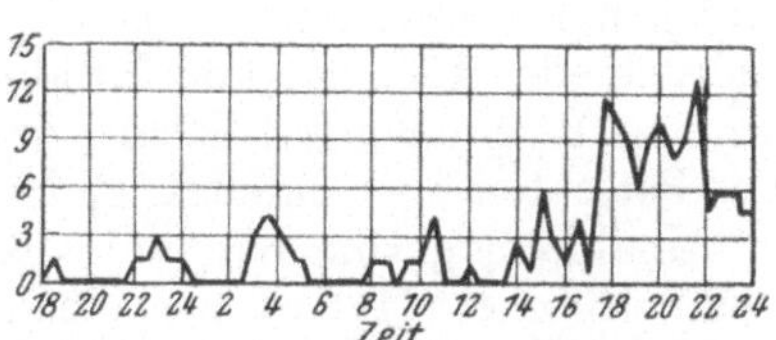

Abb. 58. Arankurve in Bad Reichenhall, niedrige Werte (nach Curry).

Bei der sympathischen Hypotonie kommt als wichtigste Maßnahme eine Ausschaltung jeglicher Energieausgabe in Frage, um die durch den erschöpften Sympathikustonus negative Energiebilanz halbwegs auszugleichen. Da auch das Höhenklima einen Reiz darstellt, allerdings einen vagoton umstimmenden, ist es für die sympathische Hypotonie zunächst ungeeignet. Am besten fühlen sich solche Patienten im Mittelgebirgs-Waldklima (400 bis 600 m Höhenlage). Gerade bei Patienten mit sympathischer Hypotonie muß darauf hingewiesen werden, daß eine Klimatherapie allein nicht genügt, und eine fortdauernde Pharmako- und Diätbehandlung mit zusätzlicher psychischer Führung notwendig ist. Die Patienten sollen in diesen Gegenden auch zu keinen sportlichen oder sonstigen Übungen angeregt werden, sondern hauptsächlich liegen und Luftbäder, aber keine Sonnenbäder nehmen.

Bei der parasympathischen Hypertonie hingegen ist ein Ort mit Reizklima und mit Gelegenheit zur körperlichen Betätigung zu verordnen. Dies wird am zweckmäßigsten durch einen Aufenthalt am Meer oder an Seen mit Wassersport und gleichmäßiger Sonnenbestrahlung weitgehend erreicht. Für diese Patienten sind große Kurorte mit belebendem Betrieb und menschlichem Kontakt anregend und wirken induzierend auf das verlangsamte Lebenstempo und auf die Introvertiertheit. Jahreszeitlich ist der Sommer eher zu bevorzugen, wobei aber gerade die Zunahme der Beschwerden dieser Patienten im Winter oft einen kurzen Winteraufenthalt, z. B. in sonnigen Skigegenden oder auf einer Mittelmeerreise, wünschenswert erscheinen läßt. Die frühlingsmäßigen Sonnenbestrahlungen, die Reflexionen der höhergelegenen Schneefelder und die zusätzliche Wirkung der Radiumbäder vereinigen sich in Gastein im Spätwinter zu einer besonders komplexen, sympathikusanregenden Kur.

Für besondere Formen der parasympathischen Hypertonie, bei denen bronchospastische Zustände überwiegen, sind Orte wie Reichenhall (Abb. 58), Ischl u. ä. zu empfehlen.

Da jede stärkere klimatische Schwankung einen Reiz auf den vegetativen Kompensationsapparat ausübt, ist bei Patienten mit vegetativer Ataxie vor allem auf die Konstanz der klimatischen Faktoren Wert zu legen, wobei je nach der Betonung der überwiegenden Beschwerden ein konstantes Mittelgebirgs- oder ein konstantes Seenklima gewählt werden muß. Da es sich bei diesen Formen der vegetativen Betriebsstörungen häufig um langdauernde Erkrankungen handelt, z. B. Folgezustände nach Hirnstammkontusionen oder nach Encephalitiden, soll man solchen Patienten fallweise sogar den Rat geben, in solche konstante Klimaorte, die keineswegs immer Kurorte zu sein brauchen, zu übersiedeln. Außer der Konstanz der klimatischen Bewegung gibt es für diese Patienten keine eindeutig positiv wirkenden Orte. Diese müssen vielmehr von Fall zu Fall erst durch einen Probeaufenthalt herausgefunden werden. Es ist hiebei auch zu berücksichtigen, daß alle klimatischen Faktoren einen jahreszeitlichen Rhythmus aufweisen (Pfleiderer und Büttner), was fallweise zu einem Wechsel des Aufenthaltes führen muß. Dabei soll man nie dogmatisch vorgehen, sondern stets individuelle Momente und Erfahrungen des Patienten mit berücksichtigen. So wird z. B. ein Kuraufenthalt, dessen Kosten die finanzielle Leistungsfähigkeit des Patienten überschreitet, kaum ein beruhigendes Heilmittel darstellen.

Unabhängig vom Klima des Kurortes selbst können wir Patienten mit parasympathischer Hypertonie einen häufigen Wechsel der Kurorte empfehlen, wogegen die übrigen Patienten mit vegetativen Betriebsstörungen an ein ihnen adaequates Heilklima zu trainieren sind.

Der oft hervorragenden Heilwirkung solcher Klimakuren steht als einziger wesentlicher Nachteil der relativ hohe Kostenpunkt entgegen, der solche Kuren nur für einen leider sehr begrenzten Teil unserer Bevölkerung möglich macht. Andererseits muß aber darauf hingewiesen werden, daß gerade für die speziellen Formen der sympathischen Hypertonie, der sympathischen Hypotonie wie der vegetativen Ataxie ruhige, abgelegene Orte empfehlenswert sind und gerade dort erträgliche finanzielle Arrangements möglich sind.

Wie vieles, was in der Natur vorkommt, von der menschlichen Technik nachgeahmt wird, wurden auch sogenannte Klimakammern geschaffen, in denen eine weitgehende Anpassung an verschiedene Klimaarten nachgeahmt wird. Wegen der hohen Kosten sind sie nur in beschränkter Zahl eingerichtet. Sie würden unserer Meinung nach weniger als therapeutische Stationen und Daueraufenthalt in Frage kommen, sondern als *Test-Stationen*, wo die Erfassung der vegetativen Reaktionsfähigkeit auf bestimmte klimatische Reizfaktoren zu erfolgen hätte. Dadurch könnte man prophylaktisch ein für den Organismus optimales Klima feststellen und den Patienten bezüglich seines Kuraufenthaltes gut beraten.

Wie weit ein einzelner künstlicher Klimafaktor imstande ist, therapeutische Erfolge zu erzielen, konnte Eckel mit künstlicher Sauerstoffmangelatmung bei der Migräne zeigen. Bei Einatmung eines $N_2 O_2$-Gemisches von nur 6,9% Sauerstoffgehalt kommt es zur Erweiterung der Hirngefäße und Sistieren der Schmerzen beim akuten Migräneanfall. Nach $2\frac{1}{2}$ Minuten werden vier bis sechs Atemzüge mit normaler Luft eingeschaltet und dann wieder die $N_2 O_2$-Mischung gegeben. Auf diese Art und Weise gelang es Eckel, ein Gefäßtraining durchzuführen, das zur Folge hatte, daß die Anfallsbereitschaft dieser Patienten für klimatische Schwankungen, Arbeitsbelastungen und Aufregungen herabgesetzt wurde. Wir glauben, daß mit dieser Methode fallweise auch die gesamte Reaktionslage der sympathischen Reizzustände beeinflußt werden könnte.

Unterstützt durch die Propaganda verschiedener technischer Firmen hat die physikalische Therapie eine sehr weitgehende Verbreitung gefunden. Der Wert eines Arztes wird vom Patienten nur zu oft von der Zahl seiner physikalischen Apparate bestimmt. Charakteristisch ist auch, daß im Vergütungstarif der Krankenkassen eine Kurzwellenbestrahlung von wenigen Minuten der geistigen Leistung einer fachärztlichen Ordination gleichgesetzt ist. Wir vertreten jedoch nicht die Meinung, daß die Verbreitung der physikalischen Therapie zu groß ist, sondern wir sind vielmehr der Ansicht, daß die Anwendung der verschiedenen Methoden planmäßig und zielgerichtet sein muß. Wir haben uns daher bemüht, für das große Gebiet der vegetativen Betriebsstörungen eine zielgerichtete und planmäßige Methode herauszuarbeiten. Wir glauben allerdings nicht, daß die physikalische Therapie allein imstande ist, schwerere Störungen zu heilen, sondern daß sie stets nur eine wertvolle Ergänzung einer den ganzen Organismus erfassenden Gesamttherapie darstellt.

Literatur.

Arndt, R.: Biologische Studien. Greifswald, 1892—95.
d'Arsonval: Traite de Physique biologique. Paris, 1903.
Bini-Cerletti: Riv. spez. Freniatr. 64 (1940).
Birkmayer, W.: Z. Neur., Bd. 176 (1943).
Bornschein-Auerswald: Wr. Z. f. Nervenheilk. 1949.
Curry, M.: Bioklimatik, Riderau/Ammersee, 1946.
Delay: L'electro-choc et la psycho physiologie Masson. Paris, 1946.
Düll, B. u. T.: Bioklim. Beibl. 1939.
Eckel, K.: Zur Therapie d. Migräne in K. Th. Dussik, Zentralnervensystem usw. Wien, 1949.
Erb: Handb. d. Elektrotherapie. 1886.
Ewald-Haddenbrock: Z. Neur. 174 (1942).
v. Ficker-de Rudder: Föhn u. Föhnwirkung. Akad. Verl. Becker u. Arler, 1942.
Gellhorn-Kessler: Proc. Soc. Exp. Biol. and Med. 46, 641 (1941).
Gratzl, K.: Die niederfrequenten Reizströme i. d. phys. Med. Wien, 1950.
Haslauer: Mitteilung d. Forschungsinstitutes Gastein Nr. 53 (1950).
Hauswirth, O.: Wr. med. Wschr., Nr. 16—18 (1942).
Holzer, W.: Physikalische Medizin. Wien, 1948.
Jürgens u. Mielke: Z. f. Rheumaforschung 41 (1938).

Jung, R.-Cremerius, J.: Nervenarzt, H. 5 (1947).
Kowarschik, J.: Kurzwellentherapie. Wien: Springer-Verlag, 1945.
Kratzenstein: Zit. n. Handb. d. Elektrizität, Boruttan u. Mann, 1911.
Laquer, A.: Z. physik. Ther. 43, 41 (1932).
Lampert: Physikalische Therapie. Dresden-Leipzig, 1938.
Leduc: Z. Elektrother. 5, 23 (1903).
Lewis: Die Blutgefäße der Haut. Berlin: S. Kager, 1928.
Ott, W.: Die Sauna. Basel, 1948.
Pakesch, E.: Wr. Z. f. Nervenheilk. II (1948).
Pfleiderer u. Büttner: Lehrb. d. Bäder-Klimaheilk. Berlin, 1940.
Rappert: Med. Welt 46 (1935).
Ricker: Entwurf einer Relationspathologie. Jena, 1905.
Riese, J.: Akute äußere Prozesse. Wien, 1948.
de Rudder: Grundriß einer Meteorbiologie des Menschen. Berlin, 1938.
Schade, H.: Physik. chem. Medizin. Dresden-Leipzig, 1939.
Scharfetter: Wr. klin. Wschr. 233 (1936).
Schliephake, E.: Kurzwellentherapie. Jena, 1942.
Scholz, J.-Klare, V.: Die physikal. Med. i. d. tgl. Praxis. Wien, 1949.
Stern, Karl: Amer. J. Psych., F. II (1949).
Takata-Murasugi: Bioklimat. Beibl. 17 (1941).
Vøring, F.: Wetter und Leben. H. 5/6 (1949).
Vogt: Lehrb. d. Bäder u. Klimaheilkunde. Berlin, 1940.
Wense Th.: Mitteilung d. Forschungsinst. Gastein Nr. 53 (1950).

Dreizehntes Kapitel.

Die chirurgische Therapie der vegetativen Betriebsstörungen.

Unserer Ausbildung und Erfahrung entsprechend wollen wir uns in diesem Kapitel nicht mit der Technik der chirurgischen Eingriffe am vegetativen System befassen, sondern nur einzelne Überlegungen und einige wesentliche Indikationsstellungen anführen, die zur chirurgischen Behandlung Veranlassung geben.

Grundsätzlich muß man sich darüber im klaren sein, daß ein chirurgischer Eingriff am vegetativen System einen Funktionskreis unterbricht. Diese Unterbrechung kann dann segensreich sein, wenn dadurch eine fixierte, bzw. gebahnte Fehlsteuerung beseitigt wird. Da die Chirurgie des vegetativen Systems sich in einem analogen Frühstadium befindet wie die gesamte vegetative Forschung, darf es nicht wundernehmen, daß die Erfolge nach chirurgischen Eingriffen nicht immer exakt vorauszusagen sind. Es wird sonach Aufgabe der unmittelbaren Zukunft sein müssen, exakte Indikationen für den chirurgischen Eingriff herauszuarbeiten, das heißt *die topische Diagnose der vegetativen Fehlsteuerung muß exakter werden.* So kann beispielsweise eine essentielle Hypertonie einen örtlich variablen Entstehungsmechanismus haben. Die klassische Smithwicksche Operation wird daher verschieden günstige Resultate liefern. Man muß sich auch darüber im klaren sein, daß bei chirurgischer Unterbrechung einer pathologisch fixierten Fehlsteuerung auch eine physiologische Funktionsbahn unterbrochen wird, was mit einer Verarmung an vegetativen Kompensationsmöglichkeiten einhergeht. Die chirurgische Cäsur zwingt den Organismus, entsprechend dem Stufengesetz von W. R. Hess die Regulationen auf primitiverer Ebene zu vollziehen. Dieser Gedanke scheint uns besonders bemerkenswert, da durch den Eingriff wohl der pathologische Mechanismus unterbrochen, gleichzeitig aber die Funktionskapazität des vegetativen Apparates in diesem Bereich eingeschränkt wird. Mit Recht bezeichnet Mandl die Sympathikuschirurgie als eine „Minus-Chirurgie".

Weiterhin beeinträchtigt den Erfolg eines chirurgischen Eingriffes die Tatsache, daß die vegetativen Regulationen sowohl nervös als auch humoral gesteuert werden und nach Unterbrechung der nervösen Leitung (z. B. des Truncus sympathikus) sich eine kompensatorische Funktionssteigerung der humoralen Reizübertragung einstellen kann. Steht in der Reihung der kausalen Faktoren eine durch die gesamte Lebenssituation verursachte diencephale Fehlsteuerung im Vordergrund, so wird jeder chirurgische Eingriff, der peripher von diesen vegetativen Zentralschaltstellen erfolgt, wenn überhaupt, nur vorübergehenden Erfolg haben. Als Beispiel können wir die vielen Fälle von sympathischer Hypertonie anführen, die wegen ihrer hyperthyreotischen Symptome strumektomiert wurden und bei denen nach kurzer Zeit das alte Symptomenbild in unverminderter Heftigkeit wieder auftrat. Andererseits gilt aber die Regel der permanenten Induktion auch für den chirurgischen Eingriff am peripheren Anteil des vegetativen Systems. Das heißt, durch eine operative Unterbrechung eines vegetativen Reflexbogens kann die gesamte vegetative Tonuslage beeinflußt werden. So entspricht es der allgemeinen Erfahrung, daß Patienten nach Entfernung ihres Magenulcus in ihrer gesamten vegetativen Reaktionslage harmonisiert werden, was sich in einer geistigen und körperlichen Leistungssteigerung und seelischer Ausgeglichenheit auswirkt.

Eine Reihe von chirurgischen Eingriffen am vegetativen System dient der Beseitigung von Schmerzzuständen. Im allgemeinen ist der Schmerz ein Warnsignal für den sympathischen Abwehrapparat, anderseits verursachen direkte mechanische oder chemische Irritationen der vegetativen Nervenbahnen besonders intensive Schmerzsensationen. Als bekanntestes Beispiel sei die Kausalgie angeführt. Auch bei der operativen Beseitigung dieser Schmerzzustände muß man sich im klaren sein, daß daraus eine Funktionseinengung der unterbrochenen vegetativen Bahnen resultiert. Wenn z. B. bei einer Kausalgie der oberen Extremität die an sich äußerst wirksame Entfernung der entsprechenden Ganglien des Sympathikus vorgenommen wird, sistiert wohl der durch Irritation der sympathischen Fasern ausgelöste Schmerz, gleichzeitig verliert aber die Extremität die normale Fähigkeit der Wärme- und Gefäßregulation.

Da gerade beim Schmerz fallweise eine passagere Blockade der entsprechenden Bahnen genügt, kann man sehr oft auf die dauernde Unterbrechung verzichten. Der Gedanke dieser passageren Blockade vegetativer Bahnen wurde schon frühzeitig von F. Mandl mit seiner paravertebralen Sympathikusblockade durch Novocain verwirklicht. Bekanntlich wird dabei eine verschiedenprozentige Novocainlösung ($\frac{1}{4}$ bis 2 Prozent) paravertebral in die Gegend des Grenzstranges injiziert. Dabei gelingt es oft schlagartig Schmerzzustände vegetativer Genese zu beseitigen, wobei der therapeutische Effekt die Zeit der direkten Novocainanästhesie wesentlich überdauern kann. Das kann man sich nur so erklären, daß bei vorhandenem Schmerz die Reizschwelle der entsprechenden Bahn absinkt. Wir haben schon wiederholt ausgeführt, daß Sympathikusirritation mit Erniedrigung der Reizschwelle einhergeht. Durch die passagere Blockade wird zunächst die Schmerzspirale (E. Fenz) unterbrochen, was neben der Schmerzfreiheit eine Erhöhung der Reizschwelle zur Folge hat. Diese *Schwellenerhöhung* bewirkt, daß nach Aufhören der direkten Novocainanästhesie nicht jeder kleinste unterschwellige Reiz den Schmerzmechanismus wieder in Gang bringen kann und dauernd unterhält. Schmerzzustände, die durch vegetative Fehlsteuerung in visceralen Organen entstanden sind, können einerseits dadurch beseitigt werden, andererseits kann durch diese Beseitigung eine Normalisierung der vegetativen Funktion erzielt werden. Als Beispiel sei die Anwendung dieser Methodik bei Migräne (Stellatum-Infiltration), Angina pectoris, Spasmen der Extremitätenarterien, Gallen- und Ureterkoliken erwähnt. Eine umfassende Darstellung bringt die Monographie von F. Mandl.

Führt die einmalige Novocainblockade zwar zur vorübergehenden Beseitigung des Schmerzzustandes, aber nicht zur dauernden Beschwerdefreiheit, dann empfiehlt sich eine mehrmalige Wiederholung in Abständen von einigen Tagen. Bei vielen Fällen wird hiedurch der Erfolg stabilisiert.

Für die Fälle, bei denen dies nicht zutrifft, wurde zur Dauerausschaltung eine gezielte Alkoholinjektion verwendet (Fuchsig). Wegen der unerwünschten Nebenwirkung, die durch Übergreifen der Alkoholschädigung auf benachbarte Nervenbahnen oder andere Organe (Gefäße) zustandekommt, hat sich diese Methode nicht allgemein eingebürgert. Verschiedene Bemühungen, den Novocaineffekt durch zusätzliche andere Substanzen wirksamer zu gestalten, haben z. B. zur Anwendung des Impletol (Novocain plus Coffein) geführt. Eine weitere Zielsetzung besteht darin, Substanzen zu finden, die zu einer länger wirksamen Blockade führen, ohne eine Dauerschädigung hervorzurufen. Gerade auf diesem Wege sind noch wesentliche Verbesserungen der vegetativen Blockade möglich.

Bekanntlich kommt es bei vegetativen Schmerzsensationen sehr häufig zum Irradiieren in die Head-Mackenzieschen Zonen. Dieser übertragene Schmerz wird zunächst im entsprechenden Hautsegment empfunden. Die Projektion des vegetativen Schmerzes auf die Haut ist durch eine Hauthyperalgesie objektiv nachweisbar. Diese viscerocutane „Reperkussion" wurde in ihrer klinischen Bedeutung zuletzt von Hansen und Staa eingehend dargestellt. Es gelingt nun, mit Injektionen von Novocain durch Ausschaltung des cutanen Schmerzes auch den visceral-vegetativen Schmerz zu beeinflussen. Darüber hinaus kann aber auch eine Reizung der entsprechenden Hautsegmente eine Beseitigung des visceralen Schmerzes erzielen. Hieher gehören die Ursica-Quaddeln (J. Riese), Schröpfköpfe und die verschiedenen Vesicantien (Senfpflaster, Krotonöl usw.). Hiebei kommt es vermutlich durch örtliche Beeinflussung des Gefäßsystems der Haut zur Auslösung segmentaler Reflexe auf die visceralen Organe. Man könnte sich aber auch vorstellen, daß durch die maximale Reizung des entsprechenden Hautsegmentes ein Kippvorgang ausgelöst wird, der einen Irritationszustand im Visceralorgan aufhebt.

Über die segmentale Schmerzirritation hinaus ist seit alters her bekannt, daß Schmerzen der Brust- und Bauchorgane in bestimmte Kopfstellen projiziert werden. Head hat als erster diese Zusammenhänge an einem großen Krankengut planmäßig untersucht und festgestellt, daß Erkrankungen, die einen übertragenen Schmerz im Hautsegment des Rumpfes machen, bei längerem Bestehen desselben lokalisierte Kopfschmerzen hervorrufen, die als hyperalgetische Zonen im Trigeminusgebiet objektivierbar sind. Als Erklärung nimmt er an, daß es zur Übertragung von Erregungen von den sensiblen Vagusfasern auf den Trigeminus kommt. Hansen und Staa, die sich gleichfalls mit diesen übertragenen Schmerzen beschäftigt haben, glauben, daß es sich eher um Kapillar-Reflexe handelt. Da jedoch alle sensiblen Erregungen im Thalamus zusammenfließen, kommt unserer Meinung nach ein Überspringen von Rumpfempfindungen auf das Kopfgebiet am ehesten im Thalamus zustande. Diese hyperalgetischen Kopfzonen treten dann in Erscheinung, wenn eine viscerale Erkrankung längere Zeit hindurch besteht. Sie treten zeitlich nach der segmentalen Hyperalgesie am Rumpf auf und verschwinden nach Beseitigung der Ursache auch als erste (Head, Hansen). Als praktische Beispiele seien die frontonasalen und frontotemporalen Kopfschmerzen der linken Kopfseite bei Herz- und Aortenerkrankungen, wie die rechtsseitigen Kopfschmerzen bei Leber- und Gallenerkrankungen angeführt. Wir verfügen selbst über Fälle, bei denen eine Novocaininfiltration in den rechten Nervus frontalis nicht nur die rechtsseitigen Kopfschmerzen, sondern auch die Gallenblasenkrämpfe deutlich beeinflußt haben. In jüngster Zeit hat Croon derartige hyperalgetische Punkte am Kopf bei verschiedenen visceralen Erkrankungen auf elektrodermatographischem Weg dargestellt. Damit scheint ein Weg zur Objektivierung der sogenannten Points coutanés der Acupunktur der Chinesen aufgezeigt (R. de la Fuye). Bekanntlich werden in der chinesischen Medizin seit Jahrtausenden bestimmte Hautpunkte bei inneren Erkrankungen durch Gold-, bzw. Silbernadeln gespickt. So zauberhaft diese geographische Landkarte der abendländischen Schulmedizin erscheinen mag, muß doch der von europäischen Ärzten bestätigte therapeutische Wert dieser Methode erwähnt werden (H. Urban). Die angeführten neuesten Ergebnisse scheinen uns aber auch den theoretischen Grundlagen näherzukommen.

Wenn in den bisherigen Ausführungen vorwiegend von der Beseitigung visceraler Schmerzen die Rede war, muß nun darauf hingewiesen werden, daß durch diese Schmerzbeseitigung an sich in vielen Fällen eine Normalisierung, bzw. Harmonisierung vegetativer Dysregulationen eingeleitet werden kann. Gelingt es durch diese passagere Leitungsblockade nicht, eine vegetative Fehlsteuerung zu beseitigen, dann ist eine chirurgische Unterbrechung angezeigt. Hieher gehören die periarterielle Sympathektomie von Leriche und die Dopplersche Phenolpinselung der Gefäße. Sie gehen von dem Gedanken aus, daß die Zerstörung der in der Adventitia verlaufenden Vasokonstriktoren zur Gefäßerweiterung führt. Es hat sich jedoch gezeigt, daß auch diese Maßnahmen meist keinen Dauererfolg nach sich ziehen. Wirksamer sind Unterbrechungen und Entfernungen der präganglionären Fasern der zugehörigen Grenzstrangganglien (Mandl).

Ein spezielles Indikationsgebiet wurde von Päßler ausgearbeitet. Durch Entfernung der entsprechenden lumbalen Ganglien konnte er bei angeborenen Entleerungsstörungen des Dickdarms (Megacolon) sowie auch bei anderen funktionellen Entleerungsstörungen des Darmes und der Blase günstige Erfolge erzielen, die er auf die Ausschaltung der vermehrten chromaffinen Zellgruppen bezog.

Während es dabei um die Beseitigung örtlicher sympathischer Reizzustände ging, wurde von Peet und Smithwick durch ausgedehnte Grenzstrangresektionen eine generalisierte sympathikolytische Wirkung mit besonderer Indikation bei den Hypertonien angestrebt. Diese Idee wäre unserer Ansicht nach außerordentlich fruchtbringend zur wirksamen Behandlung fixierter, langdauernder sympathischer Reizzustände, bei denen eine medikamentöse Behandlung erfolglos war. Ein Hindernis war bisher der Umstand, daß die supra- und infra-diaphragmatische Splanchnicus- und Ganglienresektion nach Peet und die dorsolumbale Sympathektomie nach Smithwick schwere Eingriffe darstellen. In neuerer Zeit wurde von E. Kux eine Methode der „endoskopisch-transthorakalen Sympathektomie” entwickelt. Die Vorteile dieser Methode bestehen in der Vermeidung eines großen Operationsfeldes und in einer übersichtlichen Darstellung des Grenzstranges, die eine wirklich gezielte Ausschaltung ermöglicht. Aus diesem Grunde glauben wir, daß diese Methode noch sehr ausbaufähig und ihr Indikationsgebiet über die Behandlung der Angina pectoris und des Hochdruckes hinaus erweiterungsfähig ist.

Eine chirurgische Unterbrechung vegetativer Erregungen im spinalen Abschnitt wurde insbesondere durch die Chordotomie (Schiller-Frazier, Förster) aufgezeigt. Die Vorder-Seitenstrangdurchschneidung bei tabischen Krisen mit besonderen Reizzuständen innerer Organe hat allerdings keine breitere Anwendung gefunden. Daß ein weiterer Fortschritt auf diesem Weg möglich ist, zeigt eine Mitteilung von Sorgo, der bei zwei Fällen von pathologisch gesteigertem Sexualtrieb durch Vorderseitenstrangdurchtrennung eine Heilung erzielt hat.

Eine chirurgische Therapie der diencephalen Schaltstellen scheint derzeit direkt noch nicht gangbar. Möglicherweise führen periarterielle Sympathektomien an den Carotiden zu einer Beeinflussung der Durchblutung im Zwischen-hirn. Auf die vegetativen Symptome nach Leukotomie (Pötzl) sei in diesem Zusammenhang hingewiesen, wenngleich beim derzeitigen Stand unseres Wissens eine Leukotomie kaum zur Behandlung vegetativer Betriebsstörungen in Frage kommt.

Von dem Gedanken ausgehend, daß dem Vagus in der Genese des peptischen Geschwürs eine kausale Rolle zukommt, wurde von Dragstedt die Vagotomie eingeführt. Diese Methode stellt den Versuch dar, ein durch vegetative Fehl-steuerung entstandenes morphologisches Substrat (Ulcus) durch nervöse Aus-schaltung zu heilen. Es kommt dabei zum Verschwinden der Schmerzen, zur Einschränkung der Magensaftsekretion, Herabsetzung der Säurewerte und Reduktion des Muskeltonus. Obwohl zahlreiche Autoren sich mit diesem Problem der Vagotomie beschäftigt haben (Ruffin, Moore, Wilkinson, Mandl), ist die Frage, ob und wie weit die Vagotomie als kleinerer Eingriff die Magenresektion ersetzen kann, noch nicht entschieden. Es kommt auch bei der Zweidrittel-resektion des Magens nicht nur auf Entfernung eines bestehenden Ulcus an, sondern auf die Behebung eines vegetativen Reizzustandes, die durch Entfernung eines Erfolgsorganes des Vagus erreicht wird.

Auch die Operationen an den Hormondrüsen stellen in diesem Sinne Eingriffe in das vegetative System dar. Diese Operationen lassen sich nach folgenden Gesichtspunkten ordnen:

1. Entfernung von Geschwülsten in Hormondrüsen (Hypophysenadenome, Nebennieren-, Ovarial-, Schilddrüsentumoren). Da es nicht Aufgabe unseres Buches ist, die spezielle Symptomatologie hormoneller Über- und Unterfunktionen zu beschreiben, wollen wir hiebei auf Details nicht eingehen. Bei den engen Be-ziehungen zwischen hormonalem und nervösem System ist es klar, daß Eingriffe an Hormondrüsen Funktionsstörungen des gesamten vegetativen Systems zur Folge haben. Es sei nur auf die vorzeitige Eierstockentfernung hingewiesen, die eine Funktionsstörung im gesamten vegetativen System hervorruft (vegetative Krise des vorzeitigen Klimakteriums).

2. Operative Verkleinerung von Hormondrüsen wegen Überfunktion derselben. Schon im Kapitel über die sympathische Hypertonie haben wir den Einfluß der Schilddrüse eingehend berücksichtigt und auch die Indikationen zu einem operativen Eingriff erörtert. Im wesentlichen sind es die toxischen Adenome und die Basedow-Struma, die einen operativen Eingriff erfordern (P. Huber).

3. Drüsenimplantationen bei Unterfunktionszuständen sind ebenfalls im-stande, vegetative Betriebsstörungen wesentlich zu bessern. Bekannt sind Im-plantationen der Epithelkörperchen, der Keimdrüsen und der Hypophyse. Speziell letztere erfährt gerade jetzt eine starke Ausweitung ihres Indikations-gebietes, zum Zwecke der Zufuhr von glandotropen Hormonen, deren Darstellung in ausreichenden Mengen noch nicht möglich ist. So hat sich beispielsweise die Implantation der Hypophyse zur Anregung der Nebennierenrinde als Ersatz des ACTH bewährt (Fellinger).

Bei chirurgischen Eingriffen an den Hormondrüsen muß man sich darüber im klaren sein, daß die örtlich gesetzte Veränderung nach der Regel der per-manenten Induktion eine Auswirkung auf das gesamte vegetative System hat. Die Bestimmung des richtigen Zeitpunktes und des Ausmaßes des resezierten Gewebes erfordert eine große klinische Erfahrung. Die Bestimmung des günstig-sten Zeitpunktes für den chirurgischen Eingriff gilt analog für alle Operationen am vegetativen System. Gelingt es durch passagere Blockade oder durch andere Maßnahmen nicht, eine vegetative Fehlsteuerung zu beseitigen, dann soll unserer Meinung nach ein chirurgischer Eingriff erfolgen, bevor durch dauernde Bahnung eine morphologische Organveränderung entstanden ist, die nicht mehr rückbildungsfähig ist.

Man muß sich bei chirurgischen Eingriffen am vegetativen System vor Augen halten, daß dadurch ein Defekt gesetzt wird, der einen Funktionsabbau bewirkt und nur eine Regulation auf einer niedrigeren Organisationsstufe gestattet.

Literatur.

Croon: Vortrag a. d. Tagg. f. veget. Fragen. Wuppertal, 1950.
— Ref. Acta neuroveg. I. H 5. 1950.
Dragstedt u. Schafer: Surg. 17, 742 (1945).
Fellinger, K.: Wr. Z. f. inn. Med. 31 (1950).
Fenz, E.: Die Behandlung rheumatischer Erkrankungen durch Anaesthesie. Dresden-Leipzig, 1943.
Foerster, G.: Die Leitungsbahnen des Schmerzgefühls und die chirurgische Behandlung der Schmerzzustände. Berlin, 1927.
Fuchsig, P.: Wr. Klin. Wschr. 52, 952 (1949).
— Wr. med. Wschr., Nr. 19/20 (1948).
de la Fuye, R.: Traité d'acupuncture. Paris, 1947.
Hansen u. Staa: Reflektorische und algetische Krankheitszeichen der inneren Organe. Leipzig, 1938.
Head, H.: On disturbances of sensation with especial referance to the pain of visceral disease. Brain, 17, 339 (1894).
Heß, W. R.: Die funktionelle Organisation des vegetativen Nervensystems. Basel, 1948.
Huber, P.: Wr. med. Wschr., Nr. 35/36 (1949).
Kux, E.: Ars. med. 11, 667 (1948).
Mandl, F.: The paravertebral bloc. New York, 1947.
— Wr. klin. Wschr. 60, 13 (1948).
— Ref. am österr. Ärztekongr. Salzburg, 1950.
Moore u. Mitarb.: Med. Nachr. a. d. Ver. Staat. 58 (1948).
Paessler: Öst. Ärztekongr. Salzburg, 1950.
Pötzl, O.: Acta neuroveg., H. 3/4 (1950).
Peet: Univ. hosp. bull. Michigan 1, 17, (1935).
Riese, J.: Akute äußere Prozesse. Wien, 1948.
Ruffin u. Mitarb.: Med. Nachr. a. d. Verein Staat. 58 (1948).
Smithwick: Arch. surg. 48, 180 (1944).
Sorgo, W.: Tagg. f. veg. Fragen. Wuppertal, 1950.
— Ref. Acta neuroveg. (1950). I. H 5.
Urban, H.: Ref. intern. Tag. f. prakt. Psychol. Traunkirchen, 1949.
Wilkinson: J. A. M. A. 138, 807 (1948).

Vierzehntes Kapitel.

Die Psychotherapie der vegetativen Betriebsstörungen.

> *Aus dem Dialog Charmides:*
> *„Ebensowenig darfst Du den Körper ohne die Seele behandeln. Aber gerade das übersehen die griechischen Ärzte und darum entgehen ihnen so viele Krankheiten. Sie sehen nämlich niemals das Ganze."*
> *Plato.*

Dieser Vorwurf, den Plato den griechischen Ärzten macht, hat trotz seines Alters auch für unsere Zeit nichts von seiner Gültigkeit eingebüßt. Die Fähigkeit, den Menschen als biologisch Ganzes zu betrachten, ist durch unsere extrem zergliedernde medizinische Ausbildung verkümmert (K. Neergaard). Wir wollen keineswegs den Fortschritt, der durch die analysierenden medizinischen Methoden erreicht wurde, negieren. Der Vorstoß in unbekanntes Neuland wird stets von einer begrenzten und eingeengten Forschungsrichtung unternommen. Nur eine derartige Beschränkung hat die Stoßkraft, vorzudringen. Die Ergebnisse dieses Vorstoßes führen naturgemäß zu einer vorübergehenden Überwertung und erst die Einbeziehung in einen ganzheitlichen Gesichtspunkt wird die Einheit wieder herstellen. Nun ist wohl kein Gebiet des organischen Bereiches mehr geeignet, das Ganzheitliche zu beleuchten, als das vegetative System. Es wurde von uns mehrfach als Schaltwerk des Lebens bezeichnet, was ausdrückt, daß es die Wechselbeziehungen zwischen körperlichem, seelischem und geistigem Bereich sinnvoll harmonisch abstimmt. Kauders bezeichnet das vegetative System als „Zwischenschicht" zwischen den einzelnen Bereichen des Organismischen, was unserer Konzeption insofern entspricht, als es seine Bindegliedfunktion expliziert. In der Begegnung des Individuums mit seiner Umwelt stellt es damit einerseits den Hintergrund der steuernden Systeme für die Umweltbeziehungen dar, andererseits ist es auch Resonanzboden für alle das Lebewesen treffenden Reize. Infolge der Organisation der hochdifferenzierten Empfindungs- und Handlungsorgane empfindet und reagiert es nicht direkt, sondern es strahlen nach der Regel der permanenten Induktion alle Reize in den Resonanzboden ein und bewirken eine Modifikation des Funktionsablaufes, im pathologischen Bereich einen Funktionswandel. Damit ist gesagt, daß eine kausal determinierte Forschungsrichtung das vegetative System genau so wenig ganzheitlich zu erfassen imstande sein wird, wie eine psychologisch metaphysische Betrachtungsweise allgemeingültige Grundsätze der vegetativen Funktionen ergeben kann. Begriffe wie körperliche Konstitution, Charakter und Persönlichkeit scheinen uns substanzmäßig Ausdruck der vegetativen Potenz. Das vegetative System als Zwischenschicht der einzelnen Lebensbereiche ist sowohl Induktor wie Resonanzboden. Es wird daher kaum ein Reiz- und Reaktionsphänomen geben, das nicht im vegetativen System seinen Niederschlag findet. Gerade der in der Praxis stehende Arzt hat täglich Gelegenheit, die bunte Fülle der fördernden und hemmenden Wechselbeziehungen zwischen seelischen und körperlichen Lebensvorgängen in ihrer Auswirkung am vegetativen Resonanzboden zu beobachten. Es würde den Rahmen dieser Ausführungen weit überschreiten, wollten wir hier alle beobachteten Phänomene der gegenseitigen Beeinflussung anführen. Nur skizzenhaft seien einige Ergebnisse mitgeteilt: Astruck zeigte, daß in der Hypnose der Puls durch entsprechende Suggestion abfiel. Bei psychischem Wärmeerlebnis vergrößert sich die objektiv nachweisbare Wärmestrahlung der Haut (H. Heller, H. Binswanger). Nach Regelsberger zeigen Hautstellen über organischen Leiden wie Angina pectoris eine abnorm geringe Wärmestrahlung. Gessler und Hansen konnten in der Hypnose durch Kältesuggestion Zittern, Blässe und Grundumsatzsteigerung bis zu 41% erzielen. Nach Schrottenbach ist für die Beeinflussung der Gefäßinnervation durch psychische Vorstellungen ein intaktes Zwischenhirn notwendig. Bei Suggestion einer Eiweiß-, wie Kohlehydrat-, bzw. Fettnahrung konnten charakteristische Sekretionskurven des Magensaftes aufgezeigt werden (Heyer, Hansen). Die sensible Chronaxie (O. Foerster, Kroll, Altenburger), wie die motorische Chronaxie (Lewy-Gassmann) erfährt durch Veränderung der Hautkapillaren eine definierte Verschiebung. Die psychotherapeutischen Erfolge bei Hypertonie (Stokvis), bei Quinckeschem Ödem (Mohr), bei verschiedenen Hauterkrankungen (Bloch, Bunnemann) beweisen weitreichende psychosomatische Correlationen. Die grundlegenden Hypnoseexperimente H. Hoffs haben gezeigt, daß eine psychische Beeinflussung von Blutkreislauf, Atmung, Verdauung, Sexual- und Stoffwechselfunktionen möglich ist. Seit Magnus und Goldstein wissen wir, daß eine Tonusveränderung einer einzelnen Muskelgruppe den gesamten Tonus beeinflußt. Uexküll konnte durch Dehnung einer isolierten Muskelgruppe die Erregbarkeitsverteilung im Zentrum verändern. Hieher gehört auch die Kupierung von generalisierten Muskelkrämpfen durch initiale lokale Dehnungsreize in der Peripherie (Higier, Pötzl). Darüber hinaus ist nach P. Schilder den tonusregulierenden Apparaten ein das Bewußtsein regulierender Apparat korreliert. Nach Miller führt rein muskuläre Entspannung häufig zum Einschlafen. Die gesamten Erfahrungen des autogenen Trainings (I. H. Schulz) wie der progressive relaxation (E. Jacobson) und der aktiven Entspannungsbehandlung (J. Faust) unterstreichen diese induktive Wirkung des Muskeltonus auf die vegetative Gesamtschaltung. E. Kretschmer stellt fest: „Die konstitutionstypischen Tonusregulierungen der willkürlichen Muskulatur, des vegetativen Systems und des psychischen affektiven Ablaufes stehen mehrfach in korrelativem Zusammenhang. Die innere Haltung ist von der Außenhaltung induzierbar und umgekehrt". Auf dieser induktiven Wirkung des Muskeltonus fußend, baut Kretschmer die Methode der Tonusbeeinflussung sinnvoll in sein psychotherapeutisches System ein.

Die aufgezeigten Wechselbeziehungen zwischen psychischem und somatischem Bereich wären unvollständig, wenn wir nicht die Forschungsergebnisse der bedingten Reflexe hier erwähnen würden. Die geniale Entdeckung Pawlows wurde von seinen Schülern Speransky und Bykow in vielfältigen Richtungen weiter verfolgt. In letzter Zeit hat insbesondere Bykow, der Leiter des Leningrader Institutes und seine Mitarbeiter eine unübersehbare Fülle von Experimenten mitgeteilt. Einige Ergebnisse auszugsweise zur Demonstration dieses weiten Feldes der Wechselbeziehungen:

Bykow erzielte bei Hunden mit Thyroxin und gleichzeitigen Metronomschlägen eine Grundumsatzsteigerung. Nach fünf Wiederholungen traten die Grundumsatzsteigerungen auch nach Injektion von Ringerlösung und Metronomschlägen auf. Lewtin aus dem Leningrader Institut gab Acethylcholin und ließ gleichzeitig einen Ton erschallen. Darauf kam es zu einer Senkung der T-Zacke wie bei einem Myocardschaden. Nach einigen Wiederholungen ließ er nur den Ton erschallen, worauf sich die Veränderung der T-Zacke ebenfalls entwickelte. Slonina konnte zeigen, daß Hunde, wenn sie von einem Raum mit 15° C in einen mit 22° gebracht wurden, mit einer Grundumsatzsenkung reagierten. Nach zehn Wiederholungen wurden sie in einen Raum mit 10° gebracht, trotzdem kam es zunächst zu einer Grundumsatzsenkung. Am interessantesten sind zweifellos die Experimente über die „interoceptiven" Erregungen. Airapetjan schulte bei Hunden einen bedingten Reflex, indem er Kalt- und Warmwasserreize an die Magenschleimhaut setzte und gleichzeitig eine Nahrung verabreichte. Nach einigen Wiederholungen wurde nur noch der kalte Reiz allein gesetzt und die Tiere fingen zu lecken an und suchten das Futter. Bykow nimmt auf Grund dieser und anderer Experimente an, daß die Hirnrinde durch nervale Reflexbahnen ständig alle Organsysteme reguliert, ohne daß in bestimmten corticalen Regionen Vertretungen einzelner Organe bestehen.

Diese Experimente schaffen die Grundlage für eine weitgehende Einbeziehung dieser Erfahrungen in die Therapie der vegetativen Betriebsstörungen, die bisher zu wenig Berücksichtigung gefunden haben (Völgyesi).

Von welchem Bereich aus immer (körperlich, seelisch, geistig) diese Funktionsspirale (Fenz) oder diese Zirkelwirkung (Kretschmer) aktiviert wird, immer wird das vegetative System als Resonanzboden betroffen. Es spricht entweder adaequat harmonisch an oder es ertönt bei Insuffizienz des Substrates oder übermäßiger Reizeinwirckung eine vegetative Dissonanz, die rückwirkend den Reaktionsablauf störend beeinflußt. Ein durch Substanzschäden bedingter Funktionswandel der vegetativen Regulationen zeigt, wie wir insbesondere an den Folgeerscheinungen der Hirntraumatiker sahen, seelisch abnorme Reaktionsweisen (Birkmayer). Andererseits wissen wir seit Freud und seiner Schule, daß psychische fehlgeleitete Energien die Neigung haben, sich organisch als Konversionssymptome zu manifestieren. Diese „Organsprache" scheint uns am locus minoris resistentiae im Sinne Adlers in Erscheinung zu treten. Aber selbst rein psychische Erkrankungen wie beispielsweise die Zwangsneurosen weisen stets eine Reihe von vegetativen Betriebsstörungen auf. Daneben gibt es aber auch autochtone vegetative Betriebsstörungen, die durch Überbeanspruchung des vegetativen Systems entstanden sind und sowohl im körperlichen wie im seelisch-geistigen Bereich krankhafte Reaktionen auslösen. *Kein Gebiet zeigt die Notwendigkeit einer psychosomatischen Gesamteinstellung eindringlicher, als die Pathologie des vegetativen Systems.* Diese psychosomatische Einstellung ist insbesonders bei der Therapie der vegetativen Betriebsstörungen notwendig und wir haben immer hervorgehoben, daß eine so ganzheitliche Störung am besten durch eine planmäßige und sinnvolle Abstimmung der Pharmako-, Physiko- und Psychotherapie beeinflußbar ist. Das heißt nun nicht, daß im einzelnen Fall alle Methoden gleichwertig sind, sit venia verbo den gleichen Stellenwert haben. Wir haben betont, daß durch eine vegetative *Skelettierung*, das heißt gleichsam durch eine historische Betrachtung und Ausschälung der einzelnen kausalen Faktoren ein verschiedener Stellenwert der gekoppelten Faktoren analysiert werden kann, der dann den Schwerpunkt der einzelnen therapeutischen Handlung jeweils verschiebt. Es führen viele therapeutische Wege bis an die zentralen Steuerungsstellen der „Tiefenperson". Zweifellos kann z. B. eine Hyperthyreose sowohl psychotherapeutisch wie medikamentös oder mit physikalischen Methoden geheilt werden. Eine sinnvolle Abstimmung aller Methoden scheint uns aber gegenüber einer einseitigen dogmatischen Richtung den Vorzug zu haben.

Wenn wir im folgenden den psychotherapeutischen Weg zur Harmonisierung des Biotonus eingehender darstellen wollen, so müssen wir zunächst hervorheben, daß wir auf Grund unserer Grundeinstellung für jede Krankheit eine psychotherapeutische Unterstützung befürworten, daß wir aber anderseits eine ausschließliche psychische Behandlung auch bei scheinbar rein seelischen Erkrankungen wie Zwangsneurosen oder Perversionen durch entsprechende Pharmako- und Physikotherapie ergänzen. Der Patient muß verstehen, daß die Behandlung der seelischen und der körperlichen Störung zwei verschiedene Pole sind, die sich ergänzen. Wie schon eingangs erwähnt, gerät jede einseitige Forschungsmethode in Gefahr der Überwertung ihrer Ergebnisse und solche „überwertige Ideen" treten bei den einzelnen psychotherapeutischen Schulen wiederholt in Erscheinung. Es erscheint uns zweckmäßig, darauf hinzuweisen, daß es wohl kaum ein einziges Prinzip geben kann, das alle Lebenserscheinungen zu erklären vermag, wie dies häufig von den einzelnen Schulen postuliert wurde. Eine Vereinfachung aller Lebens- und Kulturphänomene unter eine Grundformel, wie z. B. unter dem Libido-Begriff, bietet zu breite Angriffsflächen und ruft eine Fülle von Antithesen auf den Plan, die nur allzu oft auch die positiven Forschungsergebnisse dieser Methode verwerfen. Es scheint wahrscheinlich paradox, daß wir, bevor die Psychotherapie der vegetativen Betriebsstörungen im breiten Rahmen sozusagen angelaufen ist, schon vor einer Überwertung warnen. Die Möglichkeiten der Psychotherapie wurden bisher bei vegetativen Betriebsstörungen und auch bei rein organischen Erkrankungen nicht voll ausgenützt. Deshalb scheint eine breite Propagierung erstrebenswert, wobei aber dem psychotherapeutisch tätigen Arzt stets die Harmonisierung der gesamten Persönlichkeit als Ziel vorschweben muß.

Wo fängt nun die Psychotherapie eigentlich an? Schon in der behaglichen Ruhe des ärztlichen Sprechzimmers und mit der freundlich aufgeschlossenen Begrüßung durch den Arzt ist der erste seelische Kontakt gegeben. Das verstehende Eingehen des Arztes auf die Fülle der vorgetragenen Beschwerden löst beim Patienten ein Vertrauen aus, das eine wichtige Voraussetzung des Behandlungserfolges nicht nur im psychotherapeutischen Sektor ist. Diesen scheinbaren Kleinigkeiten werden dem reinen Psychotherapeuten oft belanglos erscheinen und doch sind gerade die konsequenten Kleinigkeiten oft entscheidend, nicht nur im therapeutischen Handeln. Es scheint uns wesentlich, gerade die Möglichkeiten der einfachen Psychotherapie zu erwähnen, sonst könnte beim praktischen Arzt der irrige Eindruck entstehen, daß die Psychotherapie nur von langjährig geschulten Fachärzten angewendet werden kann. Diese alltäglichen Momente der seelischen Beeinflussung können in vielen Fällen eine Umschaltung der vegetativen Betriebsstörungen induzieren und haben daher sozial ein schwereres Gewicht als die sogenannte Psychotherapie an den relativ seltenen Fällen von Zwangsneurosen und schweren psychischen Erkrankungen. So weitgehend der positive Einfluß ist, so tiefgreifende Schäden kann die ungeschickte seelische Haltung eines Arztes auslösen. Die große Zahl der sogenannten iatrogenen Neurosen sind, wie zuletzt besonders Frankl und Strotzka ausgeführt haben, die Folge einer falschen psychischen Erfassung des Patienten. Der Patient kommt meist mit einem großen Vertrauensvorschuß zum Arzt. Dadurch erhält jede Äußerung des Arztes, bzw. jede Stellungnahme für den Patienten eine gewichtige Bedeutung. Alltägliche Äußerungen wie: „Es fehlt Ihnen nichts", „das wird sich schon wieder geben", „Nehmen Sie sich ein bißchen zusammen", „Sie bilden sich das nur ein" usw. sind nicht geeignet, eine Heilphase zu induzieren, sondern führen dazu, daß der Patient annimmt, der Arzt versteht entweder meine Krankheit nicht oder glaubt, ich bin gar nicht wirklich, das heißt organisch krank. Dieses Wechselspiel wiederholt sich nun mehrmals, wodurch ein permanentes Mißtrauen gegen die ärztliche Kunst induziert wird und sich gleichzeitig die Manifestation der vegetativen Betriebsstörung nach Art eines bedingten Reflexes fixiert, so daß später auch durch ein richtiges seelisches Eingehen und psychotherapeutisches Handeln der gebahnte Mechanismus der Fehlsteuerung schwer behebbar ist.

Der Arzt muß daher jedes Wort gleichsam auf die Waagschale legen und so weit als möglich jede unbewußte Ausdrucksbewegung, die ein Desinteressement oder eine abfällige Stellungnahme den Beschwerden des Patienten gegenüber ausdrücken kann, unterlassen. Wir möchten als ersten Grundsatz anführen, dem Patienten mit Geduld, Ruhe und warmer Teilnahme bei der Schilderung seiner Beschwerden zuzuhören. Diese wiederholt gestellte Forderung (Kogerer, Frankl, Strotzka, Lenz u. v. a.) hat bei der heutigen sozialen Stellung des Arztes, bei der Notwendigkeit, eine enorme „Fallzahl" am Tag zu erledigen, um seine eigene Existenz zu sichern, einen bitteren Beigeschmack. Soll das Vertrauensverhältnis zwischen Patient und Arzt nicht noch mehr untergraben werden, als es durch die verschiedensten Ereignisse der vergangenen Epoche geschehen ist, muß sich jeder Arzt zum mindesten zur ersten Aussprache die entsprechende Zeit nehmen. Im allgemeinen wird diese erste Aussprache einen breiteren Raum einnehmen als die darauffolgende Untersuchung, wenngleich auch sie eingehend zu erfolgen hat, damit der Patient die Sicherheit und das Vertrauen bekommt, daß ein negativer Organbefund wirklich Resultat einer gründlichen Untersuchung ist. Diese initialen Maximen jeder ärztlichen Handlung, „ruhiges Anhören der

Beschwerden" und „gründliche Untersuchung" sind der Ansatz jeder erfolgreichen Therapie, vor allem aber der psychischen Beeinflussung. Die mitfühlende Äußerung des Arztes, daß Gott sei Dank keine schwere körperliche Erkrankung, sondern nur eine nervöse Fehlsteuerung Ursache seiner Beschwerden sei, führt dann zur Therapie im engeren Sinne. Wir pflegen dann meist den Patienten zu fragen, was seiner Ansicht nach die Ursache dieser Fehlsteuerung sein könnte. Nicht, weil wir nach einer ausführlichen skelettierenden Anamnese (Caruso) nicht imstande wären, die Kernpunkte der kausalen Faktoren zu erkennen, sondern weil wir dabei erfahren, welchen Faktor der Patient selbst als schwerwiegendsten ansieht, und von welchem er primär befreit werden möchte. Nun versuchen wir dem Patienten die spezielle Form seiner Fehlsteuerung, soweit sie sich aus dieser ersten Begegnung definieren läßt, zu erklären. Dies wird vom Patienten stets wohltuend empfunden, daß ihm „endlich einmal ein Arzt erklärt, was ihm fehlt". Sodann nehmen wir aber sofort wieder seine Mithilfe in Anspruch und besprechen mit ihm alle Fragen seiner praktischen Lebensgestaltung. Dem gehetzten Kaufmann oder der erschöpften Hausfrau wird die Frage gestellt, wo sie glauben, daß sich eine Zeit stehlen läßt, die nicht dem Energieverschleiß, sondern der Restitution dient. Zunächst erklären beide, daß ihr Tag mit notwendigen Verrichtungen so ausgefüllt sei, daß keine Zeit frei bleibe. Wenn man aber dann darauf hinweist, daß der Nutzeffekt ihrer Arbeit, wenn sie Kopfschmerzen oder Schwindel haben oder von allgemeiner Reizbarkeit ergriffen oder von einer allgemeinen Müdigkeit befallen sind, ja doch nur ein sehr geringer ist, daß nach einer Zeit der Erholung die Arbeitsleistung wesentlich hochwertiger wird, dann wird der Patient zum ersten Mal aktiv in den Heilplan eingespannt. Diese aktive Beteiligung scheint uns, wie auch Kretschmer gefordert hat, eine unbedingte Voraussetzung des Erfolges zu sein. Ein resigniertes passives Abwarten, während der Arzt sich plagen soll, blockiert den Erfolg. Haben wir den Patienten von der notwendigen Einschaltung von Schongangphasen in seiner Lebenshaltung überzeugt, dann können wir schon autoritativer einige solche Zeiten vorschlagen. Nach unseren Erfahrungen ist es entscheidend, schon am Beginn des Tages das Lebenstempo zu drosseln. Das Frühstück muß ohne Hast und Unruhe eingenommen werden. Wir schlagen dazu meist eine Zeit von 30 Minuten vor. Damit ist der großen Summe der sich überschneidenden eingeteilten Arbeitspensa ein wirksamer Hemmschuh angelegt. Der Ratschlag, dann gemütlich zur Arbeitsstätte zu gehen, ohne sich über eine davonfahrende Straßenbahn zu ärgern oder ihr nachzulaufen, wird ferner ermöglichen, daß der Patient in einer ganz anderen Ausgangslage und psychischen Grundeinstellung zu seinem Arbeitsplatz kommt. Durch diesen *trophotropen Tagesstart* wird eine kippartige Umstellung von der Schlafphase zur höchsten Tourenzahl der sympathischen Tagesphase verhindert und ein gleitender Übergang induziert. Weiterhin ist das Verschlingen des Mittagessens womöglich am Schreibtisch, oder das rasche Hinunterwürgen eines Eintopfes in der Werksküche zu vermeiden. Nur ein wirkliches Ausspannen in der Mittagspause, ein Essen in einem freundlichen Raum, nett zubereitet, ohne störende Nebengeräusche, das auch mit Appetit langsam verzehrt wird, schafft eine trophotrope Erholungsphase, die als „schöpferische Pause" (Klatt) eine nachmittägige Arbeitsleistung garantiert. Nach der Tagesarbeitsphase soll der Tag ausklingen. Vom Feierabend des Handwerkers mit einem besinnlichen Dahindösen wurde schon gesprochen. Fallweise müssen aufreizende Sportveranstaltungen, Kino- und Theaterbesuche wie entsprechende Lektüre untersagt werden. Ruhig erzählende Romane, etwa von Gottfried Keller, Conrad Ferdinand Meyer oder Ernst Wiechert, oder beschauliche Erzählungen Adalbert Stifters werden vom Geistigen her ein Hinübergleiten in die trophotrope Schlafphase induzieren, während aufregende Kriminalromane oder sensationell aufgemachte Zeitungen auf den sympathischen Arbeitsgang überstark erregend wirken und bei Ausschaltung der Bewußtseins noch im Schlaf als Tagesrest in angsterfüllten Träumen aufscheinen.

Diese Tageseinteilung ist natürlich kein generelles Rezept und erfährt je nach der Konstitution, der speziellen Form des Funktionswandels und auch der Neigung des einzelnen Patienten eine Modifikation. Sie wurde nur als Beispiel gebracht, wie man den Patienten zu einer aktiven Korrektur seines Tagesablaufes anregen soll. Die erzwungene Drosselung des Lebenstempos wie die Einschaltung kürzerer Restitutionsphasen induzieren eine entsprechende Umschaltung der gesamten vegetativen Regulationen, deren Auswirkung sich in allen Lebensbereichen aufzeigen läßt. Der Patient wird nicht nur innerlich ruhiger, er wird auch in seinen Äußerungen der Umwelt gegenüber beherrschter, „es bringt ihn nicht mehr jede Kleinigkeit in Erregung”.

Fallweise geben die Patienten an, daß das Beisammensein mit vielen Personen oder mit einem bestimmten Menschen die Beschwerden auslöst, bzw. verstärkt. So fördernd ein ausgeglichenes familiäres Milieu oder ein geselliges Beisammensein auf die gesamte Persönlichkeit sein kann, so irritierend und eine vegetative Fehlsteuerung dauernd unterhaltend kann ein disharmonisches Familien- oder Berufsmilieu sein. Für diesen Fall wird man den zunächst unlösbaren Konflikt dadurch umgehen, daß man eine vorübergehende Trennung vorschlägt. Es ist fast als Regel anzusehen, daß nach längerer Trennung das neuerliche Zusammenleben mit einem irritierenden Arbeitskollegen oder mit der Ehefrau störungsfreier abläuft. Das zeitweilige Befreitsein von Störungsreizen schafft eine Verschiebung der Reaktionslage, in der später die gleichen psychischen Reize unterschwellig bleiben.

Auf der anderen Seite muß man einem einsamen und zurückgezogen lebenden Menschen, der keinerlei Anregung aus seiner Umgebung erhält und bei dem dadurch der an sich notwendige Faktor der gegenseitigen psychischen Induktion fehlt, einen Anschluß an gesellige Kreise oder an einen adaequaten Partner empfehlen. Hiefür lassen sich keine Regeln aufstellen. Die Kunst des harmonischen Zusammenlebens kann überaus wirksame seelische Faktoren induzieren, die zur Normalisierung vegetativer Fehlsteuerungen wie zum Aufbau der gesamten Persönlichkeit wesentlich beitragen können.

Diesem allgemeinen Lebensplan, den wir mit dem Patienten besprechen, schließen wir Ratschläge bezüglich der Abstinenz einzelner Genußmittel an. Auch hier müssen wir darauf hinweisen, daß es einer engstirnigen Dogmatik entspricht, einfach alles zu verbieten. Wir werden natürlich einem Patienten mit sympathischer Hypertonie abraten, abends Bohnenkaffee zu trinken, hingegen werden wir ihm abends ein Glas Wein empfehlen. Auch hiebei können keine Regeln aufgestellt werden. Der eine Patient fühlt sich nach einer Zigarette ruhig und schläft ein, der andere wird schwindlig und bekommt Magenkrämpfe. Wie bei der Pharmakotherapie soll auch die Einnahme der üblichen Genußmittel dem Tagesrhythmus angepaßt sein, beispielsweise der Kaffee morgens und der Alkohol abends. Mit diesen Ratschlägen leiten wir dann auf die physikalischen Behandlungsvorschläge über, wie kaltes Duschen morgens oder warme Fußbäder abends, um schließlich ergänzend noch die konzipierte Pharmakotherapie zu besprechen. Eine reine Psychotherapie bei vegetativen Betriebsstörungen halten wir nur fallweise für opportun, da dadurch der Patient leicht mißtrauisch wird und glaubt, der Arzt wolle seine Beschwerden nur „wegsuggerieren”. Wir schließen aber an jede physikalische Therapie oder Injektionsbehandlung eine kurze Besprechung an, wobei wir auf den Erfahrungen der bedingten Reflexe fußend, die nach einer Bestrahlung oder Injektion vom Patienten beobachtete Wirkung zu fixieren trachten, um damit für die folgenden therapeutischen Handlungen schon eine positive Erwartung zu schaffen. Wesentlich ist uns dabei immer, daß der Patient aktiv mitarbeitet und an seinem inneren Aufbau stets interessiert ist. Der Arzt gibt, wie Kretschmer betont, nur Hilfen. Er ist nur der Trainer, der zeigt, was falsch gemacht wird, und Anregungen zur Vermeidung dieser Fehlsteuerungen gibt. Bei dieser Form der „Logotherapie" ist nicht das Wort allein entscheidend, sondern auch die begleitende Gebärde und Ausdrucksbewegung des Arztes. So leicht erregt z. B. der Patient mit sympathischer Hypertonie ist und über jede Kleinigkeit außer Rand und Band gerät, so empfindlich ist er auch für das gütige, beruhigende und vor allem verstehende Wort, das ihm der Arzt mitgibt. Sehr häufig hört man dann: „Herr Doktor, bei Ihnen ist mir alles so klar und ich werde so ruhig, leider dauert es nur kurze Zeit, am nächsten Tag falle ich wieder in die alte Nervosität". Auch diese ausstrahlende Übertragung (allerdings im umgekehrten Sinne Freuds), läßt sich als bedingter Reflex beim Patienten schulen und garantiert auf immer längere Zeit sich erstreckende psychische Induktionen.

Diese Aussprachen erstrecken sich naturgemäß oft in weite Gebiete, die direkt mit den Beschwerden des Patienten nichts mehr zu tun haben, z. B. auf Liebhabereien, Sport, bevorzugte Lektüre, Freizeitgestaltung usw. Man findet dabei oft ein Betätigungsfeld, von dem psychische Entspannung oder Aufladung ausgeht.

Alle diese vertieften Gespräche müssen sachlich klar, ruhig und überzeugend vorgebracht werden. Die Patienten bringen diesen klärenden Aussprachen viel Verständnis entgegen. Taucht dann beispielsweise die Frage auf: „Ja, warum schlägt sich bei mir alles auf den Magen?", dann wählen wir zur Erklärung dieser Organdisposition das Beispiel des *„ausgetretenen Weges"*. So wie alle Menschen, die durch einen Wald oder durch eine Wiese gehen, den ausgetretenen Weg benützen, so laufen alle Reize von der seelischen Seite oder von einem Diätfehler auf dem gebahnten Reflexweg. Wir machen dann dem Patienten klar, daß dieser ausgetretene Weg zunächst für alle Besucher verrammelt werden muß.

Ein Patient fährt auf der Straßenbahn. Diese muß plötzlich abbremsen, um einen Zusammenstoß zu verhindern. Unser Patient bekommt Herzklopfen und Angst. Später tritt dieses Herzklopfen jedesmal auf, wenn er nur in eine Straßenbahn einsteigt, also ein bedingter Reflex. Da Chininmedikationen, kalte Bauschen usw. keinerlei Erfolge zeigten, gaben wir dem Patienten den Rat, er solle versuchen, einmal auf eine fahrende Straßenbahn aufzuspringen. Der Versuch gelang. Zum Aufspringen war seine ganze Konzentration notwendig, die die Erwartungsangst nicht aufkommen ließ. Nicht immer wird es gelingen, durch ein so einfaches Arrangement den eingefahrenen bedingten Reflex der Angst mit Tachycardie auszuschalten.

Bei der Behandlung spezieller Formen von vegetativen Betriebsstörungen versuchen wir Patienten mit sympathischer Hypertonie das Wesen ihrer Beschwerden klarzumachen und regen dann eine Verlangsamung des Arbeits- wie des gesamten Lebenstempos an. Langsame Anlaufszeit am Morgen, Ausklingenlassen der Tagesspannung am Abend, Einschaltung von Ruhepausen während des Tages, ein arbeitsfreies Wochenende; bei Appetitlosigkeit lassen wir den Patienten vor der Mahlzeit sich eine halbe Stunde niederlegen. Drosselung überflüssiger akustischer und optischer Reize (Telephon, Straßenlärm, Radio). Abends gelegentlich Entspannungsgymnastik. An Sportarten Wandern und Schwimmen. Vermeiden von Sonnenbestrahlung. Vermeidung zu großer Gesellschaften mit Trubel und Wirbel, aufregender Lektüre, Theater usw., beruhende Spiele wie Schach oder Patiencelegen führen bei manchen Patienten eher zum Schlaf als Luminal.

Bei Patienten mit sympathischer Hypotonie wird meist eine mehrwöchige Arbeitsruhe, wenn möglich mit Milieuveränderung notwendig sein. Man muß den Energieverbrauch so weit drosseln, daß eine halbwegs ausgeglichene Bilanz zwischen Ausgabe und Restitution zustandekommt. Die Patienten geben oft selbst an, daß sie sich halbwegs wohl fühlen, wenn sie den ganzen Tag liegen. Sie haben dabei gar nicht das Gefühl, krank zu sein. Stehen sie dann aber auf und verrichten kleine Arbeiten, dann treten sofort Beschwerden wie Schwindel, Mattigkeit usw. auf. In dieser Phase erschöpfen selbst längere Gespräche oder längeres Lesen. Man muß bei dieser Form der vegetativen Betriebsstörung fast alle nicht notwendigen Betätigungen verbieten und den Organismus mit absolutem Schongang laufen lassen. Akustische und optische Reize verursachen diesen Patienten manchmal sogar körperliche Schmerzen. Ärzte aus Kriegsgefangenenlagern berichten, daß Patienten mit solchen sympathischen Erschöpfungszuständen die Decke über den Kopf zogen, da ihnen sogar das normale Tageslicht Schmerz verursachte. Solche Patienten sind besonders empfindlich für psychische Reize. Scheinbar harmlose Worte, die vom Arzt oder Partner unvorsichtig gewählt werden, lösen sofort einen Tränenstrom aus. Die gerade bei diesen Formen häufig auftretenden Depressionen wie Depersonalisationsideen (Frankl, Birkmayer), sind psychotherapeutisch zunächst überhaubt nicht beeinflußbar. Die überzeugenden Versprechungen, daß dieser Zustand nicht der Beginn einer Geisteskrankheit sei, sondern sich mit allgemeiner Kräftigung wieder bessere, helfen nur einigermaßen und müssen bei jeder Aussprache in fast monotoner, einprägsamer Form wiederholt werden. Der geratenen völligen Ruhe und Zurückziehung von allen Umweltbegegnungen kommen diese Patienten meist völlig nach, da sie automatisch eine introvertierte Stellung zur Umwelt eingenommen und gleich einer Seeanemone in Gefahr alle Fangarme eingezogen haben. Die Lebensplanung dieser Patienten entspricht quasi einer erweiterten Brutpflege.

Bei der parasympathischen Hypertonie ist schon der Ton der Aussprache frischer und belebter. Die Anregungen werden hier aufmunternder gehalten, wir empfehlen Frühsport, Kampfspiele und ähnliches. Wir geben den Rat, sich täglich ein bestimmtes Arbeitspensum vorzunehmen, das bewältigt werden muß. Der Mangel an Initiative kann durch ein exaktes Arbeitsprogramm überwunden werden. Anregende Gesellschaft und Aussprachen, Gemeinschaftssport bringen diese Patienten oftmals aus ihrer gleichgültigen Lethargie heraus.

Bei der vegetativen Ataxie versuchen wir, dem Patienten je nach seiner Einsicht zu erklären, daß durch die gestörte Zusammenarbeit der vegetativen Lebensvorgänge die gesamte Leistungskapazität auf allen Gebieten reduziert ist. Sie müssen sich zunächst damit abfinden, nicht mehr 100 Prozent, sondern beispielsweise nur 60 Prozent ihrer vegetativen Kapazität zur Verfügung zu haben. Nicht notwendige Arbeiten und Vergnügungen werden gestrichen. Je nach den hervorstechenden Symptomen wird dann das tägliche Lebensprogramm gesteuert. Dann setzt ein Training mit allmählich steigender Belastung ein. Ein gekonnter Leistungszuwachs bessert die Beschwerden und steigert weiter die Leistungsfähigkeit, eine überdosierte Leistungsforderung mit Versager löst schwere Rückfälle aus. Die Freude über die schon gekonnte Leistung induziert vom psychischen Sektor auch die Leistung der übrigen Lebensbereiche (Weizsäcker).

Alle diese Ratschläge dürfen nicht den Charakter von zufälligen Improvisationen haben, sondern müssen wohl durchdacht und streng formuliert vorgetragen werden. Der Patient darf nie das Gefühl haben, daß es sich um spielerische Verlegenheitsäußerungen des Arztes handelt, sondern muß darin wohlfundierte ärztliche Maßnahmen sehen.

Was sind nun diese Ratschläge zur praktischen Lebensplanung eigentlich? Persuasion, Wachsuggestion, magische Tricks oder ähnliches? Keines von allen. Wir glauben, daß diese Ratschläge von einer höheren Erkenntnis aus, die durch die Erfahrung gesammelt wurde, durch den Appell an die Vernunft des Patienten zum Erfolg führen. Wir wollen diesen Appell an den Verstand als „Logotherapie" bezeichnen, obwohl diese Handlungen zweifellos nicht ganz dem entsprechen, was Frankl darunter postuliert hat. Wenn nun davon die Rede war, was wir tun sollen, soll auch kurz erwähnt werden, was wir vermeiden müssen. Vor allem den sinnlosen Appell an den Willen. Wir folgen hier völlig den Intentionen Kretschmers, der diese Redensarten ebenso für schädlich hält. Sätze wie: „Sie müssen nur wollen, dann geht es schon", müssen bei diesen Patienten aus dem ärztlichen Vokabular verschwinden. I. H. Schultz weist schon auf die Paradoxie hin, daß, wer schlafen will, wach bleibt.

Wenn seitens der großen Psychotherapie gegen diese Gedankengänge vielleicht manche Einwände geltend gemacht werden können, muß dem doch entgegengehalten werden, daß man eigentlich recht oft schon mit diesen einfachen Arrangements einen wesentlichen Beitrag zur Harmonisierung vegetativer Betriebsstörungen geben kann.

Nun wollen wir vor allem auf die von I. H. Schultz entwickelte Methode des autogenen Trainings näher eingehen. Da eine ausgezeichnete und ausführliche Darstellung vorliegt, erübrigt es sich, alle Einzelheiten anzuführen. Wir wollen lediglich die Grundübungen skizzieren und ihren adäquaten Einbau in die Therapie der vegetativen Betriebsstörungen erläutern. I. H. Schultz bezeichnet seine Methode als übende Erlernung der Selbstschaltung durch Zuwendung auf das Endosensorische bei künstlicher Verarmung an Außenreizen. Da in der heutigen Zeit durch die gesteigerte Lebensanforderung, durch das raschere Lebenstempo Überspannungszustände des sympathischen Systems mit Verkrampfungen in allen Lebensbereichen besonders häufig anzutreffen sind, ist diese lösende Therapie gleichsam aus der Zeit für die Zeit geschaffen. In der beschaulich trägfließenden Biedermeierzeit wäre sie vermutlich als überflüssig empfunden worden. Sie beruht auf der Tatsache der Induktion der äußeren Muskelspannung auf innere Vorgänge. Kretschmer hat neuerlich besonders darauf hingewiesen, daß der Tonus der Skelettmuskulatur induzierend auf die Spannungszustände der gesamten Innenvorgänge einschließlich der psychisch und affektiven Faktoren der Persönlichkeit wirkt. Äußere Haltung und innere Haltung stehen in gegenseitigem Induktionsverhältnis. Mit dieser Beziehung scheint uns die Breite der Induktionsverhältnisse nicht erschöpft. Wir sind überzeugt, daß sich nach der Regel der permanenten Induktion eine Veränderung im Spannungszustand der Skelettmuskulatur auf die gesamte vegetative Reaktionslage vom Ionenmilieu bis zu den höchsten seelischen Funktionen auswirken kann. Die Entspannung der Muskulatur scheint uns nur ein besonders brauchbarer und erfolgreicher Weg zu den psychischen Zentralfunktionen Kretschmers, bzw. zur Tiefenperson im Sinne F. Kraus' zu sein. Scheinbar hängt dies damit zusammen, daß die Skelettmuskeln einerseits die bevorzugten Erfolgsorgane des Willens sind, andererseits aber in ihrem Tonus oder in ihrer Ausgangslage weitgehend vegetativ gesteuert werden. Damit scheint ein Weg wenn auch nicht unmittelbar vom Willen in die Tiefenperson zu führen. Bei der ausgeprägten Form der sympathischen Hypertonie sieht man jedenfalls mit der geübten Entspannungsmethode von I. H. Schultz besonders deutliche Erfolge einer vegetativen Harmonisierung.

Wir beginnen methodisch wie Schultz mit einer ruhigen Lagerung unter weitgehender Ausschaltung von Außenreizen. Der Patient liegt entweder völlig entspannt mit geschlossenen Augen auf einem Liegebett mit erhöhtem Kopf, um durch die flache Lagerung eine Anspannung der Brustmuskulatur auszuschalten, oder er sitzt in der sogenannten „Droschkenkutscherhaltung” weitgehendst entspannt. Diese sitzende Haltung mit vorgebeugtem Oberkörper, nach vorne hängendem Kopf, auf den Knien aufgestützten Ellbogen wird von Patienten, die aus inneren oder äußeren Gründen die Lust des völlig entspannten Liegens mit Aufgabe aller aktiven Tendenzen nicht kennen oder schätzen, manchmal bevorzugt. Auf die Ähnlichkeit dieser Haltung mit der exquisit trophotropen Embryonalhaltung sei nur in Paranthese hingewiesen. In dieser Ausgangshaltung, in der alle unbequemen Bekleidungsreize wie enger Kragen usw. beseitigt werden müssen, denkt der Patient zunächst nur: „Ich bin ganz ruhig.” Diese rein abstrakte Gedankenarbeit wirkt sich wieder auf den Körper aus. Die zweite Übung ist die gedankliche Zuwendung auf den Ich-näheren Arm (beim Linkshirner der rechte Arm). Das Schwereerlebnis „der rechte Arm ist ganz schwer” muß öfter geübt werden, bis es sich automatisch einstellt. Schultz empfiehlt, dreimal Üben im Tag acht Tage hindurch bis zur nächsten Aufgabe. Diese Angabe wird je nach der Konstitution eine Modifikation erfahren können. Er gibt selbst an, daß er in Wien als einem östlichen kontemplativeren Punkt größere Entspannungsbereitschaft gefunden hat wie im „verkrampften Berlin”. Das subjektive Schwereerlebnis ist Ausdruck einer somatischen Muskelentspannung, die durch Betasten kontrolliert werden muß. Läßt sich diese lokalisierte Selbstumschaltung vom Patienten spielerisch aktivieren, dann geht man zu weiteren Regionen über, bis schließlich der ganze Körper als schwer, das heißt entspannt, erlebt werden kann. Nach geistiger Zuwendung auf Atmung und Herz (ich atme ruhig und gleichmäßig, das Herz schlägt ganz ruhig), die fallweise eines besonderen intensiven Trainings bedürfen, gehen wir wie Schultz zur Schulung des Wärmeerlebnisses über. Die primäre Autosuggestion lautet wieder: „Der rechte Arm ist ganz warm”. Sowie das Schwereerlebnis Ausdruck der Muskelentspannung ist, ist das Wärmeerlebnis korreliiert mit einer Gefäßumschaltung. Beide Entspannungsvorgänge lassen sich, wie schon betont, objektiv erfassen (Binswanger, Heller). Auch dieses zunächst lokale Wärmeerlebnis wird durch konsequentes Üben auf den ganzen Körper ausgeweitet. Nach mehreren Wochen gelingt dann beim mitarbeitenden Patienten eine rasche Umschaltung, die im gesamten Körper das Erlebnis der Schwere, der Wärme, der ruhigen Atmung und Herztätigkeit lebendig werden läßt. Die einzelnen Übungen, die wie schon betont, nur kurz dauern sollen (bis zu einer Minute), sollen dreimal täglich, womöglich nach dem Mittagessen, nach dem Abendessen und vor dem Schlafengehen geübt werden. Wir haben allerdings die Erfahrung gemacht, daß man den Patienten, wenn er sich dabei wohlfühlt, längere Zeit in dieser Versenkungsphase lassen kann. Die Lösung erfolgt langsam durch Augenaufmachen, sich Strecken und Anspannen der einzelnen Muskeln. Diese übende Erlernung der völligen Entspannung, weitgehend vergleichbar den alten indischen Methoden der Meditation, mit völliger Abschaltung von der Umwelt, schafft für den Organismus die Möglichkeit der Erholung. Die energieverbrauchende Reizaufnahme und -verwertung tritt zugunsten aufbauender Vorgänge zurück. Nach den Arbeiten Pötzls und Economos kommt es im Schlaf zu einer Funktionsumkehr. Diese Gedanken sind durch die Hess'schen Forschungsergebnisse experimentell bestätigt, indem er den Beweis einer generalisierten Umschaltung der vegetativen Regulationen auf den trophotropen Arbeitsgang bringen konnte.

Das autogene Training schafft nach unseren Erfahrungen bei vielen Formen der sympathischen Hypertonie eine willkürlich einschaltbare Umstellung auf die parasympathische Spargangsphase. Darin liegt ihr Wert als Erholungsphase, als Energiespeicher für die spätere Aktivität. Mit dieser Verschiebung der vegetativen Reaktionslage vom psychischen Sektor geht eine „Resonanzdämpfung der Affekte" (Schultz) einher. Wir möchten ergänzen für sämtliche den Organismus aus dem äußeren oder inneren Milieu treffenden Reize. Die Blockade der Reizaufnahme, der „Abstieg in die Tiefe", die Zuwendung nach Innen führen zu einer generalisierten Entspannung und Lösung, zu einer generalisierten Umstimmung der vegetativen Reizlage in trophotroper Richtung mit allen Einzelheiten, die wir im klinischen Teil für diese vegetative Phase charakterisiert haben. Manchen Patienten gelingt diese Hingabe an das Nichts mit Aufgabe des aktiven Ichs nicht leicht. Wir verwenden dann ähnlich wie Kauders und Schilder zur Einleitung der Hypnose leichte Schlafmittel, die von der pharmakologischen Seite her eine innere Bereitschaft intendieren. Daneben gibt es verkrampfte Patienten (verkrampft heißt ja fixiert), die möglicherweise aus konstitutionellen Gründen nicht leicht aktiv entspannen können. Bei diesen können wir dann über die scheinbar paradoxe Anordnung einer maximalen Muskelspannung mit nachfolgender Erschlaffung ein Schwereerlebnis herbeiführen. Der Patient, der kein Schwereerlebnis erlernen kann, bekommt z. B. den Auftrag, seinen rechten Arm so stark und so lang als möglich tonisch anzuspannen. Wenn er diese Maximalspannung nicht mehr aufrecht erhalten kann, soll er nachlassen und sich bemühen, die nun auftretende Entspannung als Schwere zu empfinden. Diese paradoxe Intention des Schwereerlebnisses über eine primäre Maximalspannung ist der Erzielung einer erwünschten Gegenregulation in parasympathischer Richtung über einen Fieberstoß vergleichbar, wie wir ihn im Kapitel über die Pharmakotherapie erwähnt haben. Auch die erwünschte muskuläre Entspannung als Ausdruck einer parasympathischen Erholungsphase kann fallweise über die Maximalspannung erreicht werden.

Unabhängig von I. H. Schultz haben Aiginger, Jacobson und Faust ähnliche Methoden entwickelt; wenngleich diese auch nicht so umfassend und tiefgreifend fundiert wurden, muß doch auf das Gemeinsame ihrer Bestrebungen hingewiesen werden. Aiginger versucht in seinem kompensatorischen Training die europäische Überspannung durch asiatische Lösung auszugleichen. Jacobson hat vor allem die Energieersparnis der Muskelentspannung und ihre induktive Tonusherabsetzung der visceralen Muskeln (bei Koliken und Spasmen) betont.

Ein völliges Versinken in die Gleichmut des Nirwana erscheint uns aus therapeutischen Gründen weder erstrebenswert noch durch die heutige Lebenssituation erreichbar. Nach unseren Erfahrungen stellt für die speziellen Formen von vegetativen Betriebsstörungen wie der sympathischen Hypertonie und der vegetativen Ataxie die erlernende Selbstentspannung das wichtigste methodische Prinzip dar, um einen Ansatzpunkt zur Tiefenperson zu finden. Diese erlernbare Umschaltung auf eine trophotrope Phase schafft mit ihrer Verarmung an Außenreizen, mit ihrer Desensibilisierung für jegliche Reize eine wirksame Dämpfung sympathischer Reizzustände. Das vegetative System in seiner Eigenschaft als Resonanzboden klingt nicht bei den kleinsten Reizen an. Wenn Nietzsche formuliert: „Kranksein heißt, auf alles reagieren müssen", dann schafft die Verminderung der Reaktionsfähigkeit, die Erhöhung der allgemeinen Reizschwelle, wie sie für den trophotropen Arbeitsgang charakteristisch ist, eine wesentliche Vorbedingung zur Gesundung. Darüber hinaus scheint uns aber die im autogenen Training intendierte muskuläre Entspannung eine optimale Ausgangslage für Aktionen zu schaffen, die eine maximale Kraftentfaltung z. B. im Sport oder bei körperlicher und geistiger Arbeit erfordern. Viele lokale Ermüdungsreaktionen bei bestimmten Arbeitsverrichtungen können durch Entspannungsübungen gebessert werden. Sportliche Höchstleistungen und optimale geistige Produktionen entstehen aus einer primären Entspannung. Die einleitende Entspannung schafft auch eine Ausgangslage, in der der Patient für zusätzliche psychische Beeinflussungen aufnahmebereiter ist. Es muß hier betont werden, daß ein so erfahrener und überlegener Psychotherapeut wie Kretschmer die Schultzeschen Grundübungen als obligate Initialphase in sein psychotherapeutisches System eingebaut hat. Dies geschah zweifellos nach reichlicher Erfahrung. Auch wir können vom Sektor der vegetativen Betriebsstörungen bestätigen, daß durch die erlernte Umschaltung des autogenen Trainings eine Verschiebung der vegetativen Reaktionslage zustande kommt, die einerseits Überspannungen im sympathischen Sektor dämpft, andererseits aber auch eine psychische Ausgangslage schafft, in der der Patient auf „verbale Beeinflussung" leichter anspricht. Das heißt wir haben in der besonderen seelischen Situation der motorischen Entspannung mit unseren sprachlichen Korrekturangaben einen ebenso erfolgreichen Weg zur Tiefenperson wie etwa bei der Methodik der Narkoanalyse. *Die passive Hingabe an das Schwere- und Wärmeerlebnis schafft eine vegetative Reaktionslage, in der wir den Weg zu den dem Willen weitgehend entzogenen Generalschaltstellen der vegetativen Regulationen leichter offen finden.* Rein praktisch versuchen wir den Patienten in dieser Phase weitgehender Entspannung eine Lösung eines seelischen Konfliktes vorzuschlagen oder wir gehen auf ein besonderes Symptom näher ein. Methodisch ist es ein Zwischenweg zwischen Wachsuggestion und Suggestion in Hypnose. Die leichte Ansprechbarkeit des Patienten und die leichte Fixierbarkeit eines zu erstrebenden bedingten Reflexes hängt möglicherweise damit zusammen, daß die Bewußtseinslage eingeengt, aber nicht völlig aufgehoben ist. Die effektiv vorhandene Einengung des Bewußtseins läßt aber eine aktive Beteiligung des Patienten noch zu, wobei wir auf die aktive Anteilnahme besonderes Gewicht legen. Der Patient soll nicht passiv seine Gesundung erwarten und die aktive Leistung dem Arzt zuschieben, sondern der Arzt gibt nur die Anweisungen des richtigen Funktionsablaufes. Der besondere Vorzug der Entspannungsmethode scheint uns nun darin zu liegen, daß sie eine Ausgangslage schafft, in der der Patient sowohl für die verbale Suggestion des Arztes aufnahmebereit ist, wie er auch gleichzeitig noch imstande ist, die aufgenommene Anregung aktiv zu intendieren.

Ein Beispiel: Patienten mit sympathischer Hypertonie klagen häufig über plötzlichen Lufthunger und das Gefühl, nicht genug Luft zu bekommen. Mit dieser Empfindung entsteht eine Angst, die von einem rasenden Herzklopfen begleitet ist usw. Wir versuchen nun, dem Patienten klar zu machen, daß er sich, wenn ihn solche Zustände befallen, ruhig hinlegen, wobei er die Hand auf den Bauch legen und ruhig atmen soll. Wenn er dann spürt, daß sein Bauch gleichmäßig gehoben und gesenkt wird, dann weiß er, daß die Atmung richtig abläuft und ihm genug Luft zum Leben schafft. Bei manchen Fällen genügt dieses einfache Arrangement. Sehr oft jedoch versagt diese Methode, da der Patient krampfhaft bemüht ist, durch intensive Brustatmung mehr Luft zu bekommen. Dabei zieht er willkürlich den Bauch sogar ein, worauf der Effekt der Luftaufnahme geringer wird und bei der leichten Reizbarkeit dieses sympathischen Irritationszustandes durch eine geringe Hypoxämie tatsächlich schon das Gefühl der Erstickung wie bei einer Coronarinsuffizienz mit allen psychischen Begleitzuständen ausgelöst werden kann. Wir üben nun mit dem Patienten die ganze Skala der Schultzeschen Entspannungsübungen durch. Hat er die Fähigkeit der selbsttätigen Umschaltung gewonnen, dann geben wir ihm in der entspannten Phase den Auftrag, seine Hand auf den Bauch zu legen und seine Atmung zu fühlen. Durch die Zuwendung seiner Aufmerksamkeit auf die Hand und nicht auf den Atmungsvorgang läuft dieser automatisch richtig ab, das heißt der Ansatz der Atmung beginnt mit der Zwerchfellsenkung, worauf sich der Bauch leicht hebt, was der Patient mit seiner Hand spüren kann. Zur Steigerung seiner Selbstwahrnehmung legen wir oft die eigene Hand auf die Hand des Patienten. Spürt er dann das gleichmäßige Heben und Senken des Bauches, dann kommt als verbale Beeinflussung (Kretschmer) hinzu, daß wir ihm sagen: „Sehen Sie, diese ruhige Atmung garantiert Ihnen eine ausreichende Luftmenge, wodurch das Herz ruhig und gleichmäßig schlägt und alle Organe mit genügend Blut versorgt." Wir lassen ihn dann nach einiger Zeit den ruhigen Herzschlag mit der Hand fühlen. Gleichzeitig betonen wir mit besonderer Eindringlichkeit, wie ruhig und seelisch ausgeglichen er sich bei dieser richtig ablaufenden Atmung fühlt. Dies wird nun mehrfach mit dem Patienten geübt, meist genügen zehn Sitzungen, um diesen bedingten Reflex zu fixieren, worauf er dann, wenn ihn der Erstickungs-, bzw. Angstanfall befällt, sich allein ohne vorherige Entspannungsumschaltung diesen erlernten oder bedingten Reflexablauf mit allen Induktionen bis ins seelische Bereich auslösen kann.

Seit altersher wurden die verschiedensten Atemübungen als Psychotherapie mit gutem Erfolg verwendet. Erwähnt sei nur, daß Ignazius von Loyola Atemübungen zur Erhöhung der Konzentration im Gebet empfohlen hat. Diesen einfachen Vorgang des Übens eines bedingten Reflexes mit Entspannungsvorübungen und verbaler Suggestion haben wir oft bei der Behandlung der besonders qualvollen Tachycardie mit Angstvorstellungen erfolgreich angewendet. Wenngleich betont werden muß, daß eine beruhigende Wirkung auf die Herztätigkeit über die Atmung schwieriger zu erzielen ist wie bei Atmungsstörungen allein. Schon Kauders und Schilder haben darauf hingewiesen, daß es in der Hypnose leichter gelingt, eine Pulsbeschleunigung zu suggerieren als eine Verlangsamung. Diese Tatsache scheint eine Parallele darin zu haben, daß es bei allen Belastungsproben des vegetativen Systems leichter gelingt, eine sympathische als eine parasympathische Reaktion aufzuzeigen. Vielleicht gibt die Tatsache, daß der plötzliche Luftreiz bei der Encephalographie stets zu einer generalisierten Sympathicusaktion führt (F. Hoff), während der langsame Tumordruck im dritten Ventrikel eher eine parasympathische Reaktion mit Fettsucht, Hypotonie usw. nach sich zieht, einen Hinweis. Auf Reize, die plötzlich einsetzen und eine hohe Spannungsdifferenz aufweisen, scheint sonach eher das sympathische System zu reagieren, während Reize, die allmählich langsam und gleichmäßig einwirken, eher eine parasympathische Reaktion auslösen. Dieser scheinbare Abweg ins reizphysiologische Geschehen sollte nur einen Mechanismus aufzeigen, den wir nach unseren Erfahrungen im Bereiche der Psychotherapie bestätigt finden. In der durch Entspannungsübungen geschaffenen besonderen Reizkonstellation sieht man immer wieder, daß der besondere Klang und Akzent der Sprache eine definierte Reaktion auslösen kann. Das hart akzentuierte, laut und rasch ausgesprochene Wort, ein Crescendo der Stimme, erleichtern Induktionen von vegetativen Funktionen in sympathischer Richtung, während gleichmäßig monotone, stets wiederholende, halblaute verbale Formeln vagotone Reaktionen erleichtern. Auf diese Variierbarkeit des sprachlichen Ausdruckes hat schon Kretschmer hingewiesen. F. Trojan hat den variierten sprachlichen Ausdruck zur gezielten vegetativen Tonisierung ausgearbeitet. Die erfolgreichen Psychotherapeuten haben diese Erfahrungen zu allen Zeiten sicher bewußt oder unbewußt verwendet. Heute sind wir imstande, sie nicht als magische Tricks zu verwerfen, sondern in unsere biologischen Erkenntnisse richtig einzubauen.

Bei manchen Patienten stößt die aktive Mitarbeit ihres logos bei der Korrektur ihrer vegetativen Reaktionsabläufe auf größte Schwierigkeit. Man muß dann noch mehr Schichten abbauen, um in einer echten Hypnose einzelne Funktionsabläufe zu trainieren. Dies hat sich bei solchen Patienten notwendig erwiesen, die entweder rein intellektuell dieser Korrektur ihres vegetativen Funktionswandels nicht gewachsen sind oder die rein passiv eine Korrektur ihrer Funktionsabläufe erleben müssen. Versuchen sie oder der Arzt eine aktive Mitbeteiligung zu erzwingen, dann führt diese eingeschaltete Aktivität sofort zu einer Fehlschaltung, sowohl im vegetativen wie psychischen und somatischen Bereich.

Methodisch wählen wir den üblichen Weg der Fixation, indem wir an die motorische Entspannungsphase anschließend einen 15 cm vor den Augen befindlichen Gegenstand fixieren lassen und dann die von verbaler Suggestion unterstützt auftretende Ermüdung in eine schlafähnliche trophotrope Phase gleiten lassen. Dann folgen kurze, formelhafte Satzprägungen, die in monotoner Wiederholung eine Desensibilisierung bestimmter Körperempfindungen erstreben. Diese kurzgefaßten sprachlichen Induktionen, die von I. H. Schultz als formelhafte Vorsatzbildungen, bzw. von Kretschmer als wandspruchartige Formeln hervorgehoben wurden, sind nicht unbedingt an die Bewußtseinsenge der Hypnose gebunden, sondern finden auch in der oben geschilderten Entspannungssituation Verwendung. Sie gewinnen nur in der Hypnose an Eindringlichkeit, entbehren jedoch dabei zunächst der aktiven Mitarbeit. Die Eindringlichkeit und Eingeengtheit auf bestimmte Inhalte läßt sie tatsächlich als Dressurakte erscheinen (Kretschmer). Man ist versucht, zu sagen, daß sie trotz ihrer Einfachheit manchmal verblüffende Erfolge bringen.

Zur Illustration ein Fall: Fall 36. Ein 35jähriger Diplomat klagt über Angstzustände, die mit Herzklopfen, Atemnot, Opressionsgefühl über der Brust einhergehen. Daneben besteht erhöhte Reizbarkeit, Schlaflosigkeit, und Ejaculatio praecox. Er gibt an, schon längere Zeit in Analyse gestanden zu sein und glaubt, jetzt seine Beschwerden, vor allem seine Angst in der Finsternis darauf zurückführen zu können, daß er als Knabe vom Vater beim Onanieren ertappt und dann strafweise in einen finsteren Raum gesperrt wurde. Zweifellos war das seinerzeitige Affekterlebnis tief verankert und engrammäßig fixiert. Die analytische Deutung und Bewußtmachung führte jedoch zu keiner Erleichterung. Wir erklärten nun dem Patienten, daß sein jugendliches Erlebnis sicher eine große Bedeutung für seine Entwicklung gehabt habe, daß er derzeit in einer nervösen Reaktionslage sei, in der seine Erregbarkeit derart erhöht wäre, daß alle möglichen Reize nach dem Prinzip des ausgetretenen Weges die Angst lebendig machen und dann in die verschiedensten Bereiche seiner vegetativen Regulationen ausstrahlen (diese Verstärkerwirkung mit Irradiation in verschiedene Funktionsabläufe auf belanglose Reize hin sieht man im Rahmen sympathischer Reizzustände recht häufig). Da der Patient schon die verschiedensten Injektionskuren ohne Erfolg gemacht hatte, wurde ihm im *Pentothalkontakt* die kurze Formel „Sie wurden schon bestraft und brauchen daher keine Angst mehr zu haben" wiederholt und eindringlich vorgesagt. Nach acht Sitzungen gab der Patient an, daß seine Angst völlig verschwunden sei. Betont muß noch werden, daß er für die einfache suggerierte Formel eine völlige Amnesie hatte. Daneben hatte er auch Testoviron und Vitamin E bekommen. Propter oder post soll nicht entschieden werden, jedenfalls war auch seine Ejaculatio praecox weitgehend gebessert.

Dieser Fall zeigt wohl klar, wie tief und wie entscheidend sich so einfache Formeln, in der richtigen Bewußtseinslage und seelischen Bereitschaft vorgebracht, auswirken können. Man könnte die Beschwerden auch als Resultat eines bedingten Reflexes und die Therapie als Training eines bedingten negativen Reflexes auffassen, zumal Bykow und seinen Mitarbeiter im Tierversuch mehrfach die Erlernung solcher negativer Reflexe gelungen ist.

Als weiteres Beispiel einer Blockade eines bedingten Reflexvorganges sei auf die vielfachen Formen der psychischen Impotenz verwiesen. Die meisten Patienten, die die ärztliche Sprechstunde wegen Impotenz aufsuchen, geben an, daß sie, nachdem sie bei irgend einer Gelegenheit nicht imstande waren, einen Geschlechtsverkehr auszuführen, später schon bei dem Gedanken daran von einer Angst erfüllt wurden, die das normale Ingangkommen der Funktion verhinderte. Dieser psychisch fixierte bedingte Reflex ist einem Zwangsmechanismus vergleichbar und noch so viele Hormoninjektionen sind nicht imstande, ihn zu beseitigen. Das Prinzip der Behandlung besteht nun darin, eine Bewußtseinslage zu schaffen, in der der psychisch induzierte bedingte Reflex nicht in Gang kommen kann. Wir beginnen auch hier primär mit den Schultzeschen Entspannungsübungen und versuchen anschließend, in Hypnose oder in Pentothalkontakt den mit der Vorstellung der sexuellen Betätigung verbundenen Angsteffekt zu beseitigen. Dann geben wir dem Patienten den Rat, den ersten Versuch in einer ähnlichen Bewußtseinslage zu machen, z. B. in der Nacht, wo gegen Morgen sehr oft eine Spontanerektion auftritt und im Halbschlaf die Angstvorstellung nicht so vordringlich ist, daß sie den bedingten Reflex der Erschlaffung des Gliedes auslöst. Fallweise wird eine solche Bewußtseinslage auch nach Alkoholkonsumation oder Schlafmitteln erreicht. Gelingen dann mehrere Versuche in einer solcherart künstlich geschaffenen eingeengten Bewußtseinslage, dann ist der bedingte Reflex Angst — Versager durchbrochen und die Patienten sind von diesem Leiden, das, wie bekannt, die gesamte Persönlichkeitsstruktur irritiert, befreit.

Die in letzterer Zeit so ins öffentliche Blickfeld gebrachte Narkoanalyse (Horsley, Heinrich, Flothman, Sargant, Frankl und Strotzka) gewinnt dadurch einen völlig anderen Aspekt. Das Vertrauen in die Heilkunst ist wie alles einem Wandel unterworfen. Während man in früheren Zeiten an das Wunder der Persönlichkeit des Arztes glaubte, hat sich unserer heutigen Einstellung gemäß ein Glaube an das wunderwirkende Medikament entwickelt. So glaubte der Patient früher, daß ihn der weise Arzt ohne sein Dazutun gesund machen kann, während er jetzt die ganze Arbeit und Verantwortung einem Heilmittel zuschiebt und sich selbst in die Stellung eines passiven Objektes manövriert. Blitzt diese Einstellung im längeren Gespräch bei einem Patienten auf, so wird man gut daran tun, dieselbe als Vehikel zu benützen. Tatsächlich sieht man oft bei Patienten im Pentothalkontakt Heilerfolge, die mit der normalen Hypnose oder dem autogenen Training nicht zu erzielen waren. Auch Weckamine (Benzedrin) und Cardiazol eignen sich zur besseren Kontaktherstellung. Der Pentothalkontakt (Narkoanalyse) hat überdies den Vorteil, daß sich die psychische Induktion nicht nur auf einfache, formelhafte Suggestionen zu beschränken braucht, sondern daß man auch einen erleichterten Weg hat, durch seelische Traumen entstandene Symptome rascher als in der normalen Analyse aufzudecken und andererseits psychische Konflikte durchgreifender bereinigen, bzw. eine Lösung anregen kann. Diese Narkosynthese wird besonders in Amerika als abgekürztes Verfahren verwendet (Horsley, Sargant, Steenwinkel, Strotzka u. a.). Wir wollen unsere Kompetenz nicht überschreiten und nur behaupten, daß damit für die reine Psychotherapie ein bleibender Gewinn verbunden ist. Bei den vegetativen Betriebsstörungen hängt der Erfolg aber oft von einer momentanen Umstellung ab und diese gelingt mit Verbalsuggestion im Pentothalkontakt häufig sehr überzeugend. Wir verwenden diese Methode dort, wo der Patient von diesem Wundermittel gehört hat und glaubt, daß es ihm sicher helfen wird, nachdem er vorher schon alles andere versucht hat. Ferner bei Patienten, die mit den üblichen Methoden in keine schlafähnliche Ausnahmestellung ihrer Bewußtseinslage zu bringen sind. Technisch dient uns der Pentothalkontakt entweder zur Aufhellung seelischer Komplexe oder zur Steuerung gestörter Organempfindungen mittels einfacher Wandspruchformeln, wie zu eindringlichen Lösungsvorschlägen psychischer Konflikte. Die Auswahl richtet sich nach dem Patienten und nicht nach der vorgefaßten Meinung des Arztes.

Die Methoden der aktiven Entspannungstechnik sind als Selbstzweck angezeigt bei den verschiedenen Symptomenbildern der sympathischen Hypertonie, wobei durch Verbalsuggestionen in der besonderen Bereitschaftslage der völligen muskulären Entspannung oder in zusätzlicher Hypnose im Pentothalkontakt eine Verstärkung der erwünschten Reaktionen angestrebt wird. Die verbale Beeinflussung verwenden wir nicht nur zur Dämpfung sympathischer Reizphänomene, sondern auch zur Desensibilisierung störender Organempfindungen, die vielfach im Rahmen amphotoner Spannungzustände und vegetativer Ataxien auftreten. Auch hiebei pfropfen wir gewöhnlich die verbale Beeinflussung auf die im autogenen Training erlernte Entspannungslage auf und setzen sie erst bei negativem oder unzureichendem Effekt in der tieferreichenden Hypnose oder im Pentothalkontakt fort. Das Ziel ist dabei, vom seelischen Sektor her eine überreizte vegetative Funktion zu dämpfen oder eine gehemmte Funktion zu mobilisieren. Während die Entspannungstherapie formelhaft ausgedrückt parasympathikomimetisch wirkt, kann die zusätzliche suggestive verbale Beeinflussung (sowohl in wachem wie in schlafähnlichem Zustand) diesen vegetativen Entspannungseffekt sowohl verstärken, wie in besonderer Absicht als seelische Reiztherapie bei lethargisch-apathischen Persönlichkeiten mit vagotoner Reaktionslage verwendet werden, bzw. die vegetative Schwellenlabilität der vegetativen Ataxie dem normalen Bereich angleichen. Die Summe der *psychischen Reiztherapie* wurde von Kretschmer als *proteptische Methode* besonders herausgearbeitet. Dabei wird in besonderer Bewußtseinslage entweder durch das Wort „signal" oder durch akustische, optische oder Tastsignale (auch der faradische Strom gehört hierher) eine bestimmte Reaktion dressiert, bzw. trainiert. Die aktive psychische Reiztherapie (*Proteptik* Kretschmers) wird von uns vorwiegend bei Patienten mit pyrasympathischer Hypertonie und in besonderen Formen bei Depressionszuständen der sympathischen Hypotonie verwendet. Sowie in der Pharmakotherapie eine Reizkörpertherapie zur Umstimmung in sympathikotoner Richtung verwendet wird, können auch psychische Reize zur Umstimmung, bzw. Aktivierung des sympathischen Arbeitsganges angewendet werden. Es ist erstaunlich, welche Leistung man bei besonders teigigen, lethargischen, apathischen, inaktiven Patienten mit seelischer Reiztherapie induzieren kann. Entscheidend ist dabei, wie aus dem obigen Hinweis schon hervorgeht, daß diese Reize plötzlich, laut, grell und instruktiv sein müssen, um die vagotone Reizblockade zu durchbrechen. Das Wort muß kommandomäßig formuliert sein, um eine Reaktion beim Patienten auszulösen, analog dem faradischen Stromstoß, der die unbewegt gehaltene Extremität wieder der willkürlichen Innervierung zuführt. Zu keiner Aktion fähige Patienten bekommen in Hypnose oder Pentothalkontakt einen formelhaften Auftrag zu einer definierten Tätigkeit. Es müssen förmlich Wortstöße (analog den Stromstößen) sein, die die Unterfunktion des sympathischen Arbeitsganges anregen. Depressionen und damit verknüpfte Depersonalisationsideen, die im Rahmen von sympathischen Hypotonien so häufig vorkommen, können mit beruhigender Persvasion in keiner Weise beeinflußt werden. Wie ein stürzendes Pferd durch einen energischen Zug am Zügel hochgerissen werden kann, so müssen diese depressiven Hypotonien quasi hochgerissen werden, wobei gerade bei diesen Formen eine zusätzliche Applikation von Nebennierenpräparaten unbedingt nötig ist. Das psychische Anreizen wie die somatische adrenergische Substitution vermögen den Patienten zunächst aus dem Absacken hochzureißen. Erst darnach kann eine kathartische Lösung der Konflikte oder eine Korrektur der äußeren Lebensbedingungen eine ausgeglichene Energiebilanz fixieren. Gerade für diese Formen ist die betonte Herstellung einer Subordination-Autoritätsrelation im Sinne Stranskys von besonderer Wichtigkeit. Dieses Aufpulvern oder Aufpeitschen mit psychischen Reizen ist für manche Menschen fast gleichbleibend notwendig, um sie zu einem Leistungsoptimum, das ihrer konstitutionellen Persönlichkeit entspricht, zu bringen.

So förderlich und notwendig bei Patienten mit sympathischer Hypertonie die Ruhe, das Sammeln, die Vertiefung und Versenkung in sich ist, und dadurch eine Reaktionslage induziert wird, in der die Patienten reizunempfindlicher werden für alle Reize, vom echten Schmerz bis zu den kleinen Widerwärtigkeiten des alltäglichen Lebens, so notwendig ist für Patienten mit parasympathischer Hypertonie das Herausreißen aus ihrer introvertierten Lethargie und das Hineinführen in ein Wirkfeld, in dem sie aktiv handeln müssen. Dieses dauernde Anreizen zu einem persönlichkeitsentsprechenden praktischen Handeln wirkt induktiv auf die gesamte Persönlichkeit, quasi vom Stuhlgang bis zur geistigen und körperlichen Leistung. Kurz: Entspannung für die sympathische Hypertonie, Straffung für die parasympathische Hypertonie. Die Adynamie der sympathischen Hypotonie erfordert hingegen in kurzen Zeitstrecken oder sogar nur einmalige Maximalreize zur Überwindung der psychischen Hypotonie. Wie oft konnte beispielsweise im Krieg bei völligen Erschöpfungszuständen durch einen energischen psychischen Appell eine Krise überwunden werden. Das gleiche berichtet Frankl in seinem Erlebnisbericht aus dem Konzentrationslager. So wie bei diesem einzelnen Ereignis, aber erst nach einer ausgiebigen Erholung eine ausgeglichene psychische und körperliche Reaktionslage auftrat, kann auch bei den sympathischen hypotonen Erschöpfungszuständen des normalen Lebens erst nach Abschaltung der vielen störenden Milieureize nach längerer Einschaltung eines Schonganges in der gesamten Lebenshaltung ein Dauererfolg erzielt werden. Das Hochreißen des Erschöpften dient nur zur Überwindung des toten Punktes.

Die bisher skizzierten Methoden der Psychotherapie gelten für sämtliche Formen der vegetativen Betriebsstörungen, unabhängig von den kausalen Faktoren ihrer Auslösung. Wie wir wissen, wird das vegetative System als Resonanzboden auch in seiner harmonischen Tätigkeit beeinträchtigt, wenn die Ursachen der Betriebsstörungen auf rein seelischem Gebiet liegen. Es ist das besondere Verdienst Freuds und seiner Schule, erstmalig darauf hingewiesen zu haben, daß neurotische Symptome nicht zufällige Phänomene sind, sondern Ausdruck ernster seelischer Konflikte. Bekanntlich gehen auch aus psychischen Traumen oder seelischen Konflikten entstandene Krankheiten mit vegetativen Beschwerden einher. Bei diesen Formen scheint ein Zudecken der Probleme durch Fremdsuggestion biologisch unrichtig, sondern nur eine Aufdeckung und Klärung wird solche Störungen und damit auch die vegetativen Symptome dauerhaft heilen. Wenn das vegetative Symptom Darstellungsfunktion hat, ist Tiefentherapie am Platz. Bei der Genese dieser Neurosen (oft psychisch ausgelöste vegetative Betriebsstörungen) spielen nach der Schule Freuds infantile Traumen eine besondere Rolle. Kretschmer weist unserer Meinung und Erfahrung nach mit Recht darauf hin, daß bei der Fülle der kindlichen Traumen doch mehr derartige Erkrankungen zu erwarten wären. Er hebt als besonderen Faktor der Entstehung solcher Neurosen die „Retardierung" in der Pubertätsphase hervor; das heißt in der stürmischen Entwicklung der Pubertät reift ein Lebensbereich zu langsam oder zu unvollkommen aus. Diese so entstandene Spannung zwischen somatischem und psychischem oder geistigem Bereich wirkt neurosebildend. Unserer Erfahrung nach würden wir eher der Annahme Kretschmers zuneigen und ergänzen, daß nicht nur eine Retardierung eines einzelnen Lebenssektors, sondern auch ein *stürmisches Vorauseilen* in der Entwicklung in einem Bereich eine Spannung schafft, die im Resonanzboden des vegetativen Systems zur Dissonanz führt. Wie oft sieht man, daß ein stürmisches körperliches Wachstum mit seelischer Überempfindlichkeit, mimosenhafter Reizbarkeit und geistiger Leistungsschwäche einhergeht. Andererseits, wie häufig zeigen geistig früh entwickelte, sogenannte frühreife Kinder eine Summe von neurotisch-vegetativen Beschwerden und

Symptomen als Ausdruck einer dissoziierten Entwicklung zwischen Geist und Körper. Wir glauben, daß in den vegetativen Krisen der Pubertät und auch des Klimakteriums eine besondere Empfindlichkeit für Reize jeglicher Art besteht, die, aus welchem Sektor sie immer kommen, eine inadaequate vegetative Reaktion auslösen. Kommt es längere Zeit nicht zum Ausgleich, dann werden diese vegetativen Fehlsteuerungen fixiert und beeinträchtigen das fernere Leben oft in entscheidender Weise. Daraus muß man den Schluß ziehen, daß gerade diese Phasen eine besonders aufmerksame biologische Führung benötigen, wobei der Psychotherapie die wichtigste Rolle zukommt. Freilich wird gerade in dieser Phase des Protestes gegen Vater, Familie, Lehrer, Schule, ja gegen jede Autorität, eine besonders feinfühlige Steuerung notwendig sein. Für diese rein psychisch entstandenen vegetativen Betriebsstörungen muß die Psychotherapie, ganz gleich, welcher Methode, den Stellenwert 1 haben. Es ist hiebei unserer Meinung nach eine Frage der Ausbildung des Arztes und der individuellen Eigenart des Patienten, welche Methode Verwendung findet (Psychoanalyse, Individualpsychologie, Existenzanalyse, fraktionierte Aktivhypnose — Kretschmer, oder die „lösenden Bilder" von Mauz). W. Albrecht hat jüngst in einer Studie den gemeinsamen Grundakkord aller psychotherapeutischen Schulen aufgezeigt. Der Vorwurf, den man heute oft der Psychoanalyse macht, nämlich daß sie zu lange dauert, hat unserer Meinung nach nur insofern Berechtigung, als es ein soziales Problem ist, wer sich heute diese kostspielige Behandlung leisten kann. Grundsätzlich gibt aber eine langdauernde, eingehende, auflösende Behandlung sicherer Dauererfolge als ein kurzer Überrumpelungsversuch. Auch hiebei können keine einheitlichen Richtlinien angegeben werden. Jedenfalls erscheint uns die sektiererhafte Bekämpfung der einzelnen Schulen überflüssig, da sie doch alle die Harmonisierung der Persönlichkeit als gleiches Ziel haben. Rein praktisch haben wir uns bei jedem Patienten nicht dogmatisch für eine Methode entschieden, sondern wählen je nach unseren Vorstellungen über die Erfolgsaussichten analytische Methoden mit freiem Assoziieren oder mehr aktiv beratende. Ohne von den Erfahrungen Kretschmers gewußt zu haben, haben wir uns gleichsam unbewußt seine Grundsätze zu eigen gemacht und versuchten, von Zeit zu Zeit eine Bilanz über das Analysierte und die gelösten psychischen Komplexe zu machen und sie sinnvoll in einen Lebensplan für den Patienten einzubauen. Kretschmer drückt dies vollendet und überzeugend aus: „Die gründliche und nach allen Seiten durchgeführte Klärung und Bereinigung der aktuellen Konfliktsituation ist das A und O der Neurosetherapie. Das Vergangene ist nur Inventar und Baumaterial zur in die Zukunft gerichteten konstitutionsgerechten Formung der Persönlichkeit".

Auch bei diesen fast rein seelisch entstandenen Funktionsstörungen, bei denen die vegetativen Fehlleistungen nur Symptome des vegetativen Resonanzbodens sind, also quasi sekundärer Natur, stehen wir nicht auf dem dogmatischen Standpunkt einer reinen Psychotherapie, sondern sehen oft durch die symptomatische pharmakologische Behandlung eines lokalen Reizzustandes neben der örtlich begrenzten Beschwerdebehebung eine Induktion auf weit entfernt liegende Bereiche. Unserer ganzheitlichen Einstellung entsprechend kann jeder Ansatzpunkt, der in bestimmter Absicht am vegetativen System getätigt wird, zu einem Erfolg führen. Die Regel der permanenten Induktion gilt nicht nur für das Irradiieren störender Organempfindungen in fremde Bereiche, sondern auch der pharmakologisch oder physiko-therapeutisch gesetzte Effekt zeigt eine induktive Ausstrahlung ins seelische Bereich. Eine zielgerichtete Verschiebung der vegetativen Reaktionslage hat in allen Lebensbereichen Veränderungen zur Folge. Eine Verschiebung in trophotroper Richtung erreicht durch eine Erhöhung der

Reizschwelle auch, daß nicht alle psychisch-affektiven Reize das Gefüge der Persönlichkeit erschüttern. Kretschmer berichtet über einen Behandlungserfolg bei einem Zwangsneurotiker, bei dem er durch autogenes Training und Bereinigung ehelicher Konflikte den „affektiven Pegelstand" derart verschieben konnte, daß dem bestehengebliebenen Waschzwang der Affekt entzogen wurde. Wir würden sagen, durch das autogene Training wurde die vegetative Reaktionslage in trophotroper Richtung verschoben, womit eine Erhöhung der allgemeinen Reizschwelle einherging. Diese hatte zur Folge, daß nicht alle geringfügigen Reize psychischer und somatischer Natur das labile vegetative Gefüge des Patienten über seine Kompensationsfähigkeit hinaus irritierten. Die gesteigerte affektive Reaktionsbereitschaft ist zweifellos ein Symptom der sympathischen Hypertonie, das durch Verschiebung der Reaktionslage in trophotroper Richtung bedeutend reduziert werden kann, was man im Verlauf einer gezielten vegetativen Therapie immer wieder beobachten kann.

Abschließend soll noch einmal zusammengefaßt werden: Das vegetative System als Schaltwerk ist sowohl morphologisch wie funktionell als Zwischenschicht zwischen somatischem, psychischem und geistigem Bereich eingeschaltet. Als Resonanzboden zeigen sich in ihm Betriebsstörungen, wenn die kausalen Noxen im somatischen oder psychischen Sektor angreifen. Daneben führen auch Läsionen traumatischer, infektiöser oder toxischer Art am morphologischen Substrat des vegetativen Systems in seiner Gesamtheit oder in einzelnen Regionen (Zwischenhirn oder einzelne Drüsen) zu autochthonen vegetativen Betriebsstörungen. Alle diese vegetativen Fehlleistungen sind psychotherapeutisch korrigierbar, wobei wir unserer ganzheitlichen Konzeption nach betonen möchten, daß die Harmonisierung der vegetativen Leistung *sowohl* vom psychischen *als auch* vom somatischen Bereich her zu erfolgen hat. Die in der letzten Zeit so modern gewordene psychosomatische Medizin (Weizsäcker, Alexander, Flanders Dunbar) kann heute schon das historische Verdienst in Anspruch nehmen, die Wichtigkeit des psychischen Bereiches als genetischen und therapeutischen Faktor der Krankheit schlechthin wieder aufgezeigt zu haben. Bei den epochalen Erfolgen der Chirurgie und der chemisch-physikalisch-analytischen Methoden der Medizin in den letzten Dezennien ist es nicht verwunderlich, daß der psychisch irrationale Sektor im Krankheitsgeschehen vorübergehend „verdrängt" wurde. Es hieße aber der medizinischen Forschung einen schlechten Dienst erweisen, wollte man nun versuchen, schlechthin alle Krankheiten auf psychische Störungen zurückzuführen und mit Psychotherapie zu heilen. Der in der Literatur immer angeführte Fall eines Knaben mit Diabetes insipidus, der nach psychoanalytischer Behandlung geheilt wurde und dann nach einiger Zeit starb, wobei ein Tumor im Zwischenhirn entdeckt wurde, stellt zweifellos eine beachtliche Leistung der Psychotherapie dar, darf aber nicht dazu verführen, alle Krankheiten rein seelisch heilen zu wollen. Auch die dogmatische Zuordnung von somatisch-vegetativen Funktionsstörungen wie Gastritis, Ulcus, Obstipation zu bestimmten psychischen Erlebnisgruppen (Alexander) trifft unserer Erfahrung nach nur für einen Teil der Kranken zu.

Die kausalen Faktoren, die zu vegetativen Betriebsstörungen führen, haben ihren Angriffspunkt sowohl im somatischen, wie psychischen, wie geistigen Bereich, wobei im speziellen Fall die einzelnen Faktoren einen verschiedenen Stellenwert im genetischen Geschehen haben. Eine ausführliche *vegetative Skelettierung* wird in vielen Fällen imstande sein, den Stellenwert der einzelnen auslösenden und unterhaltenden Faktoren zu erkennen und dementsprechend eine ganzheitliche Therapie einzuleiten, bei der je nach dem erkannten Stellenwert der Schwerpunkt des ärztlichen Handelns entweder auf die somatische Pharmako-, bzw. Physikotherapie oder auf die Psychotherapie gelegt wird.

Literatur.

Adler, A.: Über den nervösen Charakter. München, 1922.
Aiginger, J.: Psych. neurol. Wschr., 40, 41 (1934.)
Alexander, F.: Psychosomatic Medic. New York, 1950.
Altenburger-Foerster-Kroll: Z. Neur. 110 (1929).
Astruck: Arch. Psychol. 45 (1923).
Birkmayer, W.: Hirnverletzungen. Wien: Springer-Verlag, 1950.
— Rassegna di Neurologia vegetativa, Nr. 1 (1950).
Binswanger, H.: Nervenarzt 2 (1929).
Bloch, B.: Klin. Wschr. II (1927).
Bunnemann: Monatschr. Psychiatr. 34, 349.
Bykow: Zit. nach Meusert, „Psyche", H. 3—5 (1944).
Economo, C.: Über den Schlaf. Wien, 1925.
Faust, J.: Aktive Entspannungsbehandlung. Stuttgart, 1949.
Fenz, E.: Behandlg. rheumat. Erkrankg. Dresden-Leipzig, 1943.
Flanders-Dunbar- Psychosomatic Diagnosis. New York, 1948.
Flothmann: Psych. neur. Wschr. 597 (1938).
Frankl, V.: Als Psycholog im KZ. Wien, 1945.
— Die Psychotherapie in der Praxis. Wien, 1947.
— Wr. klin. Wschr., Nr. 43 (1949).
— Strotzka, H: Wr. klin. Wschr., Nr. 35/36 (1949).
Freud, S.: Vorlesungen z. Einführung i. d. Psychoanalyse. Wien, 1920.
Geßler, H.-Hansen, K.: Dtsch. Arch. Klin. Med. 156 (1927).
Goldstein, K.: Z. Neur. 81, 89.
Hansen, K.: Naturwissenschaft, 1928.
Heller, H.: Klin. Wschr. 1857 (1932).
Heyer: Münch. med. Wschr. II (1922).
Heß, W. R.: Die funkt. Organisation d. veget. Nervensystems. Basel, 1948.
Higier: Z. Neur. 112 (1928).
Hoff, H.-Heilig, H.: Allg. ärztl. Z. f. Psychotherapie.
Horsley: J. ment. Sc. 82 (1936).
Jacobson, E.: Progressiv Relaxation Univ. of Chikago Press, 1928.
Kauders, O.: Klin. Med., H. 24 (1948).
Klatt, F.: Die schöpferische Pause. Jena, 1923.
Kogerer, H.: Z. Neur. 164 (1939).
Kretschmer, E.: Med. Psychologie. Stuttgart: Thieme, 1947.
— Psychotherapeutische Studien. Stuttgart: C. Thieme, 1949.
Lenz, H.: Paracelsus, Fasc. 8 (1949).
Lewy-Gassmann: Zit. nach J. H. Schultz. Das autogene Training.
Magnus-de Klein: Die Haltungs- u. Stellreflexe. Berlin, 1924.
Miller: J. exper. Psychol. 26 (1926).
Mohr: Ther. Gegenwart, H. 11 (1922).
Neergaard, K.: Dynamische Reaktionspathologie, Basel, 1946.
Pötzl, O.: Monatsschr. f. Psych., Bd. 64 (1927).
Regelsberger: Ärztl. Wschr. 3, 33 (1948).
Sargant: Dig. of Neur. a. Psych., April 1948.
Schilder, P.: Z. Neur., 767 (1927).
— Kauders, O.: Kurzgefaßtes Lehrb. d. Hypnose. Wien, 1925.
Schrottenbach: Z. Neur. 23 (1914); 33 (1916).
Schultz, J. H.: Das autogene Training. Leipzig, 1942.
Speransky: A Basis of the theory of medicin. New York ,1935.
Steenwinkel: Neederl. Tijdschr. v. Geneesk. 90 (1946).
Stokvis, B.-Franke, L. J.: Neederl. Tijdschr. Psych. 8 (1940).
Strotzka, H.: Mitteilg. d. öst. Sanitätsverwaltg., H. 4 (1950).
— Der praktische Arzt, H. 13, II. Jahrg.
— Wr. Z. f. prakt. Psychologie, H. 2 (1949).
Trojan, F.: Die Behandlung der Sprechstimme. Österreich. Bundesverlag, 1948.
Völgyesi: Schweiz. Arch. f. Neur. u. Psych., IX, 1 (1947).
— Hippokrates 8 und 33 (1950).
Weizsäcker, V.: Der Begriff d. all. Medizin. Stutgtart, 1947.

Fünfzehntes Kapitel.

Ernährung und Genußmittel bei vegetativen Betriebsstörungen.

Dem anatomischen Bau seines Verdauungstraktes nach gehört der Mensch zu den Omnivoren. Dementsprechend ist für ihn eine gemischte Kost als adaequat zu bezeichnen. Einseitige und besonders extreme Kostformen sollen daher im allgemeinen nicht der Dauerernährung dienen, sie können aber für kürzere Zeiten angewandt, therapeutisch indizierte Schon-, bzw. Reizwirkungen ausüben.

Bei der Rolle, die dem vegetativen System für die Nahrungsaufnahme, ihre Weiterverarbeitung und den intermediären Stoffwechsel zukommt, ist es selbstverständlich, daß durch die Nahrungsaufnahme an sich, sowie durch qualitative und quantitative Änderung der Ernährung rückläufig Funktion und Tonus des vegetativen Systems beeinflußt werden können.

Wir haben schon im ersten Kapitel angeführt, daß zur Zeit der Nahrungszufuhr und der anschließenden Verdauungsperiode zahlreiche überwiegend parasympathisch gesteuerte sekretorische und motorische Funktionsmechanismen des Magen-Darmtraktes in Gang gesetzt werden. Dies hat nach dem Gesetz der permanenten Induktion eine allgemeine Tonuserhöhung im parasympathischen System unter Abschaltung der vorwiegend adrenergisch gesteuerten Funktionsabläufe, sowie eine Senkung des allgemeinen Sympathicustonus zur Folge. Das heißt also: *Wir haben durch Einschaltung einer Mahlzeit ein Mittel in der Hand, den aktuellen Erregungszustand des vegetativen Systems von der ergotropen zur trophotropen Seite zu verschieben.*

Diese grundlegende Feststellung scheint uns deshalb von besonderer Bedeutung zu sein, weil die gegenwärtig immer mehr an Häufigkeit zunehmenden Überspannungszustände des sympathischen Systems (sympathische Hypertonie) besonders bei jenen Berufstätigen auftreten, die, sei es aus persönlichen Gründen, oder gezwungen durch die Einrichtung des „durchlaufenden" Arbeitstages den Großteil ihres Tagespensums an Arbeit ohne Erholungspause durchführen. Einzelne kurze Arbeitspausen ohne Nahrungsaufnahme genügen nicht, eine trophotrope Erholungspause einzuleiten, schon weil sie nicht mit entsprechender psychischer Loslösung einhergehen. Die Einschaltung einer kurzen sportlichen Betätigung kann durch Anregung des Blutkreislaufes zwar eine gewisse Organentspannung bringen, bedeutet jedoch keine Entlastung des sympathischen Arbeitsganges, sondern stellt im Gegensatz eine zusätzliche Belastung desselben dar. Ebensowenig zweckmäßig sind einige, während der Arbeit im lärmerfüllten Milieu hinuntergeschluckte Bissen. Diese leider so häufig gewordene Form der Einnahme des Mittagessens bewirkt vielmehr eine *unphysiologische Beanspruchung beider Teile des vegetativen Systems*, die eine der Hauptursachen der für gewisse Berufsgruppen charakteristischen amphotonen Spannungsstörungen darstellt. Diese gehen oft mit starken dyspeptischen Erscheinungen einher und können die Grundlage der Ulcusentstehung darstellen.

Auch hier wollen wir auf die Beachtung der Lebensgewohnheiten mehr naturnaher Bevölkerungskreise hinweisen. Die Mittagspause, die der Bauer einschaltet, wenn er vom heißen sonnigen Feld geht, und unter einer Gruppe schattiger Bäume seine Nahrung zu sich nimmt, um sich dann zu einer kurzen Ruhepause hinzulegen, stellt z. B. eine zweckmäßige Einschaltung einer kurzen trophotropen Erholungspause im Ablauf eines schweren Arbeitsganges dar.

Während den berufstätigen Erwachsenen also vielfach die instinktmäßige Gesamtumschaltung des vegetativen Systems zur trophotropen Phase der Nahrungsaufnahme abhanden ging, ist dies bei Kindern meist nicht der Fall. Diese werden dann zu Unrecht von ihren Eltern wegen ihrer Langsamkeit beim Essen zur Hast angetrieben, was besonders dann schädlich ist, wenn die Kinder ermüdet aus der Schule kommen. In diesem Fall ist es zweckmäßiger vor der Nahrungsaufnahme eine kurze Liegepause einzuschalten, da, wie wir schon ausgeführt haben, die Horizontallage die Einschaltung der trophotropen Phase zu begünstigen scheint. Das gleiche gilt für jene Fälle sympathischer Hypertonie, bei denen dadurch ein Absinken des erhöhten Spannungszustandes im ergotropen System zu erzielen ist. Umgekehrt kann man oft bei Schlafstörungen dieser Patienten durch Zufuhr kleiner Nahrungsmengen, die schon vorbereitet am Nachtkästchen liegen sollen, die mangelhafte Umschaltung zur trophotropen Schlafphase in Gang setzen.

Die Zusammensetzung der Nahrung hat ebenfalls einen gewissen Einfluß auf den Tonus des vegetativen Systems. Zufuhr von reichlich Eiweiß (Fleisch, Fisch, Eiern, Käse) wirkt ansäuernd, die Bevorzugung von Gemüse, Obst und Kartoffeln alkalisierend auf den intermediären Stoffwechsel. Da, wie wir ausgeführt haben, der sympathische Arbeitsgang mit einer acidotischen Stoffwechsellage, der parasympathische mit einer alkalotischen einhergeht, kann z. B. bei sympathischer Hypertonie durch Einschränkung der Eiweißzufuhr eine dämpfende Wirkung erzielt werden, was ja schon lange bei der Diätbehandlung der Hyperthyreosen ausgenützt wird.

Es muß jedoch darauf hingewiesen werden, daß die Anwendung extrem eiweißarmer Kostformen bei sympathischer Hypertonie durch längere Zeit, etwa Monate hindurch, zu Eiweißmangelsymptomen führen kann, da ja bei diesen Erkrankungen durch die Erhöhung des Eiweißumsatzes naturgemäß ein vermehrter Eiweißbedarf vorliegt, der nötigenfalls durch Abbau von wichtigem Organeiweiß gedeckt wird. Insbesonders muß berücksichtigt werden, daß pflanzliches Eiweiß allein nicht alle körperwichtigen Aminosäuren in genügendem Maße besitzt, so daß es bei erhöhtem Umsatz relativ leicht zu gewissen Eiweißmangelerscheinungen kommen kann, die klinisch mit der Ausbildung jener Symptome einhergehen können, die wir als charakteristisch für den Übergang der sympathischen Hypertonie in die sympathische Hypotonie geschildert haben. Aus diesem Grunde erscheint uns eine genaue Kenntnis der Differentialdiagnose dieser beider Funktionsstörungen des sympathischen Systems, die bisher kaum beachtet wurde, von großer Wichtigkeit, wobei es besonders auch auf die richtige diagnostische Erfassung und rechtzeitige therapeutische Beeinflussung dieser Übergangsformen ankommt. In diesem Stadium ist nämlich die Zufuhr einer kalorienreichen und bezüglich ihres Eiweißgehaltes qualitativ hochwertigen Nahrung angezeigt.

Anderseits ist bei den parasympathischen Reizzuständen die ja häufig mit einer Gewichtszunahme einhergehen, eine relativ kalorienarme Ernährung, durch Beschränkung der Kohlehydrat- und Fettzufuhr bei mittlerem Eiweißgehalt und Bevorzugung schlackenreicher Nahrungsmittel angezeigt. Steht jedoch hiebei die Fettsucht im Vordergrund, wenn also schon größere Reservedepots an Körperfett angelegt sind, dann hat die oben angeführte mäßige Kalorieneinschränkung meist nicht genügend Erfolg. Es bedarf hiezu drastischer therapeutischer Maßnahmen, um den einseitig eingefahrenen Weg der Stoffwechselstörung zu durchbrechen. Dies geschieht am besten durch Einschaltung von drei bis fünf Saft-Fasttagen, an denen pro Tag lediglich dreiviertel bis ein Liter Fruchtsaft gegeben wird. Auf diese Art und Weise erzwingt man eine *Richtungsumkehr des intermediären Stoffwechsels*, da es nach Verbrauch der aktuellen Kohlehydratreserven der Leber zu einem Abbau und Abtransport der peripheren Fettdepots kommt. Durch den gleichzeitig stattfindenden Kochsalzentzug kommt es zu einer vermehrten Flüssigkeitsausschwemmung, die ja bekanntlich bei überwiegend trophotroper Stoffwechsellage retiniert wird. Um Kreislaufstörungen zu vermeiden, ordnet man zweckmäßig bei der Durchführung der Hungertage Bettruhe an, wodurch gleichfalls die Entwässerung begünstigt wird. Im Anschluß daran pflegt man jetzt häufig Rohkosttage einzuschalten. Auch hiebei spielt der Kochsalzmangel eine gewisse Rolle. Wenn jedoch das Ziel der Entfettung im Vordergrund steht, halten wir es für zweckmäßiger, der Rohkost 100 bis 200 Gramm mageres Fleisch hinzuzufügen, um den Eiweiß- und damit den Gesamtumsatz anzuregen. Auch wird dadurch die weitere Berufsausübung ermöglicht und durch vermehrte Körpertätigkeit der Kalorienverbrauch gleichfalls angeregt.

Durch die Eiweißarmut, sowie den hohen Gehalt an Kalium wirkt die reine Rohkost im Sinne einer Sympathicusdämpfung. Damit wäre ihre Anwendung bei bestimmten Fällen von sympathischer Hypertonie gegeben. Da die reine Rohkost im allgemeinen kalorienarm ist, empfiehlt es sich, Öl, Sahne, Zucker, Nüsse, Mandeln, Datteln etc. hinzuzufügen. Bekannt ist das Früchte-Müsli nach Bircher-Benner, das 150 g zerkleinertes Obst, 10 g Haferflocken, 10 g kondensierte Milch, 10 g Nüsse und den Saft einer halben Zitrone enthält. Diese Kost ist außerdem reich an Vitaminen B_1 und C.

Die Bedeutung der Vitamine für die einzelnen Arbeitsgänge des vegetativen Systems haben wir bereits mehrfach erwähnt, insbesondere, daß Vitamin C im sympathischen, das Vitamin B im parasympathischen Arbeitsgang eine Rolle spielt. Die Zusammenhänge sind jedoch bei den verschiedenen Funktionsstörungen des vegetativen Systems nicht immer so einfach.

So können z.B. im Ablauf einer sympathischen Hypertonie zunehmende Zeichen eines C-Vitaminmangels auftreten, die dann eine entsprechende Substitutionstherapie erforderlich machen. Die Ursachen hiefür sind folgende: erstens ist der Tagesbedarf an Ascorbinsäure bei der sympathischen Hypertonie entsprechend dem Gesamtstoffwechsel beträchtlich erhöht, was übrigens auch für das Vitamin B gilt; zweitens hat der bei dieser Erkrankung häufige Mangel an Salzsäure Störungen in der Verwertung der durch die Nahrung zugeführten Vitaminmengen zur Folge (Stepp). Die Resorption erfolgt im oberen Dünndarm, der normalerweise coliarm ist. Bei Anacidität kommt es jedoch zu einer abnormen Besiedlung dieser Darmabschnitte mit Colibacillen, die einen Großteil des per os zugeführten C-Vitamins zerstören. Interessanterweise decken sich nun eine Reihe typischer Symptome der C-Hypovitaminosen, wie abnorme Müdigkeit, Muskelschwäche, Frösteln etc. mit jenen Beschwerden, die wir im Krankheitsbild der sympathischen Hypotonie zusammengefaßt haben und es ist daher naheliegend anzunehmen, daß *Vitaminmangelsymptome*, deren Entstehungsmechanismus wir oben angedeutet haben, *beim Übergang von der sympathischen Hypertonie zur sympathischen Hypotonie eine Rolle* spielen. Therapeutisch ist daher in diesen Fällen auf eine vitaminreiche Ernährung Gewicht zu legen, wobei jedoch auf folgende Umstände Rücksicht zu nehmen ist:

Die hiefür erforderlichen Nahrungsmittel gehören im allgemeinen zu den schlackenreichsten (Obst, Gemüse, grobe Brotsorten) und stellen daher eine starke Belastung des Verdauungstraktes dar, insbesondere, wenn sie zu therapeutischen Zwecken und zur Auffüllung der gelichteten Vitamindepots in erhöhter Menge zugeführt werden müssen. Abgesehen davon ist, wie schon erwähnt, ihre Auswertung gerade bei Überwiegen der sympathischen Innervation am Magendarmtrakt beträchtlich gestört. Aus diesen Gründen empfiehlt es sich zumindest am Anfang eine parenterale Vitaminzufuhr vorzunehmen. Wir sahen bei zahlreichen Fällen, bei denen durch Unkenntnis oder Mißachtung dieser Zusammenhänge eine Roh- und Grobkostzufuhr erzwungen wurde, Reizerscheinungen des Magen-Darm-traktes auftreten, die ihrerseits wieder den an sich schon geschwächten Allgemein- und Ernährungszustand dieser Patienten rapid verschlechterten (Mathis-Winkler). Bei aller Berücksichtigung natürlicher Ernährung und naturnaher Heilmethoden muß vor einer dogmatischen Anwendung derselben gewarnt werden.

Das gleiche gilt für das planlose Verbot der Genußmittel bei Erkrankungen des vegetativen Systems. Wir sind im einzelnen schon auf die Einwirkungen derselben (insbesondere des Coffeins und des Alkohols) auf die einzelnen Arbeitsphasen eingegangen. So sehr natürlich ein übermäßiger Kaffee- und Alkoholgenuß gerade bei diesen Erkrankungen einzuschränken ist, so nützlich kann oft eine Schale Mocca oder ein Glas Wein zur Auslösung eines gezielten therapeutischen Effektes sein. Im allgemeinen ist der Coffeingenuß bei der sympathischen Hypertonie einzuschränken, bei den parasympathischen Reizzuständen besonders zur Überwindung gewisser Müdigkeitsphasen angezeigt. Im Gegensatz hiezu kann ein Glas Bier oder ein Gläschen Wein den ängstlich erregten sympathischen Hypertoniker beruhigen und ihm den gleitenden Übergang in die trophotrope Schlafphase vermitteln. Allerdings soll in diesem Zusammenhang vor der gleichzeitigen Anwendung mehrerer Reizmittel, wie sie heute so beliebt sind (Nikotin, Alkohol und Coffein) gewarnt werden. Durch ihre zum Teil gegenteilige Wirkung gestatten sie nämlich den Konsum absolut größerer Mengen der einzelnen Stoffe, was besonders bei chronischer Anwendung zu einer ständigen Steigerung der Gesamtdosis führt. Auf diese Art und Weise kommt es wiederum zur Entstehung amphotoner Reizzustände, deren gehäuftes Auftreten in letzter Zeit von vielen Seiten festgestellt wurde (Mark).

Zusammenfassend kommen für die einzelnen Formen vegetativer Betriebsstörungen folgende Diätmaßnahmen in Frage:

1. Für leichtere Formen der *sympathischen Hypertonie* eine eiweißarme, fett- und kohlehydratreiche Kost mit reichlichem Vitamin-B_1-Gehalt. In besonderen Fällen eine kalorienreiche Rohkostform mit Liegekur. Letzteres kommt nur kurzfristig als Umbestimmungsmaßnahme in Frage, wogegen das erstangeführte Kostschema der Dauerbehandlung dient. Nikotin- und Coffeingenuß sind einzuschränken, dagegen ist Alkohol in kleinen Mengen, besonders abends gestattet.

2. Bei der *sympathischen Hypotonie* ist eine kalorienreiche Kost, die genügend hochwertiges Eiweiß enthält, notwendig. Zusätzlich reichlich Vitamin C in Form von Obst und Obstpreßsäften, eventuell als Injektion. Auch ist auf genügend Kochsalzgehalt der Nahrung zu achten. Bei Appetitlosigkeit und Säuremangel empfiehlt es sich, Salzsäure, Pepsin und eventuell Pankreasfermentstoffe zu verabreichen. Von Genußmitteln sind mittags kleine Mengen von Kaffee, eventuell vor dem Essen Aperitifs (Wermutwein etc.) zu verordnen.

3. Bei der generalisierten Form der *parasympathischen Hypertonie* ist eine kalorienarme, gewürz- und eiweißreiche Kost angezeigt, die bei Fettsucht mit verschiedenen Fastenkuren verbunden werden kann. Reine Rohkost ist wegen ihrer alkalisierenden Wirkung nicht zweckmäßig. Wir empfehlen daher zu derselben täglich 100 bis 200 Gramm mageren Fleisches.

4. Bei der *vegetativen Ataxie* lassen sich naturgemäß generelle Diätvorschriften nicht geben. Im allgemeinen ist eine kochsalzarme Kost von mittlerem Kaloriengehalt und gemischter Zusammensetzung angemessen. Gerade bei diesen Erkrankungen wird Kaffee und Alkohol häufig schlecht vertragen, das heißt schon nach Genuß geringer Mengen treten vegetative Reizerscheinungen wie Herzklopfen, Angstgefühl, Kopfschmerzen usw. auf.

Trotz der angeführten Beschränkungen soll gerade bei den vegetativen Erkrankungen die Kost durch eine sorgfältige Zubereitung und nette Aufmachung auf den Patienten anregend und zufriedenstellend wirken. — Neben der zweckmäßigen Auswahl der Nahrungsstoffe muß auf die Zurichtung derselben ebenso Wert gelegt werden, wie auf die freundliche Gesamtatmosphäre, in der die Mahlzeiten eingenommen werden. Es muß darauf geachtet werden, daß der Patient genügend Zeit und genügend Ruhe zum Essen hat. Nicht Lärm (Radio) und unangenehme Berufsthemen sollen die Mahlzeiten begleiten, sondern Behaglichkeit und eine fröhliche innere Zuwendung zum Vorgang der Nahrungsaufnahme selbst. Durch die Summe dieser Maßnahmen wird sich auch die Diätbehandlung planvoll in die von uns postulierte Gesamttherapie der vegetativen Betriebsstöruneng eingliedern.

Literatur.

Abderhalden, E.-Mouriquand, G.: Vitamine und Vitamintherapie. Bern, 1948.
Bircher-Benner: Eine neue Ernährungslehre, Wendepunkt-Verlag, Zürich 1943.
Koehler, G.: Med. Kl. 37 (1938).
Mark: Wr. klin. Wschr. Nr. 2 (1951).
Mathis, H.-Winkler, W.: Zahnheilkunde und innere Medizin. Leipzig, 1950.
Stepp, W.-Kuehnau J.-Schroeder, H.: Die Vitamine und ihre klinische Anwendung. Stuttgart, 1938.
Winkler, W.: Wien. kl. Wschr. 34 (1937).

Schlußgedanken.

Die Beschäftigung mit den Funktionsstörungen des vegetativen Systems zwingt zu einerklinischen Gesamtbetrachtung, da nach der Regel der permanenten Induktion eine vegetative Störung in einem Organ, bzw. Organsystem in die anderen Bereiche der Gesamtpersönlichkeit irradiiert. Die Darstellung mußte diesem ganzheitlichen Geschehen im Organismus Rechnung tragen und weicht daher von der üblichen lehrbuchmäßigen Unterteilung in Erkrankungen der einzelnen Organe ab. Auch die moderne psychosomatische Medizin bemüht sich diesen ganzheitlichen Standpunkt in der Genese der Krankheit hervorzuheben, allerdings unserer Meinung nach mit Überwertung der psychischen Faktoren. Die Stellung des vegetativen Systems als Schaltwerk des Lebens führt zu einer Betrachtungsweise, bei der somatischer, psychischer und geistiger Bereich der Persönlichkeit gleichmäßig erfaßt und bewertet werden, wobei bei der Genese gleicher Syndrome fallweise dem psychischen beziehungsweise dem somatischen Faktor ein variabler Stellenwert zukommen kann.

Diese ganzheitliche Betrachtungsweise führt folgerichtig auch zu einer ganzheitlichen Therapie, bei der Pharmako-, Physiko- und Psychotherapie aufeinander abgestimmt sind. Während die moderne Forschung und Praxis durch fortschreitende Zergliederung und Zersplitterung in einzelne Disziplinen gekennzeichnet war, stellt die von uns aufgezeigte Betrachtung der vegetativen Funktionsstörungen die Synthese in den Vordergrund. Gerade der praktische Arzt benötigt diese Grundauffassung um über die Fülle der zahllosen Laboratoriums- und Spezialbefunde hinweg zu einer einheitlichen Erfassung des kranken Menschen zu kommen.

Sachverzeichnis.

Abnützungserscheinungen 50.
Acetylcholin 8, 9, 145.
Acidose 6.
Acupunktur 195.
Adrenalin 7, 147.
Adrenalinprobe 42.
Adrenalinsondenversuch 47.
Aktion, zweiphasische 5.
Alkalireserve 6, 76.
Alkalose 8, 106.
Alkohol 92.
Allergie 54.
Amine, sympathomimetische 80.
Anamnese 33.
—, vegetative 34.
Anfälle, parasympathische 112.
Angstzustände 67.
Aran 187, 189.
Arbeitsgang, parasympathisch-trophotroper 8, 11.
—, sympathisch-ergotroper 6.
Areflexie, vegetative 120.
Assimilation 3, 23.
Atavismus, vegetativer 3.
Ataxie, vegetative 62, 63, 118, 119.
Atemübungen 210.
AT-10-Versuch 47.
Atonie, sympathische 99.
Ausgangslage 17.
Ausgangswertgesetz 18.

Bäderbehandlung 181.
Basedow'sche Krankheit 84, 88.
Belastungsproben 42.
Bewegungstherapie 174.
Bilanz, vegetative 51.
Brom 153.

Calcium 152.
Cannon'sche Notfallsreaktion 12, 16.
Chinin 156.
Coitus interruptus 115.

Detail, kritisches 33.
Depressionszustände 28.
Determination, kausale 20.
Diencephalon 13.
Digitalisglykoside 150.

Dissimilation 3, 23.
Dissoziation, vegetative 97, 119.
Drüsenimplantation 196.
Durchgangsphase 32.
Dystonie, vegetative 89.

Einstellung, psychosomatische 200.
Eiweißwirkung, spezifisch-dynamische 46.
Elektroschock 185.
Elektrotherapie 183.
emergency-state 18.
Energieabgabe 2.
Energiespeicherung 2.
Engramm, vegetatives 55.
Entspannungstherapie 174, 212.
Entweder-Oder-Prinzip 11, 141.
Ernährung 218.
Existenzanalyse 215.
Extravertiertheit 11, 25.

Flüssigkeitsbelastung 45.
Föhn 10, 186.
Follikelhormon 27.
Funktionskreise 20.
Funktionsspirale 199.
Funktionswandel 3, 26, 49.
Funktionswandel, vegetativer 60.

Gedächtnis, vegetatives 55.
Gegenregulation 142.
Genußmittel 218.
Gesamtbetrachtung, holistische 21.
Glykogensynthese 24.
Grenzstrangresektion 195.

Haut und Anhangsgebilde 35.
Heilmassage 10.
Höhenklima 10.
Hormondrü:en 13.
Hydrothрeapie 176.
Hyperergie, psychovegetative 59.
Hyperreflexie 120.
—, parasympathische 102, 108.
—, sympathische 62.
Hypertonie, parasympathische 63, 100.
—, sympathische 62, 63,

85, 89.
Hyperthyreose 88.
Hypnose 198, 210.
Hypophyse 14.
Hypotonie, sympathische 63, 90, 91.

Individualpsychologie 215.
Induktion, permanente, Regel der 10, 20, 24.
Insulin 158.
Insulinbelastung 43.
Introvertiertheit 25.
Irradiation, psychische 67.

Jod 153.
Jodgehalt 30.

Kaffee 92.
Kalium-Calcium-Quoitent 8.
Kampfphase, sympathische 15.
Keimdrüsen 9.
Keimdrüsenhormone 109, 145, 159.
Kippreaktion, paradoxe 55,
Kippvorgang 16, 28.
Kindheitsphase 29.
Klimakterium 30.
Klimatherapie 186.
Kohlehydratstoffwechsel 24.
Kohlensäurebäder 178.
Kontaktfläche, adenoneurohypophysäre 14.
Kopfschmerzen 68.
Kopfzonen, hyperalgetische 194.
Kulminationspunkte 32.

Längsschnitt 33.
Längsschnittbefunde 40.
Lebenskurve 29.
Lichttherapie 181.
Lipoidextrakte 159
Lunarrhythmus 28.

Massage 173.
Mechanotherapie 173.
Medizin, psychosomatische 222.
Melanophoren-Hormon 26.
Menstruation 28.
Nachtphase, skotophile 25.
Narkoanalyse 212.
Narkosynthese 212

Nebenniere 145.
Nebennierenrindenhormon 158.
Nervensystem, vegetatives 4.
Nikotin 92.
Noradrenalin 7, 147.
Novocain 155.

Ordnung, zweiphasische 4.
Organreflexe, gebahnte vegetative 185.
Ovulation 28.

Papaverin 154.
Pathologie, vegetative 50.
Pentothalkontakt 211.
Pharmakotherapie 144.
Phase, ergotrop-sympathische 6.
—, parasympathische 28.
Phasen, rhythmische 26.
Phenolpinselung, Dopplersche 195.
Polarität der vegativen Regulationen 5.
P-Substanzen 9.
Psychoanalyse 215.
Psychotherapie 197.

Querschnitt, vegetativer 33

Radiumbäder 180.
Read'sche Formel 40.
Reaktion, paradoxe 17, 18.
Reaktionslage 16, 17, 18, 32.
—, parasympathische 9,10.
—, vegetative 10, 16, 17.
Regression der vegetativen Regulationen 3.
Regulationen, vegetative 1, 5.
Reizkörpertherapie 155.
Reiztherapie, psychische 213.
Rohkost 220.
Ruheoxydationsintegral 39.

Rhythmik, physiologische 23.
—, vegetative 24, 25, 26, 28, 30, 33.
Rhythmus, 24-Stunden-24.
—, kosmischer 25.

Saft-Fasttage 219.
Sauerstoffmangelbelastung 47.
Sauna 177.
Schaltwerk des Lebens 3.
Schaltung, gleitende 16.
Schlaf 5, 34.
Schlaflosigkeit 65.
Schlafmittel 153.
Schmerzempfindlichkeit 34, 65.
Schock, anaphylaktischer 55.
Schwefel 152.
Schwefelbäder 179.
Schwermetalle 150.
Schwindel 68.
Sehbeschwerden 68.
Sekalealkaloide 148.
Serumeisen 24.
Solebäder 180.
Sonnenrhythmus 28
Sowohl-Als auch-Prinzip 11.
Spannungsstörungen, amphotone 63, 133.
Sport 175.
Stationen, bioklimatische 188.
Stammhirndiagnostik 47.
Strahlentherapie 181.
Strahlungsenergie, räumliche 51.
Stufengesetz 173.
Sympathektomie, endoskopisch-transthorakale 195.
—, periarterielle 195.
Sympathikusblockade, paravertebrale 193.
Sympathikuschirurgie 192.

System, ergotrop-sympathisches 4.
—, parasympathisches 11.
—, sympathisches 11.
—, trophotrop-parasympathisches 4 .
System, vegetatives 1.
—, vegetatives, Zwischenschicht des 160.

Tagesphase, photophile 25.
Tempo, psychisches 27
Terminalretikulum 12.
Therapie, chirurgische 192.
—, gezielte 33.
—, physikalische 172.
Thermotherapie 176.
Thymus 9.
Thyreostatische Stoffe 158.
Thyroxin 7, 153, 157.
Totstell-Reflex, vegetativer 51.
Training 178.
—, autogenes 199, 206.
Traubenzuckerbelastung 44.

Ultraviolettbestrahlung 182.
Umkehrwirkung 17, 18.

Vagotonie 100, 196.
Vitamine 156, 220.
Vitamin B 9, 145.
— C 7.
Vitaminmangelsymptome 220.
Vorphase 100, 196.

Wechselwirkung 20.

Zellen, eosinophile 106.
—, intercaläre 12
Zone, adynamogene 13.
—, dynamogene 13.
zweiphasische Ordnung 4
Zweitreiz 55
Zyklus, menstrueller 26.

Literaturverzeichnis.

Abderhalden, E., und G. Mouriquand: Vitamine und Vitamintherapie. Bern 1918. Kap. 15.

N. O. Abdon: Acta pharmacol., 1, 169 (1945). Kap. 11

— und S. O. Hammorskjöld: Fysiograf. Skällakap. Förh. Lund 9 15 (1939). Kap. 11.

Adler, A.: Über den nervösen Charakter. München 1922. Kap. 5, 14.

Adlersberg und Friedmann: Z. Klin. Med., 129 (1935). Kap. 5.

Agren: Acta med. scand. (Schwd.) Nr. C, VIII (1940). Kap. 4.

Aiginger, J.: Psychiatr. neur. Wschr., 40, 41 (1934). Kap. 14.

Alexander, F.: Psychosomatic Medic. New York 1950. Kap. 14.

Allers und Scheminzky: Pflügers Arch., 22 (1926). Kap. 1.

Altenburg und Kroll: Dtsch. Z. Nervenhk., 111 (1929). Kap. 1.

Altenburger und Böger: Klin. Wschr., S. 1983 (1934). Kap. 5.

—, Förster und Kroll: Z. Neur., 110 (1929). Kap. 14.

Ameuille: Progr. med., 23 (1945). Kap. 11.

Amos, S.: Lancet, Vol. 203 (1922). Kap. 2.

Arndt, R.: Biolog. Studien, Greifswald 1892—95. Kap. 12.

d'Arsonval: Traite de Physique biologique. Paris 1903. Kap. 12.

Asher, L., und Pearce: Z. Biol., 63 (1914). Kap. 1.

— und Pflüger: Z. Biol., 87, 115 (1928). Kap. 5.

Astruck: Arch. Psychol. (D.) 45 (1923). Kap. 14.

Balard und Sidaine: Arch. neur. d'Obstetr., Tom. VIII/49. Kap. 2.

Bailey und Bremer: Arch. int. Med. (Am.), 28 (1921). Kap. 1; J. neurophysiol., 1, 405 (1938). Kap. 1.

Barger, C., und H. H. Dale: J. physiol. (Brit.), 41, 19 (1910). Kap. 11.

Bargmann, W.: Acta neuroveg., I, 233 (1950). Kap. 1.

Barsiek, W.: Münch. med. Wschr., Nr. 52, 739 (1943). Kap. 6.

Bartelheimer: Klin. Wschr., 697 (1939). Kap. 11.

Bauer, J.: Die konstitutionelle Disposition zu inneren Krankheiten. Berlin 1927. Kap. 9.

— und Fröhlich: Arch. exp. Path. (D.), 84, 331 (1918). Kap. 9.

Bayer und Schäfer: Dtsch. med. Wschr., 10 (1949). Kap. 5.

Beattie: Brain, 59 (1936). Kap. 1.

Beer: Med. Klin., 43 (1948). Kap. 1, 3.

Belak, S.: Mschr. Kinderhk., 77 (1939). Kap. 2.

Berger, H.: Arch. Psychiatr. (D.), 94 (1931). Kap. 1.

v. Bergmann, G.: Funktionelle Pathologie des vegetativen Nervensystems. Hdb. d. inn. Med. Berlin 1925. Kap. 9.

— Funktionelle Pathologie. Berlin 1936. Kap. 1, 5, 6, 8.

Bertalanffy: Theoretische Biologie. Berlin 1935. Kap. 1.

Bethe, A.: Pflügers Arch., 244 (1941); 246 (1943). Kap. 1.

Bieling, R.: Die biologische Infektionsabwehr des menschlichen Körpers. Wien 1948. Kap. 4.

Bini und Cerletti: Riv. spez. Freniatr., 64 (1940). Kap. 12.

Binswanger, H.: Nervenarzt, 2 (1929). Kap. 1, 14).
Rircher und Benner: Eine neue Ernährungslehre. Zürich u. Leipzig. Wendepunkt·
    verlag, 1943.
Birkmayer, W.: Z. Neur., Bd. 176 (1943). Kap. 12.
— Psychiatr.-neur. Wschr., Nr. 44 (1944). Kap. 8.
— Wien. med. Wschr., Nr. 28 (1947). Kap. 3, 4, 5.
— Wien. med. Wschr., Nr. 23/24 (1949). Kap. 2.
— Öst. Z. Kinderhk., III (1949). Kap. 2, 5.
— Schweiz. Arch. Neur. Bd. 63 (1949). Kap. 8.
— Wien. med. Wschr., 21/22 (1949). Kap. 11.
— Hirnverletzungen. Wien: Springer-Verlag 1950. Kap. 1, 4, 6, 8, 14.
— Der Funktionswandel der vegetativen Rhythmik. Rass. Neur. veg., Nr. 1 (1950).
    Kap. 1, 14.
— Dtsch. Z. Nervenhk., Bd. 164 (1950). Kap. 3.
— Klin. Med. (1950). Kap. 9.
— Rass. Neur. veg., Nr. 1 (1950). Kap. 5.
— und K. Huber.: Zimmers Wehrmed., Bd. 1, Wien 1944. Kap. 8.
— und H. Kölbl: Med. Klin. (1950). Kap. 11.
— und A. Rolleder: Wien. med. Wschr., 27/28 (1949). Kap. 11.
— und S. Schmid: Klin. Med., Nr. 9 (1950). Kap. 11.
Biro, L.: Schweiz. med. Wschr., 28, 633 (1946). Kap. 6.
le Blanc: Pflügers Arch. 204 (1924). Kap. 1.
Blaschko, H. und Schloßmann: Biochem. J. (Brit.), 31, 2187 (1937). Kap. 11.
Blaszo, S.: Klin. Wschr., 24, 595 (1940). Kap. 6.
Bloch, B.: Klin. Wschr., II (1927). Kap. 14.
Bock, E.: Z. Klin. Med., 140 (1942). Kap. 11.
Bodechtel, C., und H. Sack: Med. Klin., 4 (1947). Kap. 8.
Boenheim, F.: Klin. Wschr., 24, 159 (1925). Kap. 6.
Bonskov und Kaulla: Klin. Wschr., 334 (1941). Kap. 11.
Bornschein und Auerswald: Wien. Z. Nervenhk. 1949. Kap. 12.
Breitfellner, M. und Herbst: Dtsch. Z. Chir., 247, 123 (1936). Kap. 6.
Brücke, E. Th.: Pflügers Arch., 136 (1910). Kap. 1.
Brücke, F.: Münch. med. Wschr., 544 (1941). Kap. 11.
— Vortr. i. d. veg. Ges. Wien, Dezember 1950 (Ref. Acta neuroveg. 1951). Kap. 1.
— und T. Stern: Arch. exper. path. (D.) 189 (1938). Kap. 1.
Brühl, W.: Z. Klin. Med., 135, I (1938). Kap. 7.
Buchegger und Eiermann: Dtsch. Gesdh.wes., 3, 590 (1948). Kap. 3.
Bulatao und Carlson: Amer. J. Physiol., 69, 107 (1924). Kap. 7.
Bünning: Lehrb. d. Pflanzenphysiologie. Berlin: Julius Springer, 1939. Kap. 2.
Bunnemann: Mschr. Psychiatr., 34, 349. Kap. 14.
Burn, J. H.: J. Pharmacol. (Am.), 46, 75 (1932). Kap. 11.
Butturini und Bagni: Klin. Wschr., 609 (1942). Kap. 11.
Bykow: zit. nach Meusert: „Psyche", H. 3—5 (1944). Kap. 14.

Cannes und le Grand: C. r. Soc. Biol., 86 (1922). Kap. 1.
— und Thoussy: Soc. Biol. J. 1914. Kap. 1.
Cannon, W. R.: Bd. dily changes inpain. New York—London 1915. Kap. 1.
— Erg. Physiol., 27 (1928). Kap. 4).
— Amer. J. physiol., 125, 765 (1939). Kap. 5.
— Vom Tierversuch zur Menschenheilung. Wien 1949. Kap. 1, 5.
— und A. Rosenblüth: Anatomic neuroeffector system. New York 1937. Kap. 11.
Cauchard, P.: Ann. Endocrin., 4 (1943). Kap. 1, 11.
Charcot: Gaz. med. Par. 1856. Kap. 5
Christoffel: Schweiz. med. Wschr., Nr. 37 (1949). Kap. 6.
Chvostek, F.: Wien. klin. Wschr., Nr. 6 (1910); Nr. 7, (1914). Kap. 5.
— Morbus Basedowi und die Hyperthyreosen. Berlin 1917. Kap. 5, 9.
Clara, M.: Das Nervensystem des Menschen. Leipzig: J. A. Barth, 1942. Kap. 1.
Clavert, J.: C. r. Soc. Biol, 196 (1942). Kap. 1, 11.
Collett: Amer. J. Obstetr., 42 (1941). Kap. 1, 11.

Coronini, Schweiz. Z. allg. Path. Bakt., Vol. XIII (1950). Kap. 1.
Cottmann und Jakobi: N. Y. med. J., Vol. 113 (1921). Kap. 2.
Courty: Presse méd., 6 (1947). Kap. 11.
de Crinis, M. und Unterberger: Das vegetative System. Leipzig: G. Thieme, 1943. Kap. 7, 9.
Croon: Vortr. auf der Tagung für vegetative Fragen. Wuppertal 1950 (1950 Ref. Acta neuro-veg., I, 5, 1950). Kap. 13.
Cullis und Oppenheimer: Lancet, 954 (1922). Kap. 2.
Curry: Bioklimatik. Riederau, Ammersee 1946. Kap. 9, 12.
Czepai, Fornet und St. Pellat: Endocrinologica, 3 (1929). Kap. 7.

Dale, H.: J. Physiol. (Brit.), 34 163 (1906). Kap. 9.
— J. Physiol. (Brit.), 80 (1933). Kap. 1.
Damble und Reuter: Z. Klin. Med., 128 (1935). Kap. 5.
Danielopolu: Dtsch. med. Wschr., 214 (1944). Kap. 9.
Delay: L'elektro-choc et la psychophysiologie. Paris: Masson, 1946. Kap. 12.
Delgado: J. Neurophysiol., 11 (1948). Kap. 1.
Demel, R.: Mitt. Grenzgeb. Med. und Chir., 437 (1922). Kap. 7.
Demetriades und Spiegel: Pflügers Arch., 196 (1922); 205 (1924). Kap. 7.
Deseuns: Presse méd., 5 (1947). Kap. 11.
Dieckhoff: Z. exper. Med., 105, 607 (1939). Kap. 6.
Dirks: Arch. Gynäk., 97 (1912). Kap. 2.
Dittrich, A., und H. Schwiegk: Klin. Wschr., 12, 135 (1933). Kap. 7.
Dönhardt: Klin. Wschr., 913 (1947). Kap. 4.
Dragstedt und Schafer: Surg. etc., 17, 742 (1945). Kap. 13.
Drobec und H. Tschabitscher: Wien. med. Wschr., Nr. 13/14 (1949). Kap. 11.
Duesberg und Schröder: Pathophysiologie und Klinik der Kollapszustände. Leipzig 1944. Kap. 7, 9.
Düll, B. und T.: Virchows Arch., 293 (1934). Kap. 2.
— Bioklimat. Beibl. 1939. Kap. 12.
Dussik, K., und K. Eckel: Sauerstoffmangelbelastung. Wien 1948. Kap. 8.
Dworatschek und Fink: Vortrag im Hirnverletztenlazarett. Ischl 1944. Kap. 8.

Eckel, K.: Wien. Z. Nervenhk., 41 (1948). Kap. 3, 7.
— Zur Therapie der Migräne in: K. Th. Dussik, Zentralnervensystem usw. Wien 1949. Kap. 12.
— und G. Harrer: Dtsch. med. Rsch., H. 3 (1949). Kap. 5.
Economo, C.: Handbuch der normalen und pathologischen Physiologie. Béthe, Bd. XVII. Kap. 1.
— Über den Schlaf. Wien 1925. Kap. 14.
van Egmont: Arch. exp. Path. (D.), 65, 197 (1911). Kap. 11.
Eichholz: Lehrbuch der Pharmakologie. Kap. 9.
Engel, P.: Z. exper. Med., 93, 69 (1934).
— Wien. klin. Wschr., 16, 481 (1935). Kap. 1.
Eppinger, H., und L. Hess: Z. Klin. Med., 67, H. 5—6 (1909). Kap. 3, 6, 7.
— Z. Klin. Med., 67 (1910). Kap. 1.
— Die Vagotonie, Berlin 1910. Kap. 5, 6.
— Z. Klin. Med., 84/83—4 (1910). Kap. 2.
Epstein, E., und K. Lorenz: Wien. med. Wschr., Nr. 6 (1940). Kap. 11.
Erb: Handbuch der Elektrotherapie 1886. Kap. 12.
Euler: Acta med. scand. (Schwd.), Nr. C, VIII (1940). Kap. 2.
— Acta Soc. physiol. scand. (D.), 12, 73 (1946). Kap. 1.
— Acta Soc. physiol. scand. (D.), 11, 168 (1946). Kap. 5.
Eufinger: Acta med. scand (Schwd.), Nr. C, VIII (1940). Kap. 2.
Ewald: Konstitution und Charakter. Berlin. 1924. Kap. 9.
— Münch. med. Wschr., Nr. 11 (1924). Kap. 2.
— und Haddenbrock: Z. Neur., 174 (1942). Kap. 12.
Exner, R.: Lehrbuch der spirometrischen Analytik und Diagnostik. Wien: W. Maudrich, 1948. Kap. 3, 7.

Falkenhausen: Dtsch. med. Wschr., 30 (1947). Kap. 5.
— und Gaida: Med. Klin., 43 (1948). Kap. 3.
— Med. Klin., 6 (1948). Kap. 8.
Falta: Die Blutdrüsen. Berlin 1927. Kap. 9.
— Die Erkrankungen der Blutdrüsen. Berlin 1928. Kap. 1, 5.
— und F. Högler: Klin. Wschr., 1895 (1929). Kap. 9.
Faust, J.: Aktive Entspannungsbehandlung. Stuttgart 1949. Kap. 14.
Fellinger, K.: Wien. Z. inn. Med., 31 (1950). Kap. 13.
— Wien. klin. Wschr., Nr. 13 (1950). Kap. 4, 11.
— Wien. klin. Wschr., Nr. 27 (1950). Kap 11.
Fenger, F.: Endocrinology. 2, 98 (1918). Kap. 2.
Fenz, E.: Behandlung rheumatischer Erkrankungen. Leipzig-Dresden 1943.
    Kap. 1, 11, 13, 14.
— und Viberrack: Wien. Arch. inn. Med., 30 (1937). Kap. 5.
— und Zell: Z. exper. Med., 86 (1933). Kap. 5.
Feuchtinger, O.: Nervenarzt, 16 (1943). Kap. 1, 3.
— Hypothalamus usw. Berlin-Wien 1943. Kap. 1.
— Med. Klin., Nr. 1/2 (1948). Kap. 11.
Feyrter, F.: Vortrag auf der Tagung der Gesellschaft für innere Medizin. Wies-
    baden 1950. Kap. 1.
Ficker, O. und de Rudder: Föhn und Föhnwirkung. Akad. Verl. Becker und
    Arier 1942. Kap. 12.
Flanders und Dunbar: Psychosomatic Diagnosis. New York 1948. Kap. 14.
Fleischhacker, H., G. Holler und A. Mathis: Zimmers Wehrmed., Bd. 3, Wien
    1944. Kap. 4.
Flothmann: Psychiatr.-neur. Wschr., 597 (1938). Kap. 14.
Förster, G.: Die Leitungsbahnen des Schmerzgefühls und die chirurgische Be-
    handlung der Schmerzzustände. Berlin 1927. Kap. 13.
Foerster, O., Altenburger und Kroll: Z. Neur., 1929. Kap. 1.
Forsgreen: Über die Rhythmik der Leberfunktion. Göteborg 1935. Kap. 2.
Franke, H.: Klin. Wschr., Nr. 48 (1938). Kap. 6.
— Münch. med. Wschr., 86 (1939). Kap. 11.
Franke, M.: Z. Klin. Med., 84/41 — 2. Kap. 2.
Frankl, V.: Als Psycholog im KZ. Wien 1945. Kap. 14.
— Ärztliche Seelsorge. Wien: F. Deuticke, 1946. Kap. 1.
— Die Psychotherapie in der Praxis. Wien 1947. Kap. 14.
— Wien. klin. Wschr., Nr. 43 (1949). Kap. 6, 14.
— und Strotzka: Wien. klin. Wschr., Nr. 35/36 (1949). Kap. 14.
Freud, S.: Vorlesungen zur Einführung in der Psychoanalyse. Wien 1920. Kap. 14.
Frey, E.: Klin. Wschr., Nr. 29 (1924). Kap. 2.
— und Kraut: Z. phisiol. Chem., 189, 87 (1930). Kap. 7.
Fröhlich, E.: Münch. med. Wschr., 86 (1939). Kap. 11.
Frowein und G. Harrer: Nervenarzt, H. 10, 444 (1947). Kap. 6, 8.
— Klin. Wschr., H. 5/6 (1948).
— Arch. Psychiatr. v. Z. Neur. 184 (1950). Kap. 1, 8.
Fuchsig, P.: Wien. klin. Wschr., 52, 952 (1949). Wien. med. Wschr., Nr. 19/20
    (1948). Kap. 13.
Fünfgeld: Die tetanischen Erkrankungen der Erwachsenen. Leipzig 1943. Kap. 3.
Fulton, Z. F.: New Ery. J. Med., 207 (1932). Kap. 1
de la Fuye, R.: Traité d'acupuncture. Paris 1947. Kap. 13.

Gaddun, J. H.: Brit. med. J., 1, 713 (1938). Kap. 11.
Gagel, O.: Handbuch der Neurologie, Bd. V. Kap. 1, 8.
— Wien. klin. Wschr., 389 (1947). Kap. 1, 9.
— und Foerster: Z. Neur., 145 (1939). Kap. 5.
Gamper: Med. Klin. Nr. 2 (1931). Kap. 8.
Gardner, W. V.: Proc. Soc. Exper. Biol. a. Med. (Am.), 45 (1940). Kap. 1.
Gellhorn und Murphy: J. Neurophysiol., 8 (1945). Kap. 1.

Geritzen, F.: Acta med. scand. (Schwd.), Nr. C VIII (1940). Kap. 2.
Gessler, C. J.: J. clin. invest. (Am.), (1939). Kap. 11.
Glaser, F.: Med. Klin. u. Ther. Gegenw., 27 (1923). Kap. 7.
Glanzmann, E.: Jb. Kinderhk., 101, 1 (1923). Kap. 7
Glaubach und Pick: Arch. exp. Path. (D.), 131 (1927). Kap. 1, 11.
— Arch. exp. Path. (D.), 151 (1930). Kap. 5.
Glass: Arch. exp. Path. (D.), 316 (1928). Kap. 9.
Goldenberg und Mitarb.: Amer. J. Med., 5 (1948). Kap. 1.
Goodman, L. S., und M. Nickerson: Federation proceedings, 5, 144 (1946). Kap. 11.
Gowers, R. W.: Lancet, 15, 51 (1907). Kap. 7.
Gremels: Arch. exp. Path. (D.), 188 (1938). Erg. Physiol., 42 (1939). Kap. 1.
Gremels, H., und F. Zinnitz.: Arch. exp. Pathol. (D.), 188 (1938). Kap. 9.
Grosch, H.: Dtsch. med. Wschr., Nr. 3/44 (1948). Kap. 2, 7.
Groß, D.: Acta neuroveg., 143, 4 (1950). Kap. 11.
Grumbach, A.: Klin. Wschr., 12 (1933). Kap. 4.
Grüttner und Ronkalo: Arch. Psychiatr. (D.), 106, 771 (1940). Kap 11.
Gudernatsch, F.: Arch. Entw. mechan., 35, 457 (1912). Kap. 7.
Gülzow: Z. ges. inn. Med., 91 (1947). Kap. 4, 9.

Haberer: Wien. med. Wschr., Nr. 37/38, 655 (1950). Kap. 5.
Haldane, J. B. S.: J. Physiol. (Brit.), 55, 265 (1921). Kap. 11.
Hansen, K.: Naturwissenschaft 1928. Kap. 14.
— Brouwers Beiträge zur Klinik der Tuberkulose, Bd. 27/43. Kap. 2.
— und Staa: Reflektorische und algetische Krankheitszeichen der inneren Organe. Leipzig 1938. Kap. 13.
Hanzlik, P. J.: J. amer. med. Assoc., 92, 1413 (1929). Kap. 11.
Harrer, G., und R. Frowein: Untersuchungsmethoden des vegetativen Systems (im Erscheinen). Kap. 3.
— und K. Loibl: Klin. Wschr., H. 55 (1947). Kap. 8.
Hauptmann: Arch. Psychiatr., Bd. 71/51. Kap. 2.
Hausborg, H.: Acta tbc. scand. (Dän.), 4, 124 (1929). Kap. 11.
Hauswirth, O.: Wien med. Wschr., Nr. 16—18 (1942). Kap. 12.
Hayen: zit. nach Schröder, R. Hdb. der Gynäkologie. Kap. 2.
Head, H.: On disturbances of senesation with especial referance to the pain of visceral disease. Brain, 17, 339 (1894). Kap. 13.
Hedinger: Frankf. Z., Path., Bd. I, H. 3—4 Kap. 7.
Heffter, A. und Keeser: Med.-naturw. Arch., 1, 81 (1908). Kap. 11.
Heilig, H.: Klin. Wschr., Nr. 14 (1924). Kap. 2.
— und H. Hoff: Klin. Wschr. Nr. 45 (1924). Kap. 2.
Heilmeyer, L.: Lehrbuch der speziellen pathologischen Physiologie. Jena: G. Fischer 1942. Kap. 1, 2, 4, 7.
— Die Eisentherapie usw. Leipzig 1944. Kap. 11.
Hein, J.: Beitr. klin. Tbk., 73, 569 (1930). Kap. 11.
Heinrich, A., und H. Sussner: Z. Klin. Med., 133, 208 (1938). Kap. 7.
Heinssen, H. A.: Dtsch. med. Wschr., H. 29/30 (1949). Kap. 11.
— und Massenbach: Klin. Wschr., Nr. 7/8 (1949). Kap. 11.
Heisenberg: Wandlungen in den Grundlagen der Naturwissenschaft. Leipzig 1935. Kap. 1, 11.
Heller, H.: Klin. Wschr., 1857 (1932). Kap. 14.
Hemmler, G.: Praxis, Nr. 27, 496 (1943). Kap. 2.
Henningsen und Krarup: Acta med. scand. (Schwd.), Nr. V, VIII (1940).
Herzmann, L., und McGrath: Arch. Surg. (Am.) 40 (1940). Kap. 11.
Herzog, E.: Klin. Wschr., H. 41 (1948). Kap. 1.
Hess, W. R.: Die funktionelle Organisation des vegetativen Nervensystems. Basel 1948. Kap. 1, 7, 13, 14.
— und Gundlach: Pflügers Arch. 185 (1920). Kap. 1.
— und O. Pötzl: Wien. klin. Wschr., Nr. 29 (1910). Kap. 5.
— und F. Wyss: Pflügers Arch., 237 (1936). Kap. 1.

Heyer: Münch. med. Wschr., II (1922). Kap. 14.

Higier: Z. Neur., 112 (1928). Kap. 14.

Hitzenberger, F.: Wien. klin. Wschr., 465 (1937). Kap. 11.

Hochrein, M.: Herzkrankheiten. Leipzig: Th. Steinkopff, 1941. Kap. 5.

Hofbauer: Jahreskurse für ärztliche Fortbildung. 1925. Kap. 2.

— Grenzgeb. inn. Med. u. Chir., 11, 531. Kap. 5.

Hoff, F.: Erg. inn. Med., 33 (1928). Kap. 1.

— Lehrbuch der speziellen pathologischen Physiologie. Jena 1942. Kap. 7.

— Steuerungseinrichtungen der Organe usw. Leipzig: G. Thieme, 1943. Kap. 1, 9.

— Dtsch. med. Wschr., 7/8 (1944). Kap. 1.

— Medizinische Klinik, Stuttgart: G. Thieme, 1949. Kap. 1, 2, 3.

Hoff, H.: Acta neuroveg., I, 123 (1950). Kap. 1.

— Acta neuroveg., I, 122 (1950). Kap. 4.

— Wien. klin. Wschr., 1951. Kap. 1.

— und H. Heilig: Allg. ärztl. Z. Psychother. Kap. 14.

Holler, H. Melichar und K. Reiter: Z. Klin. Med., Bd. C (1924). Kap. 2.

Holmgreen, H.: Acta med. scand. (Schwd.), Suppl. 74 (1936). Kap. 2.

Holmquist: Acta med. scand. (Schwd.), Nr. C. VIII (1940). Kap. 2.

Holzer, W.: Physikalische Medizin. Wien 1948. Kap. 12.

— und Schemintzky: Kap. 12.

Holtz und Schumann: Schweiz. med. Wschr., 252 (1948). Kap. 1.

Hoppmann: Acta med. scand. (Schwd.), Nr. C VIII (1940). Kap. 2.

Horsley: J. ment. Sci., 82 (1936). Kap. 14.

Houssay: C. r. Soc. Biol., Paris 93 (1925). Kap. 1.

Huber, P.: Wien. med. Wschr., Nr. 35/36 (1949). Kap. 13.

Intosch, Mc. F. C., und C. Kahlson: J. Physiol. (Brit.), 96, 277 (1939). Kap. 11.

Isenschmied, A.: Arch. exper. Path. (D.), 70 (1912). Kap. 1.

Jakobs, W., und L. Craig: J. biol. Chem. (Am.), 113, 767 (1936). Kap. 11.

Jakobson, E.: Progressiv Relaxation Univ. of Chicago Press 1928. Kap. 14.

Jarisch: Arch. Kreisl. forsch., 7, 260 (1940). Kap. 7.

Jaworsky: Wien. klin. Wschr., Nr. 46 (1910). Kap. 2.

Jesserer: Dtsch. Arch. klin. Med., 191 (1943). Kap. 3.

Jores, A.: Erg. inn. Med., 48 (1935). Kap. 1, 2

— Tagung für vegetative Forschung, Burg 1950, Ref. Acta neuroveg. 4 (1951). Kap. 7.

Jung, R. und J. Cremerius: Nervenarzt, H. 5 (1947). Kap. 12.

Jürgens und Mielke: Z. Rheumaforschung., 41 (1938). Kap. 12.

Kahler, H.: Wien. klin. Wschr., Nr. 15 (1927). Kap. 2.

— Z. Klin. Med., Bd. 122 (1932). Kap. 3.

Kappert, A. und Mitarb.: Helvet. med. Acta, 22 (1949). Kap. 11.

Karplus und Kreidl: Handbuch der Neurologie, Bd. II. Kap. 1.

Kauders, O.: Vegetatives Nervensystem und Seele. Wien 1945. Kap. 4, 6, 11.

— Klin. Med., H. 24 (1948). Kap. 14.

Kehler: Med. Klin., Nr. 24 (1949). Kap. 9.

Kennard: Z. Neur. 155, 714 (1936). Kap. 1.

Kirchhoff und Harfst: Z. Geburtsh. Kap. 1, 377. Kap. 2.

Klages, L.: Ausdrucksbewegung und Gestaltungskraft. Leipzig 1936. Kap. 2.

Klarren: J. Labor. a. clin. Med. (Am.), 24, 365 (1914). Kap. 3.

Klatt, F.: Die schöpferische Pause. Jena 1923. Kap. 14.

Klemperer, G.: Ther. Gegenw., H. 1 (1933). Kap. 6.

— und Strisower: Wien. klin. Wschr., 38, 672 (1923). Kap. 7.

Klima, R. und Wengraf: Wien. med. Wschr., Nr. 13/14 (1949). Kap. 11.

— Wien. med. Wschr., Nr. 1/2 (1950). Kap. 11.

Klose, H.: Arch. klin. Chir., 92, 1125 (1910). Kap. 7.

Kocher: Spezielle Pathologie und Therapie innerer Krankheiten. Kap. 5.
Koehler, G.: Med. Klin., 37 (1938). Kap. 15.
Kogerer, H.: Z. Neur., 164 (1939). Kap. 14.
Kollath, W.: Klin. Wschr., 1809 (1935). Kap. 1.
Kölbl, H.: Öst. Z. Kinderhk., Bd. V (1950). Kap. 8.
Konzett, H.: Klin. Wschr., 19, 1303 (1940). Kap. 11.
— und Rothlin: Wien. med. Wschr., H. 1 (1950). Kap. 1.
Kowarschik, J.: Kurzwellentherapie, Wien: Springer 1945. Kap. 12.
Kratzenstein: zit. nach Handbuch der Elektrizität. Boruttan und Mann, 1911.
    Kap. 12.
Kraul, L. und Halter: Wien. klin. Wschr., Nr. 30 (1923). Kap. 2.
Krehl, L.: Arch. exper. Path. (D.), 70 (1912). Kap. 1.
Kretschmer, E.: Medizinische Psychologie. Stuttgart: Thieme, 1947. Kap. 14.
— Psychotherapeutische Studien. Stuttgart: Thieme, 1949. Kap. 14
Kroetz, Ch.: Acta med. scand. (Schwd.), Nr. C VIII (1940). Kap. 2.
Kühnau: Lehrbuch der Bäder- und Klimaheilkunde. Berlin 1940. Kap. 11.
Kux, E.: Ars. medici (Ö.), 11, 667 (1948). Kap. 13.

Lampert: Physikalische Therapie. Dresden-Leipzig 1938. Kap. 12.
Landouzy: Sem. méd. (Fr.), 1891. Kap. 6.
Langley, J. N., J. Physiol. (Brit.), 25 (1900). Kap. 1.
— Das autonome Nervensystem. 1922. Kap. 1, 4.
— und Anderson: J. Physiol. (Brit.), 18 (1895). Kap. 1.
Laqua, A.: Z. physik. u. diät. Ther., 43, 41 (1932). Kap. 12.
Lasch, F.: Wien. Z. inn. Med., 31, 296 (1950). Kap. 6.
Lauda: Lehrbuch der inneren Medizin. Wien: Springer, 1949. Kap. 2.
Leduc: Z. Elektrother., 5, 23 (1903). Kap. 12.
Leipert, Th.: Biochem. Z. 261 (1933). Kap. 2, 3.
—, W. Pilgersdorfer und W. Piringer: Laboratoriumsdiagnostik, Wien: Urban
    und Schwarzenberg, 1950. Kap. 3.
Lennox und Cobb: Epilepsy. London 1928. Kap. 9.
Lenz, H.: Paracelsus, Fasc. 8 (1949). Kap. 14.
— Nervenarzt, H. 10 (1950). Kap. 11.
Lewis: Die Blutgefäße der Haut. Berlin 1928. Kap. 1, 12.
Lewy und Gassmann: zit. nach J. H. Schultz. Das autogene Training. Kap. 14.
Lissak, K.: Americ. J. Physiol., 125 778 (1939). Kap. 5.
Loeser, A.: Klin. Wschr., 44, 2047 (1931). Kap. 5.
Loewi, O.: Pflügers Arch. 189 (1921). Kap. 1.
— Amer. Scientist., 33, 159 (1945). Kap. 1.
— und E. Navratil: Arch. Physiol. 214, 678, 689 (1926). Kap. 11.
Longh und C. Sleeth: J. amer. med. Assoc., 106, 535 (1936). Kap. 11.

Magnus und de Klein: Die Haltungs- und Stellreflexe. Berlin 1924. Kap. 14.
Mandl, F.: The paravertebral bloc. New York 1947. Kap. 13.
— Wien. klin. Wschr., 60, 13 (1948). Kap. 13.
— Referat am österreichischen Ärztekongreß Salzburg 1950. Kap. 13.
Mansfeld, Houssey und Mollinelli: Amer. J. Physiol., 876 (1926). Kap. 4.
Mark: Wien. klin. Wschr., Nr. 2 (1951). Kap. 3, 15.
Marx, H.: Berl. klin. Wschr., Nr. 39 (1908). Kap. 2.
— Handbuch der inneren Medizin. Berlin 1911. Kap. 11.
Mason: J. biol. Chem. (Am.), 114, 613 (1936). Kap. 11.
Mathis, H. und W. Winkler: Zahnheilkunde und innere Medizin. Leipzig 1950.
    Kap. 4, 15
Matti, H.: Erg. inn. Med., 10, 1 (1913). Kap. 7.
Maurer, E., und S. Diez: Münch. med. Wschr., I, 17 (1926). Kap. 2.
— Z. Kinderhk. 43, 163 (1927). Kap. 2.
Menzel, W.: Ärztl. Wschr., 705 (1947). Kap. 2.
Messini: Arch. exper. Path. (D.), 161, 247 (1931). Kap. 7.

Meyer, H. H.: Pharmakologie. Wien 1936. Kap. 11.
— und Gottlieb: Pharmakologie. Berlin-Wien 1936. Kap. 4.
Miller: J. exper. Psychol. (Am.), 26 (1926). Kap. 14.
Moebius: Die Basedowsche Krankheit. Wien 1896. Kap. 5.
Mohr: Ther. Gegenw., H. 11 (1922). Kap. 14.
Möller, K. O.: Pharmakologie. Basel 1947. Kap. 11.
Möllerström, J.: Dtsch. med. Wschr., 28 (1938). Kap. 2.
— Erg. inn. Med., 61 (1941). Kap. 2.
— Neue dtsch. Klinik, Bd. XVIII. Wien 1945. Kap. 2.
Mollweide: Nervenarzt, 19 (1948). Kap. 3.
Moore und Mitarb.: Med. Nachr. a. d. Ver. Staat. 58 (1948). Kap. 13.
Moore, L., und Parker: Amer. J. Physiol., Vol. 64 (1924). Kap. 2.
Müller, L. R.: Die Lebensnerven, Berlin 1931. Kap. 1.
v. Muralt, A.: Schweiz. med. Wschr., 73, 1101 (1943). Kap. 11.
—, Lotmar und Wildbrandt: XVI. internationaler Physiologischer Kongreß.
    1938. Kap. 1.
— und F. Wyss: Helvet. phys. Acta, 2, C 61 (1944). Kap. 1.

Nageotte: Anat. Anz. 87, 49 (1938). Kap. 1.
Navratil, E.: Arch. Physiol. 217, 610 (1927). Kap. 11.
Neergaard, K.: Dynamische Reaktionspathologie. Basel 1946. Kap. 14.
Neubauer und Stäubli: Münch. med. Wschr., Nr. 49 (1900). Kap. 7.
Neusser: Wien. klin. Wschr., H. 3—4 (1893). Kap. 7.
Nieland, H.: Inaug.-Dissertation. Leipzig 1940. Kap. 2.
Nonidez, J.: Anat. Anz., 84, 289 (1937). Kap. 1.
— Biol. Rev. Cambridge philos. Soc., 19, 30 (1944). Kap. 1.
v. Noorden: Charité-Ann., Bd. 18, S. 249. Kap. 7.
Nordenfeldt: Z. Kreislforsch., 31 (1939). Kap. 11.
Nowotny, K.: Wien. klin. Wschr., 58 Nr. 34 (1947). Kap. 3, 11.

Oberdisse, K.: Klin. Wschr., 21 (1942). Kap. 11.
— und E. Rauser: Klin. Wschr., H. 17/18 (1949). Kap. 8.
Oswald, A.: Die Erkrankungen der endokrinen Drüsen. Bern: H. Huber, 1949.
    Kap. 1, 2, 6.
Ott, W.: Die Sauna. Basel 1948. Kap. 12.

Paessler: Österreichischer Ärztekongreß Salzburg 1950. Kap. 13.
Pakesch, E.: Wien. Z. Nervenhk. II (1948). Kap. 72.
Paracelsus zit. nach Slot. C. Deville, P. Lancet, 1, 73 (1934). Kap. 11.
Parhon und Ornstein: C. r. Soc. Biol. 108 (1931). Kap. 5.
Pascual, J.: Die Physik und die Geheimnisse des organischen Lebens. Braun-
    schweig 1941. Kap. 11.
Pearce, B. C.: Z. Biol., 62, 243 (1913). Kap. 11.
Peet: Univ. hosp. bull. Michigan, 1, 17 (1935). Kap. 13.
Penfield, W. C.: Arch. Neur., 22 (1929). Kap. 5.
Peters, G.: Zbl. f. Neurochir., H. 1—5 (1943). Kap. 8.
— Nervenarzt, 463 (1939). Kap. 8.
Pette, H.: Z. Neur., 98/346. Kap. 1.
— Z. Neur., 165, 320 (1939). Kap. 5, 7.
Pfeffer, K. H.: Dtsch. med. Wschr., Nr. 45/46 (1948). Kap. 8.
Pfleiderer und Büttner: Lehrbuch der Bäder- und Klimaheilkunde. Berlin 1940.
    Kap. 12.
Phillipsborn: Acta med. scand. (Schwd.), Nr. C VIII (1940). Kap. 2.
Pichler, E.: Nervenarzt, H. 11 (1947). Kap. 8.
Pick, E.: Dtsch. med. Wschr., (1931). Kap. 9, 11.
— Wien. klin. Wschr., Jg. 40. Kap. 11.
— Wien. klin. Wschr., 35, 546 (1949). Kap. 11.
Pirquet, Cl.: Erg. inn. Med., Bd. 1—15 (1910). Kap. 4.

Plummer, H. S.: J. Amer. med. Assoc., **80**, 1955 (1923). Kap. 11.
Pöltzl, A.: Wien. klin. Wschr., Nr. 7 (1910). Kap. 2.
Polzer, K., und W. Schober: Die vegetativen Anfälle des Herzens. Wien 1948.
    Kap. 5, 7.
Pötzl, O.: Mschr. Psychiatr., Bd. 64 (1927). Kap. 14.
— Acta neuroveg., H. 3/4 (1950). Kap. 13.

Raab, W.: Pötzl-Festschrift, Innsbruck 1949. Kap. 1, 5.
— Vorträge in der vegetativen Gesellschaft. Wien Oktober 1950. Kap. 6.
— und Humphreys: Amer. J. Physiol., **148**, 460 (1947). Kap. 1.
Ranson und Magoun: Erg. Physiol., **41** (1938). Kap. 1.
Rappert: Med. Welt, **46** (1935). Kap. 12.
Ratschow und Klostermann: Z. Klin. Med., **135** (1938). Kap. 11.
Read: J. amer. med. Assoc., **38** (1922). Kap. 3.
Regelsberger: Ärztl. Wschr., 3 (1948). Kap. 3, 14.
Reichstein: Nature, **139**, 26 (1937). Kap. 11.
— Helvet. chim. Acta, **21**, 1197 (1938). Kap. 11.
Rein, H.: Z. Biol., **92**, 101 (1931). Kap. 7.
Reuss, A.: Wien. med. Wschr. (1949). Kap. 9.
Reynolds: Science, 87 (1938). Kap. 11.
Reynolds, S., und F. Forster: J. clin. Invest. (Am.), 18 (1939). Kap. 1.
— Amer. J. Physiol., **131** (1940). Kap. 1.
Richter, D.: J. Physiol. (Brit.). Kap. 11.
Ricker: Entwurf einer Relationspathologie, Jena 1905. Kap. 12.
Riese, J.: Akute äußere Prozesse. Wien 1948. Kap. 5, 12, 13.
Risak, E.: Z. Klin. Med., **127** (1934). Kap. 5.
Roboz, P.: Jb. Kinderhk., **114**, 240 (1935). Kap. 7.
Roemheld: Verh. dtsch. Ges. inn. Med., 1931. Kap. 7.
Roholm und Heller: Acta med. scand. (Schwd.), 472 (1930). Kap. 7.
Rosenbach: Krankheiten des Herzens. Wien-Leipzig 1897. Kap. 7.
Rosenow: Z. exp. Med., 64 (1935). Kap. 2.
— Wien. klin. Wschr., (1930). Kap. 4.
Rothlin, E.: Klin. Wschr., 1 (1922). Kap. 11.
— J. Pharmacol. (Am.), **36** (1929). Kap. 11.
— Schweiz. med. Wschr., 188 (1934). Kap. 11.
— Helvet. physiol. Acta, **2** (1944). Kap. 11.
— Schweiz. med. Wschr., 76 (1946). Kap. 11.
— Pharmaceut. Acta Helvet., 22 (1947). Kap. 11.
de Rudder: Grundriß einer Meteorbiologie des Menschen. Berlin 1938. Kap. 12.
— Über sogenannte kosmische Rhythmen beim Menschen. Leipzig 1948. Kap. 1, 2.
— und Petersen: Klin. Wschr., 1814 (1935). Kap. 2.
Ruffin und Mitarb.: Med. Nachr. a. d. Verein. Staat., 58 (1948). Kap. 13.

Sargant: Dig. of. Neur. a. Psych., April 1948. Kap. 14.
Savadorskaja und Nesmelowa: Szibirskaja Wratsch, Ges. Nr. 52, 1912.
Schade, H.: Physikalische chemische Medizin. Dresden-Leipzig 1939. Kap. 12.
Scharf, D.: Lehrbuch der Elektrokardiographie. Wien 1937. Kap. 11.
Scharfetter: Wien. klin. Wschr., 233 (1936). Kap. 12.
Scharrer: Forschung und Fortschritt, **10** (1934). Kap. 1.
Schaumann, O.: Arch. exper. Path. **138**, 208 (1928) (D.). Kap. 11.
Scheidt: Das vegetative System. Hamburg 1947. Kap. 9.
Schellong: Regulationsprüfung des Kreislaufes. Dresden 1938. Kap. 3, 8.
Scherf und E. Schönbrunner: Z. Klin. Med., H. 5, 128. Kap. 7.
— Klin. Wschr., Nr. 10 (1937). Kap. 7.
Schilder, P.: Z. Neur., **167** (1927). Kap. 14.
— und O. Kauders: Kurzgefaßtes Lehrbuch der Hypnose. Wien 1925. Kap. 14.
Schittenhelm und Eisler: Z. exper. Med., **86**, 275 (1933). Kap. 4, 11.
Schliephake, E.: Kurzwellentherapie. Jena 1942. Kap. 12.

Schmieder, F.: Klin. Wschr., H. 1/2 (1948). Kap. 8, 11.

Schneider und Wiedmann: Z. exper. Med., 90, 45 (1933). Kap. 5.

Schnetz, H.: Z. exper. Med., 112 (1943). Kap. 1.

— Wien. klin. Wschr., Nr. 8 (1949). Kap. 1.

Scholz, J., und V. Klare: Die physikalische Medizin in der täglichen Praxis. Wien 1949. Kap. 12.

Schönbrunner, E.: Wien. med. Wschr., 162 (1948). Kap. 8.

Schöne, G.: Klin. Wschr., 10 (1940). Kap. 11.

Schroeder: Dtsch. med. Wschr., Nr. 43/44 (1941). Kap. 11.

Schröder, R.: Handbuch der Gynäkologie (Veit-Stöckl) Bd. I. Kap. 2.

Schrottenbach: Z. Neur., 23 (1914). Kap. 14. Z. Neur., 33 (1916). Kap. 14.

Schulte, W.: Die synkopalen vasomotorischen Anfälle. Leipzig 1943. Kap. 5, 7.

Schultz, J. H.: Das autogene Training. Leipzig 1942. Kap. 14.

Schulze, K. F.: Arch. Gynäk., Bd. 126. Kap. 2.

Schwartzmann: zit. nach Kost, Internat. Z. Vitaminforsch., 152 (1944). Kap. 11.

Seckel, H.: Z. Kinderhk., 44 473 (1927). Kap. 7.

Seidel, A., und F. Fenger: J. biol. Chem. (Am.), 12, 517 (1912). Kap. 2.

Seitz, L.: Dtsch. med. Wschr., 33, 34 (1949). Kap. 1, 7.

Selbach, H.: Fschr. Neur., 3.—4. H (1949). Kap. 1, 6, 8.

— Fschr. Neur., Nr. 2 (1949), 7 (1950). Kap. 8.

Sherwood, T. C.: Endocrinology, 29 (1940). Kap. 11.

Shute, E. V.: Nature (Brit.), 143, 161 (1939). Kap. 2.

Siebeck, R.: Dtsch. med. Wschr., Nr. 4 (1937). Kap. 5.

— Dtsch. med. Wschr., 543 (1944). Kap. 7.

Siedeck, H.: Salzburger Ärztetagung 1950. Kap. 3.

— Mitteilungen in der Gesellschaft der Ärzte, Ref. Wien. klin. Wschr., 1950. Kap. 6.

Siegmund, H.: Wien. klin. Wschr., 1942. Kap. 2.

— Verh. dtsch. path. Ges., 32. Tgg. Stuttgart: Piscator-Verl., 1950. Kap. 1.

Sjögren: Acta med. scand. (Schwd.), Nr. C VIII (1940). Kap. 2.

Smithwick: Arch. surg., 48, 180 (1944). Kap. 13.

Sorgo, W.: Tagung für vegetative Fragen. Wuppertal 1950. Ref. Acta neuroveg., IH. 5 (1950). Kap. 13.

Spatz, H.: Zbl. Neurochir., H. 3—6 (1942). Kap. 8.

— Acta neuroveg., 1951. Kap. 1.

Speransky: The Theory of medecin. New York 1935. Kap. 11, 14.

Spühler, O.: Schweiz. med. Wschr., Nr. 1 2 (1947). Kap. 11.

Stecher: Schweiz. med. Wschr., 79, 17 (1949). Kap. 2.

Steenwinkel: Ndl. Tschr. Geneesk., 90 (1946). Kap. 14.

Stepp, W., J. Kuchnau und H. Schroeder: Die Vitamine und ihre klinische Anwendung. Stuttgart 1938. Kap. 15.

Stern, K.: Amer. J. Psychiatry, F. II (1949). Kap. 12.

Stertz: Arch. Psychiatr. (D.), 88, H. 5 (1929). Kap. 1, 6, 8.

Stieltjes, F.: Acta med. scand. (Schwd.), Nr. C VIII (1940). Kap. 2.

Stockinger: Klin. Wschr., 809 (1947). Kap. 3.

Stoehr, Ph.: Erg. Anat., 33 (1941). Kap. 1.

Stokois, B., und L. J. Franke: Ndl. Tschr. Psychol., 8 (1940). Kap. 14.

Stoll, A.: Helvet. chim. Acta, 28 (1945). Kap. 11.

— und Hoffmann: Helvet. chim. Acta, 26 (1943). Kap. 11.

Stoppel, A.: Acta med. scand. (Schwd.), Nr. C VIII (1940). Kap. 2.

Stransky, E.: Jb. Psych., 1907. Kap. 8.

Strotzka, H.: Klin. Med., H. 8 (1949). Kap. 11.

— Wien. Z. prakt. Psychol., H. 2 (1949). Kap. 14.

— Der praktische Arzt. H. 13 II. Jg. Kap. 14.

— Mitt. öst. Sanitätsverw., H. 4 (1950). Kap. 14.

Sturm, A.: Klin. Wschr., 114 (1944). Kap. 5, 8.

— Dtsch. med. Wschr., 45/46 (1948). Kap. 6.

— Ärztl. Wschr., 353 (1948). Kap. 8.

Sturm, A.: Med. Klin. Nr. 1/2 (1949). Kap. 3, 4, 5, 6, 8.
— und F. Wawersik: Med. Klin. Nr. 40 (1949). Kap. 8.
Sunder-Plassmann: Wien. klin. Wschr., 476 (1934). Kap. 1.
Swingle, W., und J. Piffner: Science, 71, 489 (1930). Kap. 11.

Takata und Murasugi: Bioklimat. Beibl., 17 (1941). Kap. 2, 12.
Talbot, N.: Endocrinology, 25 (1939). Kap. 1.
Tschijevsky: zit. nach de Rudder: Über kosmische Rhythmen beim Menschen. Kap. 2.
Tschmarcke: Arch. klin. Chir., 159 (1950). Kap. 11.
Thaddea, S.: Die Nebenniereninsuffizienz und ihr Funktionskreis. Stuttgart 1941. Kap. 6.
— und Hamps: Z. Klin. Med., 137 (1940). Kap. 11.
Thannhauser, S. J.: Münch. med. Wschr., 8, 291 (1933). Kap. 6.
Thidering, F.: Klin. Wschr., 29, 496 (1949). Kap. 2.
— Dtsch. med. Wschr., 29/30 (1949). Kap. 11.
Thorn: J. clin. Invest. (Am.), 19, 813 (1940). Kap. 3.
— und Forsham: J. amer. med. Assoc., 117, 1005 (1949). Kap. 11.
Thorn, S. W. und Mitarb.: J. amer. med. Assoc., 114, 2517 (1940). Kap. 11.
Tinel: Le système nerveux vegetativ. Paris 1937. Kap. 1.
Tönnis, W.: Kirschner-Nordmann, Bd. 3, Wien 1946. Kap. 8, 11
Traxl, W.: Biochem. Z., 273, 109 (1934). Kap. 11.
Trojan, F.: Die Behandlung der Sprechstimme. Öst. Bundesverl. 1948. Kap. 14.
Turner: J. clin. Invest. (Am.), 19, 515 (1940). Kap. 3, 5.

Urban, H.: Referat internationale Tagung für praktische Psychologie. Traunkirchen 1949. Kap. 13.

Vahlquist, B. C.: Acta paediatr. (Schwd.), 28 (1941). Kap. 2.
Veil, W. und Lippross: Klin. Wschr., 19 (1938). Kap. 11.
— und A. Sturm: Die Pathologie des Stammhirns. Jena 1946. Kap. 1, 5, 8.
Velhagen, K.: Klin. Wschr., Nr. 51 (1932). Kap. 5.
Venzmer: Med. Welt, 1278 (1948). Kap. 11.
Vering, F.: Wetter und Leben, H. 5/6 (1949). Kap. 12.
— Wien. med. Wschr., Nr. 32 (1950). Kap. 2.
Verzar, F.: Schweiz. med. Wschr., 46, 1095 (1935). Kap. 6.
Vignes: Physiologie gynécologique. Paris 1929. Kap. 2.
Vogt, W.: Dtsch. med. Wschr., 1928. Kap. 7.
— Lehrbuch der Bäder- und Klimaheilkunde. Berlin 1940. Kap. 12.
— Naunyn-Schmiedebergs Arch., 1949. Kap. 1.
Völgyesi: Schweiz. Arch. Neur., IX, 1 (1947). Kap. 14.
— Hippokrates (D.), 8 und 33 (1950). Kap. 14.
Volkmann zit. nach F. Hoff, Med. Klin. Kap. 4.
Vollmann und Siehr: Mschr. Geburtsh., Vol. III. Kap. 2.
Voss: Münch. med. Wschr., Bd. 68 (1921). Kap. 8.

Waizsäcker, V.: Der Gestaltkreis. Leipzig: G. Thieme, 1939. Kap. 1, 4.
Wanke, R.: Nervenarzt, 463 (1939). Kap. 3.
— Pathologische Physiologie der frischen geschlossenen Hirnverletzungen. Leipzig 1948. Kap. 8.
Watson: Endocrinology, XX, 358 (1936). Kap. 3.
Wawersik, W.: Allg. Z. Psychiatr., 125 (1949). Kap. 3, 5.
— Nervenarzt, H. 3 (1949). Kap. 8.
Weghaupt, K.: Klin. Med., H. 1 und H. 4 (1950). Kap. 2.
Weinberg, A. A.: Z. Neur., 85 (1923). Kap. 1.
Weizsäcker, V.: Referat der Wiener wehrneurologischen Abende. 1943. Kap. 8.
— Der Begriff der allgemeinen Medizin. Stuttgart 1947. Kap. 14.

Wepsi, U. und Waldvogel: Klin. Wschr., 352 (1948). Kap. 1.
Wetzler, K.: Pflügers Arch., **244** (1941). Kap. 1.
— Wien. Arch. inn. Med., 257 (1943). Kap. 8, 9.
Wezel: Z. exper. Med., **111** (1943). Kap. 2.
Wichmann, B.: Dtsch. med. Wschr., **60**, 1500 (1934). Kap. 11.
— und Pal: Neue dtsch. Klinik, Bd. V 1930. Kap. 2.
Wilder: Klin. Wschr., 137 (1931). Kap. 1.
— Z. Neur., **137** (1931). Kap. 1, 9.
— Wien. klin. Wschr., 1360 (1936). Kap. 1.
Wilkinson: J. amer. med. Assoc., **138**, 807 (1948). Kap. 13.
Winkler, W.: Wien. klin. Wschr., 34 (1937). Kap. 15.
— Z. Klin. Med., 32 (1938). Kap. 5.
— Wien. Arch. inn. Med., Bd. 32, 241 (1938). Kap. 3, 5, 6, 8.
— Ther. Umschau, H. 3 (1948). Kap. 11; H. 10 (1949). Kap. 11.
— Öst. Z. Kinderhk. 1950. Kap. 3.
— Acta neuroveg., 5 (1950). Kap. 1, 4.

Zipf: Klin. Wschr., 545 (1947). Kap. 1.
Zondek, S. G.: Die Elektrolyte. Berlin 1927. Kap. 11.
Zülch, K.: Zbl. Neurochir., H. 3/4 (1950). Kap. 8.
Zülzer: Zbl. f. Stoffwechs.- u. Verdgskrkh., 1908. Kap. 7.
Zuntz, L.: Arch. Gynäk., Bd. 78, 96. Kap. 2.